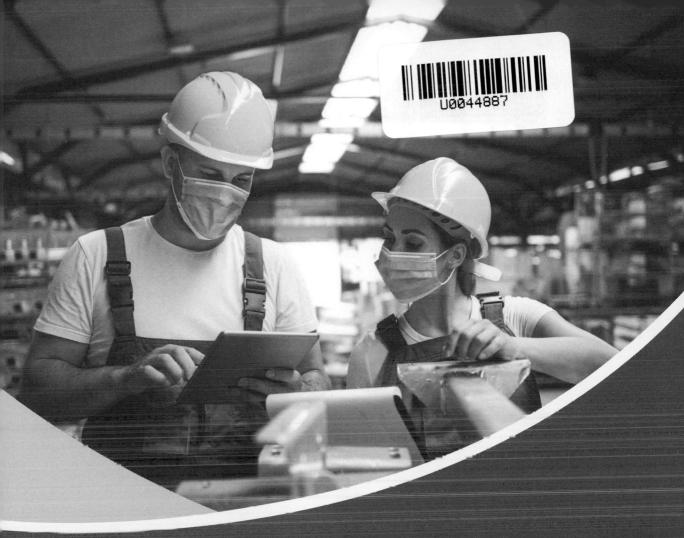

職業衛生
Occupational Hygiene

侯宏誼・吳煜蓁　編著

第**4**版

全華

　　勞工安全衛生法自63年4月16日公布施行以來，迄今歷經多次的修正，隨著經濟快速發展與企業型態的改變，勞工普遍處於長工時及高工作負荷之勞動環境；另外，科技的發達，伴隨著新材料、新物質及新科技的發展，勞工作業時亦可能因認知不夠、操作疏失、意外等因素暴露於新的危害風險，職業安全衛生工作因之面臨新的挑戰。103年7月3日我國公告施行「職業安全衛生法」，除了將適用範圍從指定行業擴大到所有行業，以適用於經濟活動各業之所有工作者。更審酌國際職業安全衛生發展的趨勢與國內產業的變化，推動健全職業病預防體系，以強化勞工身心健康保護，避免因高齡化、少子化等社會環境衍伸之異常工作負荷、人因肌肉骨骼傷害、精神或身體不法侵害等。本書為因應學習者之需求，更新近年來新修訂之法令、指引與類型外，因應人口老化、產業結構與工作型態的社會環境變化，參酌現今考題趨勢，將重複性肌肉骨骼傷害納入本書，希望讀者透過對於肌肉骨骼傷害的成因了解，及評估技術應用與改善程序的導入，落實職場健康促進，提升企業與勞工的競爭力。

　　事實上，國內針對於安全衛生的書籍眾多，技能檢定的參考書籍亦不少，顯示目前國內職業安全衛生的發展日趨熱絡。筆者於大專院校任教多年，深諳技職校院學生的學習需求，常被學生或學員問及：「安全衛生技能檢定的測驗，一定要背這麼多艱澀的法規條文嗎？」由此可知法規廣泛的定義，用語的艱澀難懂，造成學習者望而生怯，有鑑於此，筆者將自己多年的學習經驗，整合基本理論、技能檢定考題分析與歷年考題彙整，提供理論學習與考題分析結合應用，讓學習過程即已理解重點觀念與考試資訊，本書不僅可作為相關課程之教科書，亦可作為有志於從事工安工作之有志青年作為進修、準備考試之參考書籍；另外，本書將學習記憶方式歸類為邏輯記憶、圖像記憶與口訣記憶三種，提供範例以提供讀者學習之參考。以系統化的方式，簡單、詳細並循序漸進學習職業衛生的理論與技術，對於未來面對職業安全（衛生）技師考試及甲、乙級職業安全（衛生）技術士技能檢定時，將可以以理解之概念，輕鬆面對。

　　職業衛生專業領域學習廣泛，筆者若有引述錯誤、遺漏之處，煩請業界前輩不吝指導，以匡不逮。僅於此書付梓印行之際，筆者要感謝全華圖書公司的提攜與協助。

侯宏誼 謹識

2022年6月

Content

CH04 危害性化學品標示及通識規則 PAGE

CH05 危害性化學品管理

CH06 勞工作業環境監測及作業場所容許暴露標準

CH07 高溫作業危害預防

CH08 局限空間（含缺氧）危害及預防

CH09 通風與換氣

Chapter 01 | 職業衛生與職業病預防概論

1-1 前言

對於職業衛生（Occupational Health）國際組織皆已提供良好且明確的闡述，國際勞工組織（International Labour Organization, ILO）認為職業衛生推動旨在提升工作者生理、心理及社會的狀態、防止工作場所有害因素的產生、分配工作者適當的工作與早日發現工作相關的疾病；而衛生的定義在世界衛生組織聯合委員會（World Health Organization Committee）的章程中清楚的規範為完整的生理、心理與社會福利，而不僅是消除疾病而已，其宗旨在使全世界人民獲得盡可能高水準的健康。而我國隨著產業型態轉型，高科技及服務業為主要的產業型態，勞工普遍面臨的健康危害問題亦有別於傳統之噪音引起的聽覺受損、職業引起的皮膚與呼吸道疾病等職業健康危害。近年來肌肉骨骼的累積性傷害，如腰椎椎間盤突出、腕隧道症候群、板機指、腱鞘炎等疾病、過勞、心理壓力、心血管疾病等新型態之職業疾病有逐年成長之趨勢，凸顯職業衛生相關議題的重要性。

國內在民國 61 年台北飛歌公司及高雄加工出口區三美公司等電子公司連續發生女工三氯乙烯、四氯乙烯中毒及民國 63 年 4 月 16 日基隆臺灣造船公司發生乙炔爆炸等造成五十餘人死傷，勞工安全衛生問題才引起朝野的重視，並於民國 63 年訂定「勞工安全衛生法」，其目的在避免職業災害，保障勞工安全與健康，勞工安全衛生法以雇主責任為主體，雇主有照顧勞工安全與健康之義務，應依勞工安全衛生法規之規範事項辦理安全衛生工作。政策的演進由早期重視工業安全，進而以勞工為主體的勞動保護法令，民國 80 年勞工安全衛生法的修正使得職業衛生的工作邁進了一大步，勞工作業環境測定制度法制化、依新修正法律推行化學品標示制度、於勞委會設立職業病鑑定單位，專責職業病爭議之鑑定及大專院校增設職業衛生相關科系，期能培育更多的職業衛生領域專才；

近年來，由於國內產業結構快速改變，勞工面臨過勞、精神壓力及肌肉骨骼疾病等職業疾病危害，以及適用對象的重新定義，政府於民國 102 年 7 月將法令正式更名為「職業安全衛生法」，擴大保障工作者之安全及健康、建構機械、設備、器具及化學品源頭管理制度、健全職業病預防體系、強化勞工身心健康保護、兼顧母性保護與就業平權、強化高風險事業之定期製程安全評估監督機制、提高違法事項罰則、促進職場安全衛生文化及相關產業之發展。

1-2　目前職業衛生工作重點

一、建立源頭管理機制

1. 從源頭減少機械、設備或器具所引起之危害，規定中央主管機關指定之機械、設備或器具，未符合安全標準或未經驗證合格者，不得製作運出廠場或輸入。
2. 建立化學品之評估、許可、備查等管理機制，增訂危害性化學品製造者、輸入者、供應者及雇主，有義務提供或揭示安全資料表、清單及採取通識措施；並依其危害性及使用量等，進行風險評估及採取分級管理之措施。

二、加強作業環境監測落實與查核

　　勞動部為強化作業環境監測結果之公信力及作業環境監測人員執行業務之管理，有效監督並提升作業環境監測機構及職業衛生技師（工礦衛生技師）執行作業環境監測之品質，並使其協助雇主依作業環境監測計畫實施測定，有效降低勞工危害暴露風險，落實職業安全衛生政策，促進職場安全與健康。

三、重視生物性危害問題

　　鑑於近年來國際上面對多種生物病原體危害之威脅，如 Covid-19、急性嚴重呼吸道症候群（SARS）、禽流感、口蹄疫病毒及 H1N1 新型流感等新興疾病，且自 1990 年後生物科技產業之蓬勃發展，其涉及醫藥研發及試驗等領域之安全健康問題，過去我國亦有生物實驗室曾發生感染 Covid-19、SARS、登革熱、桿菌性痢疾及 H5N1 事件，醫療院所亦曾爆發多名醫護人員及清潔人員罹患 Covid-19、SARS 和感染肺結核與針扎罹患猛爆性肝炎死亡及愛滋病等事件；另依據勞動部勞動資源及職業安全衛生研究所之調查發現，從事醫療服務之醫護等專業人員，遭受針扎或手術刀等尖銳物刺傷之比率更高達 87%，假如這些

針具或手術刀具沾染具傳染性之生物病原體時，針扎後亦可能造成勞工感染相關傳染疾病，有關生物病原體危害預防必須加以重視。再者，雇主使勞工從事畜牧、動物養殖、農作物耕作、採收、園藝、綠化服務、田野調查、量測或其他易與動、植物接觸之作業，有造成勞工傷害或感染之虞者，應採取危害預防或隔離設施、提供適當之防衛裝備或個人防護器具。

四、健全職業病預防體系

1. 為防範勞工過勞、精神壓力及骨骼肌肉等疾病之危害，強化勞工生理及心理健康之保護，明定雇主針對異常工作負荷促發之工作相關疾病、促發肌肉骨骼重複性作業等之預防，應妥為規劃並採取必要之安全衛生措施。

2. 對有害健康之作業場所，雇主應實施作業環境監測；監測計畫及測定結果應公開揭示，並通報中央主管機關。

3. 強化勞工健康管理，明定雇主應依健康檢查結果採取健康管理措施；職安法規定未來勞工人數達 50 人以上，經中央主管機關公告適用之事業單位，應僱用或特約醫護人員辦理健康管理、職業病預防及健康促進等，勞工健康保護事項。

4. 辦理職場壓力抒解與健康促進，勞工常因本身健康生活方式不良導致高血壓及肥胖等慢性危害健康因子與職場工作壓力致心血管疾病等問題。為增進勞工身心健康，推動職場健康促進，使雇主教導勞工工作壓力紓解、適當營養攝取、高血壓與糖尿病控制、傳染病防治、健康操及戒煙等，以建構勞工職場健康環境，減少勞動資源之損失。

五、促進職場安全衛生文化

建構多元學習環境，整合政府及民間資源，積極推動職場安全衛生各項宣導、輔導、推廣及教育訓練工作，提昇勞工職場防災知識與專業技能，確保國人安全與健康。

1-3　職業災害的定義及範疇

依據職業安全衛生法第二條中的定義，職業災害是指「因勞動場所之建築物、機械、設備、原料、材料、化學品、氣體、蒸氣、粉塵等或作業活動及其他職業上原因引起之工作者疾病、傷害、失能或死亡。」因此，職安法第五條

定義雇主的一般責任，意即雇主使工作者從事工作，應在合理可行範圍內，採取必要之預防設備或措施，使工作者免於發生職業災害。

職業災害相關名詞定義如下：

1. 勞動場所包含下列場所：

    (1) 於勞動契約存續中，由雇主所提示，使勞工履行契約提供勞務之場所。

    (2) 自營作業者實際從事勞動之場所。

    (3) 其他受工作場所負責人指揮或監督從事勞動之人員，實際從事勞動之場所。

2. 工作者：指勞工、自營作業者及其他受工作場所負責人指揮或監督從事勞動之人員。

3. 勞工：指受僱從事工作獲致工資者。

4. 自營業者：指獨立從事勞動或技藝工作，獲致報酬，且未僱用有酬人員幫同工作者。（如夫妻兩人承接工程進工地作業，以夫為主，妻子未受領薪資）

5. 其他受工作場所負責人指揮或監督從事勞動之人員：與事業單位無僱傭關係，於其工作場所從事勞動或以學習技能、接受職業訓練為目的從事勞動之工作者。（如派遣勞工）

6. 雇主：指事業主或事業之經營負責人。

7. 事業單位：指本法適用範圍內僱用勞工從事工作之機構。

職業災害發生的因果關係，可以圖 1.1 概念示意。

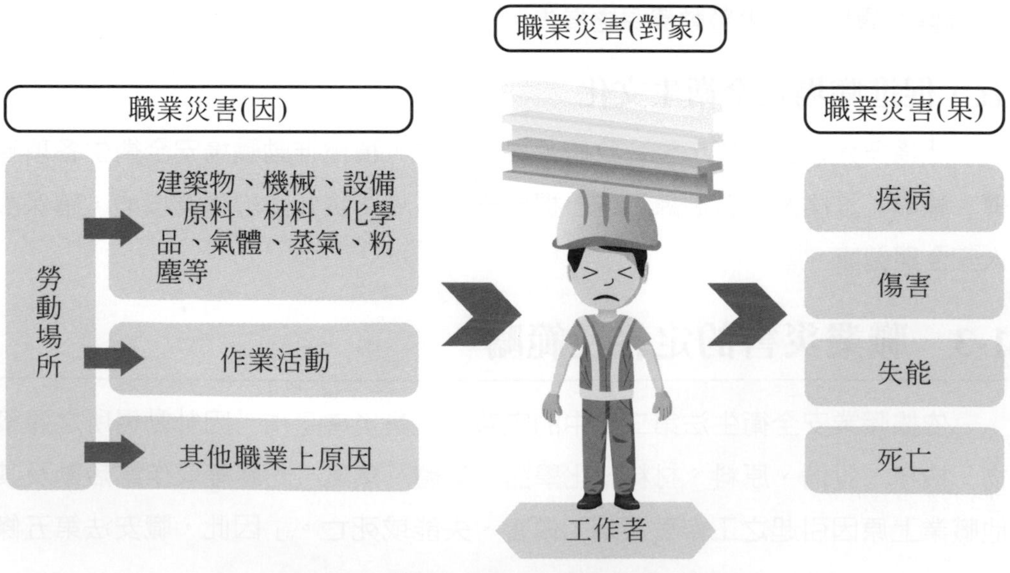

圖 1.1　職業災害發生原因與結果

　　為有效避免職業災害的發生，除了作業現場安全設備的設置及作業方法流程的訂定外，人員的管制亦是避免人為因素導致災害的主要方法。「職業安全衛生設施規則」第 299 條規定，雇主對於下列之工作場所，應於明顯易見之處所設置警告標示牌，並禁止非與從事作業有關之人員進入，對於緊急時並已使用有效之防護具之有關人員不適用之。

1. 處置大量高熱物體或顯著濕熱之場所。
2. 處置大量低溫物體或顯著寒冷之場所。
3. 強烈微波、射頻波或雷射等非游離輻射之場所。
4. 氧氣濃度未滿 18% 之場所。
5. 有害物超過勞工作業場所容許暴露標準之場所。
6. 處置特殊有害物之場所。
7. 遭受生物病原體顯著污染之場所。

　　一般而言，職業災害包括職業傷害與職業疾病，職業傷害對於工作者會有明顯的傷害結果，只需針對該傷害結果判定是否因職業所引起即可，但是對於職業病牽涉的因素不僅涵蓋職業危害因子暴露，工作者的生活習慣、個人體質等因素亦為影響因素，在判定上較為困難，因此，必須藉由作業環境監測、體格及健康檢查、專業職業門診醫師等多方措施，有效預防及鑑別職業病。

　　確認並評估勞動場所中各種危害工作者健康的因素，乃是職業衛生的重點工作，為有效辨識勞動場所中的危害因子，必須藉由風險評估中危害鑑別的概念，針對場所中存在的人員、機械、設備、物料、環境，個別探討其潛在的物理性、化學性、生物性、人因及社會心理危害因子，將可有效辨識因勞動場所運作所衍生的危害，並評估危害所造成的相關風險，以便決定必要的措施，以確保符合法規要求之工作者及相關人員的安全與健康。依據「風險評估技術指引」風險評估之作業流程及風險評估表如下：

　　風險評估作業流程：

一、辨識出所有的作業或工程

　　風險評估的整體過程及目的是要辨識和瞭解事業單位的工作環境及作業活動過程可能出現的危害，並確保這些危害對人員的風險已受到評估及處理，並控制在可接受的程度。為達此目的，事業單位在執行風險評估之前，須先建立

風險評估管理計畫或程序，明確規定如何推動風險評估工作，包含相關部門及人員在風險評估工作上之權責與義務。

　　在風險評估管理計畫或程序中亦須明確規定執行風險評估的時機，例如：

1. 建立安全衛生管理計畫或職業安全衛生管理系統時。

2. 新的化學物質、機械、設備、或作業活動等導入時。

3. 機械、設備、作業方法或條件等變更時。

4. 遇下列情形，須檢討修正其原有的風險評估結果：

　　(1) 發生職業災害或重大事件時。

　　(2) 安全衛生法規修正時。

　　(3) 新的安全衛生知識、技術或實務產生時。

　　(4) 定期，例如每年。

　　事業單位在執行風險評估時須有熟悉該項作業的員工參與，使評估結果可符合實際情況，並強化員工瞭解其相關工作的危害、控制措施、異常或緊急狀況等之處理，確保其能安全的執行工作。

　　事業單位對於執行或參與風險評估的人員，須藉由教育訓練及案例研討等機制，強化其安衛技術及能力，包含安全衛生法規、風險評估方法等，可確保風險評估結果的品質及一致性，避免發生同樣作業卻有不同評估結果的情形。

　　風險評估執行初期必須先辨識出工作場所中所有的工作環境及作業活動，作為後續辨識危害的依據。

　　作業清查的原則包括：

1. 依據部門之各職務辨識出所有須執行的作業。

2. 依據生產、工程或服務等之流程辨識出所有的作業。

3. 須涵蓋例行性作業及非例行性作業，包含正常操作、異常處理及特殊狀況處理等作業。

4. 訂有標準作業程序（SOP）、工作指導書等之作業均須納入。

5. 須涵蓋組織控制下所有可能出現在公司及所屬工地／工廠的人員所執行的相關作業，包括員工、承攬人、供應商、訪客及其他利害相關者等。

6. 非人為操作的作業、半自動化或自動化等製程亦須包含在內。

7. 同類型或共通性的作業可以召開跨部門會議共同討論、確認及整合，例如：差旅、上下班交通、飲水機清洗等作業。

8. 營造工程須依其分項工程逐步拆解。

二、辨識危害及後果

1. 事業單位應事先依其工作環境或作業（製程、活動或服務）的危害特性，界定潛在危害的分類或類型，作為危害辨識、統計分析及採取相關控制措施的參考。

2. 對所辨識出的作業，應蒐集相關資訊，作為風險評估的依據。

3. 事業單位應針對作業的危害源，辨識出所有的潛在危害、及其發生原因與合理且最嚴重的後果。

4. 事業單位在辨識危害及後果時，尚須考量：

   (1) 依作業之步驟、流程或階段逐步辨識出所有可能的潛在危害及後果。

   (2) 針對每一項作業必須要考量各作業階段（例如正常操作、緊急開/停機、正常開/停機、異常或緊急操作等）可能產生的危害及後果。

   (3) 在設計階段如工作區域、過程、裝置、機械/設備、操作/維護程序及工作組織等設計，除需辨識可能引起之危害外，亦應評估現有人員是否具備足夠之技術能力及知識，可有效的運用或操作這些設計。

   (4) 雖然對未造成人員傷害但會導致機械設備損壞、生產損失等危害，並不在 TOSHMS 系統所稱危害之範圍，但因會增加設備修護、更換或異常狀況處理等次數，進而增加人員暴露於危害的機率，因此，以廣義的角度來說前述狀況亦是傷害的潛在來源，如能予以辨識及進行有效的控制，則能降低人員發生職災的機率與風險。

三、確認現有防護設施

1. 事業單位應依所辨識出的危害及後果，確認現有可有效預防或降低危害發生原因之可能性及減輕後果嚴重度的防護設施。

2. 必要時，對所確認出的現有防護設施，得分為工程控制、管理控制及個人防護具等，以利於後續的分析及應用。

四、評估危害的風險

1. 風險為危害事件之嚴重度及發生可能性的組合，評估時不必過於強調須有精確數值的量化分析，事業單位可自行設計簡單的風險等級判定基準，以相對風險等級方式，作為改善優先順序的參考。如利用風險矩陣判定風險等級。

2. 事業單位對所辨識出的潛在危害，應依風險等級判定基準分別評估其風險等級。

3. 執行有害物和有害能源暴露之健康風險評估時，須參考作業環境測定及監測的結果。

4. 評估嚴重度須考量下列因素：

   (1) 可能受到傷害或影響的部位、傷害人數等。

   (2) 傷害程度，如死亡、永久失能、暫時性失能、急救處理等。

5. 評估危害事件發生的可能性時，須考量在目前防護設施保護下，仍會導致該後果嚴重度的機率或頻率。評估可能性尚須考量下列因素：

   (1) 暴露於危害的頻率及時間等，例如暴露頻率較高或時間較長，則發生危害事件之可能性會較高。

   (2) 現有防護設施的有效性，例如設有釋壓裝置，但無適當的維護保養或定期測試，此裝置宜視為無效的防護設施或等同未設置釋壓裝置。

   (3) 個人防護具的功能及使用狀況。

6. 風險評估不僅有助於建立風險控制的優先順序，也有助於決定其他安全衛生管理工作的順序，例如：

   (1) 決定安全衛生目標時。

   (2) 確認需較詳細維護與監督的高風險區域時。

   (3) 決定訓練的優先順序和改善能力時。

   (4) 意外事件發生後，決定須採取何種緊急處理以減輕可能後果的嚴重度時。

五、決定降低風險的控制措施

1. 事業單位應訂定不可接受風險的判定基準，作為優先決定採取降低風險控制措施的依據。

2. 可接受風險的判定基準並非持續固定不變，事業單位應依實際風險狀況及可用資源等因素，適時調整不可接受風險判定基準值，以達持續改善的承諾。

3. 對於不可接受風險項目應依消除、取代、工程控制、管理控制及個人防護具等優先順序，並考量現有技術能力及可用資源等因素，採取有效降低風險的控制措施。

   (1) 若可能，須先消除所有危害或風險之潛在根源，如使用無毒性化學、本質安全設計之機械設備等。

  (2) 若無法消除，須試圖以取代方式降低風險，如使用低電壓電器設備、低危害物質等。

  (3) 以工程控制方式降低危害事件發生可能性或減輕後果嚴重度，如連鎖停機系統、釋壓裝置、隔音裝置、警報系統、護欄等。

  (4) 以管理控制方式降低危害事件發生可能性或減輕後果嚴重度，如機械設備自動檢查、教育訓練、標準作業程序、工作許可、安全觀察、安全教導、緊急應變計畫及其他相關作業管制程序等。

  (5) 最後才考量使用個人防護具來降低危害事件發生時對人員所造成衝擊的嚴重度。

4. 事業單位在決定控制措施除須考量問題的大小或風險程度外，尚須考量：

  (1) 安全衛生法規的要求。

  (2) 現階段的知識水準，包括來自安全衛生主管機關、勞動檢查機構、安全衛生服務機構及其他服務機構之資訊或報告。

  (3) 事業單位的財務、作業及業務等需求。

  (4) 現有人員的安衛知識、技能、作業實務等。

  (5) 利害相關者的觀點。

  (6) 是否會產生新的危害事件？如會，其風險是否可以控制與接受？

5. 風險控制措施確認後，應指派相關人員負責規劃及實施，並定期追蹤其執行狀況。

六、確認採取控制措施後的殘餘風險

1. 事業單位對預計採取降低風險的控制措施，應評估其控制後的殘餘風險，並於完成後，檢討其適用性及有效性，以確認風險可被消減至預期成效。對於無法達到預期成效者，應適時予以修正，必要時應採取其他有效的控制措施。

2. 事業單位須依所定的風險等級判定基準評估，評估採取控制措施後的殘餘風險，包含：

  (1) 是否可降低危害事件的嚴重度？可降至何種等級？

  (2) 是否可降低危害事件的可能性？可降至何種等級？

  (3) 依降低後的嚴重度及可能性，該危害事件之風險等級可降至何種等級？

3. 事業單位對已執行或所採取之風險控制措施，應定期或不定期進行監督與量測，以確保其遵循度及控制成效。

七、其他相關事項

1. 事業單位應明確規定風險評估結果的記錄內容及保存年限。
2. 風險評估的結果應適時傳達給相關部門及人員周知。
3. 事業單位在建立、實施及維持其職業安全衛生管理系統時,應確保已將這些安全衛生風險與其控制措施納入考量。
4. 事業單位應依安全衛生法規要求、風險評估結果、事件案例、作業變更程度等因素,定期或適時的檢討風險評估結果,必要時應予以修正。

表 1.1　風險評估表

公司名稱	部門	評估日期	評估人員	審核者		

1.作業編號及名稱		2.辨識危害及後果							3.現有防護設施			4.評估風險			5. 降低風險所採取之控制措施	6.控制後預估風險		
		作業條件														嚴重度	可能性	風險等級
編號	作業名稱	作業週期	作業環境	機械／設備／工具	能源／化學物質	作業資格	危害類型	危害可能造成後果之情境描述	工程控制	管理控制	個人防護具	嚴重度	可能性	風險等級				

概念 補帖

一	辨識出所有的作業或工程
二	辨識危害及後果
三	確認現有防範措施
四	評估危害的風險
五	決定降低風險的控制措施
六	確認採取控制措施後的殘餘風險

1. 適當的執行風險評估，可協助廠場建置完整妥適的勞工安全衛生管理計畫或職業安全衛生管理系統，有效預防或減少災害發生。試依中央主管機關公告之相關技術指引，說明風險評估之作業流程。

【102.07 乙安】

2. 安全並非是指零風險，而是指企業經營管理可有效將風險降至可接受的程度。請說明以達成風險降低為目標之風險管理的六大步驟。

【99 工業安全技師 - 風險危害評估】

　　職業安全衛生的主要工作為危害的認知、評估與控制；認識及確認勞動場所的危害因子、評量危害因子的影響程度及以工程控制、行政管理或健康管理降低危害因子的影響程度。職業安全衛生工作步驟如圖 1.2。

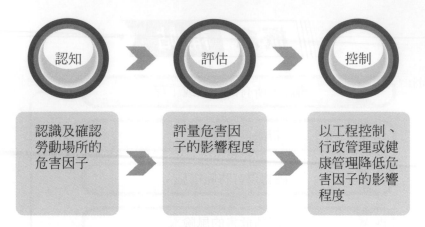

圖 1.2　職業安全衛生工作步驟

　　在危害認知中危害因子一般分為物理性、化學性、生物性、人因及社會心理危害因子五大類，茲分述如下：

一、物理性危害因子

　　物理性危害係指噪音、振動、採光照明、游離輻射與非游離輻射、高溫及低溫、異常氣壓等物理性能量對人體造成之傷害。常見物理性危害因子對人體的影響包括：

1. 噪音作業影響：噪音暴露無論在工作、社交與家庭生活層面，都會造成不良的影響。它會使人在心理上產生緊張、恐懼不耐等反應，甚至降低工作效率，造成工作者的聽力障礙，其影響不可輕忽。噪音作業會使人產生煩躁、暫時性或永久性聽力受損、消化系統與內分泌系統失調、失眠等影響。

2. 振動作業影響：當工作者使用振動手工具時，振動的能量會經由手工具傳到手及手臂。振動所引起的末梢循環障礙主要包括皮膚溫度下降，遇寒冷刺激後皮膚溫度不容易恢復，振動亦會引起手指動脈強烈收縮，手指動脈阻力增加及血流減少，嚴重時導致白指病（或稱之為雷諾氏症候群）發作，因此，鏈鋸工人常發生白指病。另外，長期暴露於全身性振動對於脊椎骨及末梢神經系統的危害最大，其次是消化系統、末梢靜脈、女性生殖系統及前庭器官等。全身振動與下背痛、坐骨神經痛及脊椎系統退化性的變化如腰椎間盤等疾病有強烈的因果關係。

3. 採光照明影響：工作者暴露於照度不足之勞動場所，可能導致精神疲勞、眼睛慢性傷害、降低工作效率、增加失誤率及事故發生率等。

4. 輻射影響：依據能量高低區分，輻射可分為能量較高的「游離輻射」和「非游離輻射」兩大類，一般所稱之輻射多是指游離輻射。游離輻射是指能直接或間接使物質產生游離作用的電磁波輻射或粒子輻射。游離輻射之游離作用，對一般物質並無特殊的作用，但對人體生理組織卻有可能造成傷害。一般而言，α, β, γ 射線、中子及 X 射線屬於「游離輻射」。而可見光、紅外線、微波、電視電磁波、廣播通訊等無線電波等，因其能量皆無法令物質產生游離作用，屬於「非游離輻射」。游離輻射對人體的危害為造成造血功能衰退、不孕、細胞染色體突變；非游離輻射則是造成白內障、角膜炎、皮膚癌等。

5. 極端溫度：工作者於高溫環境下作業，容易造成脫水、中暑、熱衰竭、熱痙攣、熱疹等危害，例如鋼鐵工廠、鑄模廠等存在熱源之工作場所；另外長期接觸低溫之工作人員，可能造成凍傷、神經與肌肉效能的減低。高溫與低溫的作業環境不僅對健康產生傷害，亦容易導致作業上的疏失，衍生事故傷害。

6. 異常氣壓作業：國內異常氣壓作業主要區分為高壓室內作業及潛水作業，前者是指利用沉箱施工法、壓氣潛盾施工法或其他壓氣施工法中，於表壓力超過大氣壓之作業室或豎管內部實施之作業；後者是指使用潛水器具之水肺或水面供氣設備等，於水深超過 10 公尺之水中實施之作業。其主要的職業危害則是潛水或高壓工作人員於異常氣壓下從事工作，呼吸高壓混和氣體，身體組織內溶解了大量的惰性氣體（氮氣或氦氣），若急速上升或減壓過程中未按照正常減壓程序，此時溶解於身體組織內的惰性氣體便會形成氣泡，充滿於身體各組織器官，造成各種症狀，故又稱之為減壓症、潛水夫病或潛涵症。

二、化學性危害因子

　　一般為酸、鹼、溶劑、重金屬及其他毒性物質等，以各種形式存在於環境中，是工作環境中普遍存在的危害因子，依存在的形式可分為氣體、蒸氣、燻煙、粉塵、霧、霧滴、煙塵、煙霧、纖維等，其進入人體的途徑可分為吸入、食入或皮膚接觸，而人體的接受量則是影響健康危害的重要因素。化學物質可能為使用之原料、物料、或中間產物，惟許多的觸媒、廢氣、廢液、廢棄物等亦可能具有潛在危害性。整理一般職場常見之化學危害物有：

1. 鉛：最常見的金屬中毒事件，會造成貧血、傷害中樞神經及伸肌麻痺等症狀。

2. 粉塵：游離二氧化矽所造成的矽肺症，目前尚無有效的治療方法，為最古老的職業病。塵肺症也是目前我國勞保局職業疾病案例中的最大宗。

3. 有機溶劑：依其毒性可分為三種，第一種有機溶劑毒性最大；第三種最小。有機溶劑一般均具有麻醉效應、脫脂效應，並對肝臟功能有影響。

4. 特定化學物質：依其特性可分為甲、乙、丙、丁四類，甲類物質為致癌物質，除研究外不得使用；乙類物質為疑似致癌物質，需申請後符合相關安全衛生規定後方得使用；丙類物質則為導致一般急、慢性中毒物質；丁類物質則為易漏洩物質，以強酸、強鹼居多。

5. 缺氧：對於密閉空間或可能產生缺氧之作業場所，均需依照測定濃度、保持適當通風及進出管制的原則，方能避免危害的發生。

表 1.2　不同化學危害因子可能造成人體健康影響

危害因子	健康效應
水銀（汞）及除草劑	影響神經系統，造成肌肉疲勞及不能協調。
一氧化碳、氰化物	造成缺氧。
苦味酸、單寧酸、酚、甲醛	皮膚炎。
游離二氧化矽	塵肺症。
石綿	肺癌及惡性間皮細胞瘤。
多氯聯苯（PCB）	氯痤瘡。
苯	引起再生不良性貧血、白血病。
錳	巴金森士症。
氯乙烯	肝血管肉瘤、肝癌。
鉻酸	鼻中膈穿孔、肺癌、鼻癌。
二異氰酸甲苯（TDI）	氣喘。
甲醇	飲用含有甲醇的酒可引致失明、肝病、甚至死亡。
正己烷	多發性神經炎。
溴丙烷	多發性神經炎。
1.3丁二烯	導致白血病或淋巴癌。
甲醛	鼻咽癌及呼吸系統疾病。
銦及其化合物	肺部損傷。

三、生物性危害因子

生物性危害可概分成感染、過敏及中毒等三大類。包括細菌、病毒、黴菌、藻類、花粉及節肢動物等，利用生物體及其分泌物或排泄物等造成人體的健康危害。

1. 感染（Infection）：生物體在人體內繁殖生長所致，例如：流行性感冒、麻疹、肺結核、退伍軍人病、Covid-19、SARS、愛滋病（AIDS）、禽流感、鉤蟲症、針扎造成的 B、C 肝等。

2. 過敏（Allergy）：生物體以過敏原角色經重覆暴露致使人體免疫系統過度反應所致，如：過敏性肺炎、氣喘、過敏性鼻炎、花粉熱、塵蟎等。

3. 中毒（Toxicity）：暴露於生物體所產生之毒素，例如細菌內毒素、細菌外毒素、真菌毒素、黴菌毒素等生物體導致如發燒、發冷、肺功能受損等症狀。

鑑於近年來國際上面對多種生物病原體危害之威脅，生物病原體危害預防必須加以重視。因此，規範雇主對於工作場所有生物病原體危害之虞者，應依作業環境特性訂定實施計畫，採取感染預防措施，醫療保健服務業應另於勞工工作前採取感染預防注射，並於「職業安全衛生設施規則」第 297-1 條規定，雇主對於工作場所有生物病原體危害之虞者，應採取下列感染預防措施，執行紀錄留存 3 年：

1. 危害暴露範圍之確認。

2. 相關機械、設備、器具等之管理及檢點。

3. 警告傳達及標示。

4. 健康管理。

5. 感染預防作業標準。

6. 感染預防教育訓練。

7. 扎傷事故之防治。

8. 個人防護具之採購、管理及配戴演練。

9. 緊急應變。

10. 感染事故之報告、調查、評估、統計、追蹤、隱私權維護及紀錄。

11. 感染預防之績效檢討及修正。

12. 其他經中央主管機關指定者。

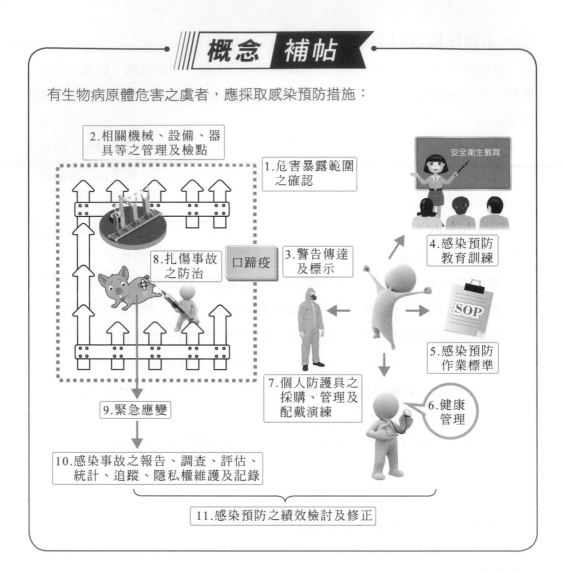

概念 補帖

有生物病原體危害之虞者，應採取感染預防措施：

依據「職業安全衛生設施規則」第 297-2 條規定，雇主對於作業中遭生物病原體污染之針具或尖銳物品扎傷之勞工，應建立扎傷感染災害調查制度及採取下列措施：

1. 指定專責單位或專人負責接受報告、調查、處理、追蹤及紀錄等事宜，相關紀錄應留存三年。

2. 調查扎傷勞工之針具或尖銳物品之危害性及感染源。但感染源之調查需進行個案之血液檢查者，應經當事人同意後始得為之。

3. 調查結果勞工有感染之虞者，應使勞工接受特定項目之健康檢查，並依醫師建議，採取對扎傷勞工採血檢驗與保存、預防性投藥及其他必要之防治措施。

概念 補帖

以案例說明，協助記憶：

Jimmy 為愛滋病帶原者，有一天去看牙醫，汪射麻醉劑，牙醫因針筒回套不慎，導致針扎，因此啟動針扎處理機制：

1. 針扎事件的調查、處理等業務應由專門單位或專人負責。
2. 先由針具調查是否有危害或感染，必要時，需經 Jimmy 同意，始得進行抽血檢查。
3. 調查結果發現 Jimmy 為愛滋病帶原者時，為了解牙醫是否感染，牙醫亦需接受檢查。
4. 針扎事件應依規定通報。

四、人因危害因子

　　人因工程的危害係人與機械之間作業調適的問題，如坐椅、儀表、操作方式、工具等安排不當所導致的疲勞、下背痛或其他肌肉骨骼傷害、長期負重所造成的脊椎傷害、高重複性動作造成腕道症候群等。人類只能短時間忍受不舒適或壓力，若工程設計不調和，包括人與機械、作業環境間不當的配合均屬之：

1. 工作場所及工具之設計不良。
2. 不正確之提舉和搬運。
3. 採光和照明不良。
4. 不適當之姿勢下作重複性的工作。
5. 單調而令人生厭的工作。

　　腕隧道症候群、椎間盤突出、肌腱炎、板機指、扭傷、挫傷等為常見之工作設計不良引起之危害。

　　職業促發肌肉骨骼傷害之危險因子，主要包括因重複性工作、施力負荷過大及不當工作姿勢等，因長時期之暴露，引起累積性之職業傷病。

　　分析造成累積性職業傷害之主要原因如下列：

1. 姿勢不當：長時間姿勢不當為造成導致肌肉骨骼危害的關鍵因素，不當的姿勢會造成工作者的關節及其周圍軟組織很大的壓力，肌肉與肌腱的過載、關節非對稱的受力方式、肌肉持續性的靜態施力，肌肉組織無法適時獲得所需養分，易造成肌肉疲勞與乳酸累積。過年大掃除姿勢不當或是用力過猛，導致腕部受傷，釀成大拇指肌腱腱鞘發炎腫脹形成媽媽手、網球員的運動傷害多發生於上肢關節不當使力所致的累積性傷害。

2. 過度施力：當肌肉的施力增大時，肌肉組織的血液循環會降低，因而加速肌肉的疲勞。如果肌肉未能獲得足夠休息和恢復的時間，便會造成軟組織的傷害。過度施力超過肌肉負荷是造成肌肉骨骼傷害的主要原因。

3. 重複性動作：高重複性的工作通常伴隨著高速和高頻率的肌肉收縮，而高速度下的肌肉收縮會造成肌力的降低，因此，高速且重複性的工作會對工作的肌群造成很大的壓力，應給予高重複性的工作者更長的恢復時間，避免肌肉骨骼動作後的疲勞無法有效恢復而造成傷害，例如：經常以手指反覆施力握持手工具，容易得到板機指，食指不自主彎曲，無法主動伸展。

4. 休息時間不足：給予工作者適當的休息時間，也是控制肌肉骨骼傷害發生的重點之一。維持靜態姿勢的工作者可以藉由短暫的休息時間變換姿勢，使原本持續緊繃的部位獲得舒緩放鬆的機會；從事反覆單調動作的工作者，也可以藉由休息使勞動部位的肌肉獲得氧氣和養分的補充。

5. 振動及低溫等特殊環境：振動危害的來源多半是振動手工具或車輛，振動或低溫環境使得血液流量減少，長期暴露於此環境下，容易造成白指症。因此抗振手套或保暖防滑手套這類型的個人防護具，則分別可對握持振動工具或在低溫溼滑環境下操作刀具的工作人員，提供手部血管神經適當的防護作用。

6. 合併作用：上述因素單獨存在時其影響有限，惟絕大多數作業中，皆結合數種因素合併作用，加重個別因素對肌肉骨骼的傷害及身體的影響。

　　為強化職業性肌肉骨骼傷病之預防，政府參考歐美先進國家之作法及國內職業安全衛生研究機構相關研究成果，訂定一般性之人因工程肌肉骨骼傷病預

防指引供業界參考，內容提及雇主應妥為規劃之事項包括：作業流程、內容及動作分析、人因性危害因子之確認、改善方法及執行、成效評估及改善與其他有關之安全衛生事項（如管理制度、人因工程專家參與及內、外部資源之提供等）。並於「職業安全衛生法」第6條第2項第1款與「職業安全衛生設施規則」第324-1條規定，雇主使勞工從事重複性之作業，為避免勞工因姿勢不良、過度施力及作業頻率過高等原因，促發肌肉骨骼疾病，應採取下列危害預防措施：

1. 分析作業流程、內容及動作。
2. 確認人因性危害因子。
3. 評估、選定改善方法及執行。
4. 執行成效之評估及改善。
5. 其他有關安全衛生事項。

上述危害預防措施，事業單位勞工人數達 100 人以上者，雇主應依作業特性及風險，參照中央主管機關公告之相關指引訂定人因性危害預防計畫，並據以執行。於勞工人數未滿 100 人者，得以執行記錄成文件代替。

例題 01

下列左欄為職業病，右欄為致病原。請分別說明每項職業病之致病原。（單選，多選不給分）　　　　　　　　　　　　　　　　　　　　　　　【104.11 甲衛】

職業病	致病原	
1. 痛痛病	A. 砷	H. 鎘
2. 氣喘	B. 真菌	I. 苯
3. 肝癌	C. 聚乙烯（PE）	J. 聚氯乙烯（PVC）
4. 鼻中膈穿孔	D. 鐳鹽	K. 水泥
5. 間皮癌（瘤）	E. 石綿	L. 有機汞
6. 龐帝亞克熱	F. 煤焦油	M. 鉻
7. 陰囊癌	G. 退伍軍人菌	
8. 白血病（血癌）		
9. 水俁病		
10. 骨內瘤		

解答

職業病	致病原
1. 痛痛病	H . 鎘
2. 氣喘	B . 真菌
3. 肝癌	J . 聚氯乙烯（PVC）
4. 鼻中膈穿孔	M . 鉻
5. 間皮癌（瘤）	E . 石綿
6. 龐帝亞克熱	G . 退伍軍人菌
7. 陰囊癌	F . 煤焦油
8. 白血病（血癌）	I . 苯
9. 水俁病	L . 有機汞
10. 骨內瘤	D . 鐳鹽

例題 02

勞工從事下列作業時，會引起哪些危害，試從下表中選出其代號：【96.04 乙安】

1. 局部振動	A - 熱痙攣
2. 高溫作業	B - 腕隧道症候群
3. 熔接作業	C - 貧血
4. 高壓室內作業	D - 塵肺症
5. 電腦終端機作業	E - 肝癌
6. 二異氰酸甲苯作業	F - 肺癌
7. 鉛作業	G - 過敏性氣喘
8. 氯乙烯作業	H - 電眼炎
9. 噴砂（石英砂）作業	I - 白指症
10. 煉焦作業	J - 減壓症

解答

1. 局部振動：I 白指症

2. 高溫作業：A 熱痙攣

3. 熔接作業：H 電眼炎

4. 高壓室內作業：J 減壓症

5. 電腦終端機作業：B 腕隧道症候群

6. 二異氰酸甲苯作業：G 過敏性氣喘

7. 鉛作業：C 貧血

8. 氯乙烯作業：E 肝癌

9. 噴砂（石英砂）作業：D 塵肺症

10. 煉焦作業：F 肺癌

例題 03

試回答下列問題：

1. 農牧業及醫療院所從業人員因經常接觸動物、植物與微生物，可能引發工作者出現感染、中毒或過敏等之健康影響（如下列左表所示）。請依序說明下列右表中各項職業暴露所致之健康問題與左表內容之關連性（答題方式請以代號表示，例：A-1）

2. 依職業安全衛生設施規則規定，試列舉 5 項預防感染性生物危害時可採行之管理措施。　　　　　　　　　　　　　　　　【102.07 甲衛】【110.11 甲衛】

代號	健康影響		代號	職業暴露所致之健康問題
1	感染		A	養豬場工人因長期吸入豬場內細菌內毒素，導致肺功能受損
			B	農夫因長期吸入附著於植作與土壤表面之真菌孢子，出現氣喘症狀
2	過敏		C	醫師因處置SARS病患而出現嚴重急性呼吸道症候群
3	中毒		D	護理人員因針扎事故導致B型肝炎
			E	雞農因從事雞隻養殖，發生禽流感症狀

解答

1. 各項職業暴露所致之健康問題與健康影響之關連性

   A-3、B-2、C-1、D-1、E-1

2. 預防感染性生物危害管理措施：（選五項）

   (1) 危害暴露範圍之確認。

   (2) 相關機械、設備、器具等之管理及檢點。

   (3) 警告傳達及標示。

   (4) 健康管理。

   (5) 感染預防作業標準。

   (6) 感染預防教育訓練。

   (7) 扎傷事故之防治。

   (8) 個人防護具之採購、管理及配戴演練。

   (9) 緊急應變。

   (10)感染事故之報告、調查、評估、統計、追蹤、隱私權維護及紀錄。

   (11)感染預防之績效檢討及修正。

   (12)其他經中央主管機關指定者。

概念 補帖

　　預防重複性作業等促發肌肉骨骼疾病之妥為規劃，其內容應包含下列事項：

1. 分析作業流程、內容及動作。
2. 確認人因性危害因子。
3. 評估、選定改善方法及執行。
4. 執行成效之評估及改善。
5. 其他有關安全衛生事項。

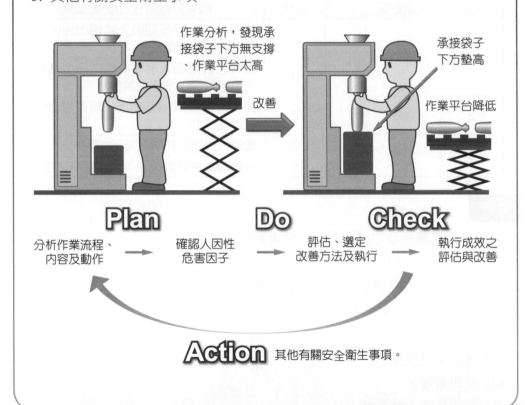

五、社會心理危害因子

　　影響勞工身心健康之職業安全衛生危害，傳統上以物理性、化學性、生物性及人因性等四大類為主，惟近年來，勞工於職場上遭受主管或同事利用職務或地位上的優勢予以不當之對待，及遭受顧客、服務對象或其他相關人士之肢

體攻擊、言語侮辱、恐嚇、威脅等霸凌或暴力事件,致發生精神或身體上的傷害,甚而危及性命等。此等不當行為,對於受害之勞工不僅涉及安全健康、人權問題,也涉及組織效率問題,進而影響國家整體經濟發展,此類受國際關注之職場暴力危害被歸類為「社會環境因子引起之心理危害(Psychosocial)」(簡稱社會心理危害)。

近年醫療業及服務業頻傳勞工遭暴力威脅、毆打或傷害事件,此等暴力行為,對於職場勞工衍生強大的心理壓力,如勞工得忍受老闆大吼、斥責,甚至遭動手打人、拍桌子、扔公文等行為,抑或於工作環境中遭受客戶的斥責或動手事件等,這些情況都是職場暴力可能發生的環節。暴力的型態不只是肢體暴力,還包括言語、人格、心理的侮辱、攻擊,以及關係上的暴力,利用職場的權力、及人際關係來攻擊員工。職場暴力的發生,經常源於各種原因的組合,包括勞工個人行為、工作環境、工作條件及方式、顧客或客戶與勞工相處的模式,以及監督與管理者和勞工之間的互動關係。特別是在組織革新、工作負荷、工作壓力、社會不安及人際關係惡化下,導致其頻繁發生。在國際間,職場暴力被視為社會心理危害之主要因子。

為維護勞動者權益,「職業安全衛生法」於第 6 條第 2 項與「職業安全衛生設施規則」第 324-3 條規定增列雇主對於執行職務因他人行為遭受身體或精神不法侵害之預防,應妥為規劃並採取必要之安全措施,其內容應包含下列事項:

1. 辨識及評估危害。
2. 適當配置作業場所。
3. 依工作適性適當調整人力。
4. 建構行為規範。
5. 辦理危害預防及溝通技巧訓練。
6. 建立事件之處理程序。
7. 執行成效之評估及改善。
8. 其他有關安全衛生事項。

雇主應建立職場不法侵害事件通報機制,並讓所有工作者清楚通報事件之程序及方法,以確保組織內發生的不法侵害事件得到控制;職場不法侵害事件處理之流程,可參考圖 1.3。

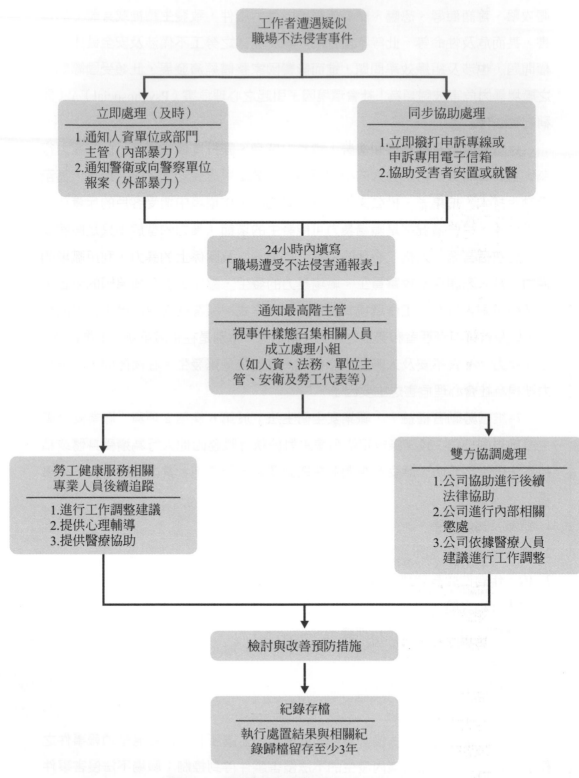

圖 1.3　職場不法侵害事件處理流程圖

　　另依「職業安全衛生設施規則」第 324 條之 3，對於事業單位勞工人數達
100 人以上者，雇主應依勞工執行職務之風險特性，參照中央主管機關公告之
「執行職務遭受不法侵害預防指引」，訂定執行職務遭受不法侵害預防計畫，
並據以執行；於勞工人數未達 100 人者，得以執行紀錄或文件代替。相關執行
紀錄留存 3 年。

例題 04

某日在某事業單位，甲乙兩位員工在作業中因工作因素起衝突，乙員推了甲員
一把致甲員不慎跌倒，頭部著地。丙員循聲主動前來查看發現，與乙員立刻通
知主管及護理師到場，將甲員送醫，醫師評估甲員有腦震盪之虞安排其住院。
請問甲員在送醫途中向主管提出要申訴乙員的暴力行為，並表達憤怒與害怕的
情緒。依「執行職務遭受不法侵害預防指引」，分別說明事業單位受雇主指派
之處理小組應執行之後續處置：　　　　　　　　　　　　　　【109.11 甲衛】
1. 列舉 3 項對受害人的協助。
2. 列舉 3 項雙方協調處理內容。
3. 相關紀錄留存至少幾年？

解答

1. 當出現直接與執行職務相關之不法侵害問題時，雇主應根據勞工不同的傷害
　　程度提供保護、安置及協助，並對受害者提供身心健康協助；保存相關事件
　　表冊及報告，採取預防再發生之必要行動。
　　(1) 對於受害人應提供立即性、持續性及支持性的保護措施。
　　(2) 受害勞工可經由醫護或其他適當人員作後續追蹤，作適性評估。
　　(3) 重大不法侵害個案，事業單位宜對內確切承諾，並協助勞工提起損害賠
　　　　償等訴訟之法律作為。
　　(4) 若加害者為內部同仁，應依內部懲處程序處理，並讓受害者了解處理情
　　　　形。
　　(5) 保存及記錄相關事件處理報告，並檢討事件發生原因，預防類似事件再
　　　　發生。
2. 雙方協調事宜
　　(1) 公司協助進行後續法律協助。

(2) 公司進行內部相關懲處。

(3) 公司依據醫療人員建議進行工作調整。

3. 相關執行紀錄留存 3 年。

概念 補帖

　　預防執行職務因他人行為遭受身體或精神不法侵害之妥為規劃，其內容應包含下列事項：

1. 辨識及評估危害。
2. 適當配置作業場所。
3. 依工作適性適當調整人力。
4. 建構行為規範。
5. 辦理危害預防及溝通技巧訓練。
6. 建立事件之處理程序。
7. 執行成效之評估及改善。
8. 其他有關安全衛生事項。

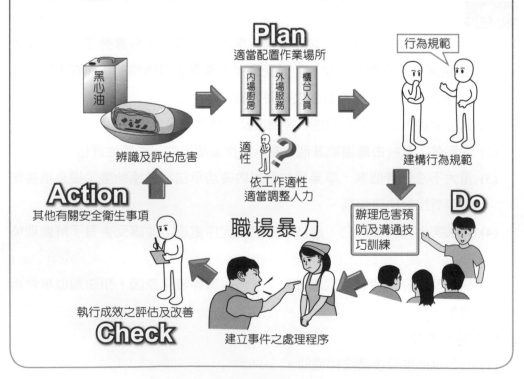

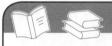

考試題型

1. 職業衛生之主要工作為危害之認知、評估與控制，請問在危害認知中危害因子一般分為哪四大類？每類各舉三例。　　　　　　　　　　　　【97.07 乙安】

2. 生物性危害可概分成 A. 感染、B. 過敏、及 C. 中毒等三大類。請問下列各危害分屬上述何者？請依序回答。（本題各小項均為單選，答題方式如：(1)A、(2)B……）　　　　　　　　　　　　　　　　　　　　　【102.03 乙安】

   (1) 花粉熱；(2) 退伍軍人病；(3) SARS；(4) 細菌內毒素；(5) 黴菌毒素；

   (6) 愛滋病（AIDS）；(7) 禽流感；(8) 針扎；(9) 鉤蟲症；(10) 室塵蟎。

3. 請由參考答案欄中選出與下列作業或危害因子有關之最主要的一種疾病，將其代號填入括號內（即 A、B、C…）　　　　　　　　　　　　　【93.11 乙安】

   (1) 振動作業 (　　　)

   (2) 紅外線 (　　　)

   (3) 異常氣壓作業 (　　　)

   (4) 錳 (　　　)

   (5) 二異氰酸甲苯（TDI）(　　　)

參考答案：	
A.聽力損失	F.貧血
B.潛涵病	G.巴金森氏病
C.白手病	H.過敏性氣喘
D.白內障	I.肝腫瘤
E.凍傷	J.腎衰竭

4. 依職業安全衛生設施規則規定，雇主對於作業中遭生物病原體污染之針具或尖銳物品扎傷之勞工，請列出 4 項應有之作為。

5. 商店老闆為預防店員被顧客辱罵等行為造成身體或精神上之不法侵害，應依法採取哪些暴力預防措施？（至少列舉 5 項）　　　　　　　　　【103.11 乙安】

6. 某事業單位勞工人數合計 300 人，試回答下列問題：　　　　　　　【103.11 甲衛】
   雇主為預防勞工於執行職務，因他人行為致遭受身體或精神上不法侵害，應訂定預防計畫採取哪些暴力預防措施？

7. 某一造紙工廠之勞工每天重複執行搬運工作，雇主依職業安全衛生法施行細則規定，為避免該勞工執行重複性作業而促發肌肉骨骼傷害，應妥為規劃哪些事項？　　　　　　　　　　　　　　　　　　　　　【103.11 乙安】

8. 有關工作引起之累積性肌肉骨骼傷害，試回答下列問題，請列舉 4 項造成累積性職業傷害之主要原因。　　　　　　　　　　　　　　　　　【102.07 甲衛】

9. 某生技公司為從事疫苗之生產製造，於廠內飼養動物、培養病原菌並使用針器。若您是該公司之職業衛生管理師，為預防員工因接觸生物病原體而引發職業感染，請依職業安全衛生設施規則規定，回答下列問題：　　【105.07 甲衛】

   (1) 試列舉 7 項為預防生物性感染所應採行之措施。

   (2) 對於遭受針扎之員工，列舉 3 項應有之作為。

10. 說明醫護人員可能面臨的生物性危害有哪些？又，如何預防此類人員之感染？　　　　　　　　　　　　　　　　　　　　　【104 衛生技師 - 工業衛生】

1-4　職業病的認定與鑑定

　　職業病係因從事職業上工作導致的疾病，可能是急性的，也可能是慢性的，因此職業病是一種職業災害，依據職業安全衛生法，職業災害包含傷害、疾病、失能及死亡，其中疾病的部份可稱為「職業病」，另依「勞工保險被保險人因執行職務而致傷病審查準則」，被保險人於勞工保險職業病種類表規定適用職業範圍從事工作，而罹患勞工保險條例第 34 條附表所列（表 1.3）及增列勞工保險職業病種類項目（表 1.4）表列之疾病，屬於職業病。

一、職業病的認定

　　職業病的判定必須先有醫學上確定診斷的疾病外（如利用醫學檢查發現罹患腰椎椎間盤突出），還必須判斷其與工作相關的致病因子是否存在（如作業環境中苯的暴露），以及工作相關的致病因子的合理性與其他非職業因素引起的可能性排除。職業病的診斷原則必須滿足下列條件：

1. 疾病的證據：確立職業病診斷的先決條件，即有「疾病」的存在。

2. 職業暴露的證據：暴露物質與疾病的相關性；即在工作中，是否的確有某種化學性、物理性、生物性、人因性的危害暴露或重大工作壓力事件，以及該項暴露量的高低強弱及時間的長短。

3. 符合時序性：係指從事工作前未有該疾病，從事該工作後，經過適當的時間才發病，或原從事工作時即有該疾病，但從事該工作後，發生明顯的惡化。

4. 符合人類流行病學已知的證據：係指經流行病學研究顯示該疾病與某項職業上的暴露物質，或是某項職業的工作項目具有相當強度之相關性，其為職業病判定的重要依據。

5. 排除其他可能致病的因素：除上述考量外，另需考量該疾病非職業的暴露或其他有可能的致病因子，且須合理地排除其他致病因子的可能性，才能判斷疾病的發生是否真的由職業因素所引起。

例題 05

一般而言，要判定為職業疾病，至少必須要滿足的條件有哪些？ 【94.11 乙安】

職業病診斷的五項必要條件為何？ 【110 年職業衛生技師－危害辨識與職業病概論】

解答

要判定為職業病，需符合下列條件：

疾病的證據	於醫學上有確實的診斷
職業暴露的證據	存在與疾病發生有關、具相當暴露程度的工作相關的致病因子
符合時序性	暴露在前，得病在後
符合人類流行病學已知的證據	根據現有研究或報告支持工作相關的致病因子的合理
排除其他可能致病的因素	工作暴露是疾病發生的重要原因
職業病	

表 1.3　勞工保險職業病種類表

類項	名稱	職業病名稱	適用職業範圍
1	1	下列物質之中毒及其續發症。 二胺基聯苯及其鹽類（Benzidine and its salts） 貝他萘胺及其鹽類（β-naphthyla-mine and its salts） 阿爾發萘胺及其鹽類（α-naphthy-lamine and its salts） 對二甲胺基偶氮苯（Paradi-methyl Azo-benzene）	使用或處理合成染料，染料製造中間產物或應用上述物質及暴露於其蒸氣之工作場所。
	2	下列物質之中毒及其續發症。 二氯二胺基聯苯及其鹽類（Dichlor-obenzidine and its salts） 鄰二甲基二胺其他基聯苯及其鹽類（OTo-lidine and its salts） 鄰二甲氧基二胺基聯苯及其鹽類（Dianisidine and its salts）	使用、處理溶劑、煙燻、殺蟲劑及化學製造或暴露於其蒸氣之工作場所。
	3	氯甲基甲醚（Chloromethylmethyl ether）中毒及其續發症。	使用、處理、製造氯甲醚之作業或暴露於其蒸氣之工作場所。
	4	三氯甲苯（Benzotrichloride）中毒及其續發症。	使用、處理、製造三氯甲苯或暴露於該類物質之蒸氣之工作場所。
	5	丙烯醯胺（Acrylamide）中毒及其續發症。	使用、處理、製造丙烯醯胺或暴露於其蒸氣之工作場所。
	6	丙烯腈（Acrylnitrile）中毒及其續發症。	使用、處理、製造丙烯腈或暴露於其蒸氣之工作場所。
	7	二代甲亞胺（奧黃Auramine）中毒及其續發症。	使用、處理、製造二代甲亞胺及各種人造纖維之染色、顏料之使用工作場所。
	8	鄰二腈苯（O-phthalodinitrile）中毒及其續發症。	使用、處理、製造鄰二腈苯或暴露於其蒸氣之工作場所。
	9	次乙亞胺（Ethyleneimine）中毒及其續發症。	使用、處理、製造次乙亞胺及農藥、染料、纖維處理、有機合成、重合等之工作場所。
	10	四羰基鎳中毒及其續發症。	使用、處理、製造四羰基鎳或暴露於其蒸氣之工作場所。

詳細表格請見 QR code

表 1.4　增列勞工保險職業病種類項目

類別	項目	職業病名稱	有害物質、危害因素、致癌物質或致癌特定製程	適用
第一類化學物質引起之疾病及其續發症	1.1	氨引起之疾病及其續發症	氨	使用、處理、製造氨或暴露於其氣體之工作場所。
	1.2	鹽酸、硝酸、硫酸引起之疾病及其續發症	鹽酸、硝酸、硫酸	使用、處理、製造鹽酸、硝酸、硫酸或暴露於其蒸氣之工作場所。
	1.3	氫氧化鈉、氫氧化鉀、氫氧化鋰引起之疾病及其續發症	氫氧化鈉、氫氧化鉀、氫氧化鋰	使用、處理、製造氫氧化鈉、氫氧化鉀、氫氧化鋰或暴露於其蒸氣、粉塵之工作場所。
	1.4	二氧化硫引起之疾病及其續發症	二氧化硫	使用、處理、製造二氧化硫或暴露於其蒸氣之工作場所。
	1.5	銻及其化合物引起之疾病及其續發症	銻及其化合物	使用、處理、製造銻及其化合物或暴露於其粉塵之工作場所。
	1.6	甲醇、丁醇、異丙醇、環己醇、甲基己醇引起之疾病及其續發症	甲醇、丁醇、異丙醇、環己醇、甲基己醇	使用、處理、製造甲醇、丁醇、異丙醇、環己醇、甲基己醇或暴露於其蒸氣之工作場所。
	1.7	甲醚、乙醚、異丙醚、丁烯醚、雙氯異丙醚引起之疾病及其續發症	甲醚、乙醚、異丙醚、丁烯醚、雙氯異丙醚	使用、處理、製造甲醚、乙醚、異丙醚、丁烯醚、雙氯異丙醚或暴露於其蒸氣之工作場所。
	1.8	醇醚類化合物：乙二醇乙醚、乙二醇甲醚等引起之疾病及其續發症	醇醚類化合物：乙二醇乙醚、乙二醇甲醚等	使用、處理、製造醇醚類化合物：乙二醇乙醚、乙二醇甲醚等或暴露於其蒸氣之工作場所。
	1.9	甲醛引起之疾病及其續發症	甲醛	使用、處理、製造甲醛或暴露於其蒸氣之工作場所。
	1.10	環氧乙烷引起之疾病及其續發症	環氧乙烷	使用、處理、製造環氧乙烷或暴露於其蒸氣之工作場所。
	1.11	二甲基甲醯胺（Dimethylformamide）引起之疾病及其續發症	二甲基甲醯胺（Dimethylformamide）	使用、處理、製造二甲基甲醯胺或暴露於其蒸氣之工作場所。
	1.12	苯乙烯（Styrene）、二苯乙烯（Stilbene）引起之疾病及其續發症	苯乙烯（Styrene）、二苯乙烯（Stilbene）	使用、處理、製造苯乙烯、二苯乙烯或暴露於其蒸氣之工作場所。
	1.13	萘酚（Naphthol）、萘酚同系物及其鹵化衍生物引起之疾病及其續發症	萘酚（Naphthol）、萘酚同系物及其鹵化衍生物	使用、處理、製造萘酚、萘酚同系物及其鹵化衍生物或暴露於其蒸氣之工作場所。

詳細表格請見 QR code

二、職業病的鑑定

職業疾病鑑定結果，影響勞資雙方之權益甚大，依據「勞工職業災害保險及保護法」第 73 條，勞工懷疑罹患職業病時，可於中央主管機關認可醫療機構之職業醫學科專科醫師診斷，經醫師診斷，取得職業病診斷書及職業病評估報告書，得認定為職業病。第 75 條亦規定，勞工於申請職業病保險給付遇有爭議時，亦能主動要求啟動職業病鑑定，以維護其權益。詳細之職業病判定依下列規定辦理：

1. 勞工懷疑罹患職業疾病，應持勞工保險職業傷病門診單或勞工保險職業傷病住院申請書至各醫院職業病特別門診看病，取得職業疾病診斷書，勞雇雙方對醫師開具之職業疾病診斷書認定勞工所罹患之疾病為工作上所引起無異議時，該雇主應依相關規定給予職業災害補償。

2. 勞雇雙方對職業疾病診斷結果有異議時，可透過勞雇雙方協調或送請地方勞工主管機關（直轄市、縣（市）勞工主管機關）申請認定，認定結果如為職業疾病，勞雇雙方無異議時，該雇主應依相關規定給予職業災害補償。

3. 勞雇雙方對地方勞工主管機關之職業疾病認定有異議或地方勞工主管機關認定困難或勞工保險機構審定發生疑義時，勞雇雙方得提供相關資料循行政體系送中央主管機關（勞動部職業疾病鑑定委員會）鑑定，鑑定結果如為職業疾病，勞雇雙方無異議時，該雇主應依相關規定給予職業災害補償。

4. 勞雇雙方對於中央主管機關鑑定職業疾病之結果有異議時則提請訴訟。

勞工是否罹患職業疾病與其職業性暴露、個人生活史、家族史等有關。因此，勞雇任一方對職業疾病診斷有異議時，應檢附認（鑑）定有關資料如下：

1. 雇主提供之資料為勞工既往之作業經歷、職業暴露資料、勞工體格及健康檢查紀錄等。

2. 勞工提供之資料為既往之作業經歷、職業暴露資料、勞工體格及健康檢查紀錄、職業疾病診斷書、病歷、生活史及家族病史等。

例題 06

勞工懷疑自己罹患職業病，欲向雇主申請職業災害補償，請問勞雇雙方可循何程序處理？　　　　　　　　　　　　　　【97.11 乙安】【104.07 乙安】

解答

處理程序圖：

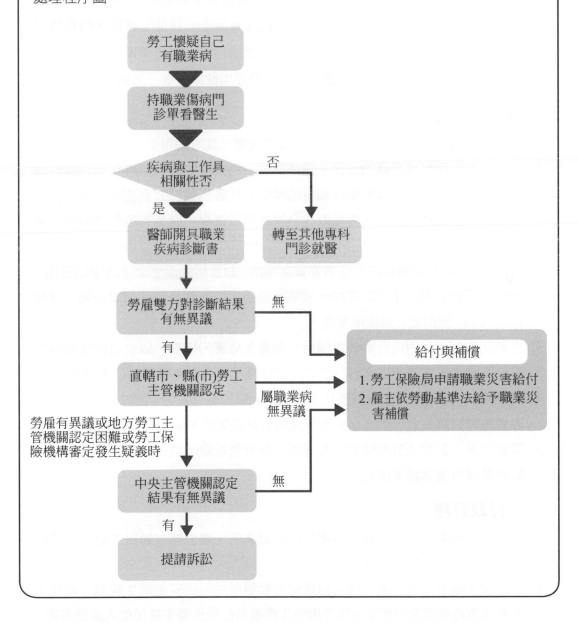

1-5　職業病預防

　　建構一個安全健康的勞動環境是勞動部積極推展的政策，因為事業單位的生產利潤再高，終究比不上工作者生命安全與健康的重要性，因為工作者不僅是公司產能的供應者，亦是公司整體價值的無形資產。然而工作者在勞動場所中，可能遭受到物理性、化學性、生物性、人因工程及壓力等危害因子。因此，職業衛生工作推展的目的，在使雇主與工作者建立安全衛生工作步驟—「認知、評估與控制」。事先認知並確認勞動場所的危害因子，評量危害因子的影響程度，進而以工程或管理方法降低危害因子影響的程度，預防職業災害的發生。下列針對職業病之預防，依工程改善、行政管理與健康管理三方面介紹：

一、工程改善

　　經由工程控制從源頭排除或控制危害的風險，其方法有：

1. 取代作業：原料或設備的取代，選擇毒性、污染性較低的原料替代污染性或毒性較高的原料，如以化學性相近的甲苯取代容易致白血病的苯；抑或製程的取代，以連續式密閉的製程取代批次式開放製程，避免有害物逸散於作業空間中。

2. 密閉或隔離：為避免暴露於危害物質之場所，對於可能產生之來源予以密閉，等於在工作者與污染源之間加一個防護設備，如噪音發生源加以密閉、游離輻射 X-ray 照射室以鉛板隔離等。

3. 自動化控制：針對高危險性之場所，為避免危害的接觸，以全自動化的機械設備取代人工作業，工作者只要於控制室操作即可避免暴露於危害環境中。

4. 通風換氣：於污染源設置局部排氣裝置，直接排除有害物；或於作業空間中，設置整體換氣裝置，引進足夠通風量的新鮮空氣於污染途徑稀釋有害物。

5. 濕式作業：針對過於乾燥的勞動場所，為避免粉塵的飛揚與煙霧的產生，可於作業時噴灑水霧來控制。

二、行政管理

1. 減少暴露時間：對於具有高危害性的勞動場所，雇主應以輪班或縮短工時的方式，減少工作者危害暴露的時間。

2. 訂定安全衛生工作守則：建立與維持勞動場所共同的安全衛生規範、促使工作者注意遵循安全的作業方法並避免工作者自己受到傷害或使他人遭受傷害，而造成生產中斷、機具損害，確保工作者的安全與健康及維護事業之利益。

3. 建立危害性化學品標示：危害性化學品標示的辨認，無疑是提昇工作場所勞工對危害物質認知的第一步。數以千計的危害物質，依其危害特性適當歸類後，用規定象徵符號之圖示加以標示，將有助於勞工「認知」危害。

4. 配戴個人防護具：個人防護具為安全衛生管理工作的最後一道防線，當勞動現場因工程控制受到諸多原因的限制無法執行時，個人防護具由於成本遠低於工程改善，所以常被雇主考量使用，然而個人防護具的使用常因使用方法不對、防護等級不對、工作者覺得束縛而不用等因素而使勞工暴露於危險狀態而不自知，因此建議除非無法改變危害源存在的事實，且工程控制亦無法執行，非不得已不要輕易選擇使用個人防護具。

5. 安全衛生教育訓練：教育的目的旨在培養工作者重視安全及衛生的習慣，並且教導工作者對危害的認知、工作守則、防護器具的正確使用方法、狀況的應變等。

三、健康管理

雇主針對新進及在職工作者透過體格或健康檢查，了解工作者的健康情形，作為選派工作之依據。可以早期發現勞工的健康問題，如果檢查結果有異常項目，就要進行追蹤檢查並了解是否與工作有關，一旦發現工作者出現職業病症狀時，除應立即治療外，並應變更其作業場所、更換其工作、縮短其工作時間及為其他適當措施，另外，對於勞動場所而言，應將危害源找出，並以工程或行政管理方式予以排除。

例題 07

矽肺症是因為勞工暴露於空氣中含有何種危害性物質所造成？為預防勞工粉塵作業造成的健康危害，可採取的管理措施有哪些？【101 年地方特考 - 工業衛生概論】

解答

1. 矽肺症是由於勞工暴露於結晶型游離的二氧化矽所引起。

2. 為預防粉塵作業造成的健康危害，管理措施可分為工程改善、行政管理與健康管理三種，如本節內容所述。

1. 下列左欄為有害物,請從右邊疾病欄中選出可能導致之相關疾病(單選),答法如 5E、2B(作答參考,非正確答案) 【101.03 乙安】

有害物	疾病
1. 石綿	A. 失明
2. 甲醇	B. 中樞神經中毒
3. 四烷基鉛	C. 白血病
4. 苯	D. 皮膚癌
5. 煤焦油	E. 肺癌

2. 雇主對於作業中遭生物病原體污染之針具或尖銳物品扎傷之勞工,應建立扎傷感染 災害調查制度及採取 3 項措施。請問: 【100.03 乙安】

   (1) 本措施依何法令規定?

   (2) 此 3 項措施之內容。

3. 雇主對於工作場所有生物病原體危害之虞者,應採取哪些感染預防措施?

   【98 年工安技師 - 勞工安全衛生法規】

4. 關於職業病預防與健康保護,試回答下列問題: 【99.07 甲衛】

   (1) 請說明下列工作者可能罹患之職業病:

   　A. 長時間操作鏈鋸之伐木勞工

   　B. 於醫療院所工作而遭生物病原體污染之針具扎傷者

   　C. 因從事室內裝修以致長期吸入苯蒸氣之作業人員

   　D. 以不當姿勢重複搬運重物者

   (2) 對於遭針扎之員工,依職業安全衛生設施規則規定,雇主應採取之措施為何?

5. 下列左欄為職業疾病,請由右邊毒物欄中單選出最可能之致病物質。 【97.07 甲衛】

職業疾病	致病物質
1. 氣喘	A. 正己烷(n-Hexane)
2. 膀胱癌	B. 青石綿(Crocidolite)
3. 肝癌	C. 聯苯胺(Benzidine)
4. 神經病變	D. 二異氰酸甲苯(Toluene-2,4-diisocyanate,TDI)
5. 間皮瘤	E. 苯(Benzene)
	F. 氯乙烯單體(Vinyl chloride monomer,VCM)

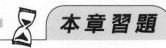

6. 下列左欄為職業性癌症，請從右邊毒物欄中選出相關之致癌物，並於答案紙上將左欄抄錄後，將可能之相關致癌物列明。 【96.11 甲衛】

職業性癌症	致癌物
1. 膀胱癌	A. β－苯胺
2. 肝癌	B. 六價鉻
3. 鼻咽癌	C. 石綿
4. 間皮癌（瘤）	D. 苯
5. 白血症	E. 氯乙烯單體

7. (1) 何謂職業疾病？ 【93.11 甲衛】
   (2) 試述職業疾病之鑑定程序？
   (3) 勞工、資方申請職業疾病認定或鑑定時，應檢送哪些資料？

8. 勞工衛生之主要工作為危害之認知、評估與控制，請問在危害認知中危害因子一般分為哪四大類？每類各舉三例？ 【97.07 乙安】

9. 風險評估之作業流程及各步驟的基本原則為何？【103 年公務人員高考 - 工業安全管理】

10. 在後疫情時代，你認為部分工作型態轉換模式有哪些？職場在持續推動防疫工作的同時，更應該要關注勞工身心健康的部分有哪些，請論述之。

【110 年職業衛生技師－職業衛生與健康管理實務】

Chapter 1

職業衛生與職業病預防概論

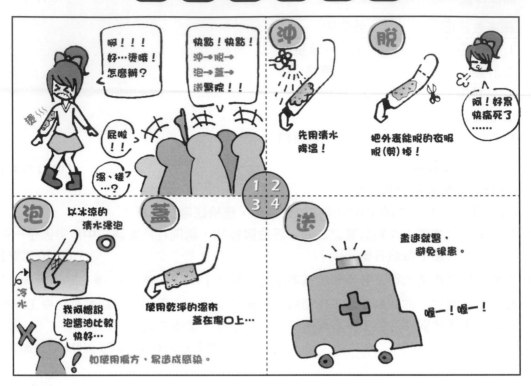

真有此事

跳彈勇士

　　警方表示維吉尼亞州瑞斯東地區有一位二十二歲的居民艾瑞克，在他利用彈跳繩，從七十英呎高的鐵路橋上跳下來之後，不治身亡。艾瑞克在速食餐廳打工，他將幾條繩子捻在一起，一端套在他的腳踝上，他還特別量了彈跳繩的長度，以確定繩子的長度比鐵路支架的高度短幾英呎，他將彈跳繩的末端固定在鐵路橋上，接著，他就按照原訂計畫，頭下腳上的從鐵架上跳下來，幾秒過後，他就栽在橋下七十英呎處的水泥地面上。

　　　　　　　　~溫蒂。諾斯喀特，豬頭滿天下-達爾文獎的蠢人蠢事，遠流出版事業股份有限公司。

Chapter 02 | 有機溶劑中毒危害預防

2-1　前言

　　所謂有機溶劑泛指在常溫、常壓條件下為揮發性的液體，且其具有溶解其他物質特性之有機化合物。生活中使用的油漆、染料、殺蟲劑、粘著劑、噴霧劑等皆含有有機溶劑。有機溶劑於工業及生活上的用途非常廣泛，化學製程的合成、油漆及亮光漆的溶劑、人造絲染料的製造、香精油的製造、衣物的乾洗劑等、主要用於除污、黏著、稀釋及萃取等功用上。像半導體業中常使用的丙酮、異丙醇、三氯乙烯，及生活中熟悉的甲苯及乙醇等都屬於有機溶劑，雖然有機溶劑為生活帶來許多便利性，卻也無形中毒害人體的健康，有機溶劑對人體的危害與溶劑的揮發性有著密切的關係，揮發性有機溶劑在室溫下易揮發成氣體，人若短時間暴露於高濃度的有機溶劑蒸氣環境下，存在急性中毒的致命危機，但長時間暴露所造成的慢性中毒現象，更是維護健康上不可忽略的關鍵。

2-2　有機溶劑的分類

　　有機溶劑依官能基特性可分為下列幾類別：

一、烴類（Hydrocarbons）

1. 脂肪烴（Aliphatic Hydrocarbons）：如戊烷、正己烷、汽油及石油精。
   2010 年大陸聯建科技使用正己烷清潔面板，卻因操作不當，通風不良、未適當防護等問題，導致 137 名員工中毒，員工直到官方聯合稽查，才知道自己原來天天與有毒溶劑為伍。長時間暴露於有機溶劑正己烷環境之下，容易導致頭痛、頭昏眼花、噁心、平衡感及注意力降低、皮膚炎、支氣管炎、記憶衰退、四肢疼痛及麻痺等症狀，嚴重者引發多發性神經炎。

2. 環狀烴（Cyclic Hydrocarbons）：其危害一般與脂肪烴相似，唯其毒性較脂肪烴高，如環己烷。

3. 芳香烴（Aromatic Hydrocarbons）：結構中均含有苯環，如苯、甲苯及二甲苯等，人體暴露於苯或含苯之化合物，可能會引起造血系統之危害。

二、鹵化烴（Halogenated Hydrocarbons）

如氯苯、四氯化碳、二氯甲烷、三氯乙烯等，分子量越大，毒性越大。具中樞神經及肝臟毒性。

民國 74 年台北縣某印刷工廠，勞工將印刷機的幫浦拆下並使用有機溶劑四氯化碳清洗，由於現場是一個冷氣廠房，空氣不流通，導致 18 位勞工肝腎中毒，後來又出現無尿、肺水腫、高血壓、中樞神經受損、尿蛋白、視力減退等症狀。

三、醇類（Alcohols）

如：甲醇、乙醇、異丙醇等。主要危害為麻醉性，肝毒性。

四、醚類（Ethers）

如：乙醚、環氧丙烷等。主要危害為強烈麻醉性，中毒性。

五、乙二醇醚類（Glyclos）

如：乙二醇甲醚。

為溶解性良好、無色、無刺激性臭味及低揮發性之有機液體溶劑，在工業上的用途相當廣泛，可當作塗膜分散劑；印刷油墨、染料、樹脂、釉漆…等之溶劑；香水固定劑；家庭清潔用品之添加劑；界面活性劑；飛機燃料之抗凍劑等，此類溶劑可經由腸胃道，呼吸道及皮膚滲透而進入人體，它們的毒性主要來自於其酸性代謝物，會累積於體內各器官，因而造成人體明顯的危害，已知的危害有毒性腦病變、貧血、造血系統病變、生殖系統及胚胎發育危害等。

六、酮類（Ketones）

丙酮、丁酮、甲基乙基酮等，無色，作為溶劑，能溶解多數之有機物。主要危害為上呼吸道刺激性及皮膚過敏性。

七、醛類（Aldehydes）及酸類（Acid）

如：甲醛、醋酸等。

傢俱防腐、大體解剖、免燙衣料的處理過程中等皆可能暴露於甲醛環境。在毒理學研究上甲醛已被證實為人類致癌物質，並有刺激皮膚、呼吸道、中樞神經系統等效應。

工業上使用之有機溶劑種類繁多，為達到有效管理及防止勞工中毒為目的，「有機溶劑中毒預防規則」選擇毒性較大且用途較廣的溶劑，予以明確規範、管制，將法令列舉的 55 種有機溶劑（如表 2.1），依據其毒性及揮發性區分為三種，其分類如下：

1. 第一種有機溶劑：6 種鹵化烴及二硫化碳（CS_2），共 7 種。主要為致肝臟、腎臟、神經性及致癌性等之有機溶劑。
2. 第二種有機溶劑：醚、醇、酮、酯、芳香烴（甲苯）、正己烷、四氯乙烯等，共 41 種。主要為易燃性、致細胞及神經中毒之有機溶劑。
3. 第三種有機溶劑：高分子量溶劑（如石油醚），共 7 種，主要為致爆炸性、致神經中毒之有機溶劑，毒性最小。

表 2.1　有機溶劑分類表

	項次	有機溶劑	化學式
第一種有機溶劑	1	三氯甲烷（Trichloromethane）	$CHCl_3$
	2	1,1,2,2-四氯乙烷（1,1,2,2-Tetrachloroethane）	$CHCl_2CHCl_2$
	3	四氯化碳（Tetrachloromethane）	CCl_4
	4	1,2-二氯乙烯（1,2-Dichloroethylene）	$CHCl=CHCl$
	5	1,2-二氯乙烷（1,2-Dichloroethane）	CH_2ClCH_2Cl
	6	二硫化碳（Carbon disulfide）	CS_2
	7	三氯乙烯（Trichloroethylene）	$CHCl=CCl_2$
	8	僅由1.至7.列舉之物質之混合物。	
第二種有機溶劑	1	丙酮（Acetone）	CH_3COCH_3
	2	異戊醇（Isoamyl alcohol）	$(CH_3)_2CHCH_2CH_2OH$
	3	異丁醇（Isobutyl alcohol）	$(CH_3)_2CHCH_2OH$
	4	異丙醇（Isopropyl alcohol）	$(CH_3)_2CHOH$
	5	乙醚（Ethyl ether）	$C_2H_5OC_2H_5$
	6	乙二醇乙醚（Ethylene glycol monoethyl ether）	$HO(CH_2)_2OC_2H_5$
	7	乙二醇乙醚醋酸酯（Ethylene glycol monoethyl ether acetate）	$C_2H_5O(CH_2)_2OCOCH_3$
	8	乙二醇丁醚（Ethylene glycol monobutyl ether）	$HO(CH_2)_2OC_4H_9$
	9	乙二醇甲醚（Ethylene glycol monomethyl ether）	$HO(CH_2)_2OCH_3$

項次	有機溶劑	化學式
10	鄰-二氯苯（O-dichlorobenzene）	$C_6H_4Cl_2$
11	二甲苯（含鄰、間、對異構物） （Xylenes(0-,m-，p-isomers)）	$C_6H_4(CH_3)_2$
12	甲酚（Cresol）	$HOC_6H_4CH_3$
13	氯苯（Chlorobenzene）	C_6H_5Cl
14	乙酸戊酯（Amyl acetate）	$CH_3CO_2C_5H_{11}$
15	乙酸異戊酯（Isoamyl acetate）	$CH_3CO_2CH_2CH_2CH(CH_3)_2$
16	乙酸異丁酯（Isobutyl acetate）	$CH_3CO_2CH_2CH(CH_3)_2$
17	乙酸異丙酯（Isopropyl acetate）	$CH_3CO_2CH(CH_3)_2$
18	乙酸乙酯（Ethyl acetate）	$CH_3CO_2C_2H_5$
19	乙酸丙酯（Propyl acetate）	$CH_3CO_2C_3H_7$
20	乙酸丁酯（Butyl acetate）	$CH_3CO_2C_4H_9$
21	乙酸甲酯（Methyl acetate）	CH_3COOCH_3
22	苯乙烯（Styrene）	$C_6H_5CH=CH_2$
23	1,4-二氧陸圜（1,4-Dioxan）	$O{\Large\langle}^{CH_2CH_2}_{CH_2CH_2}{\Large\rangle}O$
24	四氯乙烯（Tetrachloroethylene）	$Cl_2C=CCl_2$
25	環己醇（Cyclohexanol）	$C_6H_{11}OH$
26	環己酮（Cyclohexanone）	$C_6H_{10}O$
27	1-丁醇（1-Butyl alcohol）	$CH_3(CH_2)_3OH$
28	2-丁醇（2-Butyl alcohol）	$CH_3CH_2CH(OH)CH_3$
29	甲苯（Toluene）	$C_6H_5CH_3$
30	二氯甲烷（Dichloromethane）	CH_2Cl_2
31	甲醇（Methyl alcohol）	CH_3OH
32	甲基異丁酮（Methyl isobutyl ketone）	$(CH_3)_2CHCH_2COCH_3$
33	甲基環己醇（Methyl cyclohexanol）	$CH_3C_6H_{10}OH$
34	甲基環己酮（Methyl cyclohexanone）	$CH_3C_5H_9CO$
35	甲丁酮（Methyl butyl ketone）	$CH_3OC(CH_2)_3CH_3$
36	1,1,1-三氯乙烷（1,1,1-Trichloroethane）	CH_3CCl_3
37	1,1,2-三氯乙烷（1,1,2-Trichloroethane）	$CH_2ClCHCl_2$
38	丁酮（Methyl ethyl ketone）	$CH_3COC_2H_5$

左側欄位（跨列）：第二種有機溶劑

	項次	有機溶劑	化學式
第二種有機溶劑	39	二甲基甲醯胺（N,N-Dimethyl formamide）	$HCON(CH_3)_2$
	40	四氫呋喃（Tetrahydrofuran）	$\begin{array}{ccc} CH_2 & — & CH_2 \\ | & & | \\ CH_2 & & CH_2 \\ & \diagdown \diagup & \\ & O & \end{array}$
	41	正己烷（n-hexane）	$CH_3CH_2CH_2CH_2CH_2CH_3$
	42	僅由1至41列舉之物質之混合物	
第三種有機溶劑	1	汽油（Gasoline）	
	2	煤焦油精（Coal tar naphtha）	
	3	石油醚（Petroleum ether）	
	4	石油精（Petroleum naphtha）	
	5	輕油精（Petroleum benzin）	
	6	松節油（Turpentine）	
	7	礦油精（Mineral spirit）（Mineral thinner petroleum spirit,white spirit）	
	8	僅由1至7列舉之物質之混合物	

Chapter 2

有機溶劑中毒危害預防

概念 補帖

記憶方法：

	二氯	三氯	四氯
甲烷	2	1	1
乙烷	1	2	1
乙烯	1	1	2

	二氯	三氯	四氯
甲烷	2	1	1
	二氯甲烷	三氯甲烷	四氯甲烷（亦稱四氯化碳）
乙烷	1	2	1
	二氯乙烷	三氯乙烷	四氯乙烷
乙烯	1	1	2
	二氯乙烯	三氯乙烯	四氯乙烯

1、2、3 代表第幾種有機溶劑判斷。

第一種有機溶劑尚有二硫化碳，共計 7 種。

　　另外，當有機溶劑與其他物質混合時，所含之有機溶劑佔其重量 5% 以上者，稱之為有機溶劑混存物，其分類如下：

1. 第一種有機溶劑混存物：指有機溶劑混存物中，含有第一種有機溶劑佔該混存物重量 5% 以上者。

2. 第二種有機溶劑混存物：指有機溶劑混存物中，含有第二種有機溶劑或第一種有機溶劑及第二種有機溶劑之和佔該混存物重量 5% 以上而不屬於第一種有機溶劑混存物者。

3. 第三種有機溶劑混存物：指第一種有機溶劑混存物及第二種有機溶劑混存物以外之有機溶劑混存物。

　　有機溶劑混存物分類範例如下表：

表 2.2　有機溶劑混存物分類歸類表

項次	第一種有機溶劑含量比（%）	第二種有機溶劑含量比（%）	第三種有機溶劑含量比（%）	有機溶劑混存物歸類
1	8	7	85	第一種有機溶劑混存物
2	4	6	90	第二種有機溶劑混存物
3	3	4	93	第二種有機溶劑混存物
4	2	2	90	第三種有機溶劑混存物
5	1	3	2	第三種有機溶劑混存物
6	1	1	2	皆不屬於此三種有機溶劑之混存物

2-3　有機溶劑作業

　　有機溶劑作業包括下列作業之事業單位：

1. 製造有機溶劑或其混存物過程中，從事有機溶劑或其混存物之過濾、混合、攪拌、加熱、輸送、倒注於容器或設備之作業。

2. 製造染料、藥物、農藥、化學纖維、合成樹脂、染整助劑、有機塗料、有機顏料、油脂、香料、調味料、火藥、攝影藥品、橡膠或可塑劑及此等物品之中間物過程中，從事有機溶劑或其混存物之過濾、混合、攪拌、加熱、輸送、倒注於容器或設備之作業。

3. 使用有機溶劑混存物從事印刷之作業。

4. 使用有機溶劑混存物從事書寫、描繪之作業。

5. 使用有機溶劑或其混存物從事上光、防水或表面處理之作業。

6. 使用有機溶劑或其混存物從事為粘接之塗敷作業。

7. 從事已塗敷有機溶劑或其混存物之物品之粘接作業。

8. 使用有機溶劑或其混存物從事清洗或擦拭之作業。但不包括第十二項規定作業之清洗作業。

9. 使用有機溶劑混存物之塗飾作業。但不包括第十二項規定作業之塗飾作業。

10. 從事已附著有機溶劑或其混存物之物品之乾燥作業。

11. 使用有機溶劑或其混存物從事研究或試驗。

12. 從事曾裝儲有機溶劑或其混存物之儲槽之內部作業。但無發散有機溶劑蒸氣之虞者，不在此限。

13. 於有機溶劑或其混存物之分裝或回收場所，從事有機溶劑或其混存物之過濾、混合、攪拌、加熱、輸送、倒注於容器或設備之作業。

14. 其他經中央主管機關指定之作業。

2-4 中毒的影響因素

　　有機溶劑為一種在 25 ℃、1 atm 環境下能自由揮發且具有溶解其他物質之含碳液體。通常具有特殊或刺激之化學味道，在常溫常壓下，容易揮發成蒸氣進而瀰漫並擴散於勞動場所中。有機溶劑經由途徑進入體內可能導致人員傷害，但並不一定會中毒，因為有機溶劑對人的毒性影響程度與許多因素有關，茲列出下列幾種主要影響因素：

一、毒性物質本身的毒性

　　一般有機溶劑對人體危害生理之影響有下列幾種：

1. 對神經系統破壞：有機溶劑因抑制神經系統傳導衝動的功能，使人生理產生麻醉，神經系統障礙或引發神經炎等。如正己烷中毒損傷周邊神經，導致手足麻木、肌肉無力、運動神經傳導緩慢，嚴重可造成多發性神經炎；甲醇中毒（假酒中毒）導致視神經炎等。具有同樣生理影響之溶劑尚有：三氯甲烷、三氯乙烯、二氯乙烷、二硫化碳、苯、二甲苯、異丙苯、丙酮、酒精、丁醇、酚、汽油、松節油、煤油等。

2. 對肝臟機能損傷：因有機溶劑毒性致脂肪肝和肝細胞壞死，損傷肝臟機能，引起噁心、嘔吐、消瘦、黃疸炎及肝功能異常等表現；多見於氯化烴類有機溶劑。具有同樣生理影響之有機溶劑尚有四氯化碳、氯仿、三氯乙烯、四氯乙烯、四氯乙烷、苯及其衍生物等。

3. 對腎臟機能破壞：會造成急性腎臟機能傷害的有機溶劑中，多為含氯的有機溶劑，尤以四氯化碳為著名。腎臟為人體的毒物代謝器官，所以亦最容易中毒，引起的腎損傷多發生於腎小管，產生蛋白尿，腎發炎及腎功能衰減等。具有同樣生理影響之有機溶劑尚有烴類之鹵化物、苯及其衍生物、二元醇及其單醚類、乙醇等。

4. 對造血系統破壞：因破壞骨髓造成貧血現象。以芳香烴最常見，以苯為例，當人體累積一定劑量後，會抑制骨髓的造血功能，使血液或骨髓內不正常的白血球過度增生，會減少或抑制血液內其他正常成份的生成，結果會有貧血，對病菌抵抗力減弱及出血等現象發生，甚而造成死亡，此為白血病或稱為血癌。

5. 對黏膜及皮膚刺激：多數的有機溶劑對於皮膚粘膜均具有一定程度的刺激作用，導致鼻黏膜出血、呼吸道炎症、支氣管哮喘、接觸性和過敏性皮膚炎，使得皮膚產生紅腫、發癢、紅斑、濕疹等。具有同樣生理影響之有機溶劑尚有三氯甲烷、二氯乙烯、四氯化碳、醚、苯、醋酸甲酯、丙酮、甲醇、氯酚、石油等。

二、毒性物質存在的形態

指有機溶劑的物理狀態，如液態或氣態，有機溶劑在常溫常壓下為揮發性液體，若作業場所的作業屬於高溫作業環境、或作業方式屬於噴布作業或需要對有機溶劑進行加熱程序，皆會使得環境中的有機溶劑蒸氣增加，高濃度的暴露將導致工作者暴露中毒的危害風險增加。

三、毒性物質的濃度

有機溶劑的暴露濃度或暴露量是影響人體是否中毒的原因，然而因為各種有機溶劑的毒性不同，要明確界定著實困難，世界上許多國家，為有效規範勞工於作業場所暴露危害的影響，避免罹患職業傷病，導致勞工的健康影響，規定勞工作業場所容許暴露標準，作為預防中毒的依據，此標準為勞工暴露於某種有害物環境下，工作八小時，終其一生亦不會危害勞工健康的最大限值。

　　作業場所存在有機溶劑蒸氣對於人員及場所之主要危害為中毒與火災爆炸，而中毒又因暴露的濃度可分為急性中毒與慢性中毒：

1. 急性中毒：勞工暴露於高濃度的有機溶劑蒸氣，極易造成人員死亡、昏迷或立刻產生不適症狀。

2. 慢性中毒：勞工長時間暴露於低濃度有機溶劑蒸氣環境下，會產生頭痛、幻想、目眩、貧血、疲勞、食慾不振等現象，長久累積造成肝臟、腎臟或神經性的危害。

3. 火災爆炸危害：有機溶劑極易燃燒，若蒸氣瀰漫於空間環境，當蒸氣濃度達到燃燒（爆炸）下限時，遇點火源易產生火災或爆炸的危害，導致不可估計的損失。

四、暴露的途徑

　　有機溶劑的吸收除了與物質的濃度與溶解度有關外，進入人體的途徑亦是影響吸收的主要原因，例如有些物質必須經過肝臟酵素的激發或活化，才能夠產生毒性，若經由其他途徑，則其活化的情形就有所不同，毒性的傷害亦有所改變。毒性物質經由呼吸道途徑進入體內，由於肺臟有非常多數的肺泡細胞，接觸面積大，且血流量大，容易吸收毒性化學物質；再者，藉由食道途徑者，因腸胃道有許多絨毛細胞，亦具有大的吸收面積，兩者皆為即易吸收的途徑。有機溶劑進入體內途徑如圖 2.1：

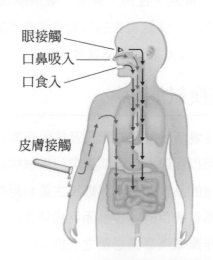

圖 2.1　有機溶劑進入體內途徑

1. 吸入：有機溶劑蒸氣經由鼻孔或口腔吸入體內，蒸氣經由氣管進入肺部，然後經血液或淋巴液傳至身體其他器官，而造成各種不同程度之中毒現象。有機溶劑藉由呼吸進入體內為中毒之主要途徑，且常導致呼吸道、神經系統、肺、腎、血液及造血系統產生中毒危害。

2. 食入：工作場所常因有機溶劑蒸氣透過擴散、溢散等方法進入水體、工作後的飲食習慣不佳導致沾染口部、抽煙等，使得有害物進入食道及胃腸，引起噁心、嘔吐等現象，並經消化系統吸收後危害其他器官。

3. 皮膚接觸：工作場所未有效穿戴防護器具或遭溶劑噴濺等，使得有機溶劑與皮膚接觸，致溶解皮膚油脂而滲入皮下組織，干擾生理機能、脫水使得皮膚乾裂而感染細菌及污染物，另外，亦會刺激表皮引起紅腫或水泡。

五、暴露頻率與暴露時間

　　暴露的頻率與暴露的時間影響勞工毒性物質的暴露總量，因此對於毒性傷害的大小亦有所影響。對於長時間及經常性暴露有毒物質的勞工，毒性物質累積劑量大相對較容易對人體引發毒性。

六、人體的耐受性

　　所謂耐受性意指處於同樣有毒的環境下，每個人表現出的症狀有所不同，就像喝酒，有人千杯不醉，有人一杯倒地。而人的耐受性牽涉到許多影響因子，包括基因、體重、年齡、種族、性別、營養、健康狀況等，舉例來說，臺灣1978 年多氯聯苯的中毒事件，受到毒害的母親懷孕產下的嬰兒，容易產生上呼吸道感染或中耳炎，此毒害症狀於成人暴露者未曾發現。

2-5　排氣裝置與換氣能力

　　作業場所為有效維持場所的舒適、稀釋及排除有害物質、避免火災爆炸與提供新鮮空氣等目的，可以採取自然換氣與裝設機械排氣裝置兩種通風換氣的方法，維持勞工作業環境的品質。然自然通風主要利用作業環境的壓力差、溫度差及擴散等原理達到換氣的目的，容易因氣候條件與空間因素無法達到預期目標，故為避免勞工於作業環境暴露過量之有機溶劑，「有機溶劑中毒預防規則」規定有機溶劑之作業場所需設置局部排氣裝置、整體換氣裝置或設置密閉設備，以維護勞工之健康與安全。

　　為了預防有機溶劑中毒，對於有機溶劑作業場所需設置局部排氣裝置、整體換氣裝置及密閉設備等，以改善作業環境，維護勞工健康，機械通風換氣裝置圖如圖 2.2 所示。各改善要求定義及相關注意事項茲列如下說明：

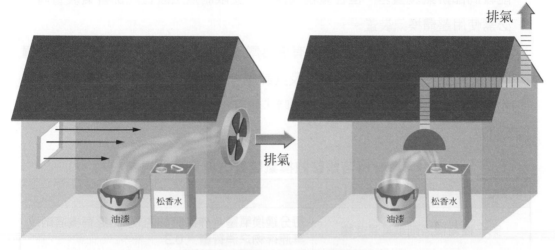

圖 2.2　機械通風換氣裝置圖

1. 密閉設備：指將有機溶劑蒸氣之發生源予以密閉使其蒸氣不致發散之設計。
2. 局部排氣裝置：指藉動力強制吸引並排出已發散之有機溶劑蒸氣的設備。其原理係於污染有害物發生源附近予以捕集，並加以處理後排出於室外。局部排氣裝置性能優於整體換氣裝置，原因為有害物未污染作業場所空氣前已被捕集排出室外，所排出及補充空氣量小於整體換氣。局部排氣裝置構成要素包括氣罩、導管、空氣清淨裝置及排氣機。

   雇主設置之局部排氣裝置及吹吸型換氣裝置，應於作業時間內有效運轉，降低空氣中有機溶劑蒸氣濃度至勞工作業場所容許暴露標準以下。且有機溶劑作業時，不得停止運轉。對於設置之局部排氣裝置之氣罩及導管，應依下列之規定：

   (1) 氣罩應設置於每一有機溶劑蒸氣發生源。
   (2) 外裝型氣罩應儘量接近有機溶劑蒸氣發生源。
   (3) 氣罩應視作業方法、有機溶劑蒸氣之擴散狀況及有機溶劑之比重等，選擇適於吸引該有機溶劑蒸氣之型式及大小。
   (4) 應儘量縮短導管長度、減少彎曲數目，且應於適當處所設置易於清掃之清潔口與測定孔。

3. 整體換氣裝置：指藉動力稀釋已發散之有機溶劑蒸氣的設備。其原理為導入新鮮空氣，並自室內移除部分空氣到室外。設置整體換氣裝置時，新鮮空氣應先流經作業人員呼吸域，再經污染源，然後排出於室外。其工程控制之性能較局部排氣裝置差，但在製程或操作上受限制無法設置局部排氣裝置時，必需使用整體換氣裝置。

雇主設置之整體換氣裝置應依有機溶劑或其混存物之種類，計算其每分鐘所需之換氣量，應具備之換氣能力及其計算方法，依表 2.3 規定計算，若同時使用種類相異之有機溶劑或其混存物時，則其每分鐘所需之換氣量應分別計算後合計之。

表 2.3　有機溶劑整體換氣裝置之換氣能力規範表

消費之有機溶劑或其混存物之種類	換氣能力
第一種有機溶劑或其混存物	每分鐘換氣量＝作業時間內1小時之有機溶劑或其混存物之消費量 × 0.3
第二種有機溶劑或其混存物	每分鐘換氣量＝作業時間內1小時之有機溶劑或其混存物之消費量 × 0.04
第三種有機溶劑或其混存物	每分鐘換氣量＝作業時間內1小時之有機溶劑或其混存物之消費量 × 0.01

註：表中每分鐘換氣量之單位為m^3/min，作業時間內1小時之有機溶劑或其混存物之消費量單位為g。

例題 01

某一室內作業場所，若每小時甲苯之消費量為 0.5 公斤，欲使用整體換氣裝置以避免該作業環境中甲苯之濃度超過容許濃度，試問其換氣量需多少 m^3/min ？

【98.11 乙安】

解答

查詢有機溶劑分類表，可知甲苯屬於第二種有機溶劑，依「有機溶劑中毒預防規則」，為預防勞工引起中毒危害之最小換氣量。

每分鐘換氣量＝作業時間內 1 小時之有機溶劑或其混存物之消費量 × 0.04
$$= 0.5 \text{ kg} \times 1,000 \text{ g/kg} \times 0.04 = 20 \text{ m}^3/\text{min}$$

例題 02

某有機溶劑作業場所,每小時消耗第二種有機溶劑三氯乙烷 2.4 kg 及第三種有機溶劑汽油 1.2 kg,該作業場所使用整體換氣裝置,須使用多少換氣量才符合法令規定?

【86.04 乙安】

解答

三氯乙烷屬於第二種有機溶劑,汽油屬於第三種有機溶劑,故所需換氣量

$$Q_{三氯乙烷} = 2.4 \times 1{,}000 \times 0.04 = 96 \ \text{m}^3 / \text{min}$$

$$Q_{汽油} = 1.2 \times 1{,}000 \times 0.01 = 12 \ \text{m}^3 / \text{min}$$

因有機溶劑對於人體危害具有相加效應,故該作業場所使用整體換氣裝置所換氣量 $Q = Q_{三氯乙烷} + Q_{汽油} = 96 + 12 = 108 \ \text{m}^3 / \text{min}$

例題 03

某有機溶劑作業場所,每一天消耗二甲苯 5 公斤及丙酮 8 公斤,求該作業場所必要換氣量為何?

【87.11 乙安】

解答

二甲苯及丙酮皆屬於第二種有機溶劑,假設一天工作 8 小時,則

二甲苯每小時消耗量 $= \dfrac{5{,}000}{8} \ \text{g} / \text{hr}$,丙酮每小時消耗量 $= \dfrac{8{,}000}{8} \ \text{g} / \text{hr}$

故所需換氣量 $Q = Q_{二甲苯} + Q_{丙酮} = \dfrac{(5{,}000 + 8{,}000)}{8} \times 0.04 = 65 \ \text{m}^3 / \text{min}$

另外,勞工於室內及儲槽等作業場所,從事有機溶劑或其混存物之作業時,於規定作業時間內有機溶劑或其混存物之消費量不得超越容許消費量,以避免對於現場作業勞工造成急性或慢性的毒害。容許消費量於場所之應用需注意。

1. 室內作業場所(通風不充分之室內作業場所除外),為一小時作業時間內有機溶劑或其混存物之消費量不超越容許消費量者。

2. 儲槽等之作業場所或通風不充分之室內作業場所，為一日間有機溶劑或其混存物之消費量不超越容許消費量者。

依據有機溶劑中毒預防規則，對於未設置換氣裝置之室內或儲槽等作業場所，其操作有機溶劑之容許消費量，可依下表 2.4 規定方式計算評估。

表 2.4　有機溶劑或其混存物之容許消費量及其計算方式

有機溶劑或其混存物之種類	有機溶劑或其混存物之容許消費量
第一種有機溶劑或其混存物	容許消費量=$\dfrac{1}{15}$ × 作業場所之氣積
第二種有機溶劑或其混存物	容許消費量=$\dfrac{2}{5}$ × 作業場所之氣積
第三種有機溶劑或其混存物	容許消費量=$\dfrac{3}{2}$ × 作業場所之氣積

1. 表中所列作業場所之氣積不含超越地面4公尺以上高度之空間。
2. 容許消費量以公克為單位，氣積以立方公尺為單位計算。
3. 氣積超過150立方公尺者，概以150立方公尺計算。

例題 04

某工廠廠房長 10 公尺、寬 6 公尺、高 4 公尺，使用甲苯（第二種有機溶劑）從事產品之清洗與擦拭，若未裝設整體換氣裝置，則其容許消費量為每小時多少公克？（請列出計算過程）　　　　　　　　　　　　　　　【98.11 乙安】

解答

依「有機溶劑中毒預防規則」規定，有機溶劑或其混存物之容許消費量，依表 2.4 之規定計算：

甲苯之作業場所氣積 = 10 m × 6 m × 4 m = 240 m³ > 150m³

所以氣積以 150m³ 計算

作業場所要求之每小時容許消費量 = $\dfrac{2}{5}$ × 作業場所氣積 = $\dfrac{2}{5}$ × 150 m³ = 60 g

例題 05

某事業單位工作場所長為 40 公尺、寬為 24 公尺、高為 5 公尺，有 160 位勞工在該場所工作，若該事業單位內使用丙酮（分子量為 58）為溶劑，試問依有機溶劑中毒預防規則規定，其容許消費量應為何？【98.11 甲衛】

解答

因作業場所之氣積不含超越地面 4 公尺以上高度之空間，故計算時高度以 4 公尺計，丙酮之作業場所氣積 $= 40\ m \times 24\ m \times 4\ m = 3840 m^3 > 150 m^3$

丙酮屬於第二種有機溶劑，所以

作業場所每小時容許消費量 $= \dfrac{2}{5} \times$ 作業場所氣積 $= \dfrac{2}{5} \times 150\ m^3 = 60\ g$

2-6 危害預防管理

雇主使勞工於下列各作業場所，從事有機溶劑作業時，應依操作之有機溶劑規定，設置必要之控制設備：

1. 於室內或儲槽等之作業場所，從事有關第一種有機溶劑或其混存物之作業，應設置密閉設備或局部排氣裝置。

2. 於室內或儲槽等之作業場所，從事有關第二種有機溶劑或其混存物之作業，應設置密閉設備、局部排氣裝置或整體換氣裝置。

3. 於儲槽等或通風不充分之室內作業場所，從事第三種有機溶劑或其混存物之作業，應設置密閉設備、局部排氣裝置或整體換氣裝置。

依據化學品分級管理的概念，有機溶劑作業危害控制設備，應依有機溶劑之健康危害分類、散布狀況及使用量等情形，評估風險等級，並依風險等級選擇有效之密閉設備、局部排氣裝置或整體換氣裝置等控制設備，以強化風險管理機制，符合職業安全衛生法源頭管理之概念。

另外，若雇主使勞工以噴布方式於室內作業場所或儲槽等之作業場所，使用第二種有機溶劑或其混存物，或於儲槽或通風不充分之室內作業場所，使用第三種有機溶劑或其混存物，從事規定之作業時，應於各該作業場所設置密閉設備或局部排氣裝置。

　　雇主使勞工從事有機溶劑作業時，對有機溶劑作業之室內作業場所及儲槽等之作業場所，實施通風設備運轉狀況、勞工作業情形、空氣流通效果及有機溶劑或其混存物使用情形等，應隨時確認並採取必要措施。雇主使勞工於儲槽之內部從事有機溶劑作業時，應辦理之行政管理措施如下：

1. 派遣有機溶劑作業主管從事監督作業。並執行下列事項：
   (1) 決定作業方法，並指揮勞工作業。
   (2) 隨時確認通風設備運轉狀況、勞工作業情形、空氣流通效果及有機溶劑或其混存物使用情形，並採取必要措施。
   (3) 監督個人防護具之使用。
   (4) 勞工於儲槽內部作業時之各項措施檢點。
   (5) 其他為維護作業勞工之健康所必要之措施。
2. 決定作業方法及順序於事前告知從事作業之勞工。
3. 確實將有機溶劑或其混存物自儲槽排出，並應有防止連接於儲槽之配管流入有機溶劑或其混存物之措施。
4. 前項所採措施之閥、旋塞應予加鎖或設置盲板。
5. 作業開始前應全部開放儲槽之人孔及其他無虞流入有機溶劑或其混存物之開口部。
6. 以水、水蒸汽或化學藥品清洗儲槽之內壁，並將清洗後之水、水蒸氣或化學藥品排出儲槽。
7. 應送入或吸出三倍於儲槽容積之空氣，或以水灌滿儲槽後予以全部排出。
8. 應以測定方法確認儲槽之內部之有機溶劑濃度未超過容許濃度。
9. 應置備適當的救難設施。
10. 勞工如被有機溶劑或其混存物污染時，應即使其離開儲槽內部，並使該勞工清洗身體除卻污染。
11. 雇主使勞工從事規定之作業時，應使該作業勞工佩戴輸氣管面罩或適當之有機氣體用防毒面罩，以避免勞工接觸過多有機溶劑，必要時除上述之防護面罩外，相關操作時使用之防護眼鏡、手套、防護衣、安全鞋等應置備與作業勞工人數相同數量以上之必要防護具，保持其性能及清潔，並使勞工確實使用。
12. 中央主管機關指定之有機溶劑室內作業場所，應依勞工作業環境監測實施辦法之規定，每 6 個月定期測定有機溶劑 1 次以上，依規定紀錄並保存 3 年。

另外，配合「職業安全衛生法」修正概念，預防有機溶劑作業勞工中毒，於「有機溶劑中毒預防規則」第 4-1 條規定，雇主使勞工從事有機溶劑作業者，對於健康管理、作業環境監測、妊娠與分娩後女性勞工及未滿十八歲勞工保護與入槽安全等事項，應依勞工健康保護規則、勞工作業環境監測實施辦法、妊娠與分娩後女性及未滿十八歲勞工禁止從事危險性或有害性工作認定標準、缺氧症預防規則及職業安全衛生設施規則所定之局限空間作業等相關規定辦理。

概念 補帖

某塑膠製品業於歲修期間，雇主使勞工進入儲槽之內部從事有機溶劑作業，依有機溶劑中毒預防規則，應遵守哪些規定？（請列舉 5 項，共 10 分）： 【104.7乙安】

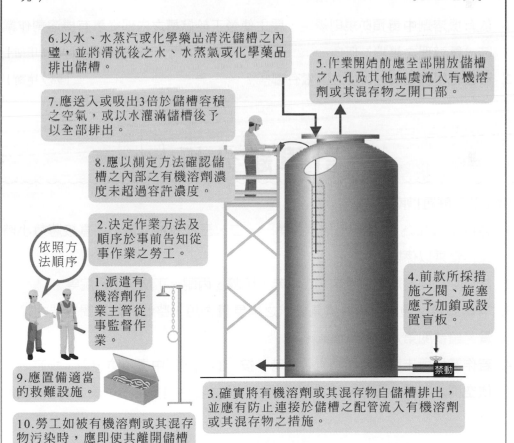

6.以水、水蒸汽或化學藥品清洗儲槽之內壁，並將清洗後之水、水蒸氣或化學藥品排出儲槽。

7.應送入或吸出3倍於儲槽容積之空氣，或以水灌滿儲槽後予以全部排出。

8.應以測定方法確認儲槽之內部之有機溶劑濃度未超過容許濃度。

5.作業開始前應全部開放儲槽之人孔及其他無虞流入有機溶劑或其混存物之開口部。

依照方法順序

2.決定作業方法及順序於事前告知從事作業之勞工。

1.派遣有機溶劑作業主管從事監督作業。

4.前款所採措施之閥、旋塞應予加鎖或設置盲板。

9.應置備適當的救難設施。

禁動

3.確實將有機溶劑或其混存物自儲槽排出，並應有防止連接於儲槽之配管流入有機溶劑或其混存物之措施。

10.勞工如被有機溶劑或其混存物污染時，應即使其離開儲槽內部，並使該勞工清洗身體除卻污染。

Chapter 2

有機溶劑中毒危害預防

例題 06

何謂有機溶劑中毒預防規則所稱之通風不充分之室內作業場所？

解答

依據「有機溶劑中毒預防規則」第 3 條第 6 項規定，所稱通風不充分之室內作業場所，指室內對外開口面積未達底面積之二十分之一以上或全面積之百分之三以上者。

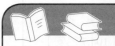

考試題型

1. 依有機溶劑中毒預防規則規定，雇主使勞工於儲槽之內部從事有機溶劑作業時，應辦理之事項為何？　　　　　　　　　　　　　　　　【94.11 甲衛】
2. 影響化學物質毒性大小之因素有哪些？　　　　　　　　　　　　　【98.7 甲衛】

計算題分析

常見題型解題指南：

1. 題目中告知為 55 種有機溶劑（第一、二、三種有機溶劑），直接將每小時操作量乘以係數。
2. 常見之有機溶劑為：甲苯、二甲苯、甲醇、丙酮、丁酮、正己烷等。
3. 本章節題型通常與通風換氣要求之換氣量併用，整體評估空間需要之換氣量。請參閱第八章通風換氣。
4. 若作業場所未裝設整體換氣裝置時，按「有機溶劑中毒預防規則」規定，可依空間之氣積，評估有機溶劑或其混存物之容許消費量，依表 2.4 之規定計算。

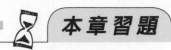

1. 某事業單位工作場所長為 40 公尺、寬為 24 公尺、高為 5 公尺,該事業單位使用丙酮(分子量為 58)為溶劑,依有機溶劑中毒預防規則規定,其容許消費量應為何?

【98.11 甲衛】

2. 某有機溶劑作業場所,勞工每天作業 3 小時,甲苯之消費量共為 9.6 公斤,若設置整體換氣裝置,依法令規定,其換氣能力應為多少?

【93.06 乙安】

3. 祥好油漆公司指派勞工李小玲從事甲苯與二甲苯拌合作業,作業前已做好整理整頓及清潔工作,您是勞工安全衛生管理員,試列出現場除火災爆炸外之主要的安全與健康危害各 1 項?該項應採取哪些主要工程改善措施?(試列出 3 項)

【100.11 乙安】

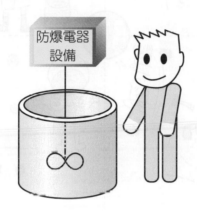

防爆電器
設備

安 全 衛 生 教 育

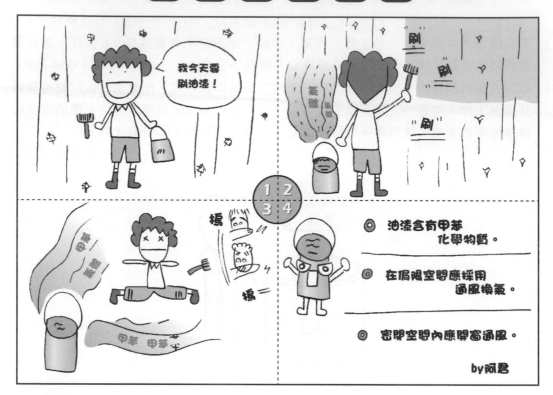

真有此事

乳牛炸彈

　　一名酪農聽得人家說，牛類動物的胃腸排氣富含甲烷，可以引爆，他就決定要以實驗證明理論。這時候，他正有一隻乳牛吃飽喝足，滿心恬適，他等著乳牛微微揚起牛尾巴，內行人心裡都有數，這是乳牛即將排氣的訊號，一般而言，老鳥都會自行迴避，我們的英雄可不，他點燃了一根火柴。

　　火柴點燃了乳牛放屁中的甲烷，燃起長達一英尺的藍色火焰，可惜如此奇景只讓他甘心滿意了區區幾秒，火焰又給乳牛直腸收縮的力道吸納回去，那頭可憐的乳牛爆炸了，而酪農給乳牛炸飛的股骨敲個半死不活。

$$CH_4 + 2O_2 \rightarrow CO_2 + 2H_2O$$

　　　　～溫蒂。諾斯喀特，豬頭滿天下-達爾文獎的蠢人蠢事，遠流出版事業股份有限公司。

Chapter 03 | 特定化學物質之危害預防

3-1　前言

　　特定化學物質於工業及生活上的用途非常廣泛，可作為製程上的原物料、抗氧化劑、脫色劑等，工業上經常使用的硫酸、硝酸、鉻酸、氯、氨等；亦或災害案例宣導常見的硫化氫、苯、石棉、甲醛、氯乙烯、光氣等，顯見特定化學物質為生活帶來許多便利性，卻也無形中毒害人體的健康。特定化學物質之使用為製程或作業無法避免的事，為有效避免使用接觸上可能帶來的危害，勞動部職業安全衛生署發佈「特定化學物質危害預防標準」，對於特定化學物質的製造、處置及使用等設施及管理措施訂立標準，以保障工作者的安全與健康。藉由瞭解特定化學物質危害性，確認何種設備或裝置可以保護工作者免於危害、何種測定設備可正確測定或評估環境的暴露情形，以判定工作者的作業環境暴露，並依測定評估結果，針對不符合安全衛生條件之環境，採取進一步必要措施，增加必要的設備或建立管理措施等，如此才能達到職業安全衛生法保障工作者的健康，避免職業疾病發生之積極目的。

3-2　特定化學物質的分類

　　目前「特定化學物質危害預防標準」管制的化學物質有 71 種，依其危害性、特性及物理型態等，分為甲、乙、丙、丁等四類。

一、甲類特定化學物質

　　除黃磷火柴外，大部係屬於致癌物質，共有 12 種。可分為：

1. 黃磷火柴（Yellow phosphorus match）：P

2. 聯苯胺及其鹽類（Benzidine and its salts）：$(C_6H_4NH_2)_2$，

3. 4- 胺基聯苯及其鹽類（4-Aminodiphenyl and its salts）：$C_{12}H_9NH_2$，

4. 4- 硝基聯苯及其鹽類（4-Nitrodiphenyl and its salts）：$C_{12}H_9NO_2$，

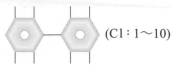

5. β - 苯胺及其鹽類（β -Naphthylamine and its salts）：$C_{10}H_7NH_2$

6. 二氯甲基醚（bis-Chloromethyl ether）：$ClCH_2OCH_2Cl$

7. 多氯聯苯（Polychlorinated biphenyls）：$C_{12}H_nCl_{(10-n)}(0 \leqq n \leqq 9)$，

(Cl：1～10)

8. 氯甲基甲基醚（Chloromethyl methyl ether）：$ClCH_2OCH_3$

9. 青石綿、褐石綿（Crocidolite、Amosite）：$3MgO \cdot 2SiO_2 \cdot 2H_2O$，
   $(FeO \cdot MgO)SiO_2$

10. 甲基汞化合物（Methyl mercury compounds）：$CH_3HgX, (CH_3)2Hg$，
    （X：H3PO4, Cl 等）

11. 五氯酚及其鈉鹽（Pentachlorophenol and its sodium salts）：C_6Cl_5OH

12. 含苯膠糊（含苯容量占該膠糊之溶劑（含稀釋劑）超過 5% 者）。

13. 含有 2 至 11 列舉物占其重量超過 1% 之混合物。

二、乙類特定化學物質

屬致癌物質或疑似致癌物質，共有 6 種，包括：

1. 二氯聯苯胺及其鹽類（Dichlorobenzidine and its salts）：$(C_6H_3ClNH_2)_2$，

2. α- 萘胺及其鹽類（α-Naphenylamine and its salts）：$C_{10}H_7NH_2$，

3. 鄰－二甲基聯苯胺及其鹽類（o-Tolidine and its salts）：$(C_6H_3(CH_3)NH_2)_2$，

4. 二甲氧基聯苯胺及其鹽類（Dianisidine and its salts）：$(C_6H_3(NH_2)OCH_3)_2$，

5. 鈹及其化合物（Be, Beryllium and its compounds）：Be

6. 三氯甲苯（Benzotrichloride）：$C_6H_5CCl_3$，

$$Cl-\underset{\displaystyle \text{(苯環)}}{\overset{\displaystyle Cl}{C}}-Cl$$

7. 含有 1 至 5 列舉物占其重量超過 1% 之混合物；含有 6 列舉物占其重量超過 0.5% 之混合物（鈹合金時，含有鈹占其重量超過 3% 為限）。

三、丙類特定化學物質

除非短時間之高濃度暴露，一般屬於會引起勞工慢性健康危害者，共有 44 種，可細分類別為丙類第一種物質、丙類第二種物質、丙類第三種物質。

1. 丙類第一種物質：致癌物質、疑似致癌物質、高毒性物質，物理型態為氣態或液態且可能因腐蝕產生漏洩之物質，共有 30 種。

    (1) 次乙亞胺（Ethyleneimine）：C_2H_5N，$\underset{\displaystyle NH}{\overset{\displaystyle CH_2\quad CH_2}{\diagdown\diagup}}$

    (2) 氯乙烯（Vinyl chloride）：CH_2CHCl

    (3) 3,3'- 二氯 -4,4'- 二胺基苯化甲烷（3,3' Dichloro-4,4'-diaminodiphenylmethane）：

    $C_{13}H_{12}Cl_2N_2$，$H_2N-\overset{Cl}{\bigcirc}-CH_2-\overset{Cl}{\bigcirc}-NH_2$

    (4) 四羰化鎳（Nickel carbonyl）：$Ni(CO)_4$

    (5) 對－二甲胺基偶氮苯（p-Dimethylaminoazobenzene）：$C_6H_5NHC_6H_5N(CH_3)_2$

    (6) β- 丙內酯（β-Propiolactone）：$(CH_2)_2CO_2$，$\overset{\displaystyle CH_2-C=O}{\underset{\displaystyle CH_2-C}{|\qquad|}}$

    (7) 丙烯醯胺（Acrylamide）：$CH_2CHCONH_2$

    (8) 丙烯腈（Acrylonitrile）：CH_2CHCN

    (9) 氯（Chlorine）：Cl_2

    (10) 氰化氫（Hydrogen cyanide）：HCN

    (11) 溴甲烷（Methyl bromide）：CH_3Br

    (12) 2,4- 二異氰酸甲苯或 2,6- 二異氰酸甲苯（Toluene2,4-diisocyanate or Toluene2,6-diisocyanate）：$C_6H_3CH_3(NCO)_2$，

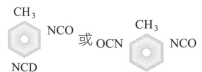

(13) 4, 4'- 二異氰酸二苯甲烷（4, 4'-Methylene bisphenyldiisocyanate）：

$CH_2(C_6H_4NCO)_2$，OCN ⬡ CH_2 ⬡ NCO

(14) 二異氰酸異佛爾酮（Isophoronediisocyanate）：

$(CH_3)C_6H_7(CH_3)(NCO)CH_2(NCO)$，

(15) 異氰酸甲酯（Methyl isocyanate）：CH_3NCO

(16) 碘甲烷（Methyl iodide）：CH_3I

(17) 硫化氫（Hydrogen sulfide）：H_2S

(18) 硫酸二甲酯（Dimethyl sulfate）：$(CH_3)_2 SO_4$

(19) 四氯化鈦（Titanium tetrachloride）：$TiCl_4$

(20) 氧氯化磷（Phosphorus oxychloride）：$POCl_3$

(21) 環氧乙烷（Ethylene Oxide）：C_2H_4O

(22) 甲醛（Formaldehyde）：HCHO

(23) 1,3- 丁二烯（1,3-Butadiene）：C_4H_6

(24) 1,2- 環氧丙烷（1,2-Epoxypropane）：C_3H_6O

(25) 苯（Benzene）：C_6H_6

(26) 氫氧化四甲銨（Tetra methyl ammonium- hydroxide）：$(CH_3)_4NOH$

(27) 溴化氫（Hydrogen bromide）：HBr

(28) 三氟化氯（Chlorine trifluoride）：ClF_3

(29) 對－硝基氯苯（p-Nitrochlorobenzene）：$C_6H_4ClNO_2$，Cl ⬡ NO_2

(30) 氟化氫（Hydrogen fluoride）：HF

含有 1 至 24 列舉物占其重量超過 1% 之混合物；含有 25 列舉物體積比超過 1% 之混合物；含有 26 列舉物占其重量超過 2.38% 之混合物；含有 27、28 列舉物占其重量超過 4% 之混合物。含有 29、30 列舉物占其重量超過 5% 之混合物。

2. 丙類第二種物質：致癌物質，物理型態為固態，除了吸入途徑進入人體外，亦可藉由皮膚接觸進入體內之染料。包括奧黃及苯胺紅共 2 種。

(1) 奧黃（Auramine）：

$[(CH_3)_2NC_6H_4]_2CNH$，$(CH_3)_2N$ ⬡ — C — ⬡ $N(CH_3)_2$

(2) 苯胺紅（Magenta）：$C_{20}H_{19}N_3$，

(3) 含有 1 及 2 列舉物占其重量超過 1% 之混合物。

3. 丙類第三種物質：致癌物質、疑似致癌物質、高毒性物質，物理型態為液態或固態物質，共有 18 種。

(1) 石綿（不含青石綿、褐石綿）（Asbestos not including Crocidolite and Amosite）：$3MgO.2SiO_2 \cdot 2H_2O$（$FeO \cdot MgO$）SiO_2

(2) 鉻酸及其鹽類（Chromic acid and chromates）：CrO_3

(3) 砷及其化合物（Arsenic and its compounds）：AS

(4) 重鉻酸及其鹽類（Dichromic acid and its salts）：Cr_2O_7

(5) 乙基汞化合物（Ethyl mercury compounds）：$C_2H_5HgX, (C_2H_5)_2Hg$（X:H_2PO_4,Cl 等）

(6) 鄰－二腈苯（O-Phthalonitrile）：$C_6H_4(CN)_2$，

(7) 鎘及其化合物（Cadmium and its compounds）：Cd

(8) 五氧化二釩（Vanadium Pentaoxide）：V_2O_5

(9) 汞及其無機化合物（硫化汞除外）（Mercury and its inorganic compounds（Except mercury sulfide））：Hg

(10) 硝基乙二醇（Nitroglycol）：$(CH_2ONO_2)_2$，

(11) 錳及其化合物（一氧化錳及三氧化錳除外）（Manganese and its compounds（Exceptmanganese monooxide, manganese trioxide））：Mn

(12) 鎳及其化合物（四羰化鎳除外）（Nickel and its compounds（except nickel carbonyl））：Ni

(13) 銦及其化合物（Indium and its compounds）：In

(14) 鈷及其無機化合物（Cobalt and its inorganic compounds）：Co

(15) 萘（Naphthalene）：$C_{10}H_8$

(16) 煤焦油（Coal tar）

(17) 氰化鉀（Potassium cyanide）：KCN

(18) 氰化鈉（Sodium cyanide）：NaCN

含有 1 至 15 列舉物占其重量超過 1% 之混合物；含有 16 至 18 列舉物占其重量超過 5% 之混合物。

四、丁類特定化學物質

丁類特定化學物質共有 8 種。可分為：

1. 氨（Ammonia）：NH_3
2. 一氧化碳（Carbon monooxide）：CO
3. 氯化氫（Hydrogen chloride）：HCl
4. 硝酸（Nitric acid）：HNO_3
5. 二氧化硫（Sulfur dioxide）：SO_2
6. 光氣（Phosgene）：$COCl_2$
7. 硫酸（Sulfuric acid）：H_2SO_4
8. 酚（Phenol）：C_6H_5OH

含有 1 至 7 列舉物占其重量超過 1% 之混合物；含有 8 列舉物占其重量超過 5% 之混合物。

另外，標準當中將對人體有致癌性，會造成人體遲緩性之健康危害，治療相當困難之物質，定義為特定管理物質，並對其製造、處置或使用，規範其管理措施，規範之特定管理物質共有 22 種，如下所列：

1. 二氯聯苯胺及其鹽類、α- 茶胺及其鹽類、鄰 - 二甲基聯苯胺及其鹽類、二甲氧基聯苯胺及其鹽類、次乙亞胺、氯乙烯、3,3- 二氯 -4,4- 二胺基苯化甲烷、四羰化鎳、對 - 二甲胺基偶氮苯、β- 丙內酯、環氧乙烷、奧黃、苯胺紅、石綿（不含青石綿、褐石綿）、鉻酸及其鹽類、砷及其化合物、鎳及其化合物、重鉻酸及其鹽類、1,3- 丁二烯及甲醛（含各該列舉物占其重量超過 1% 之混合物）。

2. 鈹及其化合物或含鈹及其化合物之重量比超過 1% 之混合物（鈹合金時，以鈹之重量比超過 3% 者為限）。

3. 三氯甲苯或其重量比超過 0.5% 之混合物。

4. 苯或其體積比超過 1% 之混合物。

5. 煤焦油或其重量比超過 5% 之混合物。

3-3　特定化學物質之毒性影響

　　特定化學物質廣泛使用於生活與工作場所中，雖然其具有良好之功能性，但也可能造成人體健康上的危害，如肺部疾病、化學灼傷、皮膚病、中毒、窒息缺氧及癌症等，以下針對可能引起之毒性影響及進入人體途徑個別介紹：

一、特定化學物質引起的毒性危害

1. 刺激局部組織：特定化學物質丙類第一種及丁類物質，如氨、氯化氫、氟化氫、二異氰酸甲苯、二氧化硫、硝酸、硫酸等，於高濃度暴露下，對於人體呼吸道及皮膚皆有腐蝕及刺激性，影響細支氣管的收縮作用，影響肺部氣體交換功能。其他如砷、鈹、鎳、氯乙烯等為可能導致肺癌之物質；聯苯胺、奧黃等為可能引起膀胱癌之物質；氯乙烯、多氯聯苯等為可能引起肝癌之物質；鉻、鎳等則為可能引起鼻腔癌之物質。

2. 導致窒息缺氧：作業場所若因通風不良，可能因暴露特定化學物質的濃度超過空氣中有害物容許濃度，導致中毒危害，或因暴露刺激性或腐蝕性氣體，引發上呼吸道、皮膚或粘膜的刺激。常見的危害物質如濃硫酸的霧滴，吸入後會導致呼吸道、氣管的痙攣，造成窒息；一氧化碳與血紅素的結合，造成氧氣輸送的減少、暴露於光氣環境下，影響支氣管收縮，造成肺水腫，皆可能引起缺氧危害。

3. 神經系統抑制：大部分有機碳氫化合物、芳香族環具有麻醉的功能，如苯，吸入後經由血液進入中樞神經系統，初步會覺得頭暈、注意力不集中等現象，大量吸入者會產生神智錯亂、運動失調、無方向感等中樞神經抑制症狀。另外，硫化氫是一種神經毒劑，亦為窒息性和刺激性氣體，經粘膜吸收快，其毒性作用主要影響中樞神經系統和呼吸系統，暴露超過空氣中有害霧容許濃度標準值，會出現呼吸控制中樞抑制作用，造成呼吸停止。

4. 塵肺症：工作者因石綿暴露所造成的肺部疾病，主要影響為肺纖維化、肺癌和肋膜、腹膜的間皮細胞瘤。石綿塵肺症產生的間質纖維化程度與石綿暴露的劑量和時間成正相關性。通常經過十年以上中度或重度的暴露疾病才會表現出來。

二、分析進入人體途徑及影響的健康危害包括

1. 吸入：特定化學物質存在的型態可為氣體、蒸氣、粉塵、燻煙、纖維、霧滴，污染物可藉由口鼻吸入，然後經血液或淋巴液傳至身體其他器官，而造成各種不同程度之中毒現象。呼吸的途徑為人體接受外來污染物毒害影響的主要途徑。

   案例說明：早期電鍍工廠的工作者，作業時，呼吸位置長期暴露在鉻酸液滴中（一般的鍍鉻作業，效率很低，80% ～ 90% 外界所供給的能量都用在水的電解上，產生大量氣體，同時夾帶鉻酸液滴，散佈在作業場所），該作業場所沒有裝排氣設備，而且通風不良，導致勞工鼻中脆軟骨部份發生潰瘍現象，曝露時間一久更發生鼻中膈穿孔的情形。

2. 食入：工作場所常因特定化學物質透過工作者操作後的飲食習慣不佳導致沾染口部、抽煙沾附、固態微粒經呼吸道吸入，遭人體纖毛運動排出而嚥下、亦或藉由水體污染或食用性植物對於有害物的吸收等，使得有害物進入食道及胃腸，並經消化系統吸收後危害其他器官，造成毒性的蓄積作用。

   案例說明：臺灣第一起鎘米事件發生在民國 71 年，桃園縣化工廠排放含鎘廢水，使得農地遭受污染，水稻種植在受重金屬污染的土地上，或是灌溉用水受到重金屬汙染，經植物吸收作用累積儲存在稻穗中，經採收製做成稻米。當人體食用含鎘的稻米累積毒物超過 0.5ppm 時，會引起患者全身各部位會發生神經痛、骨痛現象，行動困難，甚至呼吸都會帶來難以忍受的痛苦，患病後期，患者骨骼軟化、萎縮，四肢彎曲，脊柱變形，骨質鬆脆，就連咳嗽都能引起骨折，即所謂的「痛痛病」。

3. 皮膚接觸：特定化學物質可能因皮膚的暴露，使得污染物經由汗腺、皮脂腺、或傷口等滲入體內，亦或皮膚與污染物接觸產生發炎現象，刺激皮膚起泡或紅腫，甚而滲入體內破壞骨髓或血球等。

   案例說明：民國 95 年酚工廠勞工未著用防護具使用工具從事酚 50 加侖桶回收作業，於抽取桶內殘存之酚液時，桶內酚液噴出濺及勞工身體。後雖經發現並以水沖洗等處理，並送至醫院急救，惟仍不治。

   作業場所存在特定化學物質對於人員及場所之危害主要為中毒，而中毒又因暴露的濃度可分為急性中毒與慢性中毒，此危害差異又因特定化學物質本身的毒性、暴露濃度、暴露途徑等因素有關，此部份內容已於第二章有機溶劑危害預防中探討，不再贅述，僅以下列例題作說明。

例題 01

影響化學物質毒性大小之因素有哪些？ 【98.07 甲衛】

解答

1. 毒性物質本身的毒性。

2. 毒性物質存在的形態：意指作業環境，如溫度、濕度等對於化學物質物理型態的影響，增加工作者暴露危害的風險。

3. 暴露毒性物質的劑量：暴露濃度、暴露頻率、暴露時間及是否正確配戴個人防護具。

4. 暴露途徑：吸入、食入、皮膚吸收等。

5. 人體的耐受性：體質的差異、代謝毒物的能力、遺傳因素、飲食、營養狀況等；

6. 化學物質的交互作用：包含所謂相加效應、相乘效應等，如酒精飲料會加大四氯化碳的毒性、吸煙的石綿工人其肺癌的發生率比不吸煙的石綿工人人 90 倍。

3-4 災害發生原因

　　災害是由於人與物體、物質或其他人接觸，或是人暴露於物體或作業條件下，或人之作業行動，引起人體傷害的事件。若損害對象為具勞僱關係之受僱人、自營作業者、職業訓練機構學員等工作者，應歸屬為「職業災害」範圍，因此，「職業安全衛生法」定義之職業災害：係指因勞動場所之建築物、機械、設備、原料、材料、化學品、氣體、蒸氣、粉塵等或作業活動及其他職業上原因引起之工作者疾病、傷害、失能或死亡。必須了解特定化學物質災害發生的原因，方能對原因加以解決改善，避免災害發生。分析職業災害發生的主要原因可分為直接原因、間接原因與基本原因，如圖 3.1 職業災害機制圖。

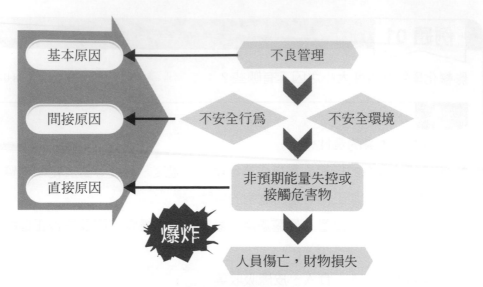

圖 3.1　職業災害發生機制

一、直接原因

表 3.1　與人體直接接觸之能量或危害物

能量	危害物	
機械能 電能 化學能 熱能 輻射能	壓縮或液化氣體 腐蝕性物質 易燃性物質 氧化性物質 毒性物質	放射性物質 致癌物質 粉塵 爆炸物

二、間接原因

　　由 Heinrich 提出的損失控制模式理論中可知災害為事故的結果，而造成事故的原因可分為不安全環境及不安全行為。不安全的環境係指機械設備、設施等硬體處於不安全情況而言，而不安全的行為則指人員的不當動作；若能防止不安全的環境及不安全的行為，即可防止災害的發生。

1. 不安全的行為（動作）：主要影響因素為人的因素，基於無知、不依準則作業、能力不足、不理相關規定、動作粗魯、應變遲鈍、行為失當等人為因素，舉例說明如下：

    (1) 未了解操作使用之特定化學物質的特性與健康危害性，而未對其物性、化性做妥適之防範與應變。

(2) 作業人員不重視安全衛生，不遵守工作紀律，從事特定化學物質作業時，未依標準作業流程實作、或方法不純熟，致釀成災害。

(3) 特定化學作業主管或現場作業主管，未落實安全衛生管理、檢點、指揮、監督之責。

(4) 勞工於特定化學作業場所內，飲食、吸菸等不良衛生習慣，增加特定化學物質進入人體的機會，而產生危害。

(5) 未依規定穿戴個人防護器具，逕自進入特定化學物質作業場所，增加其危害暴露風險。

(6) 勞工不接受應有之安全衛生教育訓練，造成其不了解特定化學物質之毒性、暴露途徑與應變處理方式。

2. 不安全的環境（狀況）：環境的不安全包括不良的作業場所、現場所使用的器具、設備有缺陷、設置不適當的警告裝置、可能發生火災爆炸危害、有害的作業環境與作業狀況、無效的通風換氣、有害物質或危害因子的暴露等，舉例說明如下：

(1) 使用特定化學物質之作業環境中，其儲存、使用與處置方法不當，抑或相關機械設備使用與管理不當，導致不必要的暴露。

(2) 作業場所之危害控制設備，如局部排氣裝置、隔離裝置、密閉裝置等，未有效設置或提供。

(3) 工作場所 5S 管理不當，未保持整潔有序，有效管理，增加特定化學物質逸散，與勞工暴露的機會。

(4) 特定化學物質作業場所應設置之控制設備、安全裝置、警報系統、計測警示系統、應變設備等有缺乏或設置不符合現場需求。

(5) 裝有特定化學物質之容器標示不清，作業人員無法清楚了解所暴露之環境的安全性。

三、基本原因

通常指雇主對於人為與環境因素的管理缺陷。

1. 安全衛生政策：如未訂定安全衛生政策。

2. 安全衛生管理：標準作業程序、自動檢查制度、設備必要的檢點、作業環境測定評估等自主管理制度未建立、建立未周全或未落實執行。

3. 未提供適當之安全衛生防護器具及設備，並放置於勞工容易取得處，緊急狀況發生時，容易導致應變處理上的失當。

4. 未確實執行勞工的體格檢查、一般健康與特殊健康檢查、或未依檢查結果配置工作者作業，落實健康管理。

5. 溝通協調與教育訓練：未對新進員工進行安全衛生教育、或在職員工的回訓教育，使勞工無法充分了解其職責與工作環境狀況與危險。

例題 02

　　某環保處理公司承攬一密閉污水槽（人孔直徑 100 公分）清理工作。清理首日勞工甲、乙二人奉命直接入槽作業，不久即昏迷。槽外監督之原事業單位勞工丙發現槽內無任何動靜，即入槽查看，三人皆不幸罹難於內。該槽經測定結果，空氣中氧氣含量 12%、硫化氫濃度 200ppm。

　　請分析本災案事故可能發生之直接、間接及基本原因。　　　　【95.07 甲安】

解答

　　分析本災案事故發生的原因，可分為直接原因、間接原因與基本原因：

1. 直接原因：密閉污水槽因存在缺氧（氧濃度 12% 低於規定之 18%）及硫化氫濃度 200ppm（超過最高容許濃度 10ppm），導致人員中毒。

2. 間接原因：
   (1) 不安全的行為：
   　　A. 勞工進入侷限空間前未確認密閉空間是否安全。
   　　B. 進入搶救人員未配戴呼吸防護器具。
   (2) 不安全的環境：
   　　A. 作業現場未設置氧濃度及有害氣體偵測器，作業勞工無法認知現場危害。
   　　B. 未設置通風換氣裝置，改善作業環境。

3. 基本原因：
   (1) 雇主未設置缺氧作業主管。
   (2) 未實施密閉空間作業之自動檢查。
   (3) 未訂定安全衛生工作守則。
   (4) 未辦理安全衛生教育訓練。

3-5 特定化學物質之洩漏預防及安全措施

一、特定化學物質之一般安全措施

1. 雇主依本標準規定設置之局部排氣裝置，應依下列規定：（標準第 17 條）

   (1) 氣罩應置於每一氣體、蒸氣或粉塵發生源；如為外裝型或接受型之氣罩，則應儘量接近各該發生源設置。

   (2) 應儘量縮短導管長度、減少彎曲數目，且應於適當處所設置易於清掃之清潔口與測定孔。

   (3) 設置有除塵裝置或廢氣處理裝置者，其排氣機應置於該裝置之後。但所吸引之氣體、蒸氣或粉塵無爆炸之虞且不致腐蝕該排氣機者，不在此限。

   (4) 排氣口應置於室外。

   (5) 於製造或處置特定化學物質之作業時間內有效運轉，降低空氣中有害物濃度。

   雇主依第 38 條第 2 項規定設置之局部排氣裝置，應於氣罩連接導管適當處所，設置監測靜壓、流速或其他足以顯示該設備正常運轉之裝置。（112 年 7 月 1 日前已完成設置之局部排氣裝置，得不適用。）

2. 雇主對受特定化學物質污染之破布、紙屑等，為防止勞工遭受危害，應收存於不浸透性容器，並加栓、蓋等措施。（標準第 19 條）

3. 雇主對於設置特定化學設備之室內作業場所及其建築物，應有二處以上直接通達地面之避難梯、斜坡道；僅能設置一處避難梯者，其另一部分得以滑梯、避難用梯、避難橋、救助袋或避難用升降梯等避難用具代替。避難梯或斜坡道之一應置於室外，但若僅能設置一處者，不在此限。（標準第 22 條）

4. 雇主對特定化學管理設備，為早期掌握其異常化學反應等之發生，應設適當之溫度計、流量計及壓力計等計測裝置。（標準第 26 條）

5. 雇主對製造、處置或使用乙類物質、丙類物質或丁類物質之設備，或儲存可生成該物質之儲槽等，因改造、修理或清掃等而拆卸該設備之作業或必須進入該設備等內部作業時，應依下列規定：（標準第 30 條）

   (1) 派遣特定化學物質作業主管從事監督作業。

   (2) 決定作業方法及順序，於事前告知從事作業之勞工。

   (3) 確實將該物質自該作業設備排出。

(4) 為使該設備連接之所有配管不致流入該物質，應將該閥、旋塞等設計為雙重開關構造或設置盲板等。

(5) 依第 (4) 項規定設置之閥、旋塞應予加鎖或設置盲板，並將「不得開啟」之標示揭示於顯明易見之處。

(6) 作業設備之開口部，不致流入該物質至該設備者，均應予開放。

(7) 使用換氣裝置將設備內部充分換氣。

(8) 以測定方法確認作業設備內之該物質濃度未超過容許濃度。

(9) 拆卸第 (4) 項規定設置之盲板等時，有該物質流出之虞者，應於事前確認在該盲板與其最接近之閥或旋塞間有否該物質之滯留，並採取適當措施。

(10) 在設備內部應置發生意外時能使勞工立即避難之設備或其他具有同等性能以上之設備。

(11) 供給從事該作業之勞工穿著不浸透性防護衣、防護手套、防護長鞋、呼吸用防護具等個人防護具。

雇主在未依第 (8) 項規定確認該設備適於作業前，應將「不得將頭部伸入設備內」之意旨，告知從事該作業之勞工。

6. 雇主應禁止與作業無關人員進入下列作業場所，並標示於顯明易見之處。（標準第 32 條）

(1) 製造、處置或使用乙類物質或丙類物質之作業場所。

(2) 設置特定化學設備之作業場所或設置特定化學設備之場所以外之場所中，處置或使用丙類第一種物質或丁類物質之合計在 100 公升以上者。

7. 雇主使勞工從事特定化學物質之搬運或儲存時，為防止該物質之漏洩、溢出，應使用適當之容器或確實包裝，並保管該物質於一定之場所。

雇主對曾使用於特定化學物質之搬運、儲存之容器或包裝，應採取不致使該物質飛散之措施；保管時應堆置於一定之場所。（標準第 33 條）

8. 雇主使勞工從事製造、處置或使用特定化學物質時，其身體或衣著有被污染之虞時，應設置洗眼、洗澡、漱口、更衣及洗濯等設備。但丙類第一種物質、丁類物質、鉻酸及其鹽類，或重鉻酸及其鹽類者，其作業場所，應另設置緊急洗眼及沖淋設備。（標準第 36 條）

9. 雇主使勞工從事特定化學物質之作業時，應指定現場主管擔任特定化學物質作業主管實際從事監督作業。雇主應使特定化學物質作業主管執行下列規定事項：（標準第 37 條）

   (1) 預防從事作業之勞工遭受污染或吸入該物質。

   (2) 決定作業方法並指揮勞工作業。

   (3) 保存每月檢點局部排氣裝置及其他預防勞工健康危害之裝置一次以上之紀錄。

   (4) 監督勞工確實使用防護具。

10. 雇主設置之密閉設備、局部排氣裝置或整體換氣裝置，應由專業人員妥為設計，並維持其性能。（標準第 38 條）

    (1) 雇主設置局部排氣裝置時，應指派或委託經中央主管機關訓練合格之專業人員設計，並依規定內容製作局部排氣裝置設計報告書。

    (2) 局部排氣裝置設置完成後，應實施原始性能測試，並依測試結果製作原始性能測試報告書；其相關文件、紀錄應保存十年。

    (3) 雇主依規定設置之局部排氣裝置，於改裝時，應依前二項規定辦理。但對其性能未有顯著影響者，不在此限。

11. 前條從事局部排氣裝置設計之專業人員，應具下列資格之一，並依規定之 72 小時局部排氣裝置設計專業人員訓練合格者。（標準第 38 條之 1）

    (1) 下列執業技師之一：水利工程技師、化學工程技師、職業衛生技師、機械工程技師、工業安全技師、冷凍空調技師、環境工程技師、航空工程技師或造船工程技師。

    (2) 工程技術顧問公司僱用之前款所定技師之一。

    (3) 事業單位僱用領有第一款所定技師之證書，並具工業通風、冷凍空調、環境工程、風管工程、職業衛生或工業生產等相關實務經驗 3 年以上，且有證明文件。

    (4) 公立或立案之私立專科以上學校或經教育部承認之國外專科以上學校之理、工科系畢業，並具 5 年以上工業通風、冷凍空調、環境工程、風管工程之設計實務工作經驗，且有證明文件。

    從事局部排氣裝置設計之專業人員，應接受在職教育訓練，其訓練時數每 3 年不得低於 12 小時。

12. 雇主應禁止勞工在特定化學物質作業場所吸菸或飲食，且應將其意旨揭示於該作業場所之顯明易見之處。（標準第 40 條）

13. 雇主對製造、處置或使用特定管理物質之作業，應就下列事項記錄，並自該作業勞工從事作業之日起保存 30 年：（標準第 41 條）

    (1) 勞工之姓名。

    (2) 從事之作業概況及作業期間。

    (3) 勞工顯著遭受特定管理物質污染時，其經過概況及雇主所採取之緊急措施。

14. 雇主因特定化學物質之漏洩，致勞工吸入或遭受其污染時，應迅即使其接受醫師之診察及治療。（標準第 49 條）

15. 雇主對製造、處置或使用特定化學物質之作業場所，應依下列規定置備與同一工作時間作業勞工人數相同數量以上之適當必要防護具，並保持其性能及清潔，使勞工確實使用。（標準第 50 條）

    (1) 為防止勞工於該作業場所吸入該物質之氣體、蒸氣或粉塵引起之健康危害，應置備必要之呼吸用防護具。

    (2) 為防止勞工於該作業場所接觸該物質等引起皮膚障害或由皮膚吸收引起健康危害，應置備必要之不浸透性防護衣、防護手套、防護鞋及塗敷劑等。

    (3) 為防止特定化學物質對視機能之影響，應置備必要之防護眼鏡。

例題 03

某一化學工廠使用特定化學物質為製造原料，依特定化學物質危害預防標準之規定，應由特定化學物質作業主管從事監督作業。試問：　　　　【100.03 甲衛】

1. 該名特定化學物質作業主管應執行之事項有哪些？

2. 依該物質之 SDS 查得其可經由吸入、皮膚吸收及對眼睛造成健康危害，試問工廠應置備哪些必要之防護具？

解答

1. 依「特定化學危害預防標準」第 37 條規定，雇主應使特定化學物質作業主管執行下列規定事項：

   (1) 預防從事作業之勞工遭受污染或吸入該物質。

   (2) 決定作業方法並指揮勞工作業。

   (3) 保存每月檢點局部排氣裝置及其他預防勞工健康危害之裝置一次以上之紀錄。

   (4) 監督勞工確實使用防護具。

2. 該工廠為避免造成健康危害，應置備下列個人防護器具：

   (1) 為避免於作業場所中經吸入途徑造成健康危害，應置備呼吸防護器具。

   (2) 為避免於作業場所中因作業接觸等因素，經由皮膚接觸途徑吸收引起健康危害，應置備防護衣、防護手套及防護鞋，以防止浸透。

   (3) 為避免特定化學物質對於眼睛造成健康危害，應置備防護眼鏡。

例題 04

某化學製品製造業使用軟管以動力從事輸送甲酚、氫氧化鈉溶液等對皮膚有腐蝕性之液體時，依職業安全衛生設施規則為防止爆炸、火災、及腐蝕、漏洩，該輸送設備應有之一般安全衛生設施規定為何？ 【96.07 甲衛】

解答

依據「職業安全衛生設施規則」第 178 條規定，雇主使用軟管以動力從事輸送硫酸、硝酸、鹽酸、醋酸、苛性鈉溶液、甲酚、氯磺酸、氫氧化鈉溶液等對皮膚有腐蝕性之液體時，對該輸送設備，應依下列規定辦理：

1. 於操作該設備之人員易見之場所設置壓力表及於其易於操作之位置安裝動力遮斷裝置。

2. 該軟管及連接用具應具耐腐蝕性、耐熱性及耐寒性。

3. 該軟管應經水壓試驗確定其安全耐壓力，並標示於該軟管，且使用時不得超過該壓力。

4. 為防止軟管內部承受異常壓力，應於輸壓設備安裝回流閥等超壓防止裝置。

5. 軟管或軟管與其他管線之接頭，應以連結用具確實連接。

6. 以表壓力 2 kg/cm^2 以上之壓力輸送時，前項之連結用具應使用旋緊連接或以鉤式結合等方式，並具有不致脫落之構造。

7. 指定輸送操作人員操作輸送設備，並監視該設備及其儀表。

8. 連結用具有損傷、鬆脫、腐蝕等缺陷，致腐蝕性液體有飛濺或漏洩之虞時，應即更換。

9. 輸送腐蝕性物質管線，應標示該物質之名稱、輸送方向及閥之開閉狀態。

二、特定化學物質甲類之危害預防

依本標準第 7 條規定，雇主不得使勞工從事製造、處置或使用甲類物質。但供試驗或研究者，不在此限。供試驗或研究之甲類物質，雇主應依管制性化學品之指定及運作許可管理辦法規定，向中央主管機關申請許可。本標準第 8 條規定，雇主使勞工從事試驗或研究甲類物質時，應依下列規定辦理：

1. 製造設備應為密閉設備。但在作業性質上設置該項設備顯有困難，而將其置於氣櫃內者，不在此限。

2. 設置製造設備場所之地板及牆壁應以不浸透性材料構築，且應為易於用水清洗之構造。

3. 從事製造或使用甲類物質者，應具有預防該物質引起危害健康之必要知識。

4. 儲存甲類物質時，應採用不漏洩、不溢出等之堅固容器，並應依危害性化學品標示及通識規則規定予以標示。

5. 甲類物質應保管於一定之場所，並將其意旨揭示於顯明易見之處。

6. 供給從事製造或使用甲類物質之勞工使用不浸透性防護圍巾及防護手套等個人防護具。

7. 製造場所應禁止與該作業無關之人員進入，並將其意旨揭示於顯明易見之處。

三、特定化學物質乙類之危害預防

依本標準第 9 條規定，雇主使勞工從事製造、處置或使用經中央主管機關指定為管制性化學品之乙類物質，除依管制性化學品之指定及運作許可管理辦法申請許可外，應依本標準規定辦理。

1. 雇主使勞工從事製造鈹等之乙類物質時，應依下列規定辦理：（鈹及其化合物、含鈹及其化合物之重量比超過 1% 或鈹合金含鈹之重量比超過 3% 之混合物（以下簡稱鈹等））。（標準第 3 條、第 10 條）

   (1) 製造場所應與其他場所隔離，且該場所之地板及牆壁應以不浸透性材料構築，且應為易於用水清洗之構造。

   (2) 製造設備應為密閉設備，且原料、材料及其他物質之供輸、移送或搬運，應採用不致使作業勞工之身體與其直接接觸之方法。

   (3) 為預防反應槽內之放熱反應或加熱反應，自其接合部分漏洩氣體或蒸氣，應使用墊圈等密接。

   (4) 為預防異常反應引起原料、材料或反應物質之溢出，應在冷凝器內充分注入冷卻水。

   (5) 必須在運轉中檢點內部之篩選機或真空過濾機，應為於密閉狀態下即可觀察其內部之構造，且應加鎖；非有必要，不得開啟。

   (6) 處置鈹等以外之乙類物質時，應由作業人員於隔離室遙控操作。但將粉狀鈹等以外之乙類物質充分濕潤成泥狀或溶解於溶劑中者，不在此限。

   (7) 從事鈹等以外之乙類物質之計量、投入容器、自該容器取出或裝袋作業，於採取前款規定之設備顯有困難時，應採用不致使作業勞工之身體與其直接接觸之方法，且該作業場所應設置包圍型氣罩之局部排氣裝置；局部排氣裝置應置除塵裝置。

   (8) 為預防鈹等以外之乙類物質之漏洩及其暴露對勞工之影響，應就下列事項訂定必要之操作程序，並依該程序實施作業：

       A. 閥、旋塞等（製造鈹等以外之乙類物質之設備於輸給原料、材料時，以及自該設備取出製品等時為限）之操作。

       B. 冷卻裝置、加熱裝置、攪拌裝置及壓縮裝置等之操作。

       C. 計測裝置及控制裝置之監視及調整。

       D. 安全閥、緊急遮斷裝置與其他安全裝置及自動警報裝置之調整。

   E. 蓋板、凸緣、閥、旋塞等接合部分之有否漏洩鈹等以外之乙類物質之
    檢點。

   F. 試料之採取及其所使用之器具等之處理。

   G. 發生異常時之緊急措施。

   H. 個人防護具之穿戴、檢點、保養及保管。

   I. 其他為防止漏洩等之必要措施。

 (9) 自製造設備採取試料時，應依下列規定：

   A. 使用專用容器。

   B. 試料之採取，應於事前指定適當地點，並不得使試料飛散。

   C. 經使用於採取試料之容器等，應以溫水充分洗淨，並保管於一定之場
    所。

 (10) 勞工從事鈹等以外之乙類物質之處置作業時，應使該勞工穿戴工作衣、
   不浸透性防護手套及防護圍巾等個人防護具。

2. 雇主使勞工從事製造、處置或使用鈹等時，應依下列規定辦理：

 (1) 鈹等之燒結或煅燒設備（自氫氧化鈹製造高純度氧化鈹製程中之設備除
   外）應設置於與其他場所隔離之室內，且應設置局部排氣裝置。

 (2) 經燒結、煅燒之鈹等，應使用吸出之方式自匣缽取出。

 (3) 經使用於燒結、煅燒之匣缽之打碎，應與其他場所隔離之室內實施，且
   應設置局部排氣裝置。

 (4) 鈹等之製造場所之地板及牆壁，應以不浸透性材料構築，且應為易於用
   水清洗之構造。

 (5) 鈹等之製造設備（從事鈹等之燒結或煅燒設備、自電弧爐融出之鈹等製
   造鈹合金製程中之設備及自氫氧化鈹製造高純度氧化鈹製程中之設備除
   外）應為密閉設備或設置覆圍等。

 (6) 必須於運轉中檢點內部之前款設備，應為於密閉狀態或覆圍狀態下可觀
   察其內部之構造，且應加鎖；非有必要，不得開啟。

 (7) 以電弧爐融出之鈹等製造鈹合金製程中實施規定作業之場所，應設置局
   部排氣裝置。

 (8) 為減少電弧爐插入電極部分之間隙，應使用砂封。

 (9) 自氫氧化鈹製造高純度氧化鈹製程中之設備，應依下列規定：

A. 熱分解爐應設置於與其他場所隔離之室內場所。

B. 其他設備應為密閉設備、設置覆圍或加蓋形式之構造。

(10) 鈹等之供輸、移送或搬運，應採用不致使作業勞工之身體與其直接接觸之方法。

(11) 處置粉狀之鈹等時（除供輸、移送或搬運外），應由作業人員於隔離室遙控操作。

(12) 從事粉狀之鈹等之計量、投入容器、自該容器取出或裝袋作業，於採取前款規定之設施顯有困難時，應採用不致使作業勞工之身體與其直接接觸之方法，且該作業場所應設置包圍型氣罩之局部排氣裝置。

(13) 為預防鈹等之粉塵、燻煙、霧滴之飛散致勞工遭受污染，應就下列事項訂定必要之操作程序，並依該程序實施作業。

A. 將鈹等投入容器或自該容器取出。

B. 儲存鈹等之容器之搬運。

C. 鈹等之空氣輸送裝置之檢點。

D. 過濾集塵方式之集塵裝置（含過濾除塵方式之除塵裝置）之濾材之更換。

E. 試料之採取及其所使用之器具等之處理。

F. 發生異常時之緊急措施。

G. 個人防護具之穿戴、檢點、保養及保管。

H. 其他為防止鈹等之粉塵、燻煙、霧滴之飛散之必要措施。

(14) 勞工從事鈹等之處置作業時，應使該勞工穿戴工作衣及防護手套（供處置濕潤狀態之鈹等之勞工應著不浸透性之防護手套）等個人防護具。

　　另外，依本標準第 12 條規定雇主為試驗或研究使勞工從事製造乙類物質時，應依下列規定：

1. 製造設備應為密閉設備。但在作業性質上設置該項設備顯有困難，而將其置於氣櫃內者，不在此限。

2. 製造場所應與其他場所隔離，且該場所之地板及牆壁應以不浸透性材料構築，且應為易於用水清洗之構造。

3. 使從事製造乙類物質之勞工，具有預防該物質引起危害健康之必要知識。

　　本標準第 13 條規定雇主使勞工處置、使用乙類物質，將乙類物質投入容器、

自容器取出或投入反應槽等之作業時，應於該作業場所設置可密閉各該物質之氣體、蒸氣或粉塵發生源之密閉設備或使用包圍型氣罩之局部排氣裝置。

　　本標準第 14 條規定雇主使勞工從事鈹等之加工作業（將鈹等投入容器、自容器取出或投入反應槽等之作業除外）時，應於該作業場所設置可密閉鈹等之粉塵發生源之密閉設備或局部排氣裝置。

　　依據化學品分級管理的概念，設置本標準第 13 條、14 條及 16 條規定之特定化學物質危害控制設備，應依特定化學物質之健康危害分類、散布狀況及使用量等情形，評估風險等級，並依風險等級選擇有效之密閉設備、局部排氣裝置或整體換氣裝置等控制設備，以強化風險管理機制，符合職業安全衛生法源頭管理之概念。

四、特定化學物質丙類及丁類之危害預防

1. 雇主使勞工從事製造丙類第一種物質或丙類第二種物質時，製造設備應採用密閉型，由作業人員於隔離室遙控操作。但將各該粉狀物質充分濕潤成泥狀或溶解於溶劑中者，不在此限。因計量、投入容器、自該容器取出或裝袋作業等，於採取隔離室遙控操作有明顯困難時，應採用不致使勞工之身體與其直接接觸之方法，且於各該作業場所設置包圍型氣罩之局部排氣裝置。（標準第 15 條）

2. 雇主對散布有丙類物質之氣體、蒸氣或粉塵之室內作業場所，應於各該發生源設置密閉設備或局部排氣裝置。但設置該項設備顯有困難或為臨時性作業者，不在此限。但依規定未設密閉設備或局部排氣裝置時，應設整體換氣裝置或將各該物質充分濕潤成泥狀或溶解於溶劑中，使不致危害勞工健康。另外，室內作業場所不包括散布有丙類第一種物質之氣體、蒸氣或粉塵之下列室內作業場所：（標準第 16 條）

   (1) 於丙類第一種物質製造場所，處置該物質時。

   (2) 於燻蒸作業場所處置氰化氫、溴甲烷或含各該物質佔其重量超過 1% 之混合物（以下簡稱溴甲烷等）時。

   (3) 將苯或含有苯佔其體積比超過 1% 之混合物（以下簡稱苯等）供為溶劑（含稀釋劑）使用時。

3. 雇主對其設置之特定化學設備（不含設備之閥或旋塞）有丙類第一種物質或

丁類物質之接觸部分，為防止其腐蝕致使該物質等之漏洩，應對各該物質之種類、溫度、濃度等，採用不易腐蝕之材料構築或施以內襯等必要措施。

雇主對特定化學設備之蓋板、凸緣、閥或旋塞等之接合部分，為防止前項物質自該部分漏洩，應使用墊圈密接等必要措施。（標準第 20 條）

註釋：製造或處理、置放、使用丙類第一種物質、丁類物質之固定式設備。

4. 雇主對特定化學設備之閥、旋塞或操作此等之開關、按鈕等，為防止誤操作致丙類第一種物質或丁類物質之漏洩，應明顯標示開閉方向，並應依下列規定辦理：（標準第 21 條）

   (1) 因應開閉頻率及所製造之丙類第一種物質或丁類物質之種類、溫度、濃度等，應使用耐久性材料製造。

   (2) 特定化學設備使用必須頻繁開啟或拆卸之過濾器等及與此最近之特定化學設備之間設置雙重開關。但設置有可確認該過濾器等與該特定化學設備間設置之閥或旋塞確實關閉之裝置者，不在此限。

5. 雇主使勞工處置、使用丙類第一種物質或丁類物質之合計在 100 公升（氣體以其容積 1m³ 換算為 2 公升。以下均同。）以上時，應置備該物質等漏洩時能迅速告知有關人員之警報用器具及除卻危害之必要藥劑、器具等設施。（標準第 23 條）

6. 雇主為防止供輸原料、材料及其他物料於特定化學設備之勞工因誤操作致丙類第一種物質或丁類物質之漏洩，應於該勞工易見之處，標示該原料、材料及其他物料之種類、輸送對象設備及其他必要事項。（標準第 25 條）

7. 雇主對製造、處置或使用丙類第一種物質或丁類物質之合計在 100 公升以上之特定化學管理設備，為早期掌握其異常化學反應等之發生，應設置適當之溫度、壓力、流量等發生異常之自動警報裝置。設置自動警報裝置有顯著困難時，應置監視人於設備之運轉中從事監視工作。（標準第 27 條）

8. 雇主對特定化學管理設備，為防止異常化學反應等導致大量丙類第一種物質或丁類物質之漏洩，應設置遮斷原料、材料、物料之供輸或卸放製品等之裝置，或供輸惰性氣體、冷卻用水等之裝置，以因應異常化學反應等之必要措施。設置於裝置之閥或旋塞，應依下列規定：（標準第 28 條）

   (1) 具有確實動作之機能。

   (2) 保持於可圓潤動作之狀態。

(3) 可安全且正確操作者。

另外，卸放製品等之裝置應為密閉式構造或可將卸出之特定化學物質等導引至安全處所或具有可安全處置之構造。

9. 雇主對丙類第一種物質或丁類物質發生漏洩致有危害勞工之虞時，應立即使勞工自作業場所避難。在未確認不危害勞工之前，雇主應於顯明易見之處，揭示「禁止進入」之標示。但在使用防護具及特定化學物質作業主管指導下搶救人命及處理現場之必要作業者，不在此限。（標準第 31 條）

10.設置特定化學設備之作業場所或設置特定化學設備之場所以外之場所中，處置或使用丙類第一種物質或丁類物質之合計在 100 公升以上者，雇主應禁止與作業無關人員進入，並標示於顯明易見之處。（標準第 32 條）

11.雇主對設置特定化學設備之作業場所，為因應丙類第一種物質及丁類物質之漏洩，應設搶救組織，並每年對有關人員實施急救、避難知識等訓練；其相關執行紀錄，應保存三年。（標準第 34 條）

12.雇主使用特定化學設備或其附屬設備實施作業時，為防止丙類第一種物質或丁類物質之洩漏，應就下列事項訂定操作程序，並依該程序實施作業：（標準第 39 條）

(1) 供輸原料、材料予特定化學設備或自該設備取出製品等時，使用之閥或旋塞等之操作。

(2) 冷卻裝置、加熱裝置、攪拌裝置或壓縮裝置等之操作。

(3) 計測裝置、控制裝置等之監視及調整。

(4) 安全閥、緊急遮斷裝置與其他安全裝置及自動警報裝置之調整。

(5) 檢點蓋板、凸緣、閥或旋塞等之接合部分有否洩漏丙類第一種物質或丁類物質。

(6) 試料之採取。

(7) 特定化學管理設備，其運轉暫時或部分中斷時，於其運轉中斷或再行運轉時之緊急措施。

(8) 發生異常時之緊急措施。

(9) 除前列各款規定者外，為防止丙類第一種物質或丁類物質之洩漏所必要之措施。

例題 05

快樂化學公司指派勞工王大明進入儲存硫酸儲槽內部從事內襯檢查作業，依特定化學物質危害預防標準規定，請至少列舉 6 項應採取之措施。 【100.11 乙安】

解答

　　依據「特定化學物質危害預防標準」第 30 條之規定，雇主對製造、處置或使用乙類物質、丙類物質或丁類物質之設備，或儲存可生成該物質之儲槽等，因改造、修理或清掃等而拆卸該設備之作業或必須進入該設備等內部作業時，應依下列規定：

1. 派遣特定化學物質作業主管從事監督作業。
2. 決定作業方法及順序，於事前告知從事作業之勞工。
3. 確實將該物質自該作業設備排出。
4. 為使該設備連接之所有配管不致流入該物質，應將該閥、旋塞等設計為雙重開關構造或設置盲板等。
5. 依第 4 項規定設置之閥、旋塞應予加鎖或設置盲板，並將「不得開啟」之標示揭示於顯明易見之處。
6. 作業設備之開口部，不致流入該物質至該設備者，均應予開放。
7. 使用換氣裝置將設備內部充分換氣。
8. 以測定方法確認作業設備內之該物質濃度未超過容許濃度。
9. 拆卸第 4 項規定設置之盲板等時，有該物質流出之虞者，應於事前確認在該盲板與其最接近之閥或旋塞間有否該物質之滯留，並採取適當措施。
10. 在設備內部應置發生意外時能使勞工立即避難之設備或其他具有同等性能以上之設備。
11. 供給從事該作業之勞工穿著不浸透性防護衣、防護手套、防護長鞋、呼吸用防護具等個人防護具。

　　雇主在未依第 8 項規定確認該設備適於作業前，應將「不得將頭部伸入設備內」之意旨，告知從事該作業之勞工。

特定化學物質之危害預防

概念 補帖

8.使用換氣裝置將設備內部充分換氣。

7.作業設備之開口部，不致流入該物質至該設備者，均應予開放。

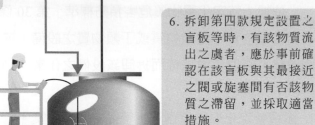

9.以測定方法確認作業設備內之該物質濃度未超過容許濃度。

6. 拆卸第四款規定設置之盲板等時，有該物質流出之虞者，應於事前確認在該盲板與其最接近之閥或旋塞間有否該物質之滯留，並採取適當措施。

11. 在設備內部應置發生意外時能使勞工立即避難之設備或其他具有同等性能以上之設備。

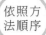

依照方法順序

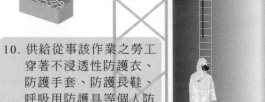

10. 供給從事該作業之勞工穿著不浸透性防護衣、防護手套、防護長鞋、呼吸用防護具等個人防護具。

4.為使該設備連接之所有配管不致流入該物質，應將該閥、旋塞等設計為雙重開關構造或設置盲板等。

1. 派遣特定化學物質作業主管從事監督作業。

2. 決定作業方法及順序，於事前告知從事作業之勞工。

3. 確實將該物質自該作業設備排出。

5. 依前款規定設置之閥、旋塞應予加鎖或設置盲板，並將「不得開啓」之標示揭示於顯明易見之處。

例題 06

請依特定化學物質危害預防標準有關丙類第一種物質或丁類物質之特定化學管理設備之規定，回答下列問題： 【101.07 甲衛】

1. 含該等物質合計 100 公升以上之設備，為早期掌握其異常化學反應等之發生，應設置或採行之措施？

2. 為防止異常化學反應等導致大量該等物質漏洩，應設置或採行之措施？

解答

1. 依據「特定化學物質危害預防標準」第 23、26、27 條相關之規定含丙類第一種物質或丁類物質合計 100 公升以上之設備，為早期掌握其異常化學反應等之發生，應設置或採行之措施如下列：

   (1) 應置備該物質等漏洩時能迅速告知有關人員之警報用器具及除卻危害之必要藥劑、器具等設施。

   (2) 雇主對特定化學管理設備，為早期掌握其異常化學反應等之發生，應設適常之溫度計、流量計及壓力計等計測裝置。

   (3) 為早期掌握其異常化學反應等之發生，應設置適當之溫度、壓力、流量等發生異常之自動警報裝置。設置自動警報裝置有顯著困難時，應置監視人於設備之運轉中從事監視工作。

2. 依「特定化學物質危害預防標準」第 28 條相關之規定，為防止異常化學反應等導致大量丙類第一種物質或丁類物質之漏洩，應設置或採行之措施：

   為防止異常化學反應等導致大量該等物質漏洩應設置遮斷原料、材料、物料之供輸或卸放製品等之裝置，或供輸惰性氣體、冷卻用水等之裝置，以因應異常化學反應等之必要措施。設置於裝置之閥或旋塞，應依下列規定：

   (1) 具有確實動作之機能。

   (2) 保持於可圓潤動作之狀態。

   (3) 可安全且正確操作者。

   另外，卸放製品等之裝置應為密閉式構造或可將卸出之特定化學物質等導引至安全處所或具有可安全處置之構造。

例題 07

試回答下列有關化學物質危害與特性之問題： 【98.07 甲衛】

雇主對易因腐蝕產生洩漏之丁類特定化學物質之作業應採取之控制措施為何？

解答

依據「特定化學物質危害預防標準」相關規定，雇主使用特定化學設備或其附屬設備實施作業時，為防止丁類物質之漏洩，應採取之控制措施如下列：

1. 對其設置之特定化學設備（不含設備之閥或旋塞）之接觸部分，應對各該物質之種類、溫度、濃度等，採用不易腐蝕之材料構築或施以內襯等必要措施。

2. 對特定化學設備之蓋板、凸緣、閥或旋塞等之接合部分，應使用墊圈密接等必要措施。

3. 對特定化學設備之閥、旋塞或操作此等之開關、按鈕等，應明顯標示開閉方向。

4. 應置備該物質等漏洩時能迅速告知有關人員之警報用器具及除卻危害之必要藥劑、器具等設施。

5. 防止勞工因誤操作致物質之漏洩，應於該勞工易見之處，標示該原料、材料及其他物料之種類、輸送對像設備及其他必要事項。

6. 應設置遮斷原料、材料、物料之供輸或卸放製品等之裝置，或供輸惰性氣體、冷卻用水等之裝置，以因應異常化學反應等之必要措施。

7. 為防止動力源之異常導致物質之漏洩，應置備可迅速使用之備用動力源。

8. 作業場所應於顯明易見之處，揭示「作業無關人員禁止進入」之標示。

9. 勞工從事特定化學物質之搬運或儲存時，應使用適當之容器或確實包裝，並保管該物質於一定之場所。

10. 為因應丁類物質之漏洩，應設搶救組織，並對有關人員實施急救、避難知識等訓練。

11. 訂定操作程序，並依該程序實施作業。

12. 設置洗眼、沐浴、漱口、更衣、洗衣及緊急沖淋等設備。

13. 作業場所置備至少與現場人數相同之防護具，並保持其性能及清潔。

14. 其他為防止丁類物質之漏洩的必要措施。

概念 補帖

3. 對特定化學設備之閥、旋塞或操作此等之開關、按鈕等,應明顯標示開閉方向。

2. 對特定化學設備之蓋板、凸緣、閥或旋塞等之接合部分,應使用墊圈密接等必要措施。

1. 對其設置之特定化學設備(不含設備之閥或旋塞)之接觸部分,應對各該物質之種類、溫度、濃度等,採用不易腐蝕之材料構築或施以內襯等必要措施。

6. 應設置遮斷原料、材料、物料之供輸或卸放製品等之裝置,或供輸惰性氣體、冷卻用水等之裝置,以因應異常化學反應等之必要措施。

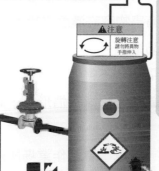

5. 防止勞工因誤操作致物質之漏洩,應於該勞工易見之處,標示該原料、材料及其他物料之種類、輸送對像設備及其他必要事項。

9. 勞工從事特定化學物質之搬運或儲存時,應使用適當之容器或確實包裝,並保管該物質於一定之場所。

10. 為因應乙類物質之漏洩,應設搶救組織,並對有關人員實施急救、避難知識等訓練。

7. 為防止動力源之異常導致物質之漏洩,應置備可迅速使用之備用動力源。

4. 應置備該物質,等漏洩時能迅速告知有關人員之警報用器具,及除卻危害之必要藥劑、器具等設施。

11. 訂定操作程序,並依該程序實施作業。

SOP

12. 設置洗眼、沐浴、漱口、更衣、洗衣及緊急沖淋等設備。

13. 作業場所置備至少與現場人數相同之防護具,並保持其性能及清潔。

非工作人員禁止進入

8. 作業場所應於顯明易見之處,揭示「作業無關人員禁止進入」之標示。

例題 08

依特定化學物質危害預防標準規定,於有勞工製造、處置或使用石綿之作業,雇主應有哪些必要之安全衛生設備及採取哪些危害預防措施? 【96.07 甲衛】

解答

　　石綿為特定化學物質丙類第三種物質,依特定化學危害預防標準之措施、管理及特殊作業管理,勞工於製造、處置或使用石綿之作業,雇主應有下列之安全衛生設備及危害預防措施:

1. 雇主對於石綿的工作場所,應設置密閉設備、局部排氣裝置與整體換氣裝置,並使之有效運轉,使工作者暴露環境不超過空氣中有害物容許濃度之標準。

2. 雇主使工作者從事石綿作業時,應採取下列危害預防措施:

    (1) 局部排氣裝置或整體換氣裝置於工作者作業時間內,不得停止運轉。並隨時確認運轉與空氣流通狀況、工作者作業情況、石綿逸散情形等,必要時採取預防措施。

    (2) 雇主應於工作場所明顯處,公告石綿危害特性、注意事項及作業場所內禁止飲食與吸菸。

    (3) 雇主使工作者從事石綿作業,應指定特定化學作業主管,從事現場監督。

    (4) 室內石綿工作場所,應每日排定清掃 1 次以上。

    (5) 雇主應記錄工作者姓名、作業概況及作業期間等資料,並保存 30 年。

    (6) 雇主使工作者從事石綿之截斷、鑽孔、研磨或將粉狀石綿等投入容器或自該容器取出之作業,應將石綿潤濕。

    (7) 雇主應設置收容石綿等之切屑所必要之有蓋容器。

    (8) 雇主不得使工作者使用石綿或含有石綿佔其重量超過 1% 之混合物從事吹噴作業。但為建築物隔熱防火需要從事樑柱等鋼架之石綿吹噴作業者,吹噴作業工作者需使用輸氣管面罩或空氣呼吸器及防護衣。

3-6　危害預防管理

　　特定化學物質等有害物質的使用為製程或作業過程中所無法避免的,因此,如何正確了解所使用化學物質的危害性、確認何種裝置或設施可以有效保護工作者免於危害,何種作業環境監測方式可以了解工作者的暴露情形,並依測定結果,改善作業環境,增加必要的安全衛生設備,如此,才能達到職業安全衛生法的最終目的,避免職業災害,保障工作者的安全與健康。而降低化學性危害的基本概念,可由管理化學物的暴露量、管制目標的認知、自我保護概念的建立來說明。

一、管制化學物的暴露量

　　可藉由與化學物質暴露流程的先後順序,發生源、傳輸路徑、接受者三方面來說明危害預防措施。

1. 發生源的管制:

　　(1) 危害源的去除。

　　(2) 以低毒性、低危害性物料取代。

　　(3) 變更作業方法與作業程序。

　　(4) 製程的密閉。

　　(5) 採濕式作業,減少逸散。

　　(6) 設置局部排氣裝置。

　　(7) 控制設備的良好維護保養計畫,維持有效控制能力。

2. 傳輸路徑的管制:

　　(1) 環境的 5S 管理、廠場的整潔、清理,避免二次發生源之發生。

　　(2) 設置整體換氣裝置。

　　(3) 增加發生源與接受者的距離。

　　(4) 進行作業環境監測,以提出警訊,減少人員的暴露。

3. 接受者的管理:

　　(1) 對工作者進行必要之安全衛生教育訓練。

　　(2) 採取輪班管理,減少暴露時間。

　　(3) 提供個人防護具,並要求作業時正確穿戴。

　　(4) 推行健康管理與健康促進,早期發現危害的影響。

為防止特定化學物質引起職業災害，雇主應致力確認所使用物質之毒性，尋求替代物之使用、建立適當作業方法、改善有關設施與作業環境並採取其他必要措施。雇主使勞工從事特定化學物質作業者，對於健康管理、作業環境監測、妊娠與分娩後女性勞工及未滿十八歲勞工保護與入槽安全等事項，應依勞工健康保護規則、勞工作業環境監測實施辦法、妊娠與分娩後女性及未滿十八歲勞工禁止從事危險性或有害性工作認定標準、缺氧症預防規則及職業安全衛生設施規則所定之局限空間作業等相關規定辦理。

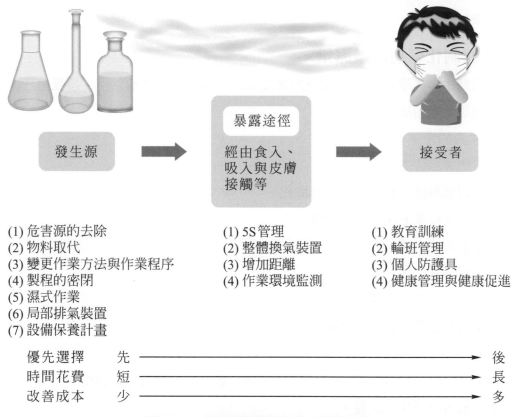

(1) 危害源的去除　　　　　(1) 5S 管理　　　　　　(1) 教育訓練
(2) 物料取代　　　　　　　(2) 整體換氣裝置　　　　(2) 輪班管理
(3) 變更作業方法與作業程序　(3) 增加距離　　　　　　(3) 個人防護具
(4) 製程的密閉　　　　　　(4) 作業環境監測　　　　(4) 健康管理與健康促進
(5) 濕式作業
(6) 局部排氣裝置
(7) 設備保養計畫

優先選擇　　先 ───────────────────→ 後
時間花費　　短 ───────────────────→ 長
改善成本　　少 ───────────────────→ 多

圖 3.2　危害暴露預防管理措施圖

例題 09

防止有害物質危害之方法，可從 A. 發生源、B. 傳播途徑、及 C. 暴露者等三處
著手，請問下列各方法分屬上述何者？請依序回答。（本題各小項均為單選，
答題方式如：（一）A、（二）B……）　　　　　　　　　　【102.3乙安】

(一)設置整體換氣裝置。	(二)設置局部排氣裝置。
(三)製程之密閉。	(四)實施勞工安全衛生教育訓練。
(五)擴大發生源與接受者之距離。	(六)以低毒性、低危害性物料取代。
(七)實施輪班制度，減少暴露時間。	(八)製程之隔離。
(九)使用正確有效之個人防護具。	(十)變更製程方法、作業程序。

解答

（一）B、（二）A、（三）A、（四）C、（五）B、（六）A、（七）C、
（八）A、（九）C、（十）A

例題 10

防止物理性、化學性或生物性有害物之方法，可從A：發生源、B：傳播途徑及C：
暴露者等3方面著手。請問下列各方法分屬上述何者？請依序回答。（本題各
小項均為單選，答題方式如（一）A、（二）B……，10分）　　【105.3乙安】

(一)使用生物安全櫃。	(二)使用空氣簾幕以保護工作者。
(三)自動監測裝置。	(四)濕式作業。
(五)除濕。	(六)戴用個人劑量計。
(七)整體換氣。	(八)滅菌。
(九)廠場整潔。	(十)執行適當之個人防護具維護計畫。

解答

（一）A、（二）C、（三）B、（四）A、（五）B、（六）C、（七）B、
（八）A、（九）B、（十）C

二、管制目標的認知

　　管制目標即為法規對於化學物質暴露的容許濃度標準，亦為最底線要求。藉由了解作業環境的暴露要求，如立即致危濃度（Immediately Dangerous to Life or Health, IDLH）、八小時日時量平均容許濃度（Time-Weighted Average, TWA）、短時間時量平均容許濃度（Short-Term Exposure Limit, STEL）及最高容許濃度（Ceiling）等，可有效避免工作者的過度暴露，造成健康危害。

三、自我保護概念

　　藉由認知的建立，培養危害評估能力，方能有效評估危害因子的程度，並以工程或管理方法降低危害因子程度。對於化學危害，其建立方法為如下：

1. 接受危害通識教育訓練，並了解危害標示、物質安全資料表的功能。
2. 應能正確的使用各種防護設施，並且知道其確實所在的地方。
3. 應對自己的身心健康狀態有所警覺，配合雇主定期進行一般健康檢查與作業接觸所需之特殊健康檢查。
4. 接受緊急應變、急救教育訓練，並定期針對不同狀況進行演練，提昇危害事故處理能力。
5. 固定運動增加身體抵抗力。

　　另外，亦可以安全管理中的 4E 來進行危害預防，所謂的 4E 即為：工程（Engineering）、教育（Education）、執行（Enforcement）與熱忱（Enthusiasm）。其各自的定義如下：

1. 工程：包括廠房設備的整理、衛生環境的改善、作業的安全設計等，以工程方法改善作業環境。
2. 教育：是教導和訓練，發展安全的知識和心理，養成良好的工作態度及安全工作習慣。以勞工安全衛生教育訓練提昇工作者的危害認知，消除人為疏失。
3. 執行：依規定的步驟、程序、方法確實執行各項安全工作，包括安全衛生組織的正常運作、安全檢查和事故調查。
4. 熱忱：是利用心理學及管理策略，來激發員工對安全的注意，因為從事安全工作必須具有熱枕，否則從事此類工作必定無恆心，認為事不關已，未認真執行，則安全工作自然做不好。

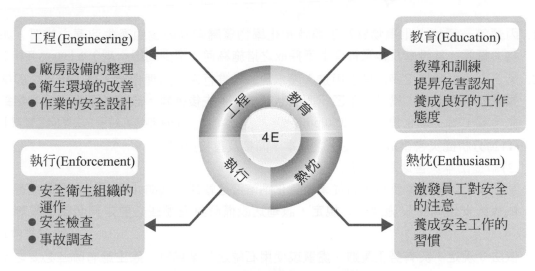

圖 3.3　安全管理的 4E 架構圖

氧氣筒潛水夫與森林火災

　　消防署官員在加州鄉間估測某次森林火災的損失時，發現了一具屍體，死者為一名男性，全身潛水裝備俱全，身上不但穿著已經燒融了的潛水服，還揹著氧氣筒，腳上套著蛙鞋，臉上還套著潛水面罩，顯然這人最近才剛享受潛水的休閒娛樂。

　　官方驗屍結果指出，此人的死因不在於灼傷，而是體內受創過重而死，他的胃袋裡還發現鹽水。齒模紀錄確定了死者的身分，其家人已於一星期前報案尋人，調查人員百思不解，這名全副武裝的潛水愛好者，怎麼會橫屍在森林火災現場？

～溫蒂。諾斯喀特，豬頭滿天下-達爾文獎的蠢人蠢事，遠流出版事業股份有限公司。

1. 丙類第一種特定化學物質及丁類特定化學物質屬容易因腐蝕產生洩漏之物質，如氨、氯等，其設備及作業管理上應採取之措施為何（至少列舉十項）？【90.03 甲衛】

2. 某日冷凍生鮮加工廠派勞工甲進入廢水沈澱槽進行污泥清理作業，勞工甲不久即感覺身體不適倒地，槽外勞工乙、丙見狀欲救援也先後罹難。該槽於事件後經測定氧氣含量 17%，硫化氫含量 >350 ppm。【99 年地方特考-工業安全管理】

   (1) 請分析此災害事故可能發生之基本、間接及直接原因。
   (2) 請提出本災害之防範措施。

3. 某化學工廠使用軟管以動力從事氫氧化鈉溶液之輸送，為防止腐蝕性物質之危害，依職業安全衛生設施規則之規定，該輸送設備應具備哪些必要之安全衛生設施？【99.07 甲衛】

4. 依法令規定，於有勞工製造、處置或使用石綿之作業場所，雇主應有哪些必要之安全衛生設備及應採取哪些危害預防措施？【93.11 甲衛】

5. 為預防化學性危害，請針對該危害發生源，至少列出 5 項預防對策。【101.7 乙安】

6. 事業單位對於化學性危害因子之危害預防對策有哪些？請就管理對策與工程對策分別列舉之。【92.7 乙安】

7. 請從污染源、傳輸途徑、工作者三方面，分別說明作業場所有害物防制的措施有哪些？【101 高考三級工業衛生概論】

8. 請說明有哪些因素會影響工業毒性物質對人體產生的危害效應？【100 年工礦衛生技師工業衛生】

9. 對儲存特定化學物質之儲槽實施清槽作業時，應採取哪些衛生管理步驟以保護勞工健康？【100 年工礦衛生技師衛生管理實務】

10. 為了保護工人健康，請一工業衛生基本原理針對作業程序，製程環境，工作人員分別說明如何控制作業場所的職業危害？【103 年公務人員高考-工業衛生概論】

11. 請由職業衛生專業觀點，說明工作場所環境改善的措施選項，並依據優先次序排序並舉例之。【102 年工礦衛生技師工業衛生】

12. 某化學工廠勞工操作 45% 酚液儲槽高壓鋼絲軟管拆除作業，因鋼絲軟管入口端未關閉，被酚液噴到身體造成重大職業災害案。請依特定化學物質危害預防標準規定，回答下列問題：【106.7 甲衛】

   (1) 雇主對處置或使用丁類物質之設備，或儲存該物質之儲槽等，因改造、修理或清掃等而拆卸該設備之作業，應依規定辦理哪些事項，以避免漏洩造成職業災害？（請列舉 6 項）
   (2) 雇主應使特定化學物質作業主管執行哪些規定事項？

Chapter 04 | 危害性化學品標示及 通識規則

4-1 前言

　　近年來，由於高度的科技化，勞動場所使用具有火災爆炸危險或有害人體健康之化學物質與日俱增，相對使得暴露於此作業環境的勞工，安全與健康受到威脅，為保護接觸危害性化學品的勞工，使其了解所使用化學物品的特性，認知其潛在的危害，依「職業安全衛生法」第 10 條規定，雇主對於具有危害性之化學品，應予標示、製備清單及揭示安全資料表，並採取必要之通識措施，製造者、輸入者或供應者，提供危害性化學品與事業單位或自營作業者前，應予標示及提供安全資料表；資料異動時，亦同。旨在使雇主採取化學品危害預防措施，使勞工藉由危害性化學品之分類標示及安全資料表，知悉製造、處置或使用危害性化學品之安全衛生資訊，保障勞工「知」的基本權利，防止因未確實知悉危害物質資訊所引起之職業災害。

　　基於世界各國法規對於化學品危害分類及標示規定並不相同，如對於相同化學品之危害分類不同，其對應之危害管理措施亦將發生不一致情況，嚴重影響化學品使用者、運輸勞工、緊急應變者及消費者之安全與健康維護工作。因此，聯合國為解決各國現存差異並提升人類健康及環境保護，於 94 年發布化學品分類及標示全球調和制度（Globally Harmonized System for Classification and Labelling of Chemicals, GHS），亦簡稱紫皮書，希望藉由紫皮書的建議內容，使各國對化學品的物理性危害、健康危害及環境危害特性的分類、標示及安全資料表有一全球調和一致的規範，建立全球化學品安全使用之基礎。

4-2　危害性化學品通識的理念

一、工作者有知的權益

雇主聘雇勞工從事危害性化學品作業，為使有效降低其風險，應使勞工知道危害性化學品安全衛生之必要注意事項，亦即勞工有「知的權益（right to know）」，相對而言，雇主有危害告知的義務。

1. 勞工有權知道其工作場所可能影響其本身安全或健康的危害，以便及早做好防範措施。包含化學品危害清單、環境監測結果、職業災害統計等應向勞工公開揭示。

2. 勞工有權益參與並研議可能影響其安全與健康之事宜。如工作守則的制定、職業災害的調查、作業環境監測與安全衛生委員會的參與等。

3. 當有立即危險之虞，勞工得停止作業，並退避至安全場所。

二、危害性物質介紹

危害性化學品依「危害性化學品標示及通識規則」第 2 條規定，所列舉之化學物質，指下列危險物及有害物：

1. 危險物：符合國家標準 CNS 15030 分類，具有物理性危害者。

2. 有害物：符合國家標準 CNS 15030 分類，具有健康危害者。

化學品依國家標準 CNS 15030 將危害性化學品分為物理性、健康危害及環境危害三大類，共 27 種，如表 4.1。符合化學品分類及標示系列分類，具物理性危害或健康危害之化學品者，應依規定標示、置備清單及揭示安全資料表，並採取必要之通識措施；另具環境危害之化學品，由環保主管機關另行規定之。

另依「危害性化學品標示及通識規則」第 4 條規定，下列物品不適用本規則：

1. 事業廢棄物。

2. 菸草或菸草製品。

3. 食品、飲料、藥物、化粧品。

4. 製成品。

5. 非工業用途之一般民生消費商品。

6. 滅火器。

7. 在反應槽或製程中正進行化學反應之中間產物。

8. 其他經中央主管機關指定者。

表 4.1 國家標準 CNS15030 標準之危害分類彙整表

危害性	項次	危害分類	標準號碼
物理性危害	1	爆炸物（Explosives）	CNS 15030-1
	2	易燃氣體（Flammable gases）	CNS 15030-2
	3	易燃氣膠（Flammable aerosols）	CNS 15030-3
	4	氧化性氣體（Oxidizing gases）	CNS 15030-4
	5	加壓氣體（Gases under pressure）	CNS 15030-5
	6	易燃液體（Flammable liquids）	CNS 15030-6
	7	易燃固體（Flammable solids）	CNS 15030-7
	8	自反應物質 （Self-reactive substancesand mixtures）	CNS 15030-8
	9	發火性液體（Pyrophoric liquids）	CNS 15030-9
	10	發火性固體（Pyrophoric solids）	CNS 15030-10
	11	自熱物質 （Self-heating substancesand mixtures）	CNS 15030-11
	12	禁水性物質（Substances and mixtureswhich, in contact with water, emit flammable gases）	CNS 15030-12
	13	氧化性液體（Oxidizing liquids）	CNS 15030-13
	14	氧化性固體（Oxidizing solids）	CNS 15030-14
	15	有機過氧化物（Organic peroxides）	CNS 15030-15
	16	金屬腐蝕物（Corrosive to metals）	CNS 15030-16
健康危害	17	急毒性物質（Acute toxicity）	CNS 15030-17
	18	腐蝕／刺激皮膚物質 （Skin corrosion/irritation）	CNS 15030-18
	19	嚴重損傷／刺激眼睛物質 （Serious eye damage/eye irritation）	CNS 15030-19
	20	呼吸道或皮膚過敏物質 （Respiratory or skin sensitization）	CNS 15030-20
	21	生殖細胞致突變性物質 （Germ cell mutagenicity）	CNS 15030-21
	22	致癌物質（Carcinogenicity）	CNS 15030-22

危害性	項次	危害分類	標準號碼
健康危害	23	生殖毒性物質（Reproductive toxicity）	CNS 15030-23
	24	特定標的器官系統毒性物質－單一暴露（Specific target organ systemic toxicity-Single exposure）	CNS 15030-24
	25	特定標的器官系統毒性物質－重複暴露（Specific target organ systemic toxicity-Repeated exposure）	CNS 15030-24
	26	吸入性危害物質（Aspiration hazard）	CNS 15030-26
環境危害	27	水環境之危害物質（Hazardous to the aquatic environment）	CNS 15030-27

(一) 危險物定義

符合國家標準 CNS 15030 分類，具有物理性危害者。其危害特性為造成火災、爆炸等危害之危險物質。依據「職業安全衛生設施規則」第 11-15 條規定：所稱爆炸性物質、著火性物質、易燃液體、氧化性物質及可燃性氣體，指下列規定之危險物：

1. 爆炸性物質：

    (1) 硝化乙二醇、硝化甘油、硝化纖維及其他具有爆炸性質之硝酸酯類。

    (2) 三硝基苯、三硝基甲苯、三硝基酚及其他具有爆炸性質之硝基化合物。

    (3) 過醋酸、過氧化丁酮、過氧化二苯甲醯及其他有機過氧化物。

2. 著火性物質：

    (1) 硫化磷、赤磷、賽璐珞類等有易被外來火源所引燃迅速燃燒之易燃固體。

    (2) 黃磷、二亞硫磺酸鈉、鋁粉末、鎂粉末及其他金屬粉末等有自行生熱或自行燃燒之自燃物質。

    (3) 金屬鉀、金屬鋰、金屬鈉、碳化鈣、磷化鈣及其他之物質，具有與水接觸能放出易燃氣體之禁水性物質。

3. 氧化性物質：

    (1) 氯酸鉀、氯酸鈉及其他之氯酸鹽類。

    (2) 過氯酸鉀、過氯酸鈉、過氯酸銨及其他之過氯酸鹽類。

(3) 過氧化鉀、過氧化鈉、過氧化鋇及其他之無機過氧化物。

(4) 硝酸鉀、硝酸鈉、硝酸銨及其他之硝酸鹽類。

(5) 亞氯酸鈉及其他之固體亞氯酸鹽類。

(6) 次氯酸鈣及其他之固體次氯酸鹽類。

4. 易燃液體：

(1) 乙醚、汽油、乙醛、環氧丙烷、二硫化碳及其他之閃火點未滿攝氏零下
30℃ 之物質。

(2) 正己烷、環氧乙烷、丙酮、苯、丁酮及其他之閃火點在攝氏零下 30℃ 以
上未滿攝氏零度之物質。

(3) 乙醇、甲醇、二甲苯、乙酸戊酯及其他之閃火點在攝氏零度以上未滿攝
氏 30℃ 之物質。

(4) 煤油、輕油、松節油、異戊醇、醋酸及其他之閃火點在攝氏 30℃ 以上未
滿攝氏 65℃ 之物質。

5. 可燃性氣體：

(1) 氫。

(2) 乙炔、乙烯。

(3) 甲烷、乙烷、丙烷、丁烷。

(4) 其他於一大氣壓下、攝氏 15℃ 時，具有可燃性之氣體。

(二) 有害物定義

符合國家標準 CNS 15030 分類，具有健康危害者。其危害特性為會造成人
體健康危害之物質。包含有急毒性物質、腐蝕 / 刺激皮膚物質、嚴重損傷 / 刺激
眼睛物質、呼吸道或皮膚過敏物質、生殖細胞致突變性物質、致癌物質、生殖
毒性物質、特定標的器官系統毒性物質 - 單一暴露、特定標的器官系統毒性物
質 - 重複暴露與吸入性危害物質等危害性化學品。其可能為致癌物、毒性物質、
劇毒物質、生殖系統致毒物、刺激物、腐蝕性物質、致敏感物、肝臟致毒物、
神經系統致毒物、腎臟致毒物、造血系統致毒物及其他造成肺部、皮膚、眼、
黏膜等危害之物質。

4-3 危害通識制度工作

　　雇主推行危害性化學品通識制度，應訂定危害通識計畫及製作危害性化學品清單以便管理。危害通識制度所涉範圍及層面極為廣泛，包含原物料採購及管理、製程操作、產品販售、廠內維修員工異動、承攬作業、訪客教育訓練等，皆應有完整的計畫。因此，雇主在建立危害通識制度時，應辦理之五項重要工作項目涵蓋危害性化學品清單、安全資料表（Safety Data Sheet, SDS）、標示、危害通識教育訓練、危害通識計畫之擬定、執行、追蹤及檢討與修正等項目。

1. 雇主對裝有危害性化學品之容器，應依規定之分類及標示要項明顯標示下列事項
   (1) 危害圖示。
   (2) 內容：
      A. 名稱。
      B. 危害成分。
      C. 警示語。
      D. 危害警告訊息。
      E. 危害防範措施。
      F. 製造者、輸入者或供應者之名稱、地址及電話。
2. 對含有危害性化學品物質之每一物品，應依規定提供勞工安全資料表。
3. 應訂定危害通識計畫。
4. 應製作危害性化學品清單。
5. 使勞工從事製造、處置或使用危害性化學品時，應依職業安全衛生教育訓練規則之規定施以必要之安全衛生教育訓練。

概念 補帖

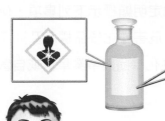

內容：
1. 名稱
2. 危害成分
3. 警示語
4. 危害警告訊息
5. 危害防範措施
6. 製造商或供應商之名稱、地址及電話

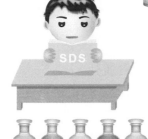

危害性化學品
清單

A....數量 放置位置
B....
C....
D....
E....

修改日期

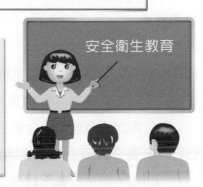

安全衛生教育

概念說明

雇主對於規定之危害性化學品應予標示，且備有 SDS，當危害性化學品眾多時應置備危害性化學品清單，藉由教育訓練傳達，讓勞工周知，將資料彙整後可得一危害通識計畫。

考試 題型

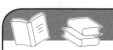

1. 一路發化學有限公司生產過程使用異丙醇、二甲苯及氮氣等化學物質，為防止勞工未確實知悉危害物質之危害資訊，而引起職業災害，應採取哪些必要措施？ 【99.11 乙安】

2. 事業單位推動危害通識制度，應採取哪些措施？ 【94.06 乙安】

4-4 標示

一、危害性化學品容器的標示

雇主對裝有危害性化學品之容器，應依規定明顯標示下列事項，使勞工確實知悉危害性化學品資訊之必要措施。依據「危害性化學品標示及通識規則」第 11 條，製造者、輸入者或供應者提供危害性化學品與事業單位或自營作業者前，應於容器上予以標示。標示內容如下：

1. 危害圖示。
2. 內容：
   (1) 名稱：可以是化學名或是勞工熟知之俗名，亦可兩者並列。
   (2) 危害成分：如為混合物者，係指混合物之危害性中具有物理性危害、健康危害之所有危害性化學品成分。
   (3) 警示語：標示上用來表明危害相對嚴重程度的標示語，全球調和制度（GHS）使用的警示語是「危險」和「警告」，危險用於較為嚴重的危害級別（即主要用於第 1 級和第 2 級），而警告用於較輕的級別。
   (4) 危害警告訊息：指受危害後可能引起的不良後果。
   (5) 危害防範措施：說明如何避免危害。例如：需戴防護口罩。
   (6) 製造者、輸入者或供應者之名稱、地址及電話。

雇主對裝有危害性化學品之容器，應依表 4.2 標示格式及表 4.3 危害性化學品之分類及標示要項，明顯標示下列事項，所用文字以中文為主，必要時輔以外文。

表 4.2　標示於容器上之格式

危害圖示：

符號：黑色
底色：白色
邊框：紅色

 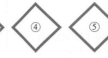

①　②　③　④　⑤

（圖示規定）（一個以上圖示貼法）

名稱：

危害成分：

警示語：

危害警告訊息：

危害防範措施：

製造者、輸入者、供應者：

(1) 名稱

(2) 地址

(3) 電話

※ 更詳細的資料，請參考安全資料表

註：

1. 危害圖示、警示語、危害警告訊息依表 4.3 之規定。
2. 有二種以上危害圖示時，應全部排列出，其排列以辨識清楚為原則，視容器情況得有不同排列方式。
3. 容器之容積在 100 毫升以下者，得僅標示名稱、危害圖示及警示語。
4. 製造者：指製造危害性化學品供批發、零售、處置或使用之廠商。
5. 輸入者：指從國外進口危害性化學品之廠商。
6. 供應者：指批發或零售危害性化學品之廠商。

標　示　範　例

甲苯（Toluene）

危險！

危害成分：甲苯

危害警告訊息：

高度易燃液體和蒸氣	可能引起腎臟衰竭
吞食有害	對水生生物有害
造成皮膚刺激	如果吞食並進入呼吸道可能致命
造成眼睛刺激	

危害防範措施：

置容器於通風良好的地方	避免與眼睛接觸
遠離引燃品－禁止抽煙	穿戴適當的防護衣物

製造者、輸入者或供應者：

(1) 名稱：○○公司

(2) 地址：…

(3) 電話：…

※ 更詳細的資料，請參考安全資料表

表 4.3　危害性化學品之分類、標示要項

危害性化學品分類			標示要項			備註
危害性	危害分類	組別（Division）、級別（Category）或型別（Type）	危害圖示	警示語	危害警告訊息	依國家標準 15030 化學品分類及標示系列標準之規定辦理。（各危害性依 CNS 15030-1 至 CNS 15030-2 標準分類及標示辦埋）
物理性危害	爆炸物	不穩定爆炸物	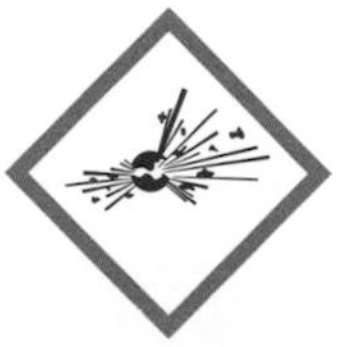	危險	不穩定爆炸物	
		1.1 組有整體爆炸危險之物質或物品。	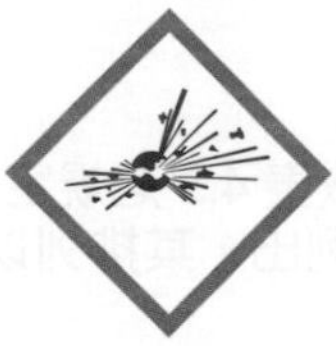	危險	爆炸物；整體爆炸危害	
		1.2 組有拋射危險，但無整體爆炸危險之物質或物品。	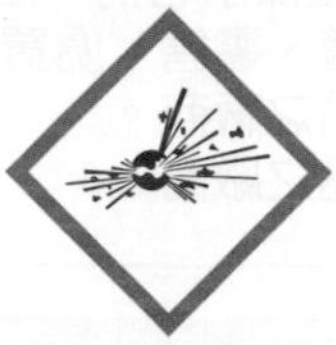	危險	爆炸物；嚴重拋射危害	
		1.3 組會引起火災，並有輕微爆炸或拋射危險但無整體爆炸危險之物質或物品。	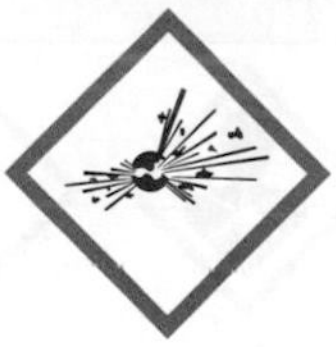	危險	爆炸物；引火、爆炸或拋射危害	
		1.4 組無重大危險之物質或物品。	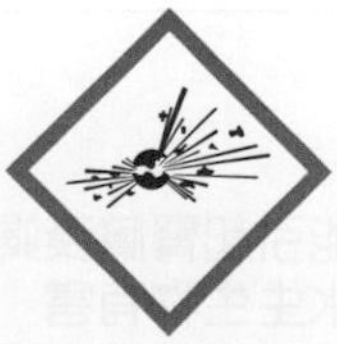	警告	引火或拋射危害	
		1.5 組很不敏感，但有整體爆炸危險之物質或物品。	1.5（背景橘色）	危險	可能在火中整體爆炸	
		1.6 組極不敏感，且無整體爆炸危險之物質或物品。	1.6（背景橘色）	無	無	

危害性化學品分類		標示要項			備註
易燃氣體	第 1 級		危險	極度易燃氣體	
	第 2 級	無	警告	易燃氣體	
易燃氣膠	第 1 級		危險	極度易燃氣膠	

詳細表格請見 QR code

　　彙整聯合國紫皮書、中華民國國家標準 CNS15030 化學品分類及標示、危害通識規則所規定之標示要項，GHS 標示之象徵符號說明與危害分類之對應如下表 4-4 所列。

表 4.4　GHS 標示之象徵符號說明

腐蝕	圓圈上一團火焰	炸彈爆炸
● 金屬腐蝕物 ● 腐蝕 / 刺激皮膚物質第 1 級 ● 嚴重損傷 / 刺激眼睛物質第 1 級	● 氧化性氣體 ● 氧化性液體 ● 氧化性固體	● 爆炸物 ● 自反應物質 A 型及 B 型 ● 有機過氧化物 A 型及 B 型

火焰	驚嘆號	健康危害
• 易燃氣體 • 易燃氣膠 • 易燃液體 • 易燃固體 • 自反應物質 • 有機過氧化物 • 發火性液體 • 發火性固體 • 自熱物質 • 禁水性物質	• 急毒性物質第 4 級 • 腐蝕 / 刺激皮膚物質第 2 級 • 嚴重損傷 / 刺激眼睛物質第 2 級 • 皮膚過敏物質 • 特定標的器官系統毒性物質 - 單一暴露第 3 級	• 呼吸道過敏物質 • 生殖細胞致突變性物質 • 致癌物質 • 生殖毒性物質 • 特定標的器官系統毒性物質 - 單一暴露第 1 級～第 2 級 • 特定標的器官系統毒性物質 - 重複暴露 • 吸入性危害物質
氣體鋼瓶	環境	骷髏與兩根交叉骨
• 加壓氣體	• 水環境之危害物質	• 急毒性物質第 1 級～第 3 級

二、混合物的分類與標示

上述危害性化學品之分類、標示要項，若針對混合物時，需確認混合物危害貢獻，依下列分類原則進行分類：

1. 步驟 1：如果該混合物具有整體測試資料，則混合物的分類依據該整體測試資料進行。

2. 步驟 2：如果該混合物本身沒有整體測試資料，則應考慮 CNS15030 危害中之「銜接原則」進行分類，依條件判定是否可以相關銜接原則對比混合物而進行分類，銜接原則包括：

(1) 稀釋（Dilution）：分類可分為下列兩種情形

　　A. 稀釋劑毒性等級≤原始成分中毒性最低等級。

　　B. 新混合物分類 = 原有物質分類。

(2) 分批（Batching）：

假設在同一製造者或製程條件下兩批相同生產品的毒性相同，除非有理由顯示發生顯著的變化，致使該批次毒性改變。

(3) 已劃分為最高毒性的混合物濃縮，可使用相同最高毒性之分級。

(4) 添加同一毒性類別，其毒性分級相同（內插法）。

如：三種有同樣成分的混合物，A 和 B 屬於相同的毒性級別，而混合物 C 有相同的毒理學活性成分，其濃度在混合物 A 和 B 之間，則 C 視為與 A、B 屬於相同的毒性級別。

(5) 本質類似的混合物，可使用同一級別分類。

3. 步驟 3：對於健康和環境之危害分類而言，如果

(1) 混合物本身沒有整體測試資料。

(2) 現有資訊不足以適用上述之銜接原則，則以 CNS15030 的「共識原則」，依據已知資訊估計混合物的危害，該混合物的分類以健康及環境危害分類為限。

　　由於上述銜接原則僅適用於急毒性物質、腐蝕／刺激皮膚物質、嚴重損傷／刺激眼睛物質、呼吸道或皮膚過敏物質、生殖細胞突變性物質、致癌物質、生殖毒性物質、特定標的器官系統毒性物質 - 單一暴露、特定標的器官系統毒性物質 - 重複暴露、吸入性物質及水環境之危害物質的危害分類，因此歸納混合物健康及環境危害分類流程如圖 4.1，而對於混合物的物理性危害部分，僅能依據該混合物整體測試資料進行危害分類。

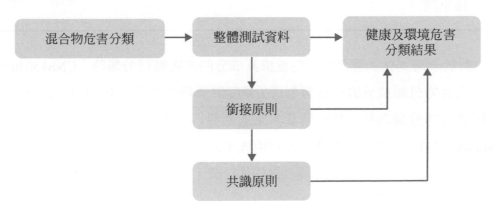

圖 4.1　健康及環境危害分類流程

例題 01

有甲、乙兩化學混合物,甲混合物未經危險物及有害物整體測試,乙混合物危害分類經整體測試後為致癌二級,若甲混合物由化學品 A 及 B 混合而成,乙混合物由化學品 B 及 C 混合而成,B 為致癌一級化學品,A 及 C 毒性資料類似有相同危害分類(非致癌且毒性低於 B)且不影響 B 的毒性。　　　　【108.03 甲衛】

1. 若甲混合物中的 A 化學品與乙混合物中的 C 化學品之濃度百分比相同,請問甲混合物之危害分類為何?
2. 前開分類係依照 GHS 的哪一分類原則?

解答

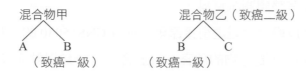

1. 依據 GHS 混合物分類介紹中的銜接原則分類所提及的實質上類似的混合物:兩種混合物:(甲)A + B、(乙)C + B;若成分 B 的濃度在兩種混合物中基本相同;混合物(甲)中成分 A 的濃度等於混合物(乙)中成分 C 的濃度;已有 A 和 C 毒性數據,並且實質上屬於相同的危害級別,而且可能不會影響 B 的毒性;如果混合物(甲)已經根據測試數據分類,那麼混合物(乙)可以劃為相同的危害級別。

   依題目混合物乙已歸類為致癌二級,故混合物甲危害分類亦歸類為混合物二級。

2. 銜接原則

　　對於未經測試的混合物,在根據其成分的危害進行分類時,CNS15030 規範的混合物分類成分的一般管制值 / 濃度限值可供危害分類使用。以急毒性物質混合物分類為例,其分類基本原則主要以急毒性估計值(Acute Toxicity Estimate, ATE)相加公式為主,並利用表 4.5,依各種暴露途徑,利用測試獲得的急毒性範圍,評估混合物急毒性點的估計值。

$$\frac{100}{ATE_{mix}} = \sum_n \frac{C_i}{ATE_i} \tag{1}$$

C_i:成分 i 的濃度

ATE_i:成分 i 的急毒性估計值

例題 02

以 TMAH（Tetra Methyl Ammonium Hydroxide，氫氧化四甲基銨）100% 為例，針對該物質具有急毒性物質第 1 級（皮膚），若將其稀釋為 2.5%，考量健康危害，並運用共識原則分類，其急毒性物質（皮膚）危害分類為何？

解答

假設混合物 TMAH 2.5%，除了 TMAH 外，其餘成分皆不具危害性

1. 由於 TMAH 屬於急毒性（皮膚）第 1 級，查表 4.5 皮膚欄位可知第 1 級 ATE = 5

2. 將濃度 2.5% 及 ATE = 5 代入公式 $\dfrac{100}{\text{ATE}_{mix}} = \sum_{n} \dfrac{C_i}{\text{ATE}_i}$

   可得 $\dfrac{100}{\text{ATE}_{mix}} = \dfrac{C_i}{\text{ATE}} = \dfrac{2.5}{5}$

   混合物急毒性估計值 $\text{ATE}_{mix} = 200$

3. 對照表 4.5，暴露途徑皮膚，混合物 $\text{ATE}_{mix} = 200$，可知 TMAH 2.5% 其危害分類屬於急毒性（皮膚）第 2 級。

表 4.5　急毒性各種暴露途徑換算之急毒性點評估分類表

暴露途徑	分類級別或測試獲得的急毒性範圍估計值	換算得到的急毒性點估計值（ATE）
吞食（mg / kg 體重）	0 < 第 1 級 ≤ 5 5 < 第 2 級 ≤ 50 50 < 第 3 級 ≤ 300 300 < 第 4 級 ≤ 2,000 2,000 < 第 5 級 ≤ 5,000	0.5 5 100 500 2,500
皮膚（mg / kg 體重）	0 < 第 1 級 ≤ 50 5 < 第 2 級 ≤ 200 200 < 第 3 級 ≤ 1,000 1,000 < 第 4 級 ≤ 2,000 2,000 < 第 5 級 ≤ 5,000	5 50 300 1,100 2,500
氣體（ppmV）	0 < 第 1 級 ≤ 100 100 < 第 2 級 ≤ 500 500 < 第 3 級 ≤ 2,500 2,500 < 第 4 級 ≤ 5,000 第 5 級	10 100 700 3,000

暴露途徑	分類級別或測試獲得的 急毒性範圍估計值	換算得到的急毒性點估計值 （ATE）
蒸氣（mg／L）	0＜第 1 級 ≤ 0.5 0.5＜第 2 級 ≤ 2.0 10.0＜第 3 級 ≤ 10.0 20.0＜第 4 級 ≤ 20.0 第 5 級	0.05 0.5 3 11
粉塵／霧滴 （mg／L）	0＜第 1 級 ≤ 0.05 0.05＜第 2 級 ≤ 0.5 0.5＜第 3 級 ≤ 1.0 1.0＜第 4 級 ≤ 5.0 第 5 級	0.005 0.05 0.5 1.5

例題 03

　　某工廠將一種具 GHS 急毒性物質吞食第 1 級及皮膚接觸第 2 級危害之純化學物質 A 與另一種具 GHS 急毒性物質皮膚接觸第 3 級及吸入（霧滴）第 2 級危害之純化學物質 B，以純水稀釋混合至含化學物質 A 重量百分比為 5% 及化學物質 B 重量百分比 3%，並將該混合水溶液產品稱之為萬用膠。若 A、B 兩種化學物質不起化學反應，試依表 4.5 分類此混合水溶液之 GHS 急毒性等級？

【100.11 甲衛】

【提示：$\dfrac{100}{\mathrm{ATE}_{mix}} = \Sigma_n \dfrac{C_i}{\mathrm{ATE}_i}$ ；C_i 為重量百分比】

解答

　　混合水溶液依健康危害評估其急毒性危害等級計算如下：

A 物質（5%）$\begin{bmatrix} 吞食第 1 級 \\ 皮膚接觸第 2 級 \end{bmatrix}$　B 物質（3%）$\begin{bmatrix} 皮膚接觸第 3 級 \\ 吸入霧滴第 2 級 \end{bmatrix}$

1. 急毒性（吞食）：

　　由於 A 物質屬於急毒性（吞食）第 1 級，查表 4.5 可知第 1 級 ATE = 0.5

　　將濃度 5% 及 ATE = 0.5 代入公式 $\dfrac{100}{\mathrm{ATE}_{mix}} = \dfrac{C_i}{\mathrm{ATE}} = \dfrac{5}{0.5}$

　　混合物急毒性估計值 $\mathrm{ATE}_{mix} = 10$

　　對照表 4.5，$\mathrm{ATE}_{mix} = 10$，介於 5 到 50 之間

　　故知其危害分類屬於急毒性（吞食）第 2 級

2. 急毒性（皮膚接觸）：

A 物質第 2 級之 ATE = 50，B 物質第 3 級之 ATE = 300

A 物質（5%）與 B 物質（3%）代入公式 $\dfrac{100}{\text{ATE}_{mix}} = \Sigma_n \dfrac{C_i}{\text{ATE}_i}$

$$\frac{100}{\text{ATE}_{mix}} = \frac{C_i}{\text{ATE}} = \frac{5}{50} + \frac{3}{300}$$

混合物急毒性估計值 ATE_{mix} = 909

對照表 4.5，ATE_{mix} = 909，介於 200 到 1,000 之間

故知其危害分類屬於急毒性（皮膚接觸）第 3 級

3. 急毒性（吸入霧滴）：

由於 B 物質屬於急毒性（吸入霧滴）第 2 級，查表 4.5 可知第 2 級 ATE = 0.05

將濃度 3% 及 ATE = 0.05 代入公式 $\dfrac{100}{\text{ATE}_{mix}} = \dfrac{C_i}{\text{ATE}} = \dfrac{3}{0.05}$

混合物急毒性估計值 ATE_{mix} = 1.67

對照表 4.5，ATE_{mix} = 1.67，介於 1.0 到 5.0 之間

故知其危害分類屬於急毒性（吸入霧滴）第 4 級

　　因此，彙整 A 物質（5%）與 B 物質（3%）混合水溶液之急毒性危害分類等級為急毒性物質（吞食）第 2 級、急毒性物質（皮膚接觸）第 3 級、急毒性物質（吸入霧滴）第 4 級。

三、免標示容器

　　依據「危害性化學品標示及通識規則」第 8 條雇主對裝有危害性化學品之容器屬下列情形之一者，得免標示：

1. 外部容器已標示，僅供內襯且不再取出之內部容器。

2. 內部容器已標示，由外部可見到標示之外部容器。

3. 勞工使用之可攜帶容器，其危害性化學品取自有標示之容器，且僅供裝入之勞工當班立即使用。

4. 危害性化學品取自有標示之容器，並供實驗室自行作實驗、研究之用。

　　另外，第 9 條規定雇主對裝有危害性化學品之容器屬下列情形之一者，得於明顯之處，設置公告板以代替容器標示。但屬於管系者，得掛使用牌或漆有規定識別顏色及記號替代之：

1. 裝同一種危害性化學品之數個容器，置放於同一處所。
2. 導管或配管系統。
3. 反應器、蒸餾塔、吸收塔、析出器、混合器、沈澱分離器、熱交換器、計量槽或儲槽等化學設備。
4. 冷卻裝置、攪拌裝置或壓縮裝置等設備。
5. 輸送裝置。

例題 04

某產品之標示如下，請依危險物與有害物標示及通識規則規定回答下列問題：

1. 為何只有一個警示語「危險」？
2. 標示中提供十項危害警告訊息，但為何僅只有三個圖示？
3. 危害警告訊息有說明苯為「對水生生物有害」，為何標示沒有對應之圖示？
4. 本標示尚欠缺哪些重要訊息？
5. 若此產品含有成份少於 1% 之其他危害成分時，應如何處理？　　【98.11 甲衛】

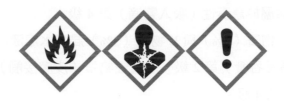

危害成分：苯

危害警告訊息：

高度易燃液體和蒸氣	可能致癌
吞食有害	懷疑對生育能力或胎兒造成傷害
造成皮膚刺激	長期暴露會損害神經系統
造成嚴重眼睛刺激	對水生生物有害
可能造成遺傳性缺陷	如果吞食並進入呼吸道可能致命

解答

1. 「危險」與「警告」為 GHS 使用之警示語,當危害性化學品特性兩種警示語皆存在時,只需標示較高警示等級之「危險」即可。

2. 依據危害性化學品之分類、標示要項,其危害標示屬於三種危害圖示,因此三個圖示即可代表。

3. 危害警告訊息「對水生生物有害」,依危害性化學品之分類、標示要項屬於水環境之危害物質(急性與慢性)第 3 級,不需要標示圖案。

4. 欠缺之重要訊息:名稱、危害防範措施、製造者、輸入者或供應者之名稱、地址及電話。

5. 危害性化學品主要成份重量濃度百分比少於 1% 者,不列管。

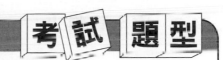

1. 何謂 GHS 化學品資訊中之急毒性物質混合物之銜接原則? 【103.07 甲衛】

2. 丙化學有限公司儲存及使用某一種化學物質,其容器危害標示如下。依據危害性化學品標示及通識規則規定,此圖示可能代表危害物質危害分類(例如:易燃氣體)為何?(至少列出 5 種,不含易燃氣體) 【100.07 乙安】

3. 依危險物與有害物標示及通識規則規定,請問下列危害物質應標示之危害圖示為何?請以下列各危害圖示之英文代號答題,不用畫圖。

   (1) 易燃氣膠。

   (2) 嚴重損傷 / 刺激眼睛物質第 1 級。

   (3) 自熱物質。

   (4) 有機過氧化物 A 型。

   (5) 致癌物質。 【102.07 乙安】

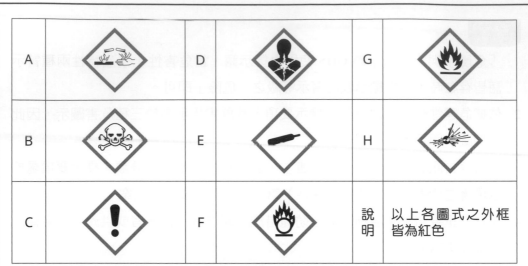

4. 雇主對裝有危害物質之容器屬哪些情形者，得免標示。【100.11 甲衛】

A		D		G	
B		E		H	
C		F		說明	以上各圖式之外框皆為紅色

4-5　安全資料表

　　安全資料表（Safety Data Sheet, SDS）：對含有危害性化學品之每一物品，雇主應依規定提供勞工安全資料表。由於其詳細地記載化學物質的特性，故有人稱之為「化學品的身分證」，該表內容有詳細的安全衛生必要注意事項、環境保護詳細資訊與緊急應變處理步驟等，對於重大事故的應變處理與災害預防，能快速有效的提供正確的處理程序。依據「職業安全衛生法」第 10 條所稱危害性化學品之安全資料表，指記載化學品名稱、製造者、輸入者或供應者基本資料、危害特性、緊急處理及危害預防措施等項目之表單。其重要內容項目及格式如表 4.6 所列十六項內容：

表 4.6 安全資料表應列內容項目及參考格式

一、化學品與廠商資料

物品名稱：
其他名稱：
建議用途及限制使用：
製造者、輸入者或供應者名稱、地址及電話：
緊急聯絡電話／傳真電話：

二、危害辨識資料

化學品危害分類：
標示內容：
其他危害：

三、成分辨識資料

純物質：

中英文名稱：
同義名稱：
化學文摘社登記號碼（CAS No.）：
危害成分（成分百分比）：

混合物：

化學性質：	
危害成分之中英文名稱	濃度或濃度範圍（成分百分比）

四、急救措施

不同暴露途徑之急救方法： 吸入： 皮膚接觸： 眼睛接觸： 食入：
最重要症狀及危害效應：
對急救人員之防護：
對醫師之提示：

五、滅火措施

適用滅火劑：
滅火時可能遭遇之特殊危害：
特殊滅火程序：
消防人員之特殊防護設備：

六、洩漏處理方法

個人應注意事項：
環境注意事項：
清理方法：

七、安全處置與儲存方法

處置：
儲存：

八、暴露預防措施

工程控制：
控制參數： 八小時日時量平均容許濃度 / 短時間時量平均容許濃度 / 最高容許濃度： 生物指標：
個人防護設備： 呼吸防護： 手部防護： 眼睛防護： 皮膚及身體防護：
衛生措施：

九、物理及化學性質

外觀（物質狀態、顏色等）：	氣味：
嗅覺閾值：	熔點：
pH 值：	沸點 / 沸點範圍：
易燃性（固體、氣體）：	閃火點： 測試方法：開杯 / 閉杯
分解溫度：	
自燃溫度：	爆炸界限：
蒸氣壓：	蒸氣密度：
密度：	溶解度：
辛醇／水分配係數（log Kow）	揮發速率

十、安定性及反應性

安定性：
特殊狀況下可能之危害反應：
應避免之狀況：
應避免之物質：
危害分解物：

十一、毒性資料

暴露途徑：
症狀：
急毒性：
慢毒性或長期毒性：

十二、生態資料

生態毒性：	
持久性及降解性：	
生物蓄積性：	
土壤中之流動性：	
其他不良效應：	

十三、廢棄處置方法

廢棄處置方法：	

十四、運送資料

聯合國編號：	
聯合國運輸名稱：	
運輸危害分類：	
包裝類別：	
海洋污染物（是／否）：	
特殊運送方法及注意事項：	

十五、法規資料

適用法規：	

十六、其他資料

參考文獻		
製表單位	名稱：	
	地址／電話：	
製表人	職稱：	姓名（簽章）：
製表日期		

附註：安全資料表相關注意事項：

1. 雇主對含有危害性化學品或符合表 4.3 健康危害分類之危害成分濃度管制值規定之每一化學品，應依表 4.6 提供勞工安全資料表，所有文字以中文為主，必要時輔以英文。
2. 製造者、輸入者或供應者提供前項之化學品與事業單位或自營作業者前，應提供安全資料表，該化學品為含有二種以上之混合物時，應依其混合後之危害性，製作安全資料表。
3. 混合物屬同一種類之化學品，其濃度不同而危害成分、用途及危害性相同時，得使用同一份安全資料表，但應註明不同化學品名稱。
4. 危害性化學品之安全資料表置於工作場所易取得之處。
5. 製造者、輸入者、供應者或雇主應依實際狀況檢討安全資料表內容之正確性，並適時更新或至少每三年檢討一次，其內容、更新日期、版次等更新紀錄保存三年。

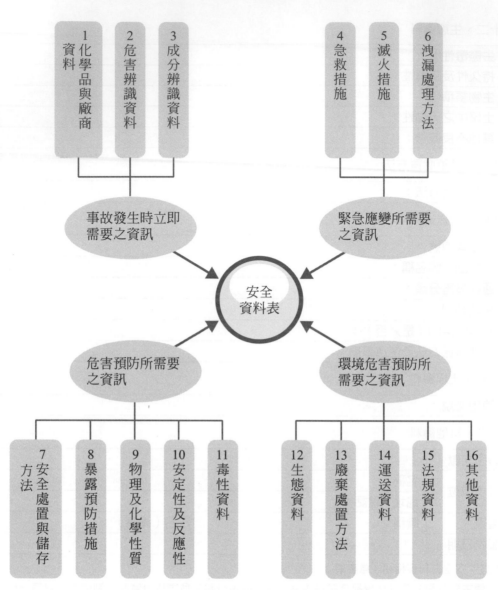

圖 4.2 安全資料表內容與應用層面

對於製造者、輸入者或供應者為維護國家安全或商品營業秘密之必要，而保留揭示安全資料表中之危害性化學品成分之名稱、化學文摘社登記號碼、含量或製造者、輸入者或供應者名稱時，應檢附下列文件，向中央主管機關申請核定：

1. 認定為國家安全或商品營業秘密之證明文件。

2. 為保護國家安全或商品營業秘密所採取之對策。

3. 對申請者及其競爭者之經濟利益。

4. 該商品中危害性化學品成分之危害性分類說明及證明文件。

　　危害性化學品成分屬於下列規定者，不得申請保留安全資料表內容之揭示：

1. 勞工作業場所容許暴露標準所列之化學物質。

2. 屬於國家標準 CNS15030 分類之下列級別者：

　　(1) 急毒性物質第一級、第二級或第三級。

　　(2) 腐蝕或刺激皮膚物質第一級。

　　(3) 嚴重損傷或刺激眼睛物質第一級。

　　(4) 呼吸道或皮膚過敏物質。

　　(5) 生殖細胞致突變性物質。

　　(6) 致癌物質。

　　(7) 生殖毒性物質。

　　(8) 特定標的器官系統毒性物質－單一暴露第一級。

　　(9) 特定標的器官系統毒性物質－重複暴露第一級。

3. 其他經中央主管機關指定公告者。

　　另外，為強化危害性化學品於發生災害時之緊急應變處理及搶救需求，規定主管機關、勞動檢查機構為執行業務或醫師、緊急應變人員為緊急醫療及搶救需要時，得要求製造者、輸入者、供應者或事業單位提供安全資料表及其保留揭示之資訊，製造者、輸入者、供應者或事業單位不得拒絕，然對於取得商品營業秘密者應有保密之義務。

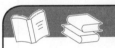 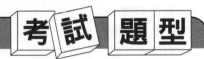

1. 試述安全資料表之用途？　　　　　　　　　　　　　　　　　【94.06 乙安】

2. 依職業安全衛生法令規定，安全資料表應含有十六項內容，試列舉其中十項？　　　　　　　　　　　　　　　　　　　　　　　　【97.03 乙安】

3. 安全資料表是作業場所危害物質管理的重要工具之一，試簡要說明其內容與功能，以及這項安全資料表是我國哪一項安全衛生相關法規所規定要求的內容之一？　　　　　　　　　　　　　　　　【101 年地方特考 - 工業衛生概論】

4-6　危害性化學品清單

　　事業單位為掌握其製造、處置或使用危害性化學品之來源、使用場所、數量、使用人員貯存場所、存量、使用情形等資訊，設計符合需要的危害性化學品清單，以落實危害性化學品的管理。依據「職業安全衛生法」第 10 條所稱危害性化學品之清單，指記載化學品名稱、製造者、輸入者或供應者基本資料、使用及貯存量等項目之清冊或表單。

　　為有效落實危害性化學品清單，應規劃其他制度或措施配合執行：

1. 事業單位所有化學物質使用及流通資訊，包含化學物質種類、數量、使用者、供應者以及使用地點等。
2. 判定化學物質原料或產品是否為危害性化學品之評估流程。
3. 危害性化學品清單操作使用流程建立及審核制度。
4. 採購流程的行政配合。
5. 清單上各項資料變更的流程制度。
6. 定期評估儲存地點及化學物質使用是否安全？
7. 定期評估是否有廢棄或不再使用之化學品，應清除並更新清單資料。
8. 相關工作人員組織制度與權責劃分。

表 4.7　危害性化學品清單格式

物品名稱：＿＿＿＿＿＿＿＿＿＿＿＿＿＿＿＿＿＿＿＿＿＿＿＿＿

其他名稱：＿＿＿＿＿＿＿＿＿＿＿＿＿＿＿＿＿＿＿＿＿＿＿＿＿

安全資料表索引碼：＿＿＿＿＿＿＿＿＿＿＿＿＿＿＿＿＿＿＿＿＿

製造者、輸入者或供應者：＿＿＿＿＿＿＿＿＿＿＿＿＿＿＿＿＿＿

地址：＿＿＿＿＿＿＿＿＿＿＿＿＿＿＿＿＿＿＿＿＿＿＿＿＿＿＿

電話：＿＿＿＿＿＿＿＿＿＿＿＿＿＿＿＿＿＿＿＿＿＿＿＿＿＿＿

使用資料

地　點	平均數量	最大數量	使用者
＿＿＿＿	＿＿＿＿	＿＿＿＿	＿＿＿＿
＿＿＿＿	＿＿＿＿	＿＿＿＿	＿＿＿＿

貯存資料

地　點	平均數量	最大數量
＿＿＿＿	＿＿＿＿	＿＿＿＿
＿＿＿＿	＿＿＿＿	＿＿＿＿

製單日期：＿＿＿＿＿＿＿＿＿＿＿＿＿＿＿＿＿＿＿＿＿＿＿＿＿

4-7　危害通識計畫

　　依據「職業安全衛生法」第 10 條與「危害性化學品標示及通識規則」第 17 條規定訂定完整可行之危害通識計畫，為事業單位勞工安全衛生專責人員為保障勞工安全與健康，避免職業災害的重要工作之一。危害通識計畫依法應含危害性化學品清單、安全資料表、標示、危害通識教育訓練等必要項目之擬定、執行、紀錄及修正措施，其內容建議包含項目：

1. 目標。
2. 推行組織及責任。
3. 危害性化學品清單。
4. 安全資料表。
5. 危害性化學品標示。
6. 危害通識教育訓練。
7. 承攬商應辦理事項。
8. 非例行性工作注意事項。

　　危害通識計畫之具體做法如下：

1. 危害通識計畫書需經安全衛生委員會會議通過，事業單位負責人公布實施。
2. 各部門需依照組織權責配合辦理各相關事項。
3. 定期辦理內部稽核，督促各部門執行。
4. 針對發現之缺失，必須確實予以改善。

　　計畫書的內容旨在詳細規劃危害資訊管道，明確傳達各項工作內容及責任分配，以確保計劃書之可行性，定期稽核作業建議檢核項目：

1. 清查勞工作業場所使用或處置之危害性化學品，並定期更新、建檔或管理。
2. 確認作業場所內儲存、使用與新購之危害性化學品容器，均有正確之中文標示。
3. 引進化學品新製程，或在原製程中改變化學品原料時，危害通識計畫也應配合修訂。
4. 安全資料表應置於作業現場容易取得之處，並每三年定期更新。
5. 針對勞工進行新進及定期安全衛生通識教育訓練，以告知勞工相關之危害性、危害防範措施及正確應變之程序。

Chapter 4

危害性化學品標示及通識規則

6. 針對事業單位外部人員進入廠內進行危害性化學品相關作業時，應確認其有效認知危害訊息。

7. 危害通識計畫書之規劃、撰寫、分發、執行及定期修訂、檢討之完整流程。

　　落實上述各項工作，有賴事業單位完善的安全衛生政策、制度及各項配合措施，尤其是全體員工的教育訓練執行必須落實。意即，即使是高層人員也必須有適當的化學品安全衛生教育訓練，以提供決策時各項安全衛生政策。

4-8　危害通識教育訓練

　　勞工從事製造、處置或使用危害性化學品時，應依「職業安全衛生教育訓練規則」之規定接受三小時以上之危害通識教育訓練。使其認知危害標示，瞭解安全資料表的內容與使用方式，採取正確的安全衛生對策，預防職業災害的發生。

　　根據「職業安全衛生法」第 32 條及「職業安全衛生教育訓練規則」第 16、17 條之規定，雇主對新僱勞工或在職勞工於變更工作前，應使其接受適於各該工作必要之一般安全衛生教育訓練，該課程以與該勞工作業有關者，課程內容如下：

1. 作業安全衛生有關法規概要。
2. 職業安全衛生概念及安全衛生工作守則。
3. 作業前、中、後之自動檢查。
4. 標準作業程序。
5. 緊急事故應變處理。
6. 消防及急救常識暨演練。
7. 其他與勞工作業有關之安全衛生知識。

　　而對雇主使勞工從事製造、處置或使用危害物質時，除了 3 小時的一般安全衛生教育訓練外，應增加 3 小時課程的危害通識訓練課程，並應持續施予相關化學品安全訓練。另外，教育訓練除了廠內勞工外，亦應包含承攬商之教育訓練。

危害通識課程內容應包含：

1. 危害性化學品之通識計畫書。
2. 危害性化學品之標示內容及意義。
3. 危害性化學品特性。
4. 危害性化學品對人體健康之危害。
5. 危害性化學品之使用、存放、處理及棄置等安全操作程序。
6. 緊急應變程序。

1. 依危害性化學品標示及通識規則規定，雇主應提供安全資料表，試回答下列問題：

   (1) 列出 4 種安全資料表之項目。

   (2) 若裝有危險物之容器其容積在 100 毫升以下，得如何標示？ 【101.11 乙安】

2. 何謂化學品全球調和系統（GHS） 【98.11 乙安】

3. 依危害性化學品標示及通識規則規定，請問下列危害物質應標示之危害圖示為何？請以下列各危害圖示之英文代號答題，不用畫圖。

   (1) 致癌物質第 2 級。

   (2) 有機過氧化物 C 型。

   (3) 加壓氣體之壓縮氣體。

   (4) 不穩定爆炸物。

   (5) 氧化性固體第 1 級 【98.03 乙安】

A	![腐蝕]	D	![健康危害]	G	![火焰]
B	![骷髏]	E	![氣體鋼瓶]	H	![爆炸]
C	![驚嘆號]	F	![氧化]	說明	以上各圖示之外框皆為紅色

4. 請回答下列有關危害性化學品標示及通識規則之問題： 【101.07 甲衛】

   (1) 請說明裝有危害物質之容器應標示的內容。

   (2) 安全資料表（SDS）有 16 大項，請列舉其中 6 項。

   (3) 雇主取得供應商提供之安全資料表（SDS）是否需修改製表單位及製表人，請說明之。

   (4) 對於含有中央主管機關己公告第一、二階段適用該規則之危害物質，其混合物是否均需製作標示及安全資料表（SDS），請說明之。

5. 依據「危害性化學品標示及通識規則」之規定，何謂「製成品」？何謂「容器」？何謂「製造者」？又雇主對裝有危害物質之容器，應明顯標示哪些事項？

   【98 年工礦衛生技師 - 工業安全衛生法規】

6. 依「危害性化學品標示及通識規則」，雇主對裝有危害物質之容器，應明顯標示哪些項目？針對一百毫升以下之容器可簡要標示哪些項目？另符合哪些情形者，得免標示？

   【99 年地方特考 - 工業安全衛生法規】

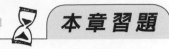

7. 某工作場所使用化學品混合物（以下簡稱混合物），試回答下列問題：

【108.3 甲衛】

(1)有甲、乙兩混合物，甲混合物未經危險物及有害物整體測試，乙混合物危害分類經整體測試後為致癌二級，若甲由化學品 A 及 B 混合而成，乙由化學品 B 及 C 混合而成，B 為致癌一級化學品，A 及 C 毒性資料類似有相同危害分類（非致癌且毒性低於 B）且不影響 B 的毒性

　①若甲混合物中的 A 化學品與乙混合物中的 C 化學品之濃度百分比相同，請問甲混合物之危害分類為何？

　②前開分類係依照 GHS 的哪一分類原則？

(2)若有丙混合物同樣未經危險物及有害物整體測試，且其分類不適用前開分類原則，丙混合物之成分若已知含 95% 之 A、3% 之 C 及 2% 之 B（A、B、C 毒性分類敘述如前小題）

　①請問丙混合物之危害分類為何？

　②丙混合物容器上標示之警示語應為何？

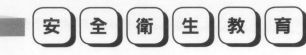

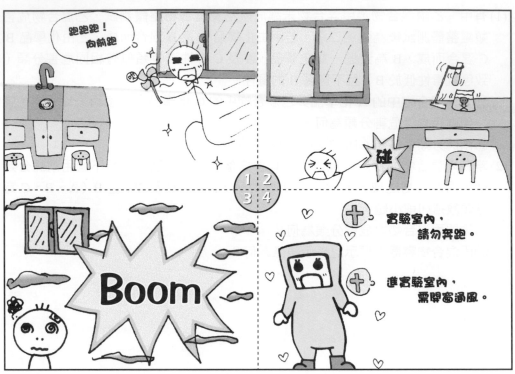

 真有此事

基本元素出錯

　　將鈉元素放進盛滿水的水槽中，鈉與水的反應激烈，水面上還會冒出小小的火焰呢。有一名選修化學的學生對於該項示範特別著迷，想盡辦法要弄上一小塊鈉來玩，他從油罐裡挖出一小塊鈉，用紙巾裹起來藏在他的褲袋裡，他顯然想要等到四下無人之際，再將戰利品拿出來細細把玩，可是，紙巾裡的油漏光了，鈉元素就開始跟周圍的水分子激烈反應，人體百分之六、七十是由水構成，這個時候，最接近這塊鈉元素的水源就是這各學生的大腿內側，結果，學生的腿部遭到嚴重灼傷。

　　　　　　～溫蒂。諾斯喀特，豬頭滿天下-達爾文獎的蠢人蠢事，遠流出版事業股份有限公司。

Chapter 05 | 危害性化學品管理

5-1 前言

化學物質（Chemical Substance）指天然或人工合成之化學元素及化合物，化學化工產業蓬勃發展，代表的是化學品種類的增加與量化，有鑑於化學品種類繁多，依 103 年建置完成之國家既有化學物質清單計 93,000 種，具有 GHS 健康危害者超過 19,000 種，惟現行依「特定化學物質危害預防標準」、「有機溶劑中毒預防規則」、「鉛中毒預防規則」及「四烷基鉛中毒預防規則」納入特別管理者，僅 117 種，而訂有空氣中容許濃度標準之化學品僅 492 種，因此，有必要建立危害性化學品危害預防管理措施。

依據「職業安全衛生法」（以下簡稱職安法）第 11 條第一項規定，雇主對於具有危害性之化學品，應依其健康危害、散布狀況及使用量等情形，評估風險等級，並採取分級管理措施。其評估方法、分級管理程序與採行措施及其他應遵行事項之辦法，由中央主管機關訂之。現今國際上已有若干國家積極發展相似或進階之半定量、定量分級管理模式或工具，且國內部分企業已自發性採取具科學根據之風險評估與分級管理制度，故政府於 103 年 12 月 31 日公布「危害性化學品評估及分級管理辦法」，針對危害性化學品規定評估方法、程序及分級管理措施；雇主除依技術指引提供之分級管理方法外，亦可導入具同等效能以上且有科學依據之分級管理方法，以強化危害性化學品暴露評估與分級管理。

再者，政府施行的化學品管理相關子法，除了「危害性化學品標示及通識規則」及「危害性化學品評估及分級管理辦法」外，也已於 104 年完成「新化學物質登記管理辦法」、「管制性化學品之指定及運作許可管理辦法」、「優先管理化學品之指定及運作管理辦法」等立法程序，子法內容、工具與指引，提醒廠商依法進行相關化學品核准登記、報請備查、管制許可及分級管理等作業。

5-2　法令規定

　　雇主使勞工製造、處置或使用之化學品，符合國家標準 CNS 15030 化學品分類，具有健康危害者，應評估其危害及暴露程度，劃分風險等級，並採取對應之分級管理措施。目前職安法對於化學品暴露評估之法令規範，列述如下：

1. 職安法第 11 條規範之化學物質：為具有健康危害之物質約有 19,000 種，可適用定性暴露評估、半定量暴露評估（如化學品分級管理（Chemical Control Banding, CCB）、暴露危害指數（Exposure Hazard Index, EHI））、定量推估模式暴露評估、定量作業環境監測暴露評估及生物偵測等暴露評估方法。

2. 職安法第 12 條第 1 項規範之化學物質：適用之化學物質為「勞工作業場所容許暴露標準」中 492 種訂有容許濃度標準者，可適用定量推估模式暴露評估、定量作業環境監測暴露評估及生物偵測等暴露評估方法。

3. 職安法第 12 條第 3 項規範之化學物質：依法對於應訂定作業環境監測計畫及實施監測之化學物質，適用定量作業環境監測暴露評估及生物偵測等暴露評估方法。

4. 職安法第 31 條第 3 項規範之物質：與母性健康危害之虞有關之化學物質應適用生物偵測暴露評估方法。

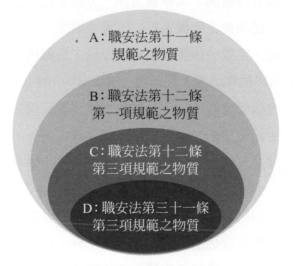

圖 5.1　職安法化學暴露危害管理架構

一、危害性化學品評估及分級管理辦法

依據「危害性化學品評估及分級管理辦法」雇主使勞工製造、處置或使用之化學品，符合國家標準 CNS 15030 化學品分類，具有健康危害者，應評估及分級管理，雇主應至少每三年執行一次，因化學品之種類、操作程序或製程條件變更，而有增加暴露風險之虞者，應於變更前或變更後三個月內，重新進行評估與分級。

相關名詞定義說明如下：

1. 暴露評估：指以定性、半定量或定量之方法，評量或估算勞工暴露於化學品之健康危害情形。

2. 分級管理：指依化學品健康危害及暴露評估結果評定風險等級，並分級採取對應之控制或管理措施。

(一) 適用範圍

依據「危害性化學品評估及分級管理辦法」所定化學品，優先適用「特定化學物質危害預防標準」、「有機溶劑中毒預防規則」、「四烷基鉛中毒預防規則」、「鉛中毒預防規則」及「粉塵危害預防標準」之相關設置危害控制設備或採行措施之規定。但依前開法規所定方法，仍未能降低暴露風險者，雇主應依危害性化學品評估及分級管理辦法設置危害控制設備或採取更有效之危害控制或管理措施。然而有下列情形不適用本辦法：

1. 製造、處置或使用下列物品者：

    (1) 有害事業廢棄物。

    (2) 菸草或菸草製品。

    (3) 食品、飲料、藥物、化粧品。

    (4) 製成品。

    (5) 非工業用途之一般民生消費商品。

    (6) 滅火器。

    (7) 在反應槽或製程中正進行化學反應之中間產物。

2. 化學品僅作為貯存用途且勞工不致有暴露危害之虞者。

3. 其他經中央主管機關指定者。

(二) 評估與分級管理

再者，依據職安法第 12 條規定：「雇主對於中央主管機關定有容許暴露標準之作業場所，應確保勞工之危害暴露低於標準值」。另依「勞工作業場所容許暴露標準」之規定，已訂有 492 種化學品之容許暴露標準。為符合容許暴露標準之規定，並考量事業單位風險、規模及專業能力，訂定事業單位從事特別危害健康作業之勞工人數在 100 以上，或總勞工人數 500 以上者，應依有科學根據之採樣、測定及分析方法，或運用定量之模式實施暴露評估，並與容許標準相比較，作為後續採行措施之依據。而暴露評估結果，依下列規定，定期實施評估：

1. 暴露濃度低於容許暴露標準二分之一之者，至少每三年評估一次。
2. 暴露濃度低於容許暴露標準但高於或等於其二分之一者，至少每年評估一次。
3. 暴露濃度高於或等於容許暴露標準者，至少每三個月評估一次。

國際間化學品分級管理評估工具之發展，係由於化學品種類龐大，而容許暴露標準之制定及標準採樣分析方法之開發仍相當有限，基於危害預防之需求，故運用其他半定量、定量評估模式或工具，協助作為勞工從事危害性化學品作業之管理。

依據「勞工作業環境監測實施辦法」規定應實施監測之化學品，雇主仍應依該規定之期程實施監測，作為暴露評估之方法，必要時以其他半定量、定量評估模式或工具，作為風險分級與決定採樣策略之參考。並對暴露評估結果，依下列風險等級，分別採取控制或管理措施：

1. 第一級管理：暴露濃度低於容許暴露標準二分之一者，除應持續維持原有之控制或管理措施外，製程或作業內容變更時，並採行適當之變更管理措施。
2. 第二級管理：暴露濃度低於容許暴露標準但高於或等於其二分之一者，應就製程設備、作業程序或作業方法實施檢點，採取必要之改善措施。
3. 第三級管理：暴露濃度高於或等於容許暴露標準者，應即採取有效控制措施，並於完成改善後重新評估，確保暴露濃度低於容許暴露標準。

二、危害性化學品評估與分級管理判定流程

雇主使勞工製造、處置或使用之危害性化學品需依圖 5.2 架構圖評估其分級管理方法，相關流程步驟說明如下：

- 步驟一：判定製造、處置或使用之危害性化學品是否符合國家標準 CNS 15030 化學品分類，具有健康危害者。
- 步驟二：判定其是否屬於辦法排除之範圍。
- 步驟三：判定製造、處置或使用之危害性化學品是否屬於「特定化學物質危害預防標準」、「有機溶劑中毒預防規則」、「四烷基鉛中毒預防規則」、「鉛中毒預防規則」及「粉塵危害預防標準」規範之化學品，並依其法規設置危害控制設備或採行措施之規定。但依前開法規所定方法，仍未能降低暴露風險者，雇主應依「危害性化學品評估與分級管理辦法」設置危害控制設備或採取更有效之危害控制或管理措施。
- 步驟四：針對符合前三個步驟流程之危害性化學品，評估其是否訂有容許暴露標準、是否為依勞工作業環境監測實施辦法規定應辦理監測者、及事業單位從事作業人數是否符合規範（特別危害健康作業之勞工人數在100人以上，或總勞工人數500人以上者）。符合條件者雇主應依有科學根據之採樣分析方法或運用定量推估模式，實施暴露評估與分級管理。
- 步驟五：依據步驟一至步驟四評估流程仍未能確認危害性化學品之分級管理時，最後依據符合國家標準 CNS 15030 化學品分類，具有健康危害者，依其危害及暴露程度，劃分風險等級，並採取對應之分級管理措施，應參照中央主管機關公告之技術指引（如化學品分級管理（Chemical Control Banding, CCB）），或採取其他具同等科學基礎之評估及管理方法辦理。

　　雇主使勞工製造、處置、使用中央主管機關依勞工作業場所容許暴露標準所定有容許暴露標準之化學品（以下簡稱有容許暴露標準化學品），而事業單位規模符合從事特別危害健康作業之勞工人數在 100 人以上，或總勞工人數500 人以上者，依據「危害性化學品評估及分級管理技術指引」，應依圖 5.3 所定之流程，實施作業場所暴露評估，並依評估結果分級，採取控制及管理措施。所稱暴露評估方式，建議採用下列之一種或多種方法辦理：

1. 作業環境採樣分析：建議參考中央主管機關公告之作業環境監測指引、採樣分析建議方法及其他具相等效力之方法。
2. 直讀式儀器監測：採用直讀式儀器進行監測時，應考慮能有效排除干擾因子。

3. 定量暴露推估模式：選用之定量推估模式，得參考指引中所列舉之下列各種推估模式，或其他具有同等科學基礎之推估模式，應用時應瞭解各模式之適用情形及使用限制。

    (1) 作業場所無通風推估模式（Zero Ventilation Model）。

    (2) 飽和蒸氣壓模式（Saturation Vapor Pressure Model）。

    (3) 暴露空間模式（Box Models）。

    (4) 完全混合模式（Well-mixed Room Model）。

    (5) 二暴露區模式（Two-Zone Model）。

    (6) 渦流擴散模式（Turbulent Eddy Diffusion Model）。

    (7) 統計推估模式（Statistical Models）。

    (8) 其他具有相同效力或可有效推估勞工暴露之推估模式。

4. 其他有效推估作業場所勞工暴露濃度之方法。

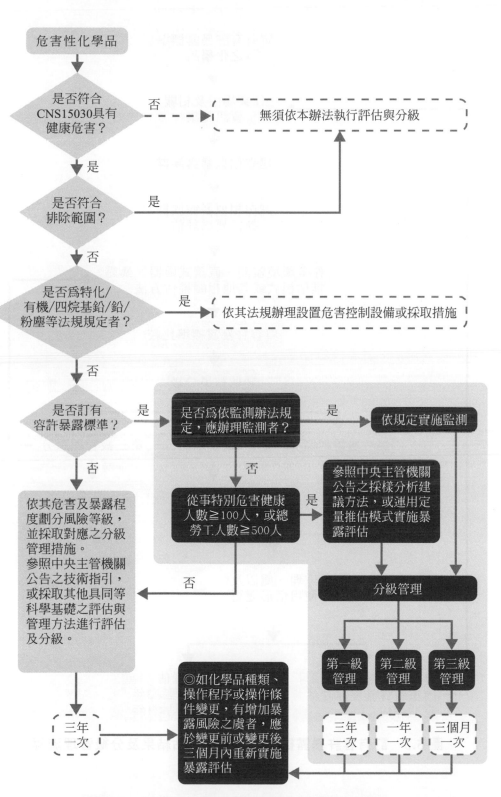

圖 5.2　危害性化學品評估與分級管理架構圖

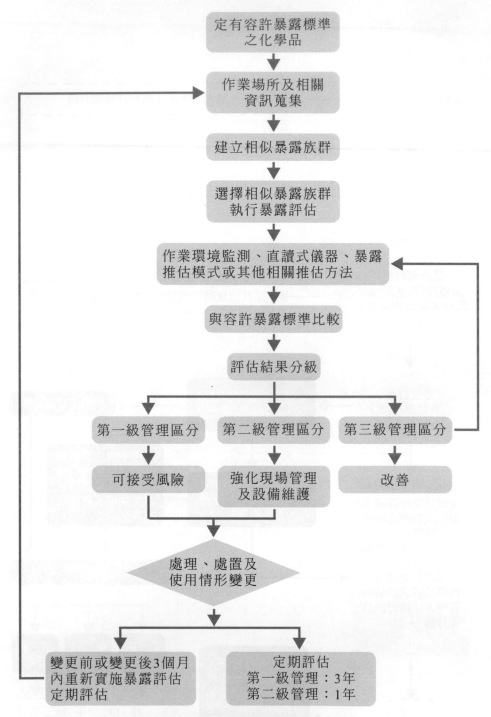

圖 5.3　訂有容許暴露標準之化學品評估結果及分級管理流程

概念 補帖

危害性化學品評估及分級管理辦法之分級概念：

暴露評估 分級管理	評估方法	控制方法	實施期程
第一級 管理	**暴露濃度** $< \frac{1}{2}$ 容許濃度	持續維持原有之控制或管理措施外，製程或作業內容變更時，並採行適當之變更管理措施	至少每三年評估一次
第二級 管理	$\frac{1}{2}$ 容許濃度 $\le$ **暴露濃度** $<$ 容許濃度	應就製程設備、作業程序或作業方法實施檢點，採取必要之改善措施	至少每年評估一次
第三級 管理	容許濃度 $\le$ **暴露濃度**	應即採取有效控制措施，並於完成改善後重新評估，確保暴露濃度低於容訂暴露標準	至少每三個月評估一次

　　化學品危害風險評估技術隨著所採取定性、半定量與定量評估方法不同，其技術強度、不確定度與風險高估程度亦有所不同。

化學品危害風險技術	技術強度	不確定度	風險高估可能性
	低	高	大
定性危害風險評估			
半定量危害風險評估			
定量危害風險評估			
─ 模式推估			
─ 直讀式儀器偵測			
─ 作業環境監測			
─ 生物偵測			
	高	低	小

例題 01

依危害性化學品評估及分級管理辦法規定,試述化學品評估及分級管理基本原則及方法。

【104.03 甲衛】

1. 「暴露評估」之定義為何?
2. 勞工人數 500 人以上之事業單位,應如何運用其作業環境監測結果與勞工作業場所容許濃度暴露標準,決定其定期實施危害性化學品評估之頻率。

解答

1. 暴露評估:指以定性、半定量或定量之方法,評量或估算勞工暴露於化學品之健康危害情形。

2. 事業單位從事特別危害健康作業之勞工人數在 100 以上,或總勞工人數 500 以上者,應依有科學根據之採樣、測定及分析方法,或運用定量之模式實施暴露評估,並與容許標準相比較,作為後續採行措施之依據。而暴露評估結果,依下列規定,定期實施評估:

   (1) 暴露濃度低於容許暴露標準二分之一之者,至少每三年評估一次。

   (2) 暴露濃度低於容許暴露標準但高於或等於其二分之一者,至少每年評估一次。

   (3) 暴露濃度高於或等於容許暴露標準者,至少每三個月評估一次。

例題 02

1. 何謂相似暴露族群？
2. 何謂分級管理？
3. 勞工作業場所容許暴露標準定有之化學品，其評估方式哪些？
4. 依分級管理結果，應採取防範或控制之程序方案為何？ 【105.03 甲衛】

解答

1. 所謂相似暴露族群：指工作形態、危害種類時間及濃度大致相同，具有狀況的一群勞工。

2. 分級管理：指依危害性化學品之健康危害特性及暴露，就評估結果定風險等級並採取對應之控制及管理措施。

3. 雇主使勞工製造、處置、使用中央主管機關依勞工作業場所容許暴露標準所定有容許暴露標準之化學品（以下簡稱有容許暴露標準化學品），而事業單位規模符合從事特別危害健康作業之勞工人數在 100 人以上，或總勞工人數 500 人以上者，依據「危害性化學品評估及分級管理技術指引」，應實施作業場所暴露評估，並依評估結果分級，採取控制及管理措施。所稱暴露評估方式，建議採用下列之一種或多種方法辦理：

   (1) 作業環境採樣分析。
   (2) 直讀式儀器監測。
   (3) 定量暴露推估模式。
   (4) 其他有效推估作業場所勞工暴露濃度之方法。

4. 依據危害性化學品評估及分級管理辦法第 10 條：雇主對於化學品之暴露評估結果，應依下列風險等級，分別採取控制或管理措施：

   (1) 第一級管理：暴露濃度低於容許標準二分之者，除應持續維持原有控制或措施外，製程或作業內容變更時並採行適當之管理措施。
   (2) 第二級管理：暴露濃度低於容許標準但高或等其分之一者，應就製程設備、作業程序或作業方法實施檢點，採取必要之改善措施。
   (3) 第三級管理：暴露濃度高於或等於容許暴露標準者，應即採取有效控制措施，並於完成改善後重新評估，確保暴露濃度低於容許暴露標準。

例題 03

使用定量數值暴露模式時，常面臨之問題為如何選擇一個合適模式。因此，乃有分層方法（Tiered Approach）被提出來。試說明其意旨，並列舉出目前常用之數值暴露模式要如何分層。　　　　　【110年職業衛生技師－暴露與風險評估】

解答

1. 依「分層試驗法」（Tiered Approach）的概念，化學品因應資料掌握情形，依序評估暴露情形，以利分級策略，並檢視後續實際作業環境監測執行之必要性，以符合實驗減量原則。美國工業衛生協會（American Industrial Hygiene Association, AIHA）投入職業暴露管理及評估策略之研究，於1998年提出系統化且具綜合性之方法來評估及管控職業衛生危害，此策略採用循環式的、層級性的及可持續改進的流程，配合定性、半定量或定量等方法，評量或估算勞工暴露於化學品之健康危害情形。職業衛生人員利用化學品及作業場所基本的性質或狀態，來瞭解工作場所中可能之暴露，並估算健康風險是否為可接受、不可接受或無法確定。針對風險等級選擇適合對應的控制管理措施，加強健康暴露危害控制。

2. 一般來說，化學品分層概念通常依據

   (1) 暴露模式：使用數學模擬技術預測工作場所的暴露（使用參數資料如：物理化學特性、作業場所資訊和／或製程使用資訊等）。暴露推估模式包含作業場所無通風推估模式、飽和蒸氣壓模式、暴露空間模式、完全混合模式、二暴露區模式、渦流擴散模式、統計推估模式等。

   (2) 代用推估：在評估的過程中，如果資訊不足，通常以代用的資訊，或者是假設一般性的狀況作為評估的依據。（使用參數如：其他相似化學品、其他操作方法等）

3. 監測：使用作業環境採樣分析、直讀式儀器監測進行勞工作業場所暴露評估（使用參數如：個人及空間暴露量等）。

5-3 化學品分級管理制度

目前政府訂定化學品分級管理制度（Chemical Control Banding, CCB），以分級管理的概念，依化學品健康危害及暴露情況進行初篩評估，若分類後為較高風險等級者，應採取適當工程控制措施；如屬低度風險者，可採取相關行政管理措施（如人員進出管制、訓練、防護具使用、設備操作、維護、監督、自主檢查等），化學品分級管理為一簡單、易執行且應用層面廣泛之半定量的健康風險評估工具。

化學品分級管理其方法主要運用 GHS 健康危害分類來劃分化學品的危害群組，配合化學品的逸散程度及使用量來判斷潛在暴露程度，然後以風險矩陣來決定管理方法（整體換氣、工程控制、隔離、特殊規定），並提供暴露控制措施參考，其健康風險評估流程如圖 5.4。

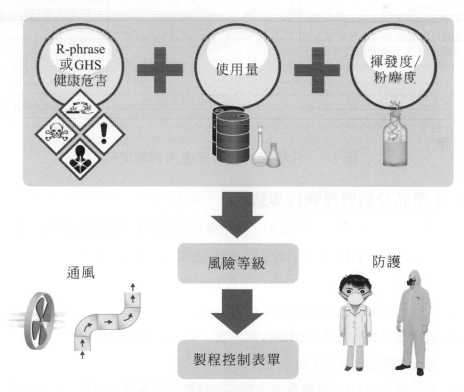

圖 5.4　健康風險評估流程圖

一、化學品分級管理適用判定流程

欲了解事業單位操作之化學品,是否需執行化學品分級管理,可依圖 5.5 流程檢定其是否適用。

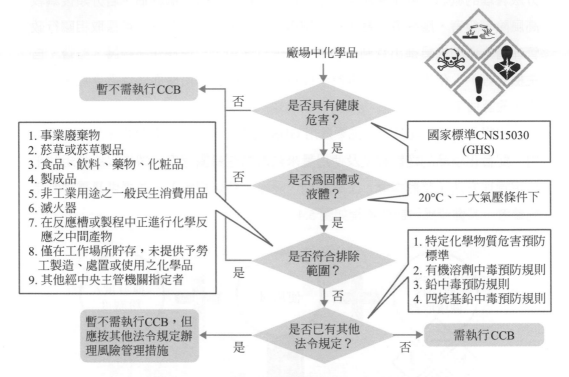

圖 5.5　化學品分級管理適用判定流程

二、化學品分級管理執行步驟

依據化學品分級管理運用指引,將化學品分級管理分個五步驟説明:

1. 選擇危害群組(GHS 危害分類):查詢化學品的安全資料表(SDS),並由資料表中第二項「危害辨識資料」得知化學品 GHS 健康危害分類,並利用表 5.1 找出對應的危害群組 E-A,以進行後續的危害暴露及風險評估。

   (1) 若化學品具有皮膚及眼睛接觸危害,則可將其劃分為危害群組 S,並參考暴露控制表單 Sk100 及 R100。

   (2) 若化學品的 GHS 健康危害分類可同時劃分至多個危害群組時,則依 E、D、C、B、A 的優先順序選擇;亦即,若同時符合 E 及 C,則該化學品的危害群組應設定為 E。

   (3) 化學品可能同時具有吸入性危害(E-A)與皮膚及眼睛接觸危害(S),兩者需同時考量。

表 5.1　GHS 健康危害分類與危害群組對應表

危害群組	GHS 危害分類
E	● 生殖細胞致突變性物質第 1、2 級 ● 致癌物質第 1 級 ● 呼吸道過敏物質第 1 級
D	● 急毒性物質，任何暴露途徑第 1、2 級 ● 致癌物質第 2 級 ● 特定標的器官系統毒性物質～重複暴露第 1 級 ● 生殖毒性物質第 1、2 級
C	● 急毒性物質，任何暴露途徑第 3 級 ● 特定標的器官系統毒性物質～單一暴露第 1 級 ● 特定標的器官系統毒性物質～單一暴露第 3 級（呼吸道刺激） ● 腐蝕／刺激皮膚物質第 1 級 ● 嚴重損傷／刺激眼睛物質第 1 級 ● 皮膚過敏物質第 1 級 ● 特定標的器官系統毒性物質～重複暴露第 2 級
B	● 急毒性物質（任何暴露途徑）第 4 級 ● 特定標的器官系統毒性物質～單一暴露第 2 級
A	● 急毒性物質（任何暴露途徑）第 5 級 ● 腐蝕／刺激皮膚物質第 2、3 級 ● 嚴重損傷／刺激眼睛物質第 2 級 ● 所有未被分類至其他群組的粉塵及液體
S 皮膚及 眼睛接觸	● 急毒性物質，皮膚接觸第 1、2、3、4 級 ● 特定標的器官系統毒性物質～單一暴露（皮膚接觸）第 1、2 級 ● 腐蝕／刺激皮膚物質第 1、2 級 ● 嚴重損傷／刺激眼睛物質第 1、2 級 ● 皮膚過敏物質第 1 級 ● 特定標的器官系統毒性物質～重複暴露（皮膚接觸）第 1、2 級

2. 選擇逸散到空氣中的程度（液體揮發度或固體粉塵度）：化學品的物理型態會影響其逸散到空氣中的程度，此階段是利用固體的粉塵度及液體的揮發度來決定其逸散程度。粉塵度或揮發度愈高的化學品，表示愈容易逸散到空氣中。

　　針對化學品逸散到空氣中的程度，可依下表 5.2 來判定，若化學品為固體，則考慮其粉塵度；若化學品為液體，則考慮其液體揮發度。此外，若製程不是在常溫下進行，則應利用製程溫度及液體沸點（可查詢 SDS 第 9 項「物理及化學性質」得知）對照圖 5.6 分高、中、低來判斷化學品的揮發性等級，若恰巧落在分界上，則應選擇較高的揮發性。

表 5.2 化學品逸散到空氣中的程度判別原則

逸散 程度	固體粉塵度	常溫下的 液體揮發度
低	為不會碎屑的固體小球。使用時可以看到細小的粉塵， 如 PVC 小球。	沸點大於 150°C
中	晶體狀或粒狀固體，使用中可以看到粉塵，但很快就 下沉，使用後粉塵留在表面，如肥皂粉。	沸 點 介 於 50°C 至 150°C 間
高	細微、輕重量的粉末。使用時可以看到塵霧形成，並 在空氣中保留數分鐘，如：水泥、碳黑、粉筆灰。	沸點小於 50°C

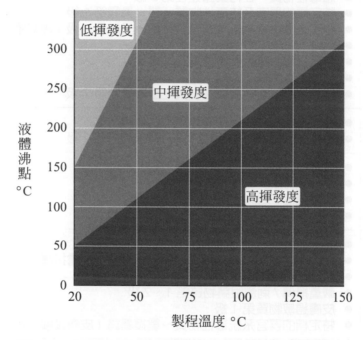

圖 5.6 以製程溫度及液體沸點來判定液體揮發度

3. 選擇使用量：由於化學品的使用量多寡會影響製程中該化學品的暴露量，故
   將製程中的使用量納入考量，可以表 5.3 判定為小量、中量或大量。該使用
   量係指製程中使用的每一批材料用量（或是於連續製程中，一天所需的用
   量）。

表 5.3 化學品的使用量

使用量	固體重量	液體容積
小量	< 1 公斤	< 1 公升
中量	1 ~ 1,000 公斤	1 ~ 1,000 公升
大量	≧ 1,000 公斤	≧ 1,000 公升

4. 決定管理方法：利用前面三個步驟的結果，根據化學品的危害群組（E、D、C、B及A），使用量、粉塵度（固體）或揮發度（液體），對照表5.4的風險矩陣，即可判斷出該化學品在設定的環境下的風險等級。

該風險等級同時也表示步驟五所需選擇之管理方法（數字越大，風險等級就越高，相對應的管理方法等級也就越高）。

表 5.4　風險等級 / 管理方法選擇

使用量	低粉塵度或揮發度	中揮發度	中粉塵度	高粉塵度或揮發度
危害群組 A				
小量	1	1	1	1
中量	1	1	1	2
大量	1	1	2	2
危害群組 B				
小量	1	1	1	1
中量	1	2	2	2
大量	1	2	3	3
危害群組 C				
小量	1	2	1	2
中量	2	3	3	3
大量	2	4	4	4
危害群組 D				
小量	2	3	2	3
中量	3	4	4	4
大量	3	4	4	4
危害群組 E				
所有屬於危害群組 E 的化學品皆使用管理方法 4。				

5. 參考暴露控制表單：依據步驟四判斷出風險等級 / 管理方法後，可對照表 5.5 至 5.8 依據作業型態選擇適當的暴露控制表單，所提供的管理措施包括整體換氣、局部排氣、密閉操作、暴露濃度監測、呼吸防護具、尋求專家建議等。

若判斷具有危害群組 S（可能同時具有危害群組 A-E），則對照表 5.9 來選擇控制表單 Sk100 及 R100。

Chapter 5

危害性化學品管理

除了上述表單外，對於安全裝置或廢棄處置等作業，也可參考表 5.10 選擇適當的安全及環境控制表單。

表 5.5　吸入性危害的暴露控制表單一覽～管理方法 1

作業型態	暴露控制表單
一般原則	100
袋、瓶子和圓桶的儲存	101
貨物儲存	102
清除空氣清淨設備的廢棄物	103

表 5.6　吸入性危害的暴露控制表單一覽～管理方法 2

作業型態	暴露控制表單
一般原則	200
機台或工作櫥櫃的排氣	201
無塵室的排氣	202
清除吸塵設備的廢棄物	203
利用輸送設備進行固體輸送	204
填充裝袋	205
清空袋子	206
從袋子加料至反應器或攪拌器	207
填裝或清空 IBC 桶	208
填充圓桶	209
以桶用幫浦清空圓桶	210
固體稱重	211
液體與液體或是固體混合	212
固體混合	213
過濾	214
過篩	215
噴漆	216
進行酸洗 / 電解槽作業	217
進行蒸氣脫脂槽作業	218
以盤式乾燥爐進行乾燥	219
造粒	220
將固體壓製成片狀	221

表 5.7　吸入性危害的暴露控制表單一覽～管理方法 3

作業型態	暴露控制表單
一般原則	300
手套箱的設計與使用	301
清除吸塵設備的廢棄物	302
固體輸送	303
大量地進行清空袋子	304
填充圓桶	305
以桶用幫浦清空圓桶	306
填充或清空 IBC 桶（固體）	307
填充或清空 IBC 桶（液體）	308
填充或清空槽車（固體）	309
填充或清空槽車（液體）	310
填充小桶	311
以幫浦輸送液體	312
填裝小型容器（袋或瓶）	313
以荷重元進行固體稱重	314
以荷重元進行液體稱重	315
固體混合	316
液體與液體或是固體混合	317
進行蒸氣脫脂槽作業	318

表 5.8　吸入性危害的暴露控制表單一覽～管理方法 4

作業型態	暴露控制表單
一般原則	400

表 5.9　皮膚接觸的暴露控制表單

作業型態	暴露控制表單
如何減少皮膚與危害物質的接觸	Sk100
呼吸防護具的選用	R100

表 5.10　安全及環境控制表單

作業型態	暴露控制表單
上鎖／掛牌系統的主要功能	S100
控制逸散到空氣中的程度	E100
控制排放到水中的程度	E200
廢棄物的安全廢棄處置	E300

Chapter 5

危害性化學品管理

化學品分級管理利用安全資料表及標示等在工作場所中容易取得的化學資訊，配合現場使用量及可逸散到空氣中的程度，透過五個步驟評估該化學品的風險等級及管理方法，並依建議之管理方法參考化學品分級管理運用指引當中的各管理方法的暴露控制表單，來改善工作職場，落實勞工健康保護。各控制表單主要敘述項目及內容可分為：

1. 進出權限：非必要人員不可進入，不要在下風處作業…等。
2. 設計與設備：整體換氣／局部排氣通風裝置、密閉製程、作業空間規劃、區域標示、化學品儲存相容性…等。
3. 檢查、測試和維修：定期檢查、重點檢查、作業檢點及現場巡視、局限空間作業、氧氣濃度…等。
4. 清潔及環境打掃：5S/6S 管理（整理、整頓、清潔、清掃、紀律、教養）、洩漏清理…等。
5. 個人防護具：呼吸防護具、手部防護具、眼睛防護具、皮膚及身體防護、選用原則等。
6. 訓練和監督：教育訓練（危害告知、風險溝通、應變處置…等）、推動職業安全衛生管理系統。

雇主依據危害性化學品評估及分級管理辦法規定所採取之評估方法及分級管理措施，應作成紀錄留存備查，至少保存三年。

以吸入性危害的暴露控制表單 - 管理方法 1 為範例，參考勞動部資料如下：

暴露控制表單 100 一般原則
範圍
這份暴露控制表單屬於管理方法的部分內容。當評估指出有需要使用管理方法 1 時，就要運用這套暴露控制表單。這份暴露控制表單對於工作場所整體換氣提供良好的操作建議，並且描述了應該遵循的要點，以降低暴露情形至適當程度。請注意，要按照所有要點步驟來進行。 整體換氣適用於規模小、中、大範圍的作業，包括固體和液體。有些化學物質具易燃性或腐蝕性，您的控制方法也必須考慮到這些危害。請參考安全資料表以瞭解更多資訊。這套暴露控制表單提供了保護勞工健康需求上所要執行的最基本標準。這應視為製程控制或是其它風險控制的必要規定。
進出權限
避免不必要人員進入作業區域。確保沒有人在靠近下風區域作業。

設計和設備

- 確保可以隨時取得新鮮空氣。例如選擇在室外工作。這需要門窗都打開，或者使用動力風扇來提供空氣或移除氣體。
- 假如您在工廠大樓工作，牆上一般會需要裝置一個風扇來移除骯髒空氣和灰塵，或是使用百頁窗或天窗，讓新鮮乾淨的空氣可以進入到作業場所，並且取代污染的空氣。有時候使用風扇讓乾淨的空氣流通到作業點會比從密閉空氣吸取空氣還有效。
- 不要將空氣釋放到乾淨的空氣入口處。
- 如果可以的話，確保乾淨空氣可以先通過勞工，再通過作業點。在開放地區，讓風將污染的空氣帶走。
- 在工廠地區，確保風扇的大小和數量足以移除工作場所中的污染空氣（可能需要一個以上的風扇）。您可以參考「職業安全衛生設施規則」對通氣及換氣之相關規定。
- 應符合職業安全衛生相關法規。

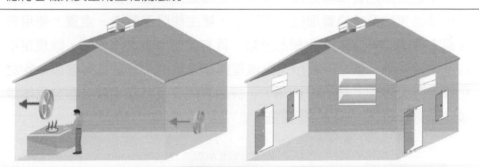

檢查、測試和維修

- 保持風扇或是抽氣機在良好的運作狀態。
- 每天要檢查風扇是否有正常運作以及是否有打開。可以在風扇裝置排氣邊綁一個緞帶，以檢查或顯示是否風扇有正常運作。

清潔及環境打掃

- 每天要清潔工作設備和區域。
- 工作場所中，洩漏是引起粉塵和蒸氣的主要原因。要立即清理洩漏物。
- 不要用刷子或是空壓機清理粉塵。可以使用吸塵器或是濕抹布清潔。
- 容器使用過後，要立刻上蓋。
- 將容器儲存在不會受到撞擊損害的安全地方。
- 不要將危害液體儲存在受陽光直接照射地方。
- 您可以參考「職業安全衛生設施規則」對清潔之相關規定。

個人防護具（PPE）

- 危害群組 S 的化學物質會傷害皮膚或眼睛，或是透過皮膚侵入身體其它部位造成傷害。暴露控制表單 Sk100 提供了避免物質接觸的建議。
- 檢視安全資料表或是詢問化學物質的供應者，確認必要的個人防護具。
- 維護您的防護具。在沒有使用時，請保持乾淨，並且將它儲存在乾淨安全的地方。
- 保持您的防護具乾淨，並且在建議的更換時間或是其防護具遭損壞時進行更換。
- 您可以參考「職業安全衛生設施規則」對防護具之相關規定，以及勞動部勞動及職業安全衛生研究所出版之「防護具選用技術手冊」系列技術叢書。

訓練和監督

- 告知勞工工作相關化學物質的危害特性,讓他們知道要使用提供的控制方法和個人防護器具的原因。
- 教導勞工如何運用安全方法處置化學物質。確定使用有效控制方法,確保他們知道在情況失控時知道如何應變。
- 運用管理系統來確保所提供的預防措施受到確實執行。
- 您可以參考「職業安全衛生教育訓練規則」對安全衛生教育訓練之相關規定。

概念 補帖

　　考量對具有健康危害之化學品及其暴露情形,以評估該化學品對勞工可能之健康危害風險分級,並採取對應之控制管理措施。依據「危害性化學品評估及分級管理技術指引」,雇主使勞工製造、處置、使用符合國家標準 CNS 15030 化學品分類,具有健康危害之化學品,除規定不適用之情形外,應依下圖所定之流程與基本原則,運用具有健康危害之化學品分級管理工具(如 CCB),評估其危害及暴露程度,劃分風險等級,並採取對應之分級管理措施。

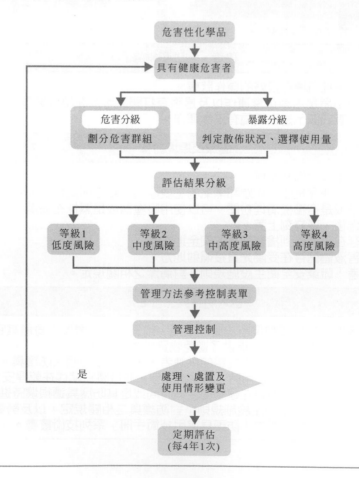

三、化學品分級管理操作範例

例題 04

　　無秋敏公司操作下列三種化學品：異丙苯、異丙醇及乙二醇，請評估其是否需要實施化學品分級管理？假設製程批次使用量為 100 公升，請問依 CCB 流程，其參考暴露評估表單為多少？

解答

1. 首先依圖 5.3 化學品分級管理適用判定流程，判定三種化學品是否是用 CCB 規範。

   結果發現異丙醇屬有機溶劑中毒預防規則列管，應從其規定辦理，故三種化學品中，異丙苯及乙二醇需執行 CCB。

2. 查詢異丙苯及乙二醇三種化學品的 SDS 資料，取得下表資訊。

SDS 資料	異丙苯	乙二醇
危害辨識資料	1. 易燃液體第 3 級 2. 急毒性物質第 4 級（吞食） 3. 腐蝕／刺激皮膚物質第 3 級 4. 嚴重損傷／刺激眼睛物質第 2 級 5. 特定標的器官系統毒性物質～重複暴露第 2 級 6. 水環境之危害物質（慢毒性）第 2 級 7. 吸入性危害物質第 1 級	1. 急毒性物質第 5 級（吞食） 2. 嚴重損傷／刺激眼睛物質第 2 級 3. 特定標的器官系統毒性物質～重複暴露第 1 級
物理及化學性質：沸點（°C）	152.4	198

3. 化學品之批次使用量為 100 公升，連同上表之 GHS 資料查詢表 4.8 ～ 4.10 可得：

CCB	異丙苯	乙二醇
健康危害程度	1. 易燃液體第 3 級 2. 急毒性物質第 4 級（吞食）→ B 3. 腐蝕／刺激皮膚物質第 3 級→ A 4. 嚴重損傷／刺激眼睛物質第 2 級→ A + S 5. 特定標的器官系統毒性物質～重複暴露第 2 級→ C	1. 急毒性物質第 5 級（吞食）→ A 2. 嚴重損傷／刺激眼睛物質第 2 級→ A + S 3. 特定標的器官系統毒性物質～重複暴露第 1 級→ D

Chapter 5

危害性化學品管理

CCB	異丙苯	乙二醇
健康危害程度	6. 水環境之危害物質（慢毒性）第 2 級 7. 吸入性危害物質第 1 級	
健康危害群組設定	C + S	D + S
逸散程度	液體揮發度低	液體揮發度低
使用量	中量	中量
管理方法	2	3

4. 上表所列化學品所需選擇之管理方法（數字越高，風險等級就越高，相對應的管理方法等級也就越高），其可參考控制表單如下：

   (1) 異丙苯依管理方法等級為 2，可參考暴露控制表單 201-221（表 5.6）及 Sk100 與 R100（表 5.9），依據廠內實際作業情形選用控制表單。

   (2) 乙二醇依管理方法等級為 3，可參考暴露控制表單 301-318（表 5.7）及 Sk100 與 R100（表 5.9），依據廠內實際作業情形選用控制表單。

5-4 新化學品、優先管理化學品及管制性化學品

　　化學品在當代經濟活動中扮演舉足輕重的角色，於此同時，伴隨巨大經濟利益而生的各種議題，諸如能資源消耗、環境衝擊、人體健康影響等，均促使化學品管理法令的發展與制訂愈來愈受到世界各國重視。政府為強化化學物質危害及風險評估，建立源頭管理機制，確保工作者工作時能採取適當安全衛生設備及防護措施，於民國 96 年發布「危險物與有害物標示及通識規則」，採行階段性實施，並將於民國 105 年起全面實施 GHS 化學品全球調和制度。再者，於 103 年職安法第 13、14 條中明訂新化學物質、優先管理化學品及管制性化學品的管理條文，並於 104 年 1 月 1 日完成相關指引辦法，要求廠商依法進行相關化學品登記、報請備查、管制許可及分級管理等作業，以求達到健全的化學品管理系統及擴大管理範圍，達成安全使用化學品、減低環境健康危害的願景，確保安全與健康的勞動作業環境。彙整新化學物質、優先管理化學品及管制性化學品相關法令規定如下表 5.11。

表 5.11　新化學物質管理、優先管理化學品及管制性化學品內容對照表

類別	內容	指定化學品	相關辦法
新化學物質管理	依據：職安法第 13 條 製造者或輸入者對於中央主管機關公告之化學物質清單以外之新化學物質，未向中央主管機關繳交化學物質安全評估報告，並經核准登記前，不得製造或輸入含有該物質之化學品。	於中央主管機關於資訊網站之化學物質清單以外之新化學物質。	新化學物質登記管理辦法。
優先管理化學品	依據：職安法第 14 條第 2 項 製造者、輸入者、供應者或雇主，對於中央主管機關指定之優先管理化學品，應將相關運作資料報請中央主管機關備查。	1. 職安法第 29 條第 1 項第 3 款及第 30 條第 1 項第 5 款規定所列之危害性化學品。 2. 依國家標準 CNS 15030 分類，屬下列化學品之一，並經中央主管機關指定公告者： (1) 致癌物質、生殖細胞致突變性物質、生殖毒性物質。 (2) 呼吸道過敏物質第一級。 (3) 嚴重損傷或刺激眼睛物質第一級。 (4) 特定標的器官系統毒性物質屬重複暴露第一級。 3. 依國家標準 CNS 15030 分類，具物理性危害或健康危害之化學品，並經中央主管機關指定公告。 4. 其他經中央主管機關指定公告者。	1. 優先管理化學品之指定及運作管理辦法。 2. 優先管理化學品報請備查作業指引。
管制性化學品	依據：職安法第 14 條第 1 項 製造者、輸入者、供應者或雇主，對於經中央主管機關指定之管制性化學品，不得製造、輸入、供應或供工作者處置、使用。但經中央主管機關許可者，不在此限。	1. 優先管理化學品中，經中央主管機關評估具高度暴露風險者。 2. 其他經中央主管機關指定公告者。	管制性化學品之指定及運作許可管理辦法。

一、新化學物質管理

　　職安法第 13 條明定製造者或輸入者對於公告之化學物質清單以外之新化學物質，應向中央主管機關繳交化學物質安全評估報告，並經核准登記始得製造或輸入含有該物質之化學品。為有效管理職安法 13 條所稱之新化學物質，勞動部依母法授權訂定「新化學物質登記管理辦法」，並已於 104 年 1 月 1 日正式實施，關於公告清單查詢、新化學物質登記、資訊公開與相關文件皆可於政府網站取得。未來新化學物質登記資訊將為源頭管制的重要基礎，藉由評估其危害、暴露或風險資訊，可作為後續防範措施與管理的重要依據。

(一) 新化學物質登記管理辦法中之相關名詞定義

1. 化學物質：指自然狀態或經製造過程所得之化學元素或化合物，包括維持產品穩定所需之任何添加劑，或製程衍生而非預期存在於化學物質中之成分。但不包括可分離而不影響物質穩定性，或改變其組成結構之任何溶劑。

2. 天然物質：指未經加工或只經人力、重力、機械等作用，溶解於水、以水萃取、蒸氣蒸餾、浮力、加熱移除水分，或用任何方法從空氣中分離出，且未產生任何化學變化之物質、來自於生物體之大分子，或未經化學加工之天然聚合物。

3. 混合物：指含二種以上不會互相反應之物質、溶液或配方。

4. 成品：指製造過程中，已形成特定形狀或依特定設計之物品。

5. 聚合物：指符合下列條件之化學物質：

   (1) 由一種或多種類型之單體單元，按序列聚合成大分子之化學物質。

   (2) 由三個以上之單體單元，以共價鍵形式相連而成之分子，其在化學物質中之總重量百分比大於百分之五十，且分子量相同者之重量百分比小於百分之五十。

   (3) 分子量分布差異係因其單體單元數目之差異而造成。

6. 百分之二規則之聚合物：指聚合物名稱以單體基礎式命名時，可選擇包括或不包括未滿重量百分之二之單體及反應體，且單體基礎式命名，指聚合物名稱以其組成單體為基礎加以命名者。

7. 中間產物：指於一連串化學反應程序中，部分化學反應程序之產物作為後續反應原料之化學物質。

8. 限定場址中間產物：指在單一場所製造並消耗之中間產物。

9. 雜質：指非預期而存在於化學物質中之成分，源自化學物質原料、反應過程中次要反應或不完全反應；化學物質中之不純物亦屬雜質。最終化學物質中出現之雜質，其為非刻意加入，亦不會增加該化學物質之商業價值。但單一雜質成分含量，不得超過該化學物質之重量百分之十；多重雜質成分總量，不得超過該化學物質之重量百分之二十。

10. 副產物：指在使用或儲存過程中，因環境變化發生化學反應而生成之化學物質。

11. 海關監管化學物質：指儲存於海關監管之碼頭專區、貨棧、貨櫃集散站、保稅倉庫、物流中心或自由貿易港區等，待出口之化學物質。

12. 科學研發用途：指在科學學術環境與控制條件下，執行之科學性實驗、教育、分析或研究等用途。

13.產品與製程研發用途：指在試驗工廠產製試驗，用於發展生產程序或測試物質應用領域之過程，與產品開發或製程物質發展直接相關之研發過程。

14.低關注聚合物：指經中央主管機關審查，並符合下列條件之一者：

(1) 聚合物之數目平均分子量介於一千至一萬道爾頓（Dalton）之間者，其分子量小於五百道爾頓之寡聚合物含量少於百分之十，分子量小於一千道爾頓之寡聚合物含量少於百分之二十五。

(2) 聚合物之數目平均分子量大於一萬道爾頓者，其分子量小於五百道爾頓之寡聚合物含量少於百分之二，且分子量小於一千道爾頓之寡聚合物含量少於百分之五。

(3) 聚酯聚合物。

(4) 不可溶性聚合物（Insoluble Polymers）。

15.致癌性、生殖細胞致突變性或生殖毒性物質第一級化學物質（Carcinogenic, Mutagenic or toxic for Reproduction, CMR）：指化學物質依國家標準CNS15030危害分類，具致癌物質第一級、生殖細胞致突變性物質第一級或生殖毒性物質第一級。

　　為強化新化學物質危害及風險評估，建立源頭管理機制，確保工作者工作時能採取適當安全衛生設備及防護措施，參考日本、韓國、加拿大、澳洲等國作法及歐盟實施化學物質註冊、評估、授權與限制（Registration, Evaluation, Authorisation and Restriction of Chemicals, REACH）法案規定，明定製造者或輸入者，對於中央主管機關公告之既有化學物質清單以外之新化學物質，未向中央主管機關繳交化學物質安全評估報告，並經核准登記前，含有該物質之化學品（包括物質、混合物、物品），不得有製造、輸入之行為。但毒性化學物質管理法、原子能法、藥事法、游離輻射防護法、農藥管理法、爆竹煙火管理條例、消防法等相關法律已規定者，或作為一般日常消費使用及運作風險性小者（如製成品、低危害聚合物、無商業用途之副產物或運作量小等），經中央主管機關公告為不適用者，不在此限。其他相關規定內容如下：

1. 新化學物質於尚未增列公告於既有化學物質清單前（新化學物質多數涉及專利或商業機密保護，於超過申請保護期限時，方納入新增既有化學物質清單），如有相同新化學物質但與前之製造者、輸入者不同時，仍須繳交化學物質安全評估報告，並經核准登記。

2. 繳交之化學物質安全評估報告內容，參考歐盟REACH註冊及國際相關規定，將依照新化學物質之運作量及危害性，採取分級式作法。另為對於小量以科學研究、試驗或教育為用途之新化學物質，予以適當排除適用或簡化需繳交之部分資訊內容，以兼顧鼓勵研發創新之精神。

3. 鑑於新化學物質評估報告內容可能涉及廠商專利或商業機密，為維護勞工安全健康，同時兼顧廠商之商業機密保護需求，參考歐盟實施化學物質註冊、評估、授權與限制（REACH）法案規定，於法規中明定中央主管機關為因應緊急措施或基於維護工作者安全健康，必要時，得揭露部分機密資訊，提供緊急救護、應變之醫護人員或安全衛生專家等特定人員，以增加規範之透明度，並減少疑慮。

中央主管機關為防止危害工作者安全及健康，於審查後得予公開之資訊如下：

(1) 新化學物質編碼。

(2) 危害分類及標示。

(3) 物理及化學特性資訊。

(4) 毒理資訊。

(5) 安全使用資訊。

(6) 為因應緊急措施或維護工作者安全健康，有必要揭露予特定人員之資訊。此資訊範圍如下：

A. 新化學物質名稱及基本辨識資訊。

B. 製造或輸入新化學物質之數量。

C. 新化學物質於混合物之組成。

D. 新化學物質之製造、用途及暴露資訊。

(二) 不適用之新化學物質

中央主管機關公告於資訊網站之化學物質清單以外之新化學物質屬下列性質者，不適用新化學物質管理辦法：

1. 天然物質：未經過物理化學處理之天然物質，屬自然產生於環境中非刻意人工合成之物質，無須針對該物質進行登記。

2. 伴隨試車之機械或設備之化學物質：因僅限於試車階段短暫且少量使用，勞工暴露於該化學物質之風險較低。

3. 於反應槽或製程中正進行化學反應且不可分離之中間產物：因不可分離中間產物立即於製程反應中轉變成另一個物質並消耗殆盡，參考國際作法，予以排除登記。

4. 涉及國家安全或國防需求之化學物質：考量國家安全之國防需求使用之化學物質，其製造或輸入之化學物質具有國家戰略或國防安全之必要性，查國際間化學物質登記制度亦未納入登記範疇。

5. 無商業用途之副產物或雜質：其常因製程或產品良率限制而無法去除或減少，並非刻意加入，亦無商業價值。

6. 海關監管化學物質：海關監管化學物質，貯存於特定之區域，包括海關監管之碼頭專區、貨棧、貨櫃集散站、保稅倉庫、物流中心或自由貿易港區等，未通關進入我國國境，且具有短暫貯存再行出口之特性，勞工暴露該化學物質風險較低。

7. 廢棄物：廢棄物係製造、生產過程或其它行為所排放、丟棄與產生之廢棄化學物質，故將之排除於登記管理範圍。然若該化學物質經過其它程序進行回收、廢棄再製利用，且屬於新化學物質者，則仍應進行新化學物質登記。

8. 已列於公告清單適用百分之二規則之聚合物：因該聚合物係經由各個化學物質單體單元，依不同排列方式與數量所組成，不同組成結構方式，亦可能形成不同之聚合物。當聚合物因改變性質額外加入小於百分之二之化學物質單體，國際間認定其物化與毒理性質無大幅度改變，仍以原聚合物之特性呈現，因此予以排除登記範圍。

9. 混合物：但其組成之化學物質為新化學物質者，不在此限：混合物，指包含兩種以上不會互相反應之化學物質或天然物質之溶液或混合成之物質。國內外商業通用化學化工產品多以混合物型態存在，混合物整體無須登記，但其個別組成之成分如為新化學物質者，仍應進行登記。

10.成品：指於製造過程中已形成特定形狀或依特定設計完成之物品，成品整體無須登記。

11.其他經中央主管機關指定公告者。

（三）新化學物質申請登記

依據辦法規定，於公告清單以外之新化學物質，須經核准登記，方得製造或輸入；而申請新化學物質核准登記，應依適當之類型，繳交化學物質安全評估報告；製造或輸入新化學物質屬於科學研發用途、產品與製程研發用途、限定場址中間產物、聚合物或低關注聚合物者，適用不同登記類型之規定。管理方法皆顯示登記類型的判定，為各項管理分類之依據，新化學物質需針對牛製造或輸入量繳交評估報告之資訊項目，如表 5.12 所列：

表 5.12　年製造或輸入量與登記類型規定（一）

登記類型	年製造或輸入量
標準登記	1 公噸以上
簡易登記	100 公斤以上未達 1 公噸
少量登記	未達 100 公斤

若新化學物質符合下列情形之一者，得依表 5.13 之年製造或輸入量，選擇登記類型：

1. 科學研發用途。
2. 產品與製程研發用途。
3. 限定場址中間產物。
4. 聚合物或低關注聚合物。

表 5.13　年製造或輸入量與登記類型規定（二）

年製造輸入量	科學研發	產品與製程研發	限定場址中間產物	聚合物	低關注聚合物（須登記前確認）
未達 1 公噸	無須登記	少量登記	少量登記	少量登記	無須登記
1 公噸以上未達 10 公噸	簡易登記	簡易登記	簡易登記	簡易登記	少量登記
10 公噸以上	標準登記	標準登記	標準登記	標準登記	

依據辦法規定，製造者或輸入者應依其新化學物質之登記類型，按中央主管機關所訂之技術指引及登記工具，繳交評估報告，申請核准登記。其申請核准登記之類型及應繳交評估報告之資訊項目及內容如下：

1. 標準登記：
   (1) 登記人及物質基本辨識資訊：登記人資訊、物質辨識資訊。
   (2) 物質製造、用途及暴露資訊：製造及輸入資訊、用途資訊、暴露資訊。
   (3) 危害分類與標示：物理性危害、健康危害、環境危害、標示內容。
   (4) 安全使用資訊：急救措施、滅火措施、意外洩漏處理措施、處置及儲存、運輸資訊、暴露控制 / 個人防護、安定性及反應性、廢棄處置方法。
   (5) 物理及特性化學資訊：物質狀態、熔點 / 凝固點、沸點、密度、分配係數：正辛醇 / 水、水中溶解度、蒸氣壓、閃火點、易燃性、爆炸性、氧化性、pH 值、自燃溫度、黏度、金屬腐蝕性。
   (6) 毒理資訊：急毒性：吞食、吸入、皮膚、皮膚刺激性/腐蝕性、眼睛刺激性、皮膚過敏性、基因毒性、基礎毒物動力學、重複劑量毒性：吞食、吸入、皮膚、生殖 / 發育毒性、致癌性。
   (7) 危害評估資訊：物化特性對人體危害評估、健康危害評估。
   (8) 暴露情境資訊：暴露情境描述、暴露量估計、風險特徵描述。
2. 簡易登記：
   (1) 登記人及物質基本辨識資訊：登記人資訊、物質辨識資訊。
   (2) 物質製造、用途及暴露資訊：製造及輸入資訊、用途資訊、暴露資訊。
   (3) 危害分類與標示：物理性危害、健康危害、環境危害、標示內容。
   (4) 安全使用資訊：急救措施、滅火措施、意外洩漏處理措施、處置及儲存、運輸資訊、暴露控制 / 個人防護、安定性及反應性、廢棄處置方法。
   (5) 物理及化學特性資訊：物質狀態、熔點 / 凝固點、沸點、密度、分配係數：正辛醇 / 水、水中溶解度。
3. 少量登記：
   (1) 登記人及物質基本辨識資訊：登記人資訊、物質辨識資訊。
   (2) 物質製造、用途資訊：製造及輸入資訊、用途資訊。

再者，若新化學物質符合科學研發用途、產品與製程研發用途或經中央主管機關指定公告者，申請人除使用登記工具繳交評估報告外，應另繳交中央主管機關指定之相關資料。若申請核准登記之新化學物質，符合簡易登記及少量登記類型者，經確認該新化學物質屬 CMR 物質第一級時，中央主管機關得要求申請人依標準登記之規定辦理。

中央主管機關依登記類型發給核准登記文件之有效期間如下：

1. 標準登記：五年。

2. 簡易登記：二年。

3. 少量登記：二年。但少量登記之低關注聚合物之有效期間為五年。

前項簡易登記、少量登記之核准登記文件有效期間屆滿前三個月，登記人得申請展延，經審查後發給新登記文件。

例題 05

某工廠研發時，需自行輸入中央主管機關公告之化學物質清單以外之新化學物質，依職業安全衛生法規定，請回答下列問題：　　　　　　　【104.11 乙安】

1. 自行輸入新化學物質時，除繳交化學物質安全評估報告外，並需取得何種文件才能輸入？

2. 中央主管機關審查化學物質安全評估報告後，得予公開哪些資訊？（請列舉4 項）

解答

1. 依據「職業安全衛生法」第 13 條規定，自行輸入新化學物質時，除繳交化學物質安全評估報告外，並需取得核准登記文件才能輸入。

2. 依據「職業安全衛生法施行細則」第 18 條規定，中央主管機關審查化學物質安全評估報告後，得予公開之資訊如下列：

   (1) 新化學物質編碼。

   (2) 危害分類及標示。

   (3) 物理及化學特性資訊。

   (4) 毒理資訊。

   (5) 安全使用資訊。

   (6) 為因應緊急措施或維護工作者安全健康，有必要揭露予特定人員之資訊。

二、優先管理化學品

　　參考歐盟、日本、美國等國家，將高危害或高產量之危害性化學品，列為優先評估及管理之對象，要求通報運作相關資料，以掌握高關切化學品之流布，及重大潛在風險場所之運作資訊，建立以風險為基礎之管理機制。政府於 103 年 12 月發布「優先管理化學品之指定及運作管理辦法」，規定優先管理化學品之定義、範圍、報請備查之運作資料內容、程序、辦理期限等內容，凡是運作經中央主管機關指定之優先管理化學品，製造者、輸入者、供應者或雇主須將其運作資料報請中央主管機關備查。藉此，瞭解我國產業實際運作情形，並透過運作資料之蒐集與評估，進一步評估暴露風險之參考依據，作為後續管制許可措施之篩選與指定依據。

(一) 適用範圍

　　廠商須利用「化學品報備與許可工具」判別其運作之危害性化學品是否屬於法規規定之優先管理化學品，包括：

1. 職安法第 29 條第 1 項第 3 款及第 30 條第 1 項第 5 款規定，有關未滿十八歲勞工及女性勞工母性健康保護之規定，對可能影響少年勞工安全與健康，或可能影響女性勞工於妊娠與哺乳期間對於母體或胎（幼）兒健康之危害性化學品，明列為優先管理化學品。如下所列之化學品：

   (1) 黃磷。

   (2) 氯氣。

   (3) 氰化氫。

   (4) 苯胺。

   (5) 鉛及其無機化合物。

   (6) 六價鉻化合物。

   (7) 汞及其無機化合物。

   (8) 砷及其無機化合物。

   (9) 二硫化碳。

   (10) 三氯乙烯。

   (11) 環氧乙烷。

   (12) 丙烯醯胺。

(13) 次乙亞胺。

(14) 含有 1 至 13 列舉物占其重量超過 1% 之混合物。

(15) 其他經中央主管機關指定者。

2. 依國家標準 CNS 15030 分類，屬下列化學品之一，並經中央主管機關指定公告者，所定優先管理化學品應報請備查之濃度及任一運作行為年運作總量如表 5.14：

    (1) 致癌物質、生殖細胞致突變性物質、生殖毒性物質。

    (2) 呼吸道過敏物質第一級。

    (3) 嚴重損傷或刺激眼睛物質第一級。

    (4) 特定標的器官系統毒性物質屬重複暴露第一級。

表 5.14　本款所定優先管理化學品應報請備查之濃度及任一運作行為年運作總量

健康危害分類	濃度（重量百分比）	任一運作行為年運作總量
致癌物質第一級	≧ 1%	─
生殖細胞致突變性物質第一級	≧ 1%	─
生殖毒性物質第一級	≧ 1%	─
致癌物質第二級	≧ 1%	1 公噸
生殖細胞致突變性物質第二級	≧ 1%	1 公噸
生殖毒性物質第二級	≧ 1%	1 公噸
呼吸道過敏物質第一級	≧ 1%	1 公噸
嚴重損傷／刺激眼睛物質第一級	≧ 1%	1 公噸
特定標的器官系統毒性物質－重複暴露第一級	≧ 1%	1 公噸

3. 依國家標準 CNS 15030 分類，具物理性危害或健康危害，且其最大運作總量達附表 5.15 規定之臨界量，並經指定公告之化學品。

4. 其他經中央主管機關指定公告者。

表 5.15　優先管理化學品之危害分類及臨界量規定

化學品危害分類		臨界量（噸）
健康危害	急毒性物質 －第 1 級（吞食、皮膚接觸、吸入）	5
	急毒性物質 －第 2 級（吞食、皮膚接觸、吸入） －第 3 級（吞食、皮膚接觸、吸入）	50
	特定標的器官系統毒性物質－單一暴露 －第 1 級	50
物理性危害	爆炸物 －不穩定爆炸物 － 1.1 組、1.2 組、1.3 組、1.5 組、1.6 組	10
	爆炸物 － 1.4 組	50
	易燃氣體 －第 1 級或第 2 級	10
	易燃氣膠 －第 1 級或第 2 級（含易燃氣體第 1、2 級或易燃液體第 1 級）	150
	易燃氣膠 －第 1 級或第 2 級（不含易燃氣體第 1、2 級或易燃液體第 1 級）	5,000
	氧化性氣體 －第 1 級	50
	易燃液體 －第 1 級 －第 2 級或第 3 級，儲存溫度超過其沸點者	10
	易燃液體 －第 2 級或第 3 級，儲存溫度低於其沸點，在特定製程條件下（如高溫或高壓），可能產生重大危害事故者	50
	易燃液體 －第 2 級或第 3 級，非屬上述兩種特殊狀況者	5,000
	自反應物質及有機過氧化物 －自反應物質 A 型或 B 型 －有機過氧化物 A 型或 B 型	10
	自反應物質及有機過氧化物－ －自反應物質 C 型、D 型、E 型或 F 型 －有機過氧化物 C 型、D 型、E 型或 F 型	50

化學品危害分類		臨界量（噸）
物理性危害	發火性液體及固體 －發火性液體第 1 級、發火性固體第 1 級	50
	氧化性液體及固體 －氧化性液體第 1、第 2 或第 3 級 －氧化性固體第 1、第 2 或第 3 級	50
	禁水性物質 －第 1 級	100

備註：
1. 表中臨界量為運作場所中，於任一時間存在之最大數量（含純物質或混合物），包括製造、輸入、供應、處置或使用等運作行為。
2. 運作者運作二種以上屬於 CNS15030 分類，具物理性危害或健康危害，且其最大運作總量達規定之臨界量之優先管理化學品，其個別之最大運作總量未達本表之臨界量者，應另下列公式計算其總和。

$$總和 = \frac{甲化學品最大運作總量}{甲化學品臨界量} + \frac{乙化學品最大運作總量}{乙化學品臨界量} + \cdots$$

其總和大於一，仍應報請備查：
3. 若運作場所中，該優先管理化學品之最大運作總量等於或小於該臨界量百分之二時，得免納入總和計算。
4. 當化學品危害性包含二個以上之危害分類時，應以其危害分類中臨界量最低者計算總和。

　　優先管理化學品係以「危害性化學品標示及通識規則」之危害分類及標示，作為危害判定及篩選之基礎，故其排除之化學品比照該規則。故下列物品不適用於「優先管理化學品之指定及運作管理辦法」：

1. 事業廢棄物。
2. 菸草或菸草製品。
3. 食品、飲料、藥物、化粧品。
4. 製成品。
5. 非工業用途之一般民生消費商品。
6. 滅火器。
7. 在反應槽或製程中正進行化學反應之中間產物。
8. 其他經中央主管機關指定者。

(二) 最大運作量計算與評估

　　所謂最大運作總量指運作場所中之優先管理化學品，在任一時間存在之最大數量，包括製造、輸入、供應、或供工作者處置、使用等運作行為。因此，

運作者需自行判斷及加總整個工廠廠區範圍中，優先管理化學品在任一時間點且考量各運作行為下，可能在運作場所內出現之最大數量。當運作者之運作行為僅屬輸入或供應，且僅有營業處所而無實際運作化學品之場所，應以該年度中最大一次之輸入數量或買賣交易數量作為其最大運作總量。

依據前述之適用範圍，除了未滿十八歲勞工及女性勞工母性健康保護規定之危害性化學品、及經由中央主管機關指定公告之危害性化學品（含其混合物），若依國家標準 CNS 15030 分類（GHS 分類），屬於致癌、生殖細胞致突變性或生殖毒性（CMR）第一級之化學品，無論其運作之數量級距，均須報請備查；以及依國家標準 CNS 15030 分類，具健康或物理性危害，且其最大運作總量達到表 5.15 之臨界量規定，也屬於優先管理化學品。

再者，管理辦法於第 9 條規定，當個別化學品之最大運作總量未達臨界量時，考量整廠總量之整體危害，因此須以總和計算方式確認該運作場所是否須報請備查。依下列計算方式評估：

$$總和 = \frac{甲化學品最大運作總量}{甲化學品臨界量} + \frac{乙化學品最大運作總量}{乙化學品臨界量} + \cdots$$

儘管個別化學品之最大運作總量未達表 5.15 規定之臨界量，然而當整個廠區範圍內存在多種化學品，且都以一定比例以上之運作量存在於現場時，被視為對整體危害具有一定程度之風險。因此，需進一步計算整廠之總和，加總各個化學品之最大運作總量與其臨界量之比值，當總和大於一者，仍應依規定報請備查。

運作者在計算總和時，需考量以下計算原則：

1. 若運作場所中，該優先管理化學品之最大運作總量等於或小於該臨界量百分之二時，得免納入總和計算。

2. 當化學品危害性包含二個以上之危害分類時，應以其危害分類中臨界量最低者計算總和。

例題 06

已知某工廠中儲存並使用煤油，其最大運作總量約為 100 公斤（0.1 噸），是否需納入優先管理化學品之總和計算？

已知煤油之 GHS 危害辨識資料如下所示：

危害辨識資料	易燃液體第 3 級 腐蝕／刺激皮膚物質第 3 級 吸入性危害物質第 1 級

解答

1. 由煤油之 GHS 危害辨識資料可知其危害包含二個以上之危害分類，對照表 5.15 優先管理化學品之危害分類及臨界量規定，確認煤油之危害分類結果中如下：

危害分類	臨界量（噸）
易燃液體第 3 級	50
腐蝕／刺激皮膚物質第 3 級	—
吸入性危害物質第 1 級	—

2. 當化學品危害性包含二個以上之危害分類時，應以其危害分類中臨界量最低者計算總和，上表顯示僅單一危害具有規範之臨界量，故煤油之臨界量為 50 噸。

3. 將煤油操作量 0.1 噸及臨界量 50 噸代入總和之計算公式

$$總和 = \frac{煤油最大運作總量}{煤油臨界量} = \frac{0.1}{50} = 0.002 = 0.2\% \leq 2\%$$

煤油之最大運作總量等於或小於其臨界量 2% 時，免納入總和計算。

例題 07

請依據下列條件，判斷化學品是否為須報請備查的優先管理化學品？

1. 丙烯醯氨試劑 20g，重量百分比濃度 99.5%。

2. 含有甲醛重量百分比濃度 1.5% 的抗皺免燙整理劑，最大運作總量 0.01 噸。

3. 含正己烷（<1%）之環保去漬油最大運作總量 100 噸，其危害特性之臨界量如下：

易燃液體第 2 級	5,000 噸
生殖毒性物質第 2 級	50 噸
特定標的器官系統毒性第 1 級	50 噸

4. 同上，若環保去漬油所含正己烷濃度為 5% 時

5. 危害成分中含有化學品「乙醛」40% 之混合物 A，最大運作總量為 0.5 噸。已知混合物 A 之 GHS 危害分類為生殖細胞致突變性物質第 2 級、致癌物質第 2 級。

解答

1. 需報請備查。丙烯醯氨屬於職安法第 29 條第 1 項第 3 款及第 30 條第 1 項第 5 款規定，明列之優先管理化學品。依規定當其重量白分比 ≥ 1% 時，無運作量的限制都須報備。

2. 需報請備查。甲醛為 CMR 第 1 級之優先管理化學品，依規定當其重量百分比 ≥ 1% 時，無運作量的限制都須報備。

3. 當化學品危害性包含二個以上之危害分類時，應以其危害分類中臨界量最低者計算總和，由表可知臨界量為 50 噸。因為環保去漬油最大運作總量 100 噸大於臨界量 50 噸，故需報請備查。

4. 因為環保去漬油具有生殖毒性第 2 級與特定標的器官系統毒性第 1 級，依據表 5.14 規定，當具備此特性，且最大運作總量大於 1 噸時，需報請備查。

5. 混合物 A 之 GHS 危害分類為生殖細胞致突變性物質第 2 級、致癌物質第 2 級。依據 5.14 規定當具備此特性，且最大運作總量大於 1 噸時，需報請備查，依題意僅有 0.5 噸，故無需報請備查。

例題 08

針對下表未達臨界量之各類危害性化學品，嘗試利用總和計算，評估是否需報請備查。

危害性化學品	最大運作總量	臨界量
甲化學物質 (含毒性物質 (吞食) 第 1 級)	0.05 噸	5 噸
乙化學物質 (易燃液體第 2 級)	20 噸	50 噸
丙化學物質 (易燃液體第 1 級)	8 噸	10 噸
丁化學物質 (自反應物質及有機過氧化物)	0.1 噸	10 噸

解答

依據總和計算原則，甲化學物質、丁化學物質總和值均 ≤ 2%，免列入計算

$$總和 = \frac{乙化學物質最大運作總量}{乙化學物質臨界量} + \frac{丙化學物質最大運作總量}{丙化學物質臨界量}$$

$$= \frac{20}{50} + \frac{8}{10} = 1.2$$

因為總和大於 1，故對總和計算造成貢獻的乙、丙兩種化學物質應辦理備查。

概念 補帖

優先管理化學品報請備查判定概念

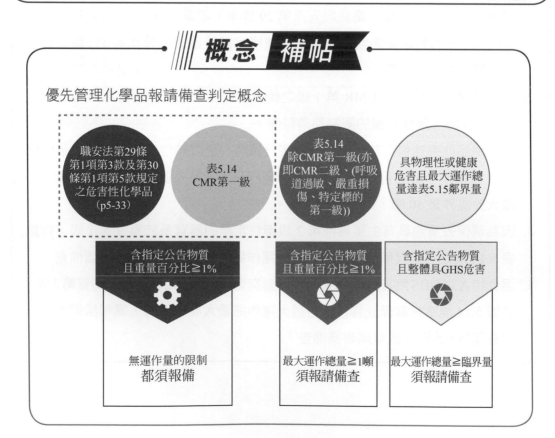

職安法第29條第1項第3款及第30條第1項第5款規定之危害性化學品 (p5-33)

表5.14 CMR第一級

表5.14 除CMR第一級(亦即CMR二級、(呼吸道過敏、嚴重損傷、特定標的第一級))

具物理性或健康危害且最大運作總量達表5.15鄰界量

含指定公告物質且重量百分比≥1%
無運作量的限制
都須報備

含指定公告物質且重量百分比≥1%
最大運作總量≥1噸
須報請備查

含指定公告物質且整體具GHS危害
最大運作總量≥臨界量
須報請備查

(三) 優先管理化學品運作資料內容

優先管理化學品報請備查應繳交之運作資料內容，用以協助廠商準備運作資料相關內容。運作者對於中央主管機關所訂定之優先管理化學品，應依下列資料報請中央主管機關備查，並每年定期更新，主要分為：

● 運作者基本資料、優先管理化學品運作資料。

● 附加運作資料：經中央主管機關通知補充其他相關運作資料，以供中央主管機關評估優先管理化學品之暴露風險。

1. 運作者基本資料：廠商須至「化學品報備與許可平台（簡稱 PRoChem 平台）」據實填寫相關資料進行帳號申請。運作者基本資料分為四大部分：運作者登記資料、運作場所資料、聯絡人資料，以及聲明及相關登記文件。

2. 優先管理化學品運作資料：廠商利用「化學品報備與許可工具」完成優先管理化學品判別，經判別之結果須報請備查者，應填寫優先管理化學品運作資料。運作資料分為兩大部分：化學品辨識資料、實際運作資料。

3. 優先管理化學品運作資料：附加運作資料：經中央主管機關通知補充其他相關運作資料，以供中央主管機關評估優先管理化學品之暴露風險。

三、管制性化學品

參考國際勞工公約及日、韓、澳、歐盟等國作法，針對具致癌、生殖細胞致突變和生殖毒性等應高度關注化學物質（Substance of Very High Concern, SVHC），並具有高暴露風險之化學品，均限制不得製造、輸入、供應或供工作者處置、使用。依職安法第 14 條，製造者、輸入者、供應者或雇主，對於經中央主管機關指定之管制性化學品，不得製造、輸入、供應或供工作者處置、使用。此管制性化學品為針對引起致癌、生殖細胞致突變和生殖毒性化學品等高度關注物質，並具有高暴露風險者，均限制管制為不得製造、輸入、供應或供工作者處置、使用。

(一) 適用範圍

藉由優先管理化學品運作報請備查資料，依其危害性及運作量與暴露資訊，評估勞工可能暴露的風險，進而由施行細則第 19 條公告稱之管制性化學品之項目為：

1. 上述優先管理化學品中，經中央主管機關評估具高度暴露風險者。

2. 其他經中央主管機關指定公告者。

　　考量我國工作場所已訂有特定化學物質危害預防標準，禁止或限制特定物質之製造或使用，以預防該物質之危害，故本辦法優先以該標準規定之甲類、乙類特定化學物質作為指定公告物質，適用本辦法之規定，需申請運作許可（如表 5.16）。另未納入表 5.16 之化學品，未來仍將依其危害及暴露風險，進一步評估及篩選後，分階段指定公告為管制性化學品。

　　另外，因「危害性化學品標示及通識規則」第 4 條已訂有不適用該規則之規定，故「管制性化學品之指定及運作許可管理辦法」其排除之化學品比照該規則。

表 5.16　管制性化學品

項目	化學品名稱
1	黃磷火柴
2	聯苯胺及其鹽類
3	4- 胺基聯苯及其鹽類
4	4- 硝基聯苯及其鹽類
5	β- 萘胺及其鹽類
6	二氯甲基醚
7	多氯聯苯
8	氯甲基甲基醚
9	青石綿、褐石綿
10	甲基汞化合物
11	五氯酚及其鹽類
12	二氯聯苯胺及其鹽類
13	α- 萘胺及其鹽類
14	鄰 - 二甲基聯苯胺及其鹽類
15	二甲氧基聯苯胺及其鹽類
16	鈹及其化合物
17	三氯甲苯
18	含苯膠糊 [含苯容量占該膠糊之溶劑（含稀釋劑）超過百分之五者。]
19	含有 2 至 16 列舉物占重量超過百分之一隻混合物（鈹合金時，含有鈹占其重量超過百分之三為限）；含有 17 列舉物占其重量超過 0.5% 之混合物。
20	其他經中央主管機關指定者。

(二) 運作許可申請

運作者申請前條管制性化學品運作許可，應檢附下列資料：

1. 運作者基本資料：運作者若須申請管制性化學品運作許可，須填寫運作者基本資料表提供相關資訊。

2. 管制性化學品運作資料：為確保工作者作業環境條件足以達到保護工作者安全健康之目的，運作許可申請資料參採各國管制許可要求資訊，並輔以我國既有相關管理法規之符合性，進行許可審核。若運作者屬從國外進口管制性化學品，且無貯存場所，相關化學品以透過交易行為販售至其他事業單位者，暴露控制措施得不適用，但其他如化學品辨識資訊、實際運作資料等，仍應依實際情形填寫，並依本辦法申請運作許可。

前項之申請，應依中央主管機關公告之方法，登錄於指定之資訊網站，並依中央主管機關公告之收費標準繳納費用。

為降低廠商之衝擊，申請之管制性化學品為混合物者，若成分相同而濃度不同，但運作用途、危害性與暴露控制措施相同時，得合併申請運作許可。經審核許可者，將於許可文件上註明合併申請之管制性化學品名稱。另外，為使申請許可之資料內容有所依據及協助符合法規要求，中央主管機關將訂定相關作業指引，針對各項許可申請資料內容，提供參考資料來源與要求，協助運作者申請運作許可。

(三) 許可期間及查核管理

管制性化學品之許可文件，應記載下列事項：

1. 許可編號、核發日期及有效期限。

2. 運作者名稱及登記地址。

3. 運作場所名稱及地址。

4. 許可運作事項：

    (1) 管制性化學品名稱。

    (2) 運作行為及用途。

5. 其他備註事項。

許可文件之有效期限為五年，中央主管機關基於維護工作者安全與健康，得依化學品之高危害性或運作者實際管理情形，必要時，得縮短許可之有效期限為三年，以防止相關運作行為可能對暴露工作者造成潛在危害。

運作者於前項期限屆滿仍有運作需要者，應於期滿前三個月至六個月期間，依規定重新提出申請。

1. 試解釋下列名詞： 【103.11 甲衛】
   (1) 優先管理化學品
   (2) 管制性化學品

2. 有關化學品健康危害分級管理（Control Banding），試回答下列問題：
   (1) 國際勞工組織（ILO）所發展之國際化學品管理工具（International Chemical Control Toolkit），係以哪些因素作為化學暴露風險分級判定之項目？
   (2) 請列舉 5 項推動化學品健康危害分級管理的優點。 【101.07 乙安】

3. 我國已經將化學品分級管理納入「職業安全衛生法」中。請說明何謂「化學品分級管理」？其英文名稱為何？實施「化學品分級管理」的理由何在？它和過去的化學品管理將有什麼不同？ 【102 年工業安全技師 - 工業衛生概論】

4. 試簡要回答下列有關職業安全衛生法規之問題： 【103.11 甲衛】
   (1) 何謂化學品暴露評估？
   (2) 何謂化學品分級管理？
   (3) 運作 2 種以上經中央主管機關指定公告具物理性危害或健康危害之優先管理化學品，其最大運作總量之臨界量的加總計算方法為何？

5. 某化學工廠（勞工人數為 600 人）在室內使用正己烷溶劑（勞工作業場所容許暴露標準為 50ppm）進行攪拌混合，請問： 【106.3 甲衛】
   (1) 依危害性化學品評估及分級管理辦法規定，該廠應如何運用其作業環境監測結果與勞工作業場所容許暴露標準，決定其定期實施危害性化學品評估之頻率？
   (2) 對於化學品暴露評估結果，該廠應如何依風險等級，分別採取控制或管理措施？

6. (1) 請說明依危害性化學品評估及分級管理辦法及技術指引規定，雇主使勞工製造、處置、使用符合何條件化學品，應採取分級管理措施？請說明如何實施分級管理措施（請以國際勞工組織國際化學品分級管理 CCB 說明）？ 【105.7 甲衛】
   (2) 使用之化學品依勞工作業場所容許暴露標準已定有容許暴露標準者，如何實施分級管理措施（請就事業單位勞工人數達 500 人規模說明）？又請說明依風險等級，分別採取控制或管理措施為何？

7. 請回答下列有關我國化學品健康危害分級管理（Chemical Control Banding, CCB）工具之問題： 【107.3 甲衛】
   (1) 何謂 CCB 工具？
   (2) 扼要說明 CCB 各步驟及其內容。
   (3) CCB 工具有何限制或不足之處？

8. 甲、乙兩家汽車維修廠，依勞工作業環境監測實施辦法實施作業環境監測，對於空氣中甲苯之暴露評估結果，8 小時日時量平均暴露濃度分別為 120 ppm 及 80ppm（甲苯 8 小時日時量平均容許濃度為 100ppm），依危害性化學品評估及分級管理辦法規定，請問甲、乙兩廠之風險等級分屬第幾級管理？應分別採取哪些控制或管理措施？ 【108.3 乙安】

Chapter 06 | 勞工作業環境監測及作業場所容許暴露標準

6-1 前言

目前國內現行法令之「職業安全衛生法」規定雇主對於經中央主管機關指定之作業場所，應依規定實施作業環境監測，以避免勞工因職業因素暴露於各種危害因子，而造成健康危害。作業環境監測之目的，除作為評估勞工暴露狀況，確保勞工作業場所之危害暴露低於容許濃度標準外，尚包括掌握作業環境實態，作為工程控制或行政管理之參考依據，因此，作業環境監測計畫為未來事業單位中重要的工作項目之一，不但需符合法令政策，更重要的是保障員工健康與雇主權益。完整的作業環境監測計畫，應明確的指出事業單位的環境監測政策及目標、妥善的組織配置、規劃與執行環境監測工作，以及持續地改善工作環境及再評估，期間並透過不斷的檢討改進，使政策目標得以順利進行。

另外，職業安全衛生法參考各國作法，訂定容許暴露標準（Permissible Exposure Limit, PEL），規範勞工於作業場所因暴露於危害化學物質或噪音、振動等工作環境，有危害健康或罹患職業疾病之虞，雇主應採取必要之措施，以確保勞工之危害暴露低於該標準，提供源頭改善處理方式與建議。

6-2 作業環境監測之實施

作業環境監測係指為掌握勞工作業環境實態與評估勞工暴露狀況，所採取之規劃、採樣、監測、分析及評估。因此，作業環境監測，不只是消極的用於瞭解勞工每日接受的危害因子之暴露劑量或長期累積之危害性，而必須更進一步積極的將監測結果做為改善環境之參考依據，以達預防危害之目的。依據「勞工作業環境監測實施辦法」第 10 條：雇主實施作業環境監測前，應就作業環境危害特性、監測目的及中央主管機關公告之相關指引，規劃採樣策略，並訂定含採樣策略之作業環境監測計畫，確實執行，並依實際需要檢討更新。提供產

業界早期發現作業環境中的危害因子，以進行源頭管理與改善，避免職業傷病。而作業環境監測計畫，雇主應於作業勞工顯而易見之場所公告或以其他公開方式揭示，必要時向勞工代表說明，並於監測 15 日前，依中央主管機關公告之網路登陸系統及格式，實施通報。

一、作業環境監測場所

依據「勞工作業環境監測實施辦法」，雇主對於經中央主管機關指定之作業場所應依規定訂定作業環境監測計畫及實施監測，但臨時性作業、作業時間短暫或作業期間短暫之作業場所，不在此限。惟臨時性作業、作業時間短暫或作業期間短暫，其勞工暴露型態雖然有別於經常性之長時間暴露，勞工暴露仍有一定風險，雇主仍應符合「勞工作業場所容許暴露標準」所列之「短時間時量平均容許濃度」或「最高容許濃度」之規定，除非雇主經確認未超出前述容許暴露標準，方得排除定期監測之規定。

相關定義如下：

1. 作業環境監測：指為掌握勞工作業環境實態與評估勞工暴露狀況，所採取之規劃、採樣、測定及分析之行為。

2. 臨時性作業：指正常作業以外之作業，其作業期間不超過三個月，且一年內不再重複者。

3. 作業時間短暫：指雇主使勞工每日作業時間在一小時以內者。

4. 作業期間短暫：指作業期間不超過一個月，且確知自該作業終了日起六個月，不再實施該作業者。

5. 相似暴露族群：指工作型態、危害種類、暴露時間及濃度大致相同，具有類似暴露狀況之一群勞工。

6. 管理審查：為高階管理階層依預定時程及程序，定期審查計畫及任何相關資訊，以確保其持續之適合性與有效性，並導入必要之變更或改進。

作業環境監測可區分為物理性與化學性因子，其規劃之監測範圍及時間如下：

(一) 化學性因子作業環境監測

1. 設有中央管理方式之空氣調節設備之建築物室內作業場所，應每六個月監測二氧化碳濃度一次以上。

2. 坑內作業場所，應每六個月監測粉塵、二氧化碳之濃度一次以上。

3. 粉塵危害預防標準所稱特定粉塵作業場所，應每六個月監測粉塵濃度一次以上。

4. 製造、處置或使用有機溶劑之作業場所，經中央主管機關規定者，應每六個月監測其濃度一次以上。規定之有機溶劑計有第一種有機溶劑 7 種與第二種有機溶劑 41 種。

5. 製造、處置或使用中央主管機關規定之特定化學物質之作業場所，應每六個月監測其濃度一次以上。

    規定之特定化學物品如下：

    (1) 甲類物質：聯苯胺及其鹽類、4－胺基聯苯及其鹽類、β－苯胺及其鹽類、多氯聯苯、五氯酚及其鈉鹽，共計 5 種。

    (2) 乙類物質：二氯聯苯胺及其鹽類、α- 萘胺及其鹽類、鄰－二甲基聯苯胺及其鹽類、二甲氧基聯苯胺及其鹽類、鈹及其化合物，共計 5 種。

    (3) 丙類第一種物質：次乙亞胺、氯乙烯、丙烯腈、氯、氰化氫、溴甲烷、二異氰酸甲苯、碘甲烷、硫化氫、硫酸二甲酯、苯、對－硝基氯苯、氟化氫，共計 13 種。

    (4) 丙類第三物質：石綿、鉻酸及其鹽類、砷及其化合物、重鉻酸及其鹽類、鎘及其化合物、汞及其無機化合物、錳及其化合物、煤焦油、氰化鉀、鎳及其化合物，共計 10 種。

    (5) 丁類物質：硫酸，共計 1 種。

6. 接近煉焦爐或於其上方從事煉焦之場所，應每六個月監測溶於苯之煉焦爐生成物之濃度一次以上。

7. 鉛中毒預防規則所稱鉛作業之作業場所，應每年監測鉛濃度一次以上。

8. 四烷基鉛中毒預防規則所稱四烷基鉛作業之作業場所，應每年監測四烷基鉛濃度一次以上。

9. 其他經中央主管機關指定者。

    製造、處置或使用下列化學物質其重量比超過百分之五混合物作業：

    A. 溴丙烷。

    B. 1,3 - 丁二烯。

    C. 銦及其化合物。

(二) 物理性因子作業環境監測

1. 勞工噪音暴露工作日八小時日時量平均音壓級 85 分貝以上之作業場所，應每六個月監測噪音一次以上。

2. 高溫作業場所，其勞工工作日時量平均綜合溫度熱指數在中央主管機關規定值以上時，應每三個月監測綜合溫度熱指數一次以上。

3. 其他經中央主管機關指定者。

依據辦法第 7 條，設有中央管理方式之空氣調節設備之建築物室內作業場所、坑內作業場所及勞工噪音暴露工作日八小時日時量平均音壓級八十五分貝以上之作業場所，雇主應依規定，實施作業環境監測，但臨時性作業、作業時間短暫或作業期間短暫之作業場所，不在此限；而辦法第 8 條對於高溫作業場所，勞工工作日時量平均綜合溫度熱指數在中央主管機關規定值以上者、粉塵危害預防標準所稱之特定粉塵作業場所、製造、處置或使用規定之有機溶劑作業場所、製造、處置或使用規定之特定化學物質作業場所、接近煉焦爐或於其上方從事煉焦作業之場所、鉛中毒預防規則所稱鉛作業之作業場所及四烷基鉛中毒預防規則所稱四烷基鉛作業之作業場所之作業，屬臨時性作業、作業時間短暫或作業期間短暫，且勞工不致暴露於超出勞工作業場所容許暴露標準所列有害物之短時間時量平均容許濃度，或最高容許濃度之虞者，得不受前項規定之限制。

上述應實施作業環境監測之作業場所，依據辦法第 9 條規定，雇主於引進或修改製程、作業程序、材料及設備時，應評估其勞工暴露之風險，有增加暴露風險之虞者，應即實施作業環境監測。

概念 補帖

職業安全衛生法規定應實施作業環境監測之作業場所：

口訣：坑 內 空 氣 造 成 高 溫 及 鉛 粉 中 毒

| 坑內 | 空氣調節設備之室內場所 | 噪音 | | 高溫 | | 鉛、四烷基鉛 | 粉塵 | ·有機溶劑
·特定化學物質
·煉焦爐（苯）
·其他 |

相似提醒：職業安全衛生法規定之特別危害健康作業：（第 12 章）

口訣：氣 溫 遊 玩 造 成 鉛 粉 中 毒

| 異常氣壓 | 高溫 | 游離輻射 | 四烷基鉛 | 噪音 | | 鉛 | 粉塵 | ·有機溶劑（7 種）
·特定化學物質（23 種）
·黃磷
·聯吡啶或巴拉刈
·其他（溴丙烷、1, 3- 丁二烯、
銦及其化合物） |

相似提醒：職業安全衛生法第 19 條規定之特殊危害作業

口訣：氣 溫 高 要 喝 精 力 湯

| 異常氣壓 | 高溫 | 高架作業 | | 精密作業 | 重體力 |

Chapter 6

勞工作業環境監測及作業場所容許暴露標準

二、執行人員及資格

　　作業環境監測需要操作複雜之測量儀器，運用一套合理的方法及程序，決定實施作業環境監測之處所及採樣規劃，負責作業環境監測有關人員應具備足夠的能力，訂定含採樣策略之作業環境監測計畫，以進行辨識、評估及控制作業環境相關之危害。監測人員分類及資格如下：

1. 甲級化學性因子監測人員為領有下列證照之一者：
   (1) 領有工礦衛生技師證書。
   (2) 領有化學性因子作業環境監測甲級技術士證照。
   (3) 領有中央主管機關發給作業環境監測服務人員證明並經講習。
2. 甲級物理性因子監測人員為領有下列證照之一者：
   (1) 領有工礦衛生技師證書。
   (2) 領有物理性因子作業環境監測甲級技術士證照。
   (3) 領有中央主管機關發給作業環境監測服務人員證明並經講習。
3. 乙級化學性因子作業環境監測人員，應領有化學性因子作業環境監測乙級技術士證照。
4. 乙級物理性因子作業環境監測人員，應領有物理性因子作業環境監測乙級技術士證照。

　　另外，雇主實施作業環境監測時，應設置或委託作業環境監測機構辦理。但監測項目屬物理性因子或得以直讀式儀器有效監測之下列化學性因子者，得雇用乙級以上之作業環境監測人員或委由執業之職業衛生技師（工礦衛生技師）辦理：

1. 二氧化碳。
2. 二硫化碳。
3. 二氯聯苯胺及其鹽類。
4. 次乙亞胺。
5. 二異氰酸甲苯。
6. 硫化氫。
7. 汞及其無機化合物。
8. 其他經中央主管機關指定公告者。

三、作業環境監測計畫與採樣策略

依「勞工作業環境監測實施辦法」規定，雇主應依組織之規模或性質，並諮詢工會或勞工代表之意見，訂定書面之作業環境監測政策，以展現符合法規、預防職業病及持續改善之承諾。雇主實施作業環境監測前，應就作業環境危害特性、監測目的及中央主管機關公告之相關指引，規劃採樣策略，並訂定含採樣策略之作業環境監測計畫，確實執行，並依實際需要檢討更新。事業單位從事特別危害健康作業之勞工人數在 100 人以上，或依「勞工作業環境監測實施辦法」規定應實施化學性因子作業環境監測，且勞工人數 500 人以上者，監測計畫應由下列人員組成監測評估小組研訂之：

1. 工作場所負責人。
2. 依職業安全衛生管理辦法設置之職業安全衛生人員。
3. 受委託之執業工礦衛生技師。
4. 工作場所作業主管。

游離輻射作業或化學性因子作業環境監測依規定得以直讀式儀器監測方式為之者，不適用前項規定。監測計畫雇主應使監測評估小組成員共同簽名及作成紀錄，留存備查，並保存三年。另第 3 點受委託之執業工礦衛生技師不得為監測機構之人員，且以經政府規定課程訓練合格者為限。

因應「職業安全衛生法」第 12 條第 3 項規定：雇主對於經中央主管機關指定之作業場所，應訂定作業環境監測計畫。另於「勞工作業環境監測實施辦法」第 10 條之規定：雇主實施作業環境監測前，應就作業環境危害特性、監測目的及中央主管機關公告之相關指引，規劃採樣策略，並訂定含採樣策略之作業環境監測計畫，確實執行，並依實際需要檢討更新。依據「勞工作業環境監測實施辦法」第 10-1 條之規定，含採樣策略之作業環境監測計畫應包括下列事項：

1. 危害辨識及資料收集：依作業場所危害及先期審查結果，以系統化方法辨識及評估勞工暴露情形，及應實施作業環境監測之作業場所，包括物理性及化學性危害因子。
2. 相似暴露族群之建立：依不同部門之危害、作業類型及暴露特性，以系統方法建立各相似暴露族群之區分方式，並運用暴露風險評估，排定各相似暴露族群之相對風險等級。

3. 採樣策略之規劃及執行：規劃優先監測之相似暴露族群、監測處所、樣本數目、監測人員資格及執行方式。

4. 樣本分析：確認實驗室樣本分析項目及執行方式。

5. 數據分析及評估：依監測數據規劃統計分析、歷次監測結果比較及監測成效之評估方式。

　　作業環境監測計畫除了依據作業環境監測指引之要求項目外，訂定作業環境監測目標及建立組織及成員之職責，也是計畫不可或缺的要項，因此作業環境監測計畫內容包含下列八項工作，分別為訂定作業環境監測目標、建立組織及成員之職責、危害辨識及基本資料蒐集、訂定採樣策略（內含相似暴露族群之建立）、實施作業環境監測（內含樣本分析）、測定結果之評估與運用處理（內含數據分析及評估）、後續改進規劃及文件管理。

(一) 訂定作業環境監測目標

1. 依「作業環境監測實施辦法」所規定之測定頻率執行作業環境監測，有效運用採樣策略進行監測，以逐年逐步瞭解各類型態作業人員之暴露實態，確保工作人員避免各種暴露危害。

2. 若針對作業環境進行改善時，以作業環境監測進行作業環境改善前後成效之評估。

3. 鑑定出嚴重的暴露來源，評估其危害成分及勞工暴露濃度，並逐步控制勞工暴露值在 1 / 2 容許濃度以下。

(二) 建立組織及成員之職責

　　為了使作業環境監測各項工作權責分明，必須確立相關組織及成員之權責，各項工作更必須要權責分明且指定專人負責，才可使作業環境監測工作順利進行。作業環境監測工作相關的組織、成員及其工作職責如表 6.1 所示：

表 6.1　作業環境監測組織暨權責表

人員類別	姓名	職責
勞工安全衛生人員	錢正多	1. 進行危害辨識 2. 彙整作業現場相關資料 3. 協同作業環境監測人員擬定作業環境監測計畫 4. 作業環境監測工作協調及管理 5. 監測過程定期查核 6. 監測結果之評估與提議改進措施紀錄保存
採購人員	干水水	1. 作業環境監測委外工作之採購、簽約與付款
現場主管	許小月	1. 提出作業環境監測需求 2. 提供現場相關資訊 3. 確定受測人員 4. 採取改進措施
勞工代表	林天天	1. 提出作業環境監測需求 2. 監督監測工作之執行
職安署認可之作業環境監測機構	安全顧問公司	1. 與勞工安全衛生人員擬訂作業環境監測計畫 2. 監測對象（人員或地點）工作特性之掌握 3. 受委託執行各項監測工作（以簽約內容為準）

※資料來源：勞動部職業安全衛生署

(三) 危害辨識及基本資料蒐集

　　當作業環境監測的目的確認後，為了有效避免勞工暴露在危害的工作場所，必需先對勞工危害場所進行危害辨識，並進而蒐集相關資料，以作為採樣策略擬定之參考。在危害辨識方面，公司若使用化學品及相關機台設備，作業環境可能的危害包括化學性及物理性，因此作業環境監測規劃工作若要順利進行，必須將公司內各項有用的資料事先整理，化學性危害因子之相關資料蒐集包括：

1. 製程流程說明。
2. 廠區配置圖。
3. 人員組織配置。
4. 作業內容調查。
5. 有害物質資訊。
6. 歷年的作業環境監測結果重點式整理。

而物理性危害因子之相關資料蒐集包括：

1. 廠區內可能有物理性危害的作業場所。

2. 針對廠區內可能的危害類型，初步量測並建立基本資料。

3. 歷年監測資料。

有了這些基本資訊才能提出完善的採樣策略。各項資料舉例說明如下：

1. 化學性危害因子之基本資料蒐集：

(1) 製程流程說明：舉例：塗料公司的製程包含原料混合攪拌、研磨作業、調色作業、過濾秤重與包裝等作業程序。在這些製造過程中，隨著產品的不同，使用的原料成分雖不盡興相同，但主要還是以顏料、樹脂、溶劑及添加劑這四大類為主。其中最有可能經由空氣逸散或藉由皮膚吸收進入人體造成傷害的還是以有機溶劑為主，其次是部分的粉體原料。塗料公司主要使用的有機溶劑包括：二甲基甲醯胺、甲苯、乙酸乙酯、二甲苯、丁酮及松香水（混合有機溶劑）等，而有些粉體原料則因製程需求會含有非結晶型游離二氧化矽、二氧化鈦的成分，勞工在進行這些作業時可能會暴露到有害物，由範例圖 6.1 即可瞭解塗料公司製造過程中各作業可能暴露的有害物狀況。

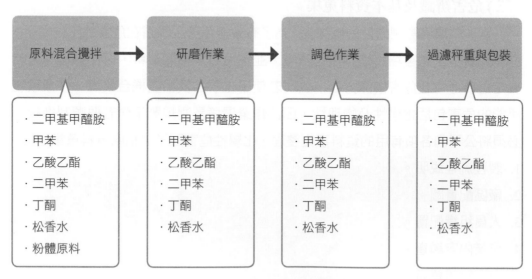

圖 6.1　塗料公司可能暴露有害物的作業及有害物種類

(2) 廠區配置圖：要規劃作業環境監測相關的工作，應掌握工作場所中各種
　　危害物的分佈區域，因此廠區配置圖是必須建立的基本資料之一。廠區
　　之配置圖如範例圖 6.2 所示。

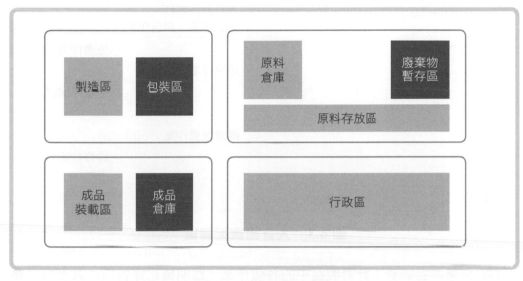

圖 6.2　廠區配置圖

(3) 人員組織配置：作業環境監測最主要目的，就是為了瞭解勞工的暴露實
　　態，因此在執行作業環境監測時應儘量以個人採樣方式為主，故在規劃
　　欲進行測定的人員時，必須先區別出可能產生暴露的所有人員。利用既
　　有之人事資料來調查廠內各類工作人員之職務分佈，並製作人員組織圖，
　　由此可清楚瞭解可能發生暴露之族群為何，藉此方式全盤掌握廠內所有
　　人員之暴露概況，作為後續規劃之參考。公司人員組織配置範例如圖 6.3
　　所示。

Chapter 6

勞工作業環境監測及作業場所容許暴露標準

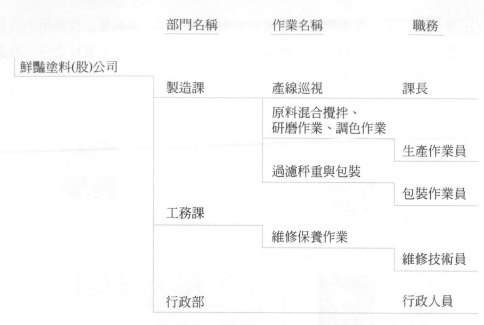

圖 6.3　人員組織配置圖

(4) 作業內容調查：針對製程中的各個作業，應明確記錄各項作業型態之暴露過程與內容，以助於後續進行相似暴露族群的劃分、採樣策略之擬定等工作。作業內容調查的項目包括：部門名稱、作業人員職務、作業區域、作業人數、作業名稱、作業屬性、使用化學品種類等。依據上述項目之內容，對可能會產生有害物暴露的作業進行調查及說明，調查結果如範例表 6.2 所示。

表 6.2　作業內容調查

部門名稱	作業人員職務	作業區域	人數	作業名稱	作業屬性	使用或暴露化學品
製造課	課長	製造區	1	產線巡視	例行性	二甲基甲醯胺
						甲苯
						乙酸乙酯
						二甲苯
						丁酮
						二氧化鈦
						非結晶型游離二氧化矽（可呼吸性粉塵）
						三甲苯
						壬烷
						辛烷
						苯乙烷

部門名稱	作業人員職務	作業區域	人數	作業名稱	作業屬性	使用或暴露化學品
製造課	生產作業員	製造區	8	原料混合攪拌	例行性	二甲基甲醯胺
						甲苯
						乙酸乙酯
						二甲苯
						丁酮
						二氧化鈦
						非結晶型游離二氧化矽（可呼吸性粉塵）
						三甲苯
						壬烷
						辛烷
						苯乙烷
						二甲基甲醯胺
						甲苯
						乙酸乙酯
						二甲苯
						丁酮
						三甲苯
						壬烷
						辛烷
						苯乙烷

※資料來源：勞動部職業安全衛生署

(5) 有害物質資訊：針對製程所用到的有害物，應蒐集各項相關資訊，包括化學文摘社編號（CAS No）、中英文名稱、分子式、分子量、蒸氣壓、物理狀態、容許濃度、毒理描述（LD_{50}、IARC、ACGIH 的致癌性分類）等，以全盤掌握有害物相關資訊，才有助於評估各種有害物的相對暴露程度及提供檢測分析方法的選擇。以塗料公司所使用到之有害物相關資訊如範例表 6.3 所示，松香水為一種混合溶劑，成分為三甲苯、二甲苯、壬烷、辛烷及苯乙烷，故需於表中一併將這些成分之相關資訊列出。

表 6.3 主要使用有害物之相關資訊

CAS_NO	中文名稱	英文名稱	分子式	分子量	蒸氣壓@25°C(mmHg)	物理狀態	容許濃度			LD50(mg / kg)(大鼠)	致癌性IARC	致癌性ACGIH
							TWA	STEL	Ceiling			
108-88-3	甲苯	Toluene	C_7H_8	92.14	22.38	無色液體	100	125	-	<870	3	-
68-12-2	二甲基甲醯胺	Diethyl Formamide	C_2H_7NO	73.1	2.75	無色至微黃液體	10	15		2,800	3	A4
141-78-6	乙酸乙酯	Ethyl Acetate	$C_4H_8O_2$	88.10	74.25	無色液體	400	500	-	5,600	-	-
78-93-3	丁酮	Methyl Ethyl Ketone	C_4H_8O	72.11	78.82	無色液體	200	250	-	2,740	-	-
1330-20-7	二甲苯	Xylene	C_8H_{10}	106.17	6.61	無色液體具芳香味	100	125	-	4,300	3	A4
255-1-13-7	三甲苯	Trimethyl benzene	C_9H_{12}	120	-	鬱悶味	25	37.5	-	8,970	-	-
111-84-2	壬烷	Nonane	C_9H_{20}	128	3.27	汽油味	200	250	-	>15,000	-	-
111-65-9	辛烷	Octane	C_8H_{18}	114	10.63	無色液體汽油味	300	375	-	5,630	-	-
100-41-4	苯乙烷	Ethyl benzene	C_8H_{10}	106	7.22	無色液體芳香味	100	125	-	3,500	-	-
13463-67-7	二氧化鈦	Titanium dioxide	TiO_2	79.9	-	白色粉末	10	15	-	-	-	A4
15468-32-3	非結晶型游離二氧化矽(可呼吸性粉塵)	-	-	-	0	無色或白色之無味晶狀固體	註1			-	-	-

註 1： 所使用之非結晶型游離二氧化矽為第四種粉塵的危害。TWA：可呼吸性粉塵：5mg / m^3，總粉塵：10mg / m^3；STEL：可呼吸性粉塵：10mg / m^3，總粉塵：15mg / m^3

註 2： IARC：International Agency for Research on Cancer，國際癌症研究機構
ACGIH：American Conference of Governmental Industrial Hygienists，美國政府工業衛生師協會

※資料來源：勞動部職業安全衛生署

(6) 歷年作業環境監測資料整理：彙整監測工廠歷年作業環境監測中，有害物濃度超過容許濃度標準的測定點，以作為後續環測規劃的參考。歷年測定結果資料如範例表 6.4 所示。

表 6.4　歷年作業環境監測資料整理表

資料來源	量測結果	量測點描述	量測點狀況說明	備註
102 年環測資料	二甲基甲醯胺：11ppm 甲苯：105ppm	原料混合攪拌 -王大海	局部排氣裝置異常	※ 容許濃度標準 二甲基甲醯胺：10ppm 乙酸乙酯：400ppm 甲苯：100ppm
103 年環測資料	二甲基甲醯胺：20ppm 乙酸乙酯：450ppm 甲苯：150ppm	研磨作業 -王大海	原混合攪拌作業局部排氣裝置異常無法使用	
	甲苯：110ppm	秤重包裝作業林小風	生產線正常 整體換氣裝置正常開啟	

※資料來源：勞動部職業安全衛生署

2. 物理性危害因子之基本資料蒐集：物理性危害，主要為噪音與綜合溫度熱指數，為有效評估，收集的資料包括：

(1) 可能產生危害之作業場所與其相關資訊。調查表格式及收集資料內容如範例表 6.5 所示。

表 6.5　可能產生危害之作業場所調查表

區域位置	設備編號	設備名稱	可能產生危害種類	是否有人員入內作業	初步評估危害程度	測值危害等級 *
R121	Air-001	空壓機	變動性噪音	是(1 人)	87dB	2
R132	Cw-001 Cw-002	冰水主機	穩定性噪音	是(1 人)	93dB	3
M022	Axp-001 Axp-002 Axp-003	塗佈機	穩定性噪音	是(3 人)	88dB	2
L203	M0t-01	攪拌機	穩定性噪音	是(3 人)	80dB	0

時量平均音壓級 (dB)	暴露風險等級與其風險特性
噪音測值 ≦ 82	0：無顯著風險
82< 噪音測值 ≦ 85	1：有潛在風險
85< 噪音測值 ≦ 90	2：中等風險
90< 噪音測值 ≦ 95	3：顯著風險
95< 噪音測值 ≦ 105	4：不可接受的風險
噪音測值 >105	5：極高的風險

※資料來源：勞動部職業安全衛生署

(2) 具風險的危害作業場所人員的作業形態調查。調查表格式及收集資料內容如範例表 6.6 所示。

表 6.6　具風險的危害作業場所人員的作業型態調查表

區域位置	設備編號	作業人員	作業位置	作業方式	作業時間	防護具	聽力檢查結果	是否會接觸具耳毒性之化學物質
R121	Air-001	張章	空壓機旁 1m	抄表	4 次 / 天 5min/ 次	簡易型耳塞	正常	否
R132	Con-001	李林	冰水主機兩側約 1m 處	抄表	2 次 / 天 5min/ 次	簡易型耳塞	正常	否
M022	Axp-001 Axp-002 Axp-003	王大昌 張天四 黃小光	塗佈機前 0.3m	上膠	6 小時 / 天	簡易型耳塞	正常	是 (甲苯、二甲苯)

註：一般常見耳毒性化學物質為：甲苯、二甲苯、一氧化碳、鉛、鎂、二硫化碳和三氯乙烯
※資料來源：勞動部職業安全衛生署

(3) 歷史資料的測定結果。調查表格式及收集資料內容如範例表 6.7 所示。

表 6.7　歷年作業環境監測資料整理

資料來源	量測結果	量測點描述	量測點狀況說明	改善對策	備註

(四) 訂定採樣策略（含相似暴露族群之建立）

　　作業環境監測工作依據法令要求，對於不同的危害物種，需於規定的監測頻率中進行監測，而在每次測定資源有限的情況下，不可能對所有的人員進行測定，因此必須合理的說明如何挑選被監測對象。於此方法中，首先必須將所有的工作人員先劃分成數個相似暴露群組（Similar Exposure Group, SEG），再依據各相似暴露群進行初步的危害分級，最後挑選高危害之相似暴露群優先進行量測。

　　監測對象物依法令規範之要求及危害程度較嚴重者，對環境具代表性之監測處所評估其相對風險，以作為監測順序之依據。建議依下列三個步驟：

1. 辨識各項危害，擬訂相似暴露群組之區分方法及各相似暴露群組暴露實態之建立方式，完成相似暴露群組區分。
2. 運用風險評估，區分各相似暴露群組之相對危害。
3. 優先監測高風險及法規要求之相似暴露群組。

　　此評估系統操作必須為週期性的循環系統，亦即經過幾次的循環後，工廠內所有的暴露群組應可達到全數進行評估，並依據評估結果採取相對應之措施。如此，對於全廠所有勞工的暴露實態，藉由逐次監測分析後全數掌握。整體評估流程架構如圖 6.4 所示。需要注意的是，暴露危害等級評定的優先等級僅是評估採樣優先順序的參考，而非需不需要採樣的依據，亦即優先等級較低的相似暴露群組仍然必須進行評估或測定，以確認該相似暴露群或作業是安全無虞的。

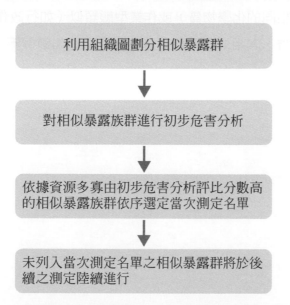

圖 6.4　運用相似暴露群進行採樣點選點評估流程圖

1. 利用組織圖劃分相似暴露群

   建立相似暴露群之目的,就是利用系統性的方法,以少數人之測定結果推估到廠內所有之暴露情況,因此對所有人員將依其工作性質、工作區域及所可能暴露之物質先進行分群,由此可推估這同一群人的暴露情況是類似的,故可藉由個人或是少數人的量測結果來代表同一群內每一個人的暴露狀況。

   所謂相似暴露族群的概念,以工廠為例,廠內雖然有許多的工作人員,但這些人員的暴露,幾乎是分佈在數個相同的情境當中,也就是說有數群人是在相同的作業區域,使用同樣的化學物質進行相同的工作,因此若經由系統性的分析方式,參考人員組織配置圖,適當的將同部門內進行同一作業類型(含相同的製程、相同的操作方式及使用相同的化學物質)的工作人員劃分為同一個相似暴露群,如此在每次測定中僅需挑選每一個族群內的部份人員進行測定,放大推估廠內所有作業人員的暴露情形,此即為相似暴露群的概念。

   例如:對生產部 / 製造課 / 配料組的組長與生產部 / 製造課 / 配料組 / 濕式配料的技術員而言,若兩人工作的區域及工作時間長短相同、操作方式一致且暴露到化學物質的時間相似,則可合併為同一族群,反之若組長較少在待在作業現場,暴露到化學物質的時間亦較技術員短,且作業方式也不同,則應將該組長與該技術員列為不同的相似暴露族群。

   以半導體製程的設備維護人員為例,因進行設備維護之人員會暴露到有害物,因此將設備維護作業人員依據同一作業類型(含相同的製程、相同的操作方式及使用相同的化學物質)或作業型態類似(如行政作業),劃分為同一個相似暴露群,其相似暴露群劃分之後可建立如範例圖 6.5 之相似暴露族群分類架構圖。

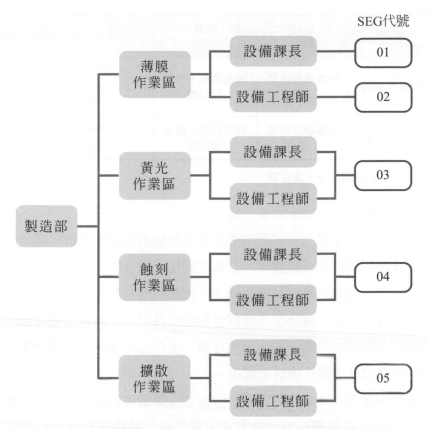

圖 6.5　相似暴露族群分類架構圖

根據已建立之相似暴露族群架構圖，再詳細描述相似暴露群之人員職務、人數及可能接觸之有害物，以作為後續劃分各個相似暴露群暴露危害等級之用，結果如範例表 6.8 所示。

表 6.8　相似暴露族群（SEG）分類說明

SEG 代號	區域	職務 說明	作業 說明	人數	可能接觸之有害物
01	薄膜作業區	設備課課長	機台巡視	1	BF、PH_3、WF_6、SiH_4、HCl、SiH_2Cl_2、H_2O_2、HF、H_2SO_4、NH_3
02	薄膜作業區	設備課工程師	機台維修及保養	25	BF、PH_3、WF_6、SiH_4、HCl、SiH_2Cl_2、H_2O_2、HF、H_2SO_4、NH_3
03	黃光作業區、化學品室	設備課課長及工程師	機台巡視、維修及保養、更換回收廢酸桶、更換化學品	15	IPA、NH_4OH、$NaOH$、H_2SO_4、NA_4OH、H_2O_2、IPA、SiH_4、H_3PO_4、HF、HCl

SEG 代號	區域	職務 說明	作業 說明	人數	可能接觸之有害物
04	蝕刻作業區	設備課課長及 工程師	機台巡視、維修 及保養	12	SF_6、$C1_2$、CF_4、HBr、 C_2F_6、$BC1_3$、$HC1$、 H_3PO_4、HF
05	擴散作業區	設備課課長及 工程師	機台巡視、維修 及保養	10	NH_3、As、C_2F_6、N_2O、 PH_3、HF、$HC1$、H_2O_2

※資料來源：勞動部職業安全衛生署

2. 對各相似暴露群進行初步危害分析

對一個大規模的工廠而言，所有的工作人員經由相似暴露群的劃分後，可能會有數十個不同的相似暴露群，在每次測定資源有限的情況下，不可能每次測定都對每一個相似暴露群進行測定，因此如何有系統的挑選各個相似暴露群測定的優先順序，就必須先瞭解各個相似暴露群之暴露危害等級，界定出各個相似暴露群的危害等級高低順序後，依序進行測定，以逐步對各個相似暴露群之暴露狀況進行瞭解並掌握。

依據勞動部職業安全衛生署提供大型企業作業環境監測計畫書之建議，初步危害分析的目的是要以評分的方式，對於相似暴露族群進行暴露危害評比（Exposure Hazard Rating, HER），以評估不同的化學品對於相似暴露族群產生危害風險的高低，當選擇測定點時則可依據工廠的經費多寡，優先由風險高的相似暴露族群進行測定。進行暴露危害評比（EHR）時需評估 3 項因子對相似暴露族群的綜合影響，分別為：健康危害等級（Health Hazard Rating, HHR）、暴露危害等級（Exposure Rating, ER）及資料的不確定度（Uncertainty, UR），計算方式如公式 1。

$$EHR = HHR \times ER \times UR \tag{1}$$

EHR：暴露危害評比
HHR：健康危害等級
ER：暴露危害等級
UR：資料不確定度

(1) 健康危害等級（Health Hazard Rating, HHR）：依據化學品的職業暴露標準高低，參考表 6.9 所列之健康危害等級評比標準，評估其等級為何，若化學品沒有職業暴露標準，則可再參考表 6.10 以該物之「急毒性指標」進行評比，若化學品仍沒有急毒性資訊，則以化學品的「致癌分類」來進行評比；若化學品皆無這三類資訊，則評比該物質之 HHR 為等級 1。

(2) 暴露危害等級（Exposure Rating, ER）：此步驟為評估勞工暴露到有害物的程度，需評估的因子包括：化學品的蒸氣壓（Vapor Pressure, VP）、化學品使用量（Operation Amount, OA）、使用時間（作業時間 Time, T）、工程控制（Control）等 4 項。

A. 工作時間長，受到暴露的風險也相對提高。

B. 暴露化學物質的蒸氣壓越高，揮發性強，暴露風險越高。

C. 化學物質使用量大，可能逸散的量與暴露風險也相對較大。

D. 通風設施的種類，也會明顯影響暴露的程度。

各因子評比參考如表 6.9 所示。評比後求取這四項因子的的幾何平均值，即為暴露危害等級，計算方式如公式 2 所示。

$$ER = \left(VP \times OA \times T \times Control \right)^{1/4} \qquad (2)$$

ER：暴露危害等級

VP：蒸氣壓

OA：使用量

T：工作時間

Control：危害控制措施

(3) 資料不確定度（Uncertainty, UR）：此步驟為規劃者對於相似暴露族群的暴露情形瞭解的程度，評比依據如表 6.9

表 6.9　初步危害分析危害因子等級評比表

等級	健康效應等級 (HHR)	暴露危害等級 (ER)				不確定度 (UR)
		蒸氣壓 (VP) @25℃	每週使用量 (OA)	每週工作時間 (T)	控制措施 (Control)	
1	PEL ≧ 1000 或缺乏相關毒性資料 (PEL、TLV、LC50、LD50)	VP < 1 mmHg	< 50 kg	T ≦ 8 hr 小時／週	密閉作業	已建立完整之暴露實態
2	100 ≦ PEL < 1,000	1 ≦ VP < 500 mmHg	50 ≦ X < 400 kg	8 < T ≦ 16 小時／週	半密閉作業	高度確定
3	10 ≦ PEL < 100	500 ≦ VP < 1,000 mmHg	400 ≦ X < 800 kg	16 < T ≦ 24 小時／週	局部排氣	確定
4	1 ≦ PEL < 10	1,000 ≦ VP < 10,000 mmHg	800 ≦ X < 1,200 kg	24 < T ≦ 30 小時／週	整體換氣	不確定
5	PEL < 1	10,000 ≦ VP mmHg	> 1200 kg	30 < T 小時／週	無控制措施	高度不確定

※資料來源：勞動部職業安全衛生署

表 6.10　健康危害等級其他指標評比表

項目等級	急毒性指標		致癌分類	
	LD_{50}(mg/kg)	LC_{50}(mg/L)	(IARC)	(ACGIH)
1	X > 5,000	X > 25	4	A5
2	2,000 < X ≦ 5,000	5 < X ≦ 25	3	A4
3	200 < X ≦ 2,000	1 < X ≦ 5	2B	A3
4	25 < X ≦ 200	0.25 < X ≦ 1	2A	A2
5	≦ 25	≦ 0.25	1	A1

※資料來源：勞動部職業安全衛生署

　　以表 6.11 為例說明，半導體廠員工於製造部擴散、蝕刻、黃光與薄膜區進行作業，所使用的化學物質有 PH_3、HCl、H_2SO_4、Cl_2、HF 等，其作業之相關資訊如工作時間（頻率及作業時間）、化學物質使用量及通風設施等內容見表 6.11 欄位所示，並將相關資訊對應至表 6.9 化學品危害評比標準及表 6.10 健康危害等級其他指標評比表，則可得到各項因子之評比權數，利用公式 1 計算各個相似暴露族群的暴露危害評比分數，代入 ER、HHR 及 UR 之評比權數算出該相似暴露群組的暴露危害評比數值（EHR），評比結果如表 6.11 右邊欄位中內容所示。

表 6.11　相似暴露族群初步危害分析排序

SEG 代號	5	3	3	3	4	2
部門	擴散	黃光	黃光	黃光	蝕刻	薄膜
作業人員職務	設備課課長及工程師	設備課課長及工程師	設備課課長及工程師	設備課課長及工程師	設備課課長及工程師	設備課工程師
作業區域	擴散作業區	化學品室	黃光作業區	黃光作業區	蝕刻作業區	薄膜作業區
作業人數	10	15	15	15	12	25
作業名稱	機台巡視、機台維修及保養	更換化學品	機台巡視、機台維修及保養	機台巡視、機台維修及保養	機台巡視、機台維修及保養	機台維修及保養
作業屬性	例行性	非例行性	例行性	例行性	例行性	例行性
使用化學品	PH_3	HCl	H_2O_2	H_2SO_4	Cl_2	H_2SO_4
HHR	5	4	4	5	5	5
蒸氣壓 25℃	29000	32882.34	0.37	<0.3	5132.52	<0.3
蒸氣壓等級	5	5	1	1	4	1
化學品用量 <kg／週>	600	850	300	800	200	1500
使用量等級	3	1	4	4	2	5
作業頻率 <小時／週>	25	12	25	25	15	20
作業頻率等級	4	2	4	4	2	3
控制措施	局部排氣裝置與個人防護具	局部排氣裝置與個人防護具	局部排氣裝置與個人防護具	局部排氣裝置與個人防護具	局部排氣裝置與個人防護具	局部排氣裝置與個人防護具
控制措施等級	3	3	3	3	3	3
ER	3.66	3.31	2.63	2.63	2.63	2.59
不確定度	3	4	5	4	4	4
EHR	54.94	52.96	52.64	52.64	52.64	51.8
備註	容許濃度標準規定	容許濃度標準規定	容許濃度標準規定	作業環境監測辦法規定、容許濃度標準規定	作業環境監測辦法規定、容許濃度標準規定	作業環境監測辦法規定、容許濃度標準規定

※資料來源：勞動部職業安全衛生署

Chapter 6

勞工作業環境監測及作業場所容許暴露標準

例題 01

某 PVC 膠帶廠製程如下

在訂定作業環境採樣策略時，你會將這些工作的勞工劃分為多少個相似暴露群（Similar Exposure Group, SEG）？理由何在？ 【101.03 甲衛】

解答

(1) 依據 PVC 膠帶製程，訂定作業環境採樣策略時，會將工作勞工劃分為三個相似暴露群。

(2) 因為 A 區工作人員的作業方式為原料及溶劑之攪拌，勞工會暴露於相同之有機溶劑環境。而 B 區工作人員的作業主要為 PVC 黏膠之塗佈，勞工會暴露於 PVC 黏膠環境。最後，C 區及 D 區工作人員的作業則為半成品複捲及裁切作業，未暴露危害物質，屬於一般作業區，將其劃分為一相似暴露群組。

3. 採樣點規劃

依據初步危害分析結果進行採樣點規劃，規劃監測採樣點的原則為：

(1) 作業中有使用到法令規範（勞工作業環境監測實施辦法、勞工作業環境空氣中有害物容許濃度標準）指定之有害物皆須進行量測。

(2) 依規定每次進行作業環境監測時，對於「作業環境監測實施辦法」規定需定期進行測定之化學物質，須至少選擇 1 個採樣點進行測定。

(3) 考量公司的資源，依據相似暴露族群初步危害分析評比之順序規劃採樣點及點數。

(4) 未能納入本次測定的部分則逐步於後續的監測中進行測定。

(5) 若工作型態為例行性長時間作業的相似暴露群，則進行全程的個人採樣。若為非例行作業或作業時間較短則依作業時間進行個人採樣。

(6) 對於無須定期測定且無容許濃度標準的化學物質，為保護公司勞工健康，若經費足夠，且有適當的採樣分析方法，仍依危害評比分數高低進行測定。

而進行依採樣目的設計以取得代表性樣本的方案，其可分為為掌握環境中有害物質實態之區域採樣監測及為瞭解勞工暴露量之勞工個人採樣監測，其考量項目主要為：

(1) 採樣對象勞工（Who）。

(2) 採樣物質（What）。

(3) 每個工作天內的採樣樣品數目（How many）。

(4) 工作日的採樣時段（When）。

(5) 每個樣品的採樣時間（How long）。

(6) 採樣頻率（How often）。

(7) 採樣位置（Where）。

4. 採樣技術之選定

執行化學性因子作業環境監測時，因化學物質種類繁多，且各物質之物理化學基本特性不同，故於採樣分析方法的選擇上亦不盡相同，包含採樣流率、採樣介質、最大體積、樣本運送注意事項等，因此，採樣分析建議方法可查閱勞動部勞動及職業安全衛生研究所標準分析參考方法。如表 6.12 以正己烷為例說明。

表 6.12　勞動部勞動及職業安全衛生研究所標準分析參考方法

方法編號：1228　化合物：n-hexane（正己烷）	
分子式：C_6H_{14} 分子量：86, 18	參考資料：NIOSH 1500, 1501 (2/15/84) 編輯日期：10/11/90
容許濃度標準 (TLV) OSHA：500 ppm(TWA) NIOSH：100 ppm(TWA) ACGIH：510 ppm(TLV) 勞動部：50 ppm(TWA) [1ppm：3.52 mg/m³ @NTP]	基本物性： 密度：0.658 g/mL @20℃ 沸點：68.7℃ 蒸氣壓：20.2 Kpa(151.3 mmHg)

採　樣	分　析
採樣介質：活性碳管 (100 mg/50 mg) 流速／採樣量：表 1 樣品運送：密封 樣品穩定性：未測定 現場空白樣品：每組 2 ～ 10 個 原料樣品：1 ～ 10 mL，和樣品分開貯存於不同的運輸箱中	方法：GC/FID 分析物：碳氫化合物，如上述 脫附：1 mL CS2，放置 30 分鐘 注射量：2μL 溫度－注射器：步驟 6.1 　　　　偵測器：步驟 6.1 　　　　管柱：步驟 6.1 載流氣體：氮氣，8.9 mL/min 管柱：fused silica WCOT, DB-1, 　　　30 m × 0.53 mm ID
準　確　度	
範圍、偏差和全精密度偏差 (CV_T)：表 3 (NIOSH 1500 方法)	標準樣品：分析物溶於 CS2 中 檢量線範圍：0.1 ～ 2.6 mg/mL 預估偵測極限：0.1 mg/ 樣品 分析精密度偏差 (CV_1)：見步驟 6.3

適用範圍：適用於測定 OSHA 所列管，沸點在正戊烷（n-pentane）至正辛烷（n-octane）之間的碳氫化合物。可同時測定多種化合物，惟化合物彼此間的交互作用，可能會降低採集介質的吸收量和其脫附效率。本方法曾用于汽油揮發物和印刷工廠作業環境空氣之分析環境空氣之分析 [5]。
干　　擾：在高濕環境下，採集介質可能減少 50% 的吸收，增加破出率。其它高揮發有機溶劑，如醇類（alcohols），酮類（ketones），醚類（ethers）和鹵代碳氫化合物（halogenated hydrocarbons）可能會干擾分析結果。如果有可疑的干擾現象，應採用極性較強的管柱或改變管柱的溫度條件。
其它方法：本方法是參考 NIOSH 1500，1501 和 1550 分析方法。

※資料來源：勞動部職業安全衛生署

　　氣狀及粒狀汙染物的作業環境監測方法是以空氣幫浦將固定流速空氣通過吸收劑、吸附劑或濾紙以捕集測定對象物，而後再利用儀器分析進行定性與定量分析。以下針對氣狀及粒狀污染物採樣組合之重點做一說明：

1. 氣狀污染物：氣狀污染物採樣方法為利用介質來吸收或吸附欲檢測之空氣樣品；由於大氣中有許多種類的氣態物質，其濃度非常低，往往要採集大量的空氣樣品進行濃縮處理來達到儀器可以偵測之範圍，而吸收、吸附或凝結的採樣方法就具有將樣品濃縮之功能。以吸收方式之採樣方法，如以氫氧化鈉吸收液作為硫化氫、氯化氫之採樣介質。以吸附方式之採樣的方法，主要係利用多孔性採樣介質，例如活性碳吸附管、矽膠吸附管、XAD-2 吸附管等吸附捕集空氣中氣態污染物。

表 6.13　吸附管種類及測定對象物

吸附管種類	測定對象物
活性碳	四氯化碳、苯、氯苯、醋酸、丙酮、1,3 丁二烯、1,1 二氯乙烷、二硫化碳、正己烷、環己烷、氯乙烯、三氯乙烯、乙醇、乙酸乙酯、汽油等
矽膠	苯胺、乙醇胺、硫酸、甲醇、氫氯酸等
XAD-2	甲醛、甲基丙烯酸甲酯等

2. 粒狀污染物：粒狀污染物採樣目的主要為了解測定對象物其質量濃度及成分含量，因此採樣技術是透過一個介質，使固定量之空氣樣品通過採樣介質，而將空氣樣品中粒狀物截留在介質上，再稱其採樣前後重量差異，計算單位空氣體積或單位時間內粒狀物之總質量。若要進一步分析粒狀污染物之成分濃度時，再將所採得之介質上所截留之粒狀物，經由適當萃取或消化之前處理方法處理後，進行成分定量分析。

　　一般而言，測定人員配戴攜帶式泵浦抽取作業環境之空氣，利用採樣氣體流經裝有濾紙卡匣或其他介質來捕集作業空間中的有害物，以粉塵採樣為例，未裝設分粒裝置者所得之採樣結果為總粉塵量（如圖 6.6），若採樣設備加裝分粒裝置，則可測得可呼吸性粉塵（如圖 6.7）。

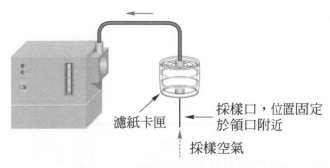

圖 6.6　以濾紙匣採樣示意圖

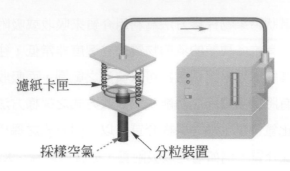

濾紙卡匣 →

採樣空氣 ┄┄ → ← 分粒裝置

圖 6.7　分粒裝置搭配濾紙匣採樣示意圖

常用介質有玻璃纖維濾紙、纖維素酯濾紙、纖維素濾紙、聚氯乙烯（PVC）濾紙、鐵氟龍濾紙等濾材，依檢測項目選擇適合採樣之濾材。

表 6.14　濾紙種類及測定對象物

濾紙種類	測定對象物
玻璃纖維濾紙（EG）	農藥、異氰酸鹽、丙烯醯胺、油霧滴
纖維素酯濾紙（MCE）	石棉纖維、金屬粉塵、金屬燻煙
銀膜（AG）	氯、溴
聚氯乙烯（PVC）濾紙	總粉塵、可呼吸性粉塵、厭惡性粉塵、氧化鋅、鉻酸
鐵氟龍濾紙（PTFE）	鹼性粉塵、多環芳香烴、煤焦油

例題 02

下列勞工作業環境空氣中有害物，請由 A. 活性碳吸附管、B. 矽膠吸附管、C. 吸收液、D. 混合纖維素酯濾紙、E. 聚氯乙烯濾紙等 5 項中，選定最適當採樣介質：（本題各項均為單選，答題方式如：(1)A、(2)B…）。　　　　【103.03 乙安】

(1) 正己烷。

(2) 重金屬粉塵。

(3) 可呼吸性粉塵。

(4) 硫化氫。

(5) 苯胺。

解答

(1) A、(2) D、(3) E、(4) C、(5) B。

（五）實施作業環境監測

於實際執行採樣時，需確認下列事項，以確保品質。

1. 作業環境監測機構入廠執行測定人員，具有合格證照。

2. 作業環境監測機構所用的採樣設備已事先進行校正，並有相關紀錄。

3. 作業環境監測機構確實依據監測計畫執行相關工作。

4. 作業環境監測機構執行採樣時，有依據作業型態採用合適的採樣時間。

5. 作業監測機構人員應於監測過程中，於廠內巡檢，以確認監測設備與受測人員之狀況，避免發生無效採樣。

6. 實施作業環境監測當天，作業現場所有生產設備屬正常運轉狀態。

7. 實施作業環境監測當天，作業現場所有通風控制設備屬正常運轉狀態。

8. 實施作業環境監測當天，作業現場人員是否佩戴正確的防護具。

另於作業現場完成採樣時，必須要求作業環境監測機構需於現場完成樣品包裝後才可離開，同時對於樣品之運送也應符合相關規定，至於樣品之分析，必須要由合格實驗室來執行。

（六）測定結果之評估與運用處理

1. 數據處理分析：作業環境監測是為掌握勞工作業環境實態及評估勞工暴露狀況所實施之規劃、採樣、分析或儀器測量。無論化學性因子或是物理性因子作業環境監測，其目的即為要獲得可以作為評估的合理數據或濃度，與容許濃度標準比較，以確認進一步採取改善措施或加強管理等作為之重要依據。作業環境監測之實施最主要的目的是符合法令要求，並就單次測定結果評估勞工於作業環境中之暴露是否超過容許濃度之規定，是否須進一步採取必要之控制設施，同時累積歷年測定結果以逐步瞭解並掌握作業環境中勞工之暴露實態。單次監測勞工有害物之暴露須符合以下的條件：

   (1) 整天工作的時量平均暴露濃度未超過八小時時量平均容許濃度。

   (2) 任何一次連續 15 分鐘之平均暴露濃度未超過短時間時量平均容許濃度。

   (3) 任何時間之暴露未超過最高容許濃度。

   因此針對單次監測結果，必須符合上述規範與要求，如果符合，則持續累積數據以進行暴露實態的掌握；如果不符合，必須採取相關的控制措施，以降低暴露對勞工的危害，同時也需與健康檢查資料結合，以加強對危害因子之了解與預防。

單次監測結果之數據分析必須要經過統計運算找出合理的數值，才能與上述規範作比較。因此單次監測數據測定結果評估應依不同採樣型式及有害物對勞工之暴露效應為獨立效應或相加效應為之，應先將測定結果之濃度標準化後除以容許濃度標準化後求得暴露嚴重度，再依統計方法計算 95% 可信度之可信賴下限（$LCL_{95\%}$），作為測定結果勞工暴露之代表濃度。同一個 SEG 只要測定結果中有 1 個以上勞工之 $LCL_{95\%} > 1$ 時，就可初步認定該 SEG 的暴露不符合勞工作業環境空氣中有害物容許濃度標準規定，必須輔以後續之改善措施。$LCL_{95\%}$ 之計算方式如下：

$$LCL_{95\%} = Y - 1.645CV_T \tag{3}$$

Y（暴露嚴重度）= X / PEL

X：測定值

CV_T：為採樣分析方法之總變異係數，CV_T 值可由公告之採樣分析建議方法中查詢，無 CV_T 值者，一律設定為 25%(0.25)。

PEL：容許濃度，包括 $PEL\text{-}TWA_{8h}$，$PEL\text{-}TWA_{t>8h}$，$PEL\text{-}STEL_{15min}$，PEL-C

由於勞工於作業場所的暴露是呈現不穩定狀態，因此要確實掌握勞工的暴露實態做好預防職業病的發生，必須要累積歷次的監測結果，歸納出每個 SEG 的暴露實態。利用勞動與職業安全衛生研究所開發之「作業環境監測數據統計評估工具」建立各個相似暴露群之暴露等級機率，由於「作業環境監測數據統計評估工具」為依據貝氏統計方法所設計的環測數據處理工具，此工具的特點為利用專家的判斷或歷史的環測結果（作為事前機率），再加少量的環測結果，即可推估勞工在每個暴露等級可能發生的機率值，並利用條狀圖來呈現結果，讓使用者可以清楚的瞭解勞工的暴露狀況。

2. 以作業環境監測結果作為後續測定及環境控制之依據：雇主對作業環境監測結果應建立及維持適當之評估程序，依評估結果應採取防範或控制之程序或方案，以消除或控制所辨識出之危害，並依下列優先順序進行預防及控制措施，完成後應評估其結果並記錄：

(1) 消除危害。

(2) 經由工程控制或管理控制從源頭控制危害。

(3) 設計安全之作業制度，將危害影響減至最低。

(4) 當上述方法無法有效控制時，應提供適當且充足之個人防護具，並採取措施確保防護具之有效性。

監測結果分析後若發現各相似暴露群的暴露實態確認已超出容許濃度標準值，該相似暴露群所包含的人員其暴露狀況視為不可接受，因此需進行必要之工程、管理或工作方式的控制以降低暴露值，例如對於排氣設施進行效能加強，或是減少該暴露群於該作業區之工作時間等，而在各項環境改善工作進行過程中，仍先以個人防護具進行防護。至於環境改善工作完成後，則再次評估並確定該相似暴露群之暴露實態低於容許標準。

3. 通知勞工量測結果並進行相關措施：在接獲測定結果後，將以書面方式通知勞工代表與勞工測定結果。當測定結果顯示勞工之暴露濃度，超過法令容許濃度標準時，則需另以個別書面方式通知勞工，並且說明已採取或將採取之控制措施，更進一步確實教導勞工正確之作業方法及防護具佩戴與管理方式，使得這些高暴露之勞工，能在相關控制措施保護下進行環境改善直到完成。

4. 每次監測結果需定期申報至職安署公告之網站：雇主對作業環境監測結果之紀錄應符合法規要求，包括監測日期、時間、監測方法、監測處所、監測條件（如現場溫度、現場壓力及採樣流速等）、監測儀器設備、監測人員、事業單位會同人員、監測結果、認可實驗室及監測結果採取之必要防護措施事項，監測結果記錄如表 6.15 所示，並於顯明易見之場所公告及向工會或勞工代表說明。

作業環境監測機構或工礦衛生技師接受事業單位委託辦理作業環境監測，其監測結果雇主應於顯明易見之場所公告或以其他公開之方式揭示，必要時向勞工代表說明，並於採樣或測定後 45 日內完成監測報告，依中央主管機關公告之網路登錄系統及格式，實施通報，並保存 3 年。監測記錄屬下表 6.16 所列之化學物質，應保存 30 年，粉塵之監測記錄應保存 10 年。

表 6.15 勞工作業環境監測結果記錄表

一、作業環境監測基本資料：

事業單位名稱		行業別		
事業單位地址		負責部門 及聯絡人	部門	
			姓名	
監測日期	年　月　日		電話	
監測機構名稱、監測 人員姓名及資格文號		監測人員簽名		
會同監測之勞工安全 衛生人員及工會或勞 工代表職稱、姓名		會同監測人員簽名		

二、作業環境監測記錄（註1）

監測編號	監測方法	監測處所（註2）	監測項目	採樣幫浦編號	採樣介質種類	監測條件					採樣起始時	總計時間	採樣體積(m³)	校正後採樣體積(m³)	監測結果（註3）	認證實驗室名稱
						現場溫度(°C)	現場壓力(mmHg)	採樣流速(ml / min)								
								前	後	平均						
依監測結果採取必要防範措施事項																

附註：

註1：監測紀錄格式得由事業單位自行設計，恰內容應包含本表所列項目；另物理性因子監測得僅記錄監測編號、監測方法、監測處所、監測項目、監測起訖時間及結果。

註2：監測處所應檢附全部監測點之位置圖。

註3：監測結果應檢附認證實驗室之化驗分析報告（物理性因子之監測結果或經中央主管機關得以直讀式方法測定之物質除外）。

表 6.16　作業環境監測記錄應保存 30 年之化學物質一覽表

分類	化學物質名稱
特定化學物質甲類物質	1. 聯苯胺及其鹽類 2. 4- 胺基聯苯胺及其鹽類 3. β- 苯胺及其鹽類
特定化學物質乙類物質	1. 二聯苯胺及其鹽類 2. α- 苯胺及其鹽類 3. 鄰 - 二甲基聯苯胺及其鹽類 4. 二甲氧基聯苯胺及其鹽類 5. 鈹及其化合物
特定化學物質丙類第一種物質	1. 次乙亞胺 2. 氯乙烯 3. 苯
特定化學物質丙類第三種物質	1. 石綿 2. 鉻酸及其鹽類 3. 砷及其化合物 4. 重鉻酸及基鹽類 5. 煤焦油 6. 鎳及其化合物
特定化學物質丁類物質	硫酸
第一種有機溶劑	三氯乙烯
第二種有機溶劑	四氯乙烯

(七) 後續評估及改善規劃

為檢討作業環境監測規劃與執行是否達成預期目標，針對整個作業環境監測計畫之過程進行評估，除了讓廠內各相關部門人員瞭解整體作業環境監測的結果外，並透過各部門的參與提出全面性的改善對策。為確保作業環境監測工作皆依規劃進行，訂立如表 6.17 所示之自評表以進行評估，並針對成效不佳部份加強執行，致使各項工作逐漸進步。

表 6.17　作業環境監測執行成效自評表

項目內容	是否符合規定			查核結果記錄
	是	否	不完全	
1. 是否有具體目標				
2. 各工作項目及權責是否明確並指派專人負責				
3. 各項工作規劃執行人員是否是合格的作業環境監測人員				
4. 委託測定時的各項合約是否依規定進行審查				
5. 是否涵蓋所有的化學性危害因子				
6. 是否涵蓋所有可能暴露之工作人員				
7. 是否涵蓋所有的工作過程				
8. 是否涵蓋所有的工作區域				
9. 是否已建立各種人員、過程或區域之危害性				
10. 是否已清楚說明各相似暴露群其暴露危害之等級				
11. 是否已界定各測定目標之測定危害因子、測定方法及及採樣或測定時間				
12. 監測計畫書是否定期上網申報				
13. 是否由合格的作業環境監測人員執行採樣或測定				
14. 採樣方法、測定設備及採樣時間是否符合規定				
15. 採樣或測定設備於採樣前後是否符合規定				
16. 是否以職安署公告的建議方法進行測定				
17. 採得的樣本是否送交認可之實驗室分析				
18. 測定結果記錄是否包含下列內容：測定時間（年、月、日、時）、測定方法、測定處所（含位置圖）、測定條件、測定結果、測定人員姓名（委託測定時須包含測定機構名稱）及依據測定結果採取之必要防範措施事項				
19. 作業環境監測結果是否充分告知受測人員				
20. 作業環境監測結果是否依規定加以保存或維護				
21. 是否依據作業環境監測結果規劃適宜的改善措施				
22. 監測結果是否定其上網申報				

(八) 文件管理

　　完整的文件管理是各項規劃與執行工作最好的存證，在作業環境監測工作建立的過程中，所有的資料文件應予以妥善保存，以作為日後資料的查詢、應用、經驗的傳承及政府機關檢查所需。

例題 03

某工廠有勞工800人，於製程中使用之化學品包括硫酸、三氯乙烯、硝酸、丙酮、鹽酸等。依勞工作業環境監測實施辦法規定，請回答下列問題：　　【104.11 乙安】

1. 監測計畫應由哪些人員組成監測評估小組研訂之？（請列舉 2 種人員）
2. 監測評估小組研訂監測計畫後，應共同簽名及作成紀錄，並保存多少年？
3. 該工廠所使用那 2 種化學品之監測結果應保存 30 年？

解答

1. 依據「勞工作業環境監測實施辦法」第 10-2 條規定，事業單位從事特別危害健康作業之勞工人數在 100 人以上，或依本辦法規定應實施化學性因子作業環境監測，且勞工人數 500 人以上者，監測計畫應由下列人員組成監測評估小組研訂之：
   (1) 工作場所負責人。
   (2) 依職業安全衛生管理辦法設置之職業安全衛生人員。
   (3) 受委託之執業工礦衛生技師。
   (4) 工作場所作業主管。
2. 監測計畫，雇主應使監測評估小組成員共同簽名及作成紀錄，留存備查，並保存 3 年。
3. 對照表 6.16 作業環境監測記錄應保存 30 年之化學物質一覽表，該工廠所使用之硫酸及三氯乙烯之監測結果應保存 30 年。

例題 04

若您為一職業衛生管理師，受僱於一勞工人數 550 人，且依法應實施化學性因子作業環境監測之事業單位，在執行環境監測前，應先協助雇主組成監測評估小組、訂定監測計畫及執行管理審查。請依職業安全衛生相關法令及指引之規定，回答下列問題：　　　　　　　　　　　　　　　　　　【104.11 中衛】

1. 監測評估小組之組成人員
2. 監測計畫之項目及內容
3. 管理審查之內涵

解答

1. 依據「勞工作業環境監測實施辦法」第 10-2 條規定，事業單位從事特別危害健康作業之勞工人數在 100 人以上，或依本辦法規定應實施化學性因子作業環境監測，且勞工人數 500 人以上者，監測計畫應由下列人員組成監測評估小組研訂之：
   (1) 工作場所負責人。
   (2) 依職業安全衛生管理辦法設置之職業安全衛生人員。
   (3) 受委託之執業工礦衛生技師。
   (4) 工作場所作業主管。
2. 依據「勞工作業環境監測實施辦法」第 10-1 條規定，監測計畫應包括下列事項：
   (1) 危害辨識及資料收集。
   (2) 相似暴露族群之建立。
   (3) 採樣策略之規劃及執行。
   (4) 樣本分析。
   (5) 數據分析及評估。
3. 管理審查為高階管理階層依預定時程及程序，定期審查計畫及任何相關資訊，以確保其持續之適合性與有效性，並導入必要之變更或改進。

概念 補帖

1. 含採樣策略之作業環境監測計畫架構圖：

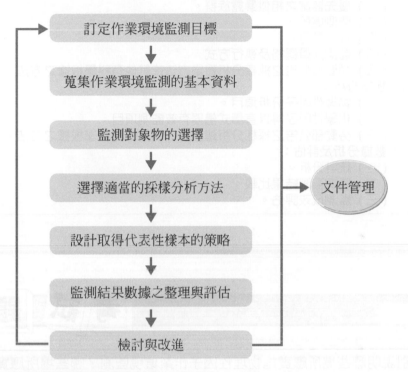

```
    ┌─────────────────────────────┐
    │    訂定作業環境監測目標    │
    └─────────────────────────────┘
                 ↓
    ┌─────────────────────────────┐
    │  蒐集作業環境監測的基本資料  │
    └─────────────────────────────┘
                 ↓
    ┌─────────────────────────────┐
    │    監測對象物的選擇    │
    └─────────────────────────────┘
                 ↓
    ┌─────────────────────────────┐
    │  選擇適當的採樣分析方法  │ ──→ ( 文件管理 )
    └─────────────────────────────┘
                 ↓
    ┌─────────────────────────────┐
    │  設計取得代表性樣本的策略  │
    └─────────────────────────────┘
                 ↓
    ┌─────────────────────────────┐
    │  監測結果數據之整理與評估  │
    └─────────────────────────────┘
                 ↓
    ┌─────────────────────────────┐
    │      檢討與改進      │
    └─────────────────────────────┘
```

2. 作業環境監測計畫通報參考格式

> 一、事業單位基本資料
> 二、危害辨識及資料收集：
> 　　（一）物理性危害因子：噪音、綜合溫度熱指數。
> 　　（二）化學性危害因子：
> 　　　　　1. 製造、處置或使用之化學品清單。
> 　　　　　2. 化學品主要運作區域或部門。
> 　　　　　3. 化學品名稱、主要成分（CAS No）。
> 　　　　　4. 基本物化特性。
> 　　　　　5. GHS 危害分類。
> 　　　　　6. 其他健康危害。
> 三、相似暴露族群（Similar Exposure Group, SEG）之建立：
> 　　（一）部門 / 製程 / 工作區名稱。
> 　　（二）製程 / 工作區工作人數。
> 　　（三）製程 / 工作流程說明。
> 　　（四）化學品使用情形（運作量、運作方式、人員配置及位置）。
> 　　（五）現場危害控制方式。

概念 補帖

四、採樣策略之規劃及執行：
  （一）優先監測之相似暴露族群。
  （二）監測處所。
  （三）樣本數目。
  （四）監測人員資格及執行方式。
  （五）勞動部公告之採樣分析建議方法或其他有科學根據之方法。
五、樣本分析：
  （一）物理性因子分析項目。
  （二）化學性因子得以直讀式儀器有效監測項目。
  （三）勞動部公告之採樣分析建議方法或其他有科學根據之方法。
六、數據分析及評估：
  （一）統計分析。
  （二）歷次監測結果比較。
  （三）監測成效評估。

考試 題型

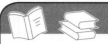

1. 請分別說明哪些場所應實施物理性因子作業環境監測？哪些場所應實施化學性因子作業環境監測？ 【101.12 工礦衛生技師 - 工業安全衛生法規】

2. 依勞工作業環境監測實施辦法規定，雇主得自行僱用合格監測人員，以直讀式儀器監測之化學性因子包括哪些？（至少列舉 4 項） 【103.11 乙安】

3. 依職業安全衛生法令規定應實施作業環境監測之作業場所有哪些？

【93.07 乙安】

4. 依勞工作業環境監測實施辦法規定，請說明下列作業場所，雇主應定期實施作業環境監測之項目及期間。 【99.07 乙安】

(1) 設有中央空調之商業銀行。

(2) 八小時日時量平均音壓級 91 分貝之作業場所。

(3) 使用丙酮之作業場所。

(4) 含鉛、鉛塵設備內部之作業。

(5) 從事蒸氣操作連續作業，日時量平均 WBGT 值 33.2 者。

5. (1) 依「勞工作業環境監測實施辦法」規定，雇主實施作業環境監測時，應訂定含採樣策略之作業環境監測計畫，試擬定之。

(2) 採樣策略應考慮之主要項目為何？ 【99.07 甲衛】

6. 某事業單位是屬於製造業，其規模為需要設置職業安全衛生管理單位，於生產過程中需要使用甲苯、乙酸乙酯、丙酮及正己烷等物質。請依「勞工作業環境監測實施辦法」之規定，說明此事業單位應如何執行這些物質的作業環境監測工作。 【103 年工礦衛生技師 - 工業安全衛生法規】

7. 以「相似暴露族群（SEG）模式」進行暴露評估之目的為何？ 【104.07 甲衛】

8. 依據「作業環境監測指引」，請分別說明何謂「採樣策略」及「相似暴露族群」；而依據該指引，雇主應訂定含採樣策略之監測計畫，其項目及內容包括哪些事項？ 【104 年工礦衛生技師 - 工業安全衛生法規】

6-3　作業場所容許暴露標準

　　隨著科技的進步，生活品質的提升，作業環境的空氣品質已漸為眾人所注意及要求。依據統計數字，人的一生中有 90% 的時間是待在廣義的室內空間中，而多樣的有害物質更充斥於工作環境中，如苯、甲苯、丙酮、異丙醇、正己烷等揮發性有機化合物，於作業環境中經常被使用，若沒有適當的污染防治措施，長期暴露下可能會引起健康危害，因此，勞動部在「職業安全衛生法」第 12 條規定雇主對於中央主管機關定有容許暴露標準之作業場所，應確保勞工之危害暴露低於標準值，並於其所發佈之「勞工作業場所容許暴露標準」中，對勞工於作業環境中所暴露之各種有害物質，訂定容許濃度之安全標準，作為判定勞工工作暴露是否符合標準之依據。對於訂有容許暴露標準之作業場所，雇主應確保勞工之危害暴露低於標準值。

一、有害物性質及相關法令規定

　　空氣中有害物質常以氣體、蒸氣、粉塵、燻煙或纖維絮等型態存在於空氣中，故可能藉由人體於作業環境中的接觸，經由吸入、食入、皮膚接觸等途徑進入人體。為避免職業上原因引起之職業傷病，許多勞工訴諸個人防護器具的配戴，如手套、口罩等，然真正治本的方式為源頭管理方式，由危害的發生源

著手，以作業環境監測了解並掌握危害源及可能暴露的濃度，進而以工程改善與行政管理等方式使勞工暴露有害物質濃度合於法令規定，建立友善的職場環境保障勞工安全與健康。

　　有害物常以氣體、蒸氣、粉塵、燻煙或纖維絮等形態存在於空氣中，對於其氣態及固態性污染物質，濃度表示方法如下：

1. 氣體及蒸氣等氣態物質濃度表示方法：
   (1) %：有害物在空氣中所佔體積百分率。
   (2) ppm 或 cm^3/m^3：指溫度在攝氏 25°C、一大氣壓條件下，每立方公尺空氣中氣狀有害物之立方公分數。
   (3) mg / m^3：指溫度在攝氏 25°C、一大氣壓條件下，每立方公尺空氣中粒狀或氣狀有害物之毫克數。

2. 粉塵，燻煙或纖維絮等固態物質濃度表示方法：
   (1) mg / m^3：指溫度在攝氏 25°C、一大氣壓條件下，每立方公尺空氣中粒狀或氣狀有害物之毫克數。
   (2) f / c.c.：係指溫度在攝氏 25°C、一大氣壓條件下，每立方公分纖維根數。

　　政府為防止職業災害，保障勞工的安全與健康，於「職業安全衛生法」第6條第1項第7款規定：「雇主對於防止原料、材料、氣體、蒸氣、粉塵、溶劑、化學品、含毒性物質或缺氧空氣等引起之危害，應有符合規定之必要安全衛生設備及措施」。根據此規定中央主管機關已先後頒行各種有害物質安全衛生設施與危害預防標準，作為勞工職業傷病預防和檢查的重要依據。職業安全衛生法附屬法規與有害物作業相關之法規如下：

1. 職業安全衛生法及其施行細則。
2. 職業安全衛生設施規則。
3. 有機溶劑中毒預防規則等
4. 危害性化學品標示及通識規則。
5. 勞工作業場所容許暴露標準。
6. 勞工作業環境監測實施辦法。
7. 職業安全衛生管理實施辦法。
8. 妊娠與分娩後女性及未滿十八歲勞工禁止從事危險性或有害性工作認定標準。

9. 職業安全衛生教育訓練規則。

10.其他，如缺氧症預防規則、特定化學物質危害預防標準。

二、勞工作業場所容許暴露標準

　　目前國際上有許多國家或團體訂定勞工作業環境空氣中有害物容許濃度標準，如美國政府工業衛生師協會於二次世界大戰後著手研究勞工作業場所中所暴露到的毒性物質，並針對各種可能估計出毒性本質的物質，公布其恕限值（Threshold Limit Values, TLV），對於一般健康的勞工在作業場所中，每天工作 8 小時，一週工作 40 小時，如環境中暴露有害物質之濃度未超過恕限值，其健康不會有不良之反應。另外，美國職業安全衛生研究所提出容許濃度（Permissible Exposure Limit, PEL）的建議值，建立許多危害性及毒性化學物質的標準。而國內勞動部於「職業安全衛生法」第 12 條規定雇主對於中央主管機關定有容許暴露標準之作業場所，應確保勞工之危害暴露低於標準值；「勞工作業環境監測實施辦法」規定雇主實施作業環境監測時，除應訂定含採樣策略之作業環境監測計畫，監測結果也必須符合國內現行的「勞工作業場所容許暴露標準」，雇主藉由採樣分析結果計算空氣中有害物濃度，並與空氣中有害物容許濃度標準加以比較，評估勞工作業暴露是否符合容許濃度標準。

　　而判斷結果是否合於標準的依據並非僅看單一數據，其必須符合以下容許濃度之條件：

1. 八小時日時量平均容許濃度（ Permissible Exposure Limit- Time Weighted Average, PEL-TWA ）：為勞工每日工作八小時，一般勞工重複暴露此濃度以下，不致有不良反應者。依「勞工作業場所容許暴露標準」空氣中有害物容許濃度表符號欄未註有「高」字者，勞工每日工作八小時之時量平均濃度不得超過標準規定值，如表 6.18 所示。

   (1) 時量平均濃度計算：測量過程中，若非全程長時間單一測量，而屬於單一工作日分段採取數值樣本，為評估全程工作日之時量平均濃度，可利用下列公式計算之：

   時量平均濃度（TWA）$= \dfrac{C_1 \times t_1 + C_2 \times t_2 + ... + C_i \times t_i}{t_1 + t_2 + ... + t_i}$

   C_i = 各時段之濃度

   t_i = 各時段之時間

例題 05

王君每日八小時的工作時間內,各作業時段甲苯的暴露濃度如下表,試計算甲苯作業時之時量平均濃度。

作業時間	08:00 ～ 10:00	10:00 ～ 12:00	13:00 ～ 14:00	14:00 ～ 17:00
空氣中濃度（ppm）	80	110	100	90

解答

　　該勞工一天八小時暴露於甲苯之時量平均濃度為

$$時量平均濃度(TWA) = \frac{C_1 \times t_1 + C_2 \times t_2 + ... + C_i \times t_i}{t_1 + t_2 + ... + t_i}$$

$$= \frac{80 \times 2 + 110 \times 2 + 100 \times 1 + 90 \times 3}{2 + 2 + 1 + 3} = 93.75 \, ppm$$

補充:若甲苯之分子量為 92,請以 mg/m^3 單位表示之。　　　　【91.06- 乙安】

$$甲苯作業之時量平均濃度 = 93.75 \, ppm \times \frac{92}{24.45} = 352.76 \, mg/m^3$$

　　另外,勞工作業容許暴露標準係以相當八小時日時量平均容許濃度為準,故勞工若有加班情事,則必須進行換算,亦即將時量平均濃度的分母除以 8 小時,以獲得相當八小時日時量平均濃度。

例題 06

王君每日在甲苯工作場所暴露 10 小時,經實施作業環境監測結果得,該勞工甲苯暴露情形如下表(25℃,一大氣壓下)。

作業時間	08:00 ～ 10:00	10:00 ～ 12:00	12:00 ～ 15:00	15:00 ～ 18:00
空氣中濃度（ppm）	90	85	80	95

試回答下列問題:

(1)該勞工暴露甲苯之全程工作日時量平均濃度為多少 ppm ?

(2)依該勞工之作業情況,該勞工暴露之相當八小時日時量平均濃度為多少 ppm ?

解答

(1) 全程工作日 10 小時之時量平均濃度

$$TWA_{10} = \frac{90 \text{ ppm} \times 2 \text{ hr} + 85 \text{ ppm} \times 2 \text{ hr} + 80 \text{ ppm} \times 3 \text{ hr} + 95 \text{ ppm} \times 3 \text{ hr}}{10 \text{ hr}}$$

$$= 87.5 \text{ ppm}$$

(2) 勞工暴露相當八小時日時量平均濃度

$$TWA_8 = \frac{90 \text{ ppm} \times 2 \text{ hr} + 85 \text{ ppm} \times 2 \text{ hr} + 80 \text{ ppm} \times 3 \text{ hr} + 95 \text{ ppm} \times 3 \text{ hr}}{8 \text{ hr}}$$

$$= 109.4 \text{ ppm}$$

例題 07

某有害物之 8 小時日時量平均容許濃度為 200ppm，如勞工作業暴露之時間為 10 小時，則該有害物相當 8 小時日時量平均容許濃度為多少 ppm？（請列出計算式）

【106.7 乙安】

解答

　　觀念：本題重點在於因應規定要求「全程工作日時量平均濃度不得超過相當八小時日時量平均容許濃度」，因此，將八小時日時量平均容許濃度以一日暴露總量概念轉換為相當八小時日時量平均容許濃度。此題與前一題轉換全程工作日時量平均濃度概念相同，但對象不同，一為工作暴露濃度，一為法規容許暴露濃度。

$$\text{甲苯相當八小時日時量平均容許濃度} = \frac{200 \text{ ppm} \times 8 \text{ hr}}{10 \text{ hr}} = 160 \text{ ppm}$$

(2) 兩種以上有害物同時存在之混合物容許濃度計算：作業環境空氣中有兩種以上有害物存在時，就必須考慮該兩種有害物混合後對人體健康所產生的影響，若其相互間效應非屬於相乘效應或獨立效應時，應視為相加效應，並依下列規定計算，其總和大於 1 時，即屬超出容許濃度。

$$\frac{甲有害物成分之濃度}{甲有害物成分之容許濃度} + \frac{乙有害物成分之濃度}{乙有害物成分之容許濃度}$$

$$+ \frac{丙有害物成分之濃度}{丙有害物成分之容許濃度} \cdots \begin{array}{c}>\\=\\<\end{array} 1$$

表 6.18　空氣中有害物容許濃度表

編號	中文名稱	英文名稱	化學式	符號	容許濃度 ppm	容許濃度 mg/m³	化學文摘社號碼 (CAS.No.)	備註
1	乙醛	Acetaldehyde	CH_3CHO		100	180	76-07-0	
2	醋酸	Acetic acid	CH_3COOH		10	25	64-19-7	
3	乙酸酐	Acetic anhydride	$(CH_3CO)_2O$		5	21	108-24-7	
4	丙酮	Acetone	$(CH_3)_2CO$		750	1780	67-64-1	第二種有機溶劑
5	乙頸腈	Acetonitrile	CH_3CN		40	67	76-06-8	
6	四溴化乙炔（1，1，2，2－四溴乙烷）	Acetylene tetrabromide	$CHBr_2CHBr_2$		1	14	79-27-6	
7	丙烯醛	Acrolein	$CH_2=CHCHO$	皮	0.10	0.23	107-02-8	
8	丙烯醯胺	Acrylamide	$CH_2=CHCONH_2$	皮		0.03	79-06-1	丙類第一種特定化學物質
9	丙烯酸	Acrylic acid	$CH_2=CHCOOH$	皮	10	30	79-10-7	
10	丙烯腈	Acrylonitrile	$CH_2=CHCN$	皮	2	4.3	107-13-1	丙類第一種特定化學物質
11	阿特靈	Aldrin	$C_{12}H_8Cl_6$	皮			309-00-2	禁止製造、輸入、使用及販賣之毒性化學物質
12	丙烯醇	Allyl alcohol	$CH_2=CHCH_2OH$	皮	2	4.8	107-18-6	
13	氯丙烯	Allyl chloride	$CH_2=CHCH_2Cl$		1	3	107-06-1	
14	丙烯基縮水甘油醚	Allyl glycidyl ether (AGE)	$H_2C=CHCH_2OCH_2CHCH_2O$	高	5	23	106-92-3	
15	4－胺基聯苯及其鹽類	4-Aminodiphenyl & its salts	$H(C_6H_4)_2NH_2$	皮瘤			92-67-1	禁止製造、輸入、使用及販賣之毒性化學物質甲類特定化學物質
16	2－胺吡啶	2-Aminopyridine	$C_5H_4NNH_2$		0.5	1.9	504-29-0	
17	氨	Ammonia	NH_3		50	35	7664-41-7	丁類特定化學物質
18	氯化銨（燻煙）	Ammonium chloride, (fume)	NH_4Cl			10	12126-02-9	
19	乙酸正戊酯	n-Amyl acetate	$CH_3COOC_5H_{11}$		100	532	628-63-7	第二種有機溶劑
20	乙酸第二戊酯	sec-Amyl acetate	$CH_3COOCH(CH_3)CH(CH_3)_2$		125	665	626-38-0	
21	苯胺	Aniline	$C_6H_5NH_2$	皮	2	7.6	62-53-3	

編號	中文名稱	英文名稱	化學式	符號	容許濃度		化學文摘社	備註
					ppm	mg/m³	號碼 (CAS.No.)	
22	甲氧苯胺（鄰，對異構物）	Anisidine (o-,p-isomers)	$CH_3OC_6H_4NH_2$	皮	0.1	0.5	29191-52-4	
23	銻及其化合物（以銻計）	Antimony & its compounds (as Sb)	Sb			0.5	7440-36-0	
24	安妥（α－萘硫脲）	ANTU (α-Naphthylt-hiourea)	$C_{10}H_7NHCSNH_2$			0.3	86-88-4	
25	砷及其無機化合物(以砷計)	Arsenic &its inorganic compounds (as As)	As	瘤		0.01	7440-38-2	
26	有機砷化合物（以砷計）	Arsenic organic compounds (as As)	As			0.5	7440-38-2	
27	砷化氫	Arsine	AsH_3		0.05	0.16	7784-42-1	
28	奧黃	Auramine	$[(CH_3)_2NC_6H_4]_2CNH$	瘤			2466-27-2	丙類第二種特定化學物質
29	谷速松	Azinphos-methyl	$C_{10}H_{12}N_3O_3PS_2$	皮		0.2	86-50-0	
30	鋇及其可溶性化合物（以鋇計）	Barium & its soluble compounds (as Ba)	Ba			0.5	7440-39-3	

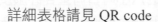 詳細表格請見 QR code

2. 短時間時量平均容許濃度（Permissible Exposure Limit-Short Term Exposure Limit, PEL-STEL）：為一般勞工連續暴露在此濃度下任何十五分鐘，不致有不可忍受之刺激、慢性或不可逆之組織病變、麻醉昏暈作用、事故增加之傾向或工作效率之降低者。依「勞工作業場所容許暴露標準」，對於中央主管機關定有容許暴露標準之作業場所，表 6.18 空氣中有害物容許濃度標準表符號欄未註有「高」字者，短時間時量平均容許濃度計算方式：PEL-STEL = PEL-TWA × 變量係數。

表 6.19　變量係數表

容許濃度	變量係數	備註
未滿 1	3	
1 以上 , 未滿 10	2	表中容許濃度氣狀物以 ppm、粒狀物以 mg／m³、石綿以 f／cc 為單位。
10 以上 , 未滿 100	1.5	
100 以上 , 未滿 1,000	1.25	
1,000 以上	1	

例題 08

空氣中有害物苯及甲苯的容許濃度各為 1 及 100 ppm，試利用變量係數表，計算有害物之短時間時量平均容許濃度。

解答

1. 苯的八小時日時量容許濃度為 1 ppm，查表 6.19 可得其變量係數為 2
   故苯的短時間時量平均容許濃度 = 1 × 2 = 2 ppm

2. 甲苯的八小時日時量容許濃度為 100 ppm，查表 6.10 可得其變量係數為 1.25
   故甲苯的短時間時量平均容許濃度 = 100 × 1.25 = 125 ppm

在化學物質的生產製程中，現場作業的勞工可能於短時間內接觸高濃度的化學物質，如調製配藥作業，其暴露時間可能僅有短短數分鐘至數十分鐘，若僅單以法定八小時日時量平均容許濃度來評估，顯然無法反應出那短時間內高濃度的危害情形，故除了要考量八小時日時量平均容許濃度外，尚需參考短時間時量平均容許濃度，以提供勞工健康之保障。

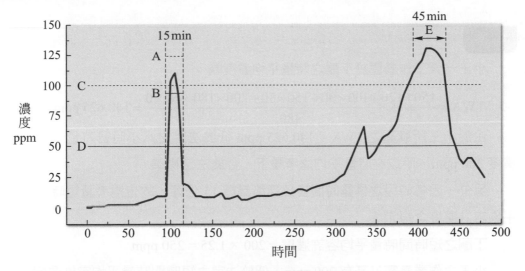

圖 6.8　勞工暴露情形示意圖

A：甲苯之短時間時量平均容許濃度（法定值）

B：甲苯之短時間時量平均濃度（實測值）

C：甲苯之八小時日時量平均容許濃度（法定值）

D：甲苯之八小時日時量平均濃度（實測值）

E：任何一個區段時間達連續暴露 15 分鐘之時量平均濃度皆需考慮短時間
　　時量平均容許濃度

例題 09

小王各作業時段丁酮的暴露濃度如下表，請問其八小時日時量平均暴露濃度為
多少 ppm ？請評估王君之暴露是否合於職業安全衛生法令規定？丁酮的八小時
日時量平均容許濃度為 200 ppm。

時間	08:00 ～ 10:00	10:00 ～ 11:30	11:30 ～ 12:00	13:00 ～ 16:00	16:00 ～ 17:00
濃度 (ppm)	150	100	150	200	未暴露

解答

小王一天工作暴露於丁酮之時量平均濃度為

$$TWA = \frac{150 \times 120 + 100 \times 90 + 150 \times 30 + 200 \times 180 + 60 \times 0}{480} = 140.625 \text{ ppm}$$

由於小王所暴露之 TWA = 140.625 ppm 低於法定之八小時日時量平均容許濃度 200 ppm，所以在時量平均之考量下，合於法定標準。

另外，因各時段之暴露時間皆達連續暴露 15 分鐘，故皆需考量短時間時量平均容許濃度之規定。

丁酮之短時間時量平均容許濃度 = 200 × 1.25 = 250 ppm

小王之作業暴露最高為 200 ppm，低於法定之短時間時量平均容許濃度

所以該勞工於「八小時日時量平均容許濃度」及「短時間時量平均容許濃度」兩方面之暴露評估皆合於法定標準。

粉塵係指岩石、礦物、土石等無機物質或穀物、木材等有機物質，經過衝擊、研磨、粉碎、剪切等物理性方法所產生懸浮於空氣中的固體粒子。環境中常見之礦物性粉塵特性如下所列：

1. 金屬性粉塵：此類粉塵如金、銀、銅、鉛、錫、鐵、鋅、鉻、錳、鎳、鋁等，可能造成全身中毒、化學性肺炎及良性塵肺症等。如鉛引起鉛中毒、六價鉻為吞入性毒物 / 吸入性極毒物，皮膚接觸可能導致敏感，更可能造成遺傳性基因缺陷，吸入可能致癌，對環境有持久危險性等。

2. 含游離二氧化矽之粉塵：游離二氧化矽非常危險，容易引起肺纖維化的塵肺症，典型矽肺症通常在多年矽塵暴露後發生，進行緩慢，先是在肺部兩側出現分離的細小圓形纖維性小結節（矽結節），此時稱為單純型矽肺症，多數沒有明顯肺功能障礙。隨著肺組織纖維化的持續進行，矽結節逐漸變大，鄰近的矽結節也因肺纖維化的關係互相牽引，進而融合成大塊纖維化，此時嚴重肺纖維化常伴有肺內構造的扭曲變形，常有明顯肺功能障礙，除了換氣障礙之外，也常有阻塞性通氣障礙、通氣不均、擴散不良等障礙，呼吸困難會逐日加重，最後導致呼吸衰竭、心臟衰竭。

3. 含矽酸鹽之粉塵：矽酸鹽是矽和基本質料（如氧化鈣和氧化鎂等）結合形成之鹽類與游離二氧化矽不同，其危害性較小，除了石綿及一些滑石外，矽酸鹽不會像游離矽造成嚴重的肺功能障害。

4. 厭惡性粉塵：此類粉塵在適當控制下，某種程度的曝露，經長期經驗認為對肺功能障害和他種器官明顯病變及毒性反應極少。但若作業場所內厭惡性粉塵濃度太高時，對視覺有顯著之妨礙，粉塵落入眼、耳、鼻腔道時感覺到不愉快或因化學性、機械性作用或清洗附著時對皮膚或粘膜產生傷害，如煤灰與石膏等。

　　依據國際分徑標準（ISO/ACGIH/CEN convention for particle size-selective sampling criteria），將空氣中粉塵微粒能夠進入人體呼吸道不同部位之比率區分為「可吸入性」、「胸腔性」、與「可呼吸性」三種，如圖 6.9 所示。

1. 吸入性粉塵：吸入性粉塵係指空氣中之粒狀污染物能經由口鼻呼吸而進入人體呼吸系統者，可用以判斷可否進入人體之粉塵依據，當粒徑大於 10 微米之粉塵仕進入鼻孔、上呼吸道時即被鼻毛及鼻粘膜阻擋無法進入肺部。

2. 胸腔性粉塵：粒徑在 5-10 微米之粉塵可到達支氣管，主要沈積上呼氣道之粘液纖毛。

3. 可呼吸性粉塵：係指粉塵之粒徑在 2 微米以下者，可深入肺部，此種可深入肺部之粉塵，稱為可呼吸性粉塵。

例題 10

下圖 a、b、c 曲線分別代表前述哪一類粉塵？

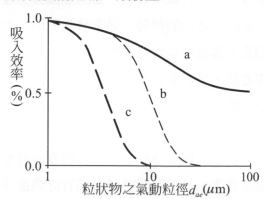

Chapter 6

勞工作業環境監測及作業場所容許暴露標準

解答

圖中 a、b、c 曲線分別代表如下：

a. 曲線代表可吸入性粉塵。

b. 曲線代表胸腔性粉塵。

c. 曲線代表可呼吸性粉塵。

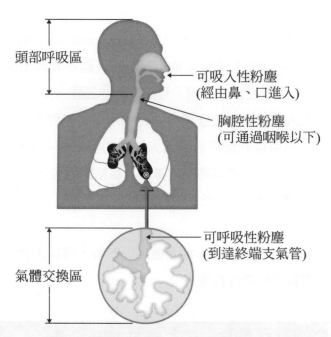

圖 6.9　粒狀污染物粒徑與進入人體呼吸道不同部位示意圖

　　現今社會氣候變遷及人為對環境破壞，亞洲地區發生霾害及空氣品質惡化之頻率、規模及強度有逐漸增加的趨勢。霾害發生期間，大氣空氣中懸浮微粒污染物濃度亦隨之增高，容易引發民眾咳嗽、氣喘、眼睛不適、皮膚過敏、皮膚癢與心血管疾病等症狀，另大氣懸浮微粒中可能溶有硫酸鹽、硝酸鹽、重金屬或脂溶性有機物等污染物，戶外工作勞工若無採取有效之防護措施，長期暴露除造成呼吸道疾病外，亦可能增加罹患癌症風險。

　　依據「勞工作業場所容許暴露標準」，對於粉塵亦訂有容許暴露標準，表6.20 之空氣中粉塵容許濃度，其短時間時量平均容許濃度係以八小時日時量平均容許濃度乘以表 6.19 之變量係數所得之濃度。

表 6.20 之空氣中粉塵容許濃度，其短時間時量平均容許濃度係以八小時日時量平均容許濃度乘以表 6.19 之變量係數所得之濃度。

表 6.20　空氣中粉塵容許濃度

種類	粉塵	容許濃度		符號	化學文摘社號碼（CAS No.）
		可呼吸性粉塵	總粉塵		
第一種粉塵	含游離二氧化矽 10 % 以上之礦物性粉塵	$\dfrac{10\,mg/m^3}{\%SiO_2+2}$	$\dfrac{30mg/m^3}{\%SiO_2+2}$		14808-60-7；15468-32-3;14464-46-1;1317-95-9
第二種粉塵	未滿 10 % 游離二氧化矽之礦物性粉塵	1 mg/m³	4 mg/m³		
第三種粉塵	石綿纖維	0.15 f/cc		瘤	1332-21-4;12001-28-4;12172-73-5;77536-66-4；77536-67-5;77536-68-6;132207-32-0
第四種粉塵	厭惡性粉塵	可呼吸性粉塵 5 mg/m³	總粉塵 10 mq/m³		

說明：
1. 本表內所規定之容許濃度均為八小時日時量平均容許濃度。
2. 可呼吸性粉塵係指可透過離心式等分粒裝置所測得之粒徑者。
3. 總粉塵係指未使用分粒裝置所測得之粒徑者。
4. 結晶型游離二氧化矽係指石英、方矽石、鱗矽石及矽藻土。
5. 石綿粉塵係指纖維長度在五微米以上，長寬比在三以上之粉塵。

例題 11

某種粉塵含結晶型游離二氧化矽 18%，其可呼吸性粉塵之容許濃度為？總粉塵之容許濃度？

解答

(1) 可呼吸粉塵八小時日時量平均容許濃度 $= \dfrac{10\,mg/m^3}{\%SiO_2+2} = \dfrac{10}{18+2} = 0.5\,mg/m^3$

(2) 總粉塵八小時日時量平均容許濃度 $= \dfrac{30\,mg/m^3}{\%SiO_2+2} = \dfrac{30}{18+2} = 1.5\,mg/m^3$

3. 最高容許濃度（PEL-ceiling）：為不得使一般勞工有任何時間超過此濃度之暴露，以防勞工不可忍受之刺激或生理病變者。如表 6.18「勞工作業場所容許暴露標準」符號欄註有「高」字之濃度。

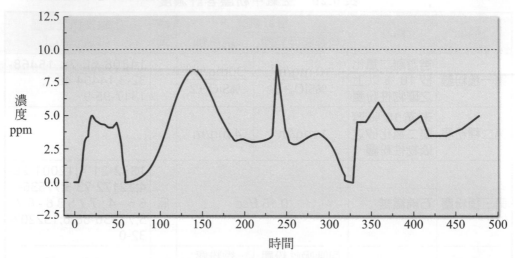

以硫化氫為例，硫化氫之最高容許濃度為 10 ppm，表示一般勞工現場硫化氫濃度暴露任何時間皆不可超過 10 ppm。

三、容許濃度應用之注意事項

1. 勞工作業環境空氣中有害物之濃度應符合下列規定：
   (1) 全程工作日之時量平均濃度不得超過相當八小時日時量平均容許濃度。
   (2) 任何一次連續十五分鐘內之時量平均濃度不得超過短時間時量平均容許濃度。
   (3) 任何時間均不得超過最高容許濃度。
2. 容許濃度不適用於下列事項之判斷：
   (1) 以二種不同有害物之容許濃度比作為毒性之相關指標。
   (2) 工作場所以外之空氣污染指標。
   (3) 職業疾病鑑定之唯一依據。

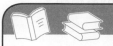

考試題型

1. 試述我國勞工作業環境空氣中有害物容許濃度標準對於勞工之暴露濃度如何規定？如有兩種以上有害物同時存在時應如何評估？ 【95.03 乙安】

2. (1) 何謂八小時日時量平均容許濃度？
   (2) 容許濃度使用上應注意事項為何？ 【98.03 乙安】

3. 解釋名詞 【101.07 甲衛】
   (1) 相當八小時日時量平均容許濃度
   (2) 短時間時量平均容許濃度 8 小時日時量平均容許濃度之關係？

4. 【解釋名詞】厭惡性粉塵（nuisance dust）。 【95.03 甲衛】

5. 何謂可吸入性粉塵（inspirable dust）、胸腔沉著性粉塵（thoracic dust）及可呼吸性粉塵（respirable dust）？ 【100 年地方特考 - 工業衛生概論】

6. 依勞工作業場所容許暴露標準所稱之第一種、第二種、第三種、第四種粉塵分別為何？

7. 暴露於含可呼吸性結晶型游離二氧化矽粉塵為矽肺症主要的原因之一，結晶型二氧化矽係指二氧化矽之分子間呈現規則排列並有一定之晶格形狀。試回答下列問題：
   (1) 我國勞工作業場所容許暴露標準中，空氣中第一、二種粉塵容許濃度所稱的結晶型游離二氧化矽有哪些？
   (2) 可用來分析結晶型游離二氧化矽濃度之方法有哪些？ 【110.11 甲衛】

計算題分析

常見題型解題指南：

1. 劑量（Dose）、相加效應為關鍵要素。

2. 評估重點：
   (1) 依化學品類別計算劑量，非依工作場所。
   (2) 不同場所的時間暴露結果，需要換算出一個整體工作時間之時量加權值代表，方能進行評估是否符合法令規定。

(3) 暴露是否有害,需以相加效應考量不同化學物質暴露劑量的累積和。

3. 評估流程:

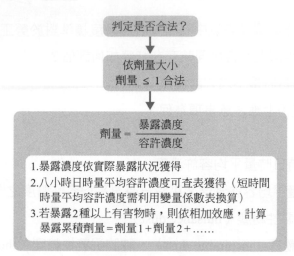

判定是否合法?

依劑量大小
劑量 ≤ 1 合法

$$劑量 = \frac{暴露濃度}{容許濃度}$$

1. 暴露濃度依實際暴露狀況獲得
2. 八小時日時量平均容許濃度可查表獲得(短時間時量平均容許濃度需利用變量係數表換算)
3. 若暴露2種以上有害物時,則依相加效應,計算暴露累積劑量=劑量1+劑量2+……

4. 有害物容許濃度計算變換題型彙整:

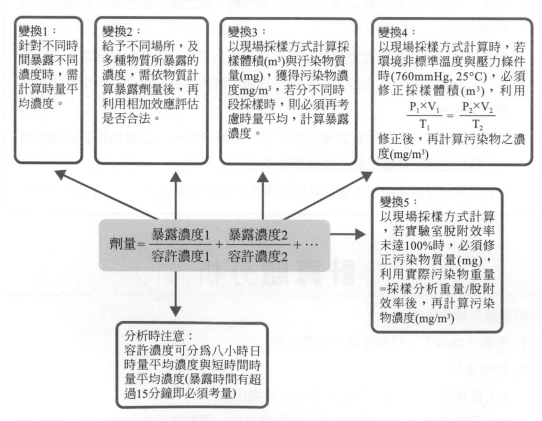

變換1:
針對不同時間暴露不同濃度時,需計算時量平均濃度。

變換2:
給予不同場所,及多種物質所暴露的濃度,需依物質計算暴露劑量後,再利用相加效應評估是否合法。

變換3:
以現場採樣方式計算採樣體積(m^3)與汙染物質量(mg),獲得污染物濃度mg/m^3,若分不同時段採樣時,則必須再考慮時量平均,計算暴露濃度。

變換4:
以現場採樣方式計算時,若環境非標準溫度與壓力條件時$(760mmHg, 25°C)$,必須修正採樣體積(m^3),利用
$$\frac{P_1 \times V_1}{T_1} = \frac{P_2 \times V_2}{T_2}$$
修正後,再計算污染物之濃度(mg/m^3)

$$劑量 = \frac{暴露濃度1}{容許濃度1} + \frac{暴露濃度2}{容許濃度2} + \cdots$$

變換5:
以現場採樣方式計算,若實驗室脫附效率未達100%時,必須修正污染物質量(mg),利用實際污染物重量=採樣分析重量/脫附效率後,再計算污染物濃度(mg/m^3)

分析時注意:
容許濃度可分為八小時日時量平均濃度與短時間時量平均濃度(暴露時間有超過15分鐘即必須考量)

例題 12

王君每日八小時的工作時間內，於 A, B, C 三場所作業時間與所接觸物質之時量平均暴露濃度如下表所示，請以相加效應評估王君之暴露是否合於職業安全衛生法令規定？

【92.07 乙安】

場所	A 場所	B 場所	C 場所	八小時 PEL-TWA
每日暴露時間	二小時	三小時	三小時	
甲物質	80 ppm	0	0	100 ppm
乙物質	60 ppm	80 ppm	0	150 ppm
丙物質	0	60 ppm	100 ppm	200 ppm

解答

觀念：

1. 王君暴露是否合法的判定方式，利用各物質的暴露累積劑量是否大於 1 為判定依據。

   公式：

   $$\frac{甲有害物成分之濃度}{甲有害物成分之容許濃度} + \frac{乙有害物成分之濃度}{乙有害物成分之容許濃度} + \frac{丙有害物成分之濃度}{丙有害物成分之容許濃度} \cdots \begin{array}{c} > \\ = \\ < \end{array} 1$$

2. 依化學品類別計算劑量，非依工作場所。

3. 假設八小時內任何連續 15 分鐘暴露濃度均未超過短時間時量平均容許濃度。

4. 不同場所的時間暴露結果，需要換算出一個整體工作時間之時量加權值代表，方能進行評估是否符合法令規定。

   (1) 各物質之八小時工作日時量平均濃度

   $$甲物質 = \frac{80\ ppm \times 2\ hr + 0\ ppm \times 3\ hr + 0\ ppm \times 3\ hr}{2\ hr + 3\ hr + 3\ hr} = 20\ ppm$$

   $$乙物質 = \frac{60\ ppm \times 2\ hr + 80\ ppm \times 3\ hr + 0\ ppm \times 3\ hr}{2\ hr + 3\ hr + 3\ hr} = 45\ ppm$$

   $$丙物質 = \frac{0\ ppm \times 2\ hr + 60\ ppm \times 3\ hr + 100\ ppm \times 3\ hr}{2\ hr + 3\ hr + 3\ hr} = 60\ ppm$$

(2) 利用相加效應

$$暴露累積劑量 = \frac{20}{100} + \frac{45}{150} + \frac{60}{200} = 0.8 < 1$$

因為暴露累積劑量小於 1，所以王君暴露合於職業安全衛生法令規定。

例題 13

某勞工每日須在 A、B、C、D 等四個作業場所工作，在 A 場所工作 3 小時，在 B 場所及 C 場所各工作 2 小時，在 D 場所工作 1 小時，而在 A、B、C、D 作業場所皆有甲乙丙三種有害物質，其中甲種有害物質之時量平均容許濃度為 150 ppm，乙種有害物質之時量平均容許濃度為 200 ppm，丙種有害物質之時量平均容許濃度為 100 ppm，下表為作業環境測定之各作業所之有害物質的測定濃度，試計算該勞工每日工作接觸之有害物是否超過時量平均容許濃度？ 【81.12 乙安】

	A	B	C	D
甲	100	130	0	50
乙	0	110	90	100
丙	50	0	60	120

解答

假設八小時內任何連續 15 分鐘暴露濃度均未超過短時間時量平均容許濃度

1. 各物質之八小時工作日時量平均濃度

$$甲物質 = \frac{100 \text{ ppm} \times 3 \text{ hr} + 130 \text{ pm} \times 2 \text{ hr} + 0 \text{ ppm} \times 2 \text{ hr} + 50 \text{ ppm} \times 1 \text{ hr}}{3 \text{ hr} + 2 \text{ hr} + 2 \text{ hr} + 1 \text{ hr}} = 76.25 \text{ ppm}$$

$$乙物質 = \frac{0 \text{ ppm} \times 3 \text{ hr} + 110 \text{ pm} \times 2 \text{ hr} + 90 \text{ ppm} \times 2 \text{ hr} + 100 \text{ ppm} \times 1 \text{ hr}}{3 \text{ hr} + 2 \text{ hr} + 2 \text{ hr} + 1 \text{ hr}} = 62.5 \text{ ppm}$$

$$丙物質 = \frac{50 \text{ ppm} \times 3 \text{ hr} + 0 \text{ pm} \times 2 \text{ hr} + 60 \text{ ppm} \times 2 \text{ hr} + 120 \text{ ppm} \times 1 \text{ hr}}{3 \text{ hr} + 2 \text{ hr} + 2 \text{ hr} + 1 \text{ hr}} = 48.75 \text{ ppm}$$

2. 利用相加效應

$$暴露累積劑量 = \frac{76.25}{150} + \frac{62.5}{200} + \frac{48.75}{100} = 1.308 > 1$$

因為暴露累積劑量大於 1，故該勞工每日工作接觸之有害物超過法定之標準。

例題 14

王君從事有機溶劑作業，在某工作日內暴露八小時，測定結果如下表（25°C，一大氣壓下），設該場所除二甲苯、丁酮及正己烷外無其他有害物之暴露，若二甲苯、丁酮、正己烷之效應為相加效應時，該勞工暴露是否符合規定？

暴露物質	二甲苯	丁酮	正己烷
暴露濃度	46.1 ppm	84.9 ppm	28.4 ppm
八小時日時量平均容許濃度	100 ppm	200 ppm	50 ppm
變量係數	1.25	1.25	1.5
分子量	106	72	86

解答

假設八小時內任何連續 15 分鐘暴露濃度均未超過短時間時量平均容許濃度

利用相加效應

$$暴露累積劑量 = \frac{46.1}{100} + \frac{84.9}{200} + \frac{28.4}{50} = 1.45 > 1$$

因為暴露累積劑量大於 1，所以王君暴露不符合法令規定。

例題 15

王君從事有機溶劑作業,在某工作日內暴露最嚴重時段測定十五分鐘,測定結果如下表(25°C,一大氣壓下),設該場所除二甲苯、丁酮及正己烷外無其他有害物之暴露,若二甲苯、丁酮、正己烷之效應為相加效應時,該勞工暴露是否符合規定?   【92.11 乙安】

暴露物質	二甲苯	丁酮	正己烷
暴露濃度	46.1 ppm	84.9 ppm	28.4 ppm
八小時日時量平均容許濃度	100 ppm	200 ppm	50 ppm
變量係數	1.25	1.25	1.5
分子量	106	72	86

解答

觀念:本題主要重點在於題目提及工作日內最嚴重暴露時段測定 15 分鐘,為考量短時間暴露之情形,因此容許濃度必須將八小時日時量平均容許濃度轉換為短時間時量平均容許濃度。

1. 各物質之短時間時量平均容許濃度

   二甲苯短時間時量平均容許濃度 = 100 ppm × 1.25 = 125 ppm

   丁酮短時間時量平均容許濃度為 = 200 ppm × 1.25 = 250 ppm

   正己烷短時間時量平均容許濃度為 = 50 ppm × 1.5 = 75 ppm

2. 利用相加效應

$$暴露累積劑量 = \frac{46.1}{125} + \frac{84.9}{250} + \frac{28.4}{75} = 1.087 > 1$$

因為暴露累積劑量大於 1,所以王君暴露不符合法令規定。

例題 16

林君從事有機溶劑作業，在某工作日內容暴露嚴重時段測定十五分鐘，測定結果如下（25°C，一大氣壓下）。設該場所除甲苯、乙酮及正己烷外無其他有害物之暴露，若以相加效應評估時，該勞工暴露是否符合規定？　【98.11 乙安】

暴露物質	甲苯	丁酮	正己烷
暴露濃度	200 mg / m³	250 mg / m³	100 mg / m³
八小時日時量半均容許濃度	100 ppm	200 ppm	50 ppm
變量係數	1.25	1.25	1.5
分子量	92	72	86

解答

觀念：本題型一樣為短時間時量平均容許濃度的題型，故容許濃度必須將八小時日時量平均容許濃度轉換為短時間時量平均容許濃度。然與前一例題不同處在於題目之暴露濃度單位為 mg / m³，故必須先進行單位轉換。

公式：氣狀及粒狀有害物質濃度轉換式子：$ppm = \dfrac{mg / m^3 \times 24.45}{分子量}$ (25°C, 1 atm)

1. 暴露濃度單位轉換：mg / m³ 轉變為 ppm

甲苯 $= \dfrac{mg / m^3 \times 24.45}{分子量} = \dfrac{200 \times 24.45}{92} = 53.2\ ppm$

丁酮 $= \dfrac{mg / m^3 \times 24.45}{分子量} = \dfrac{250 \times 24.45}{72} = 84.9\ ppm$

正己烷 $= \dfrac{mg / m^3 \times 24.45}{分子量} = \dfrac{100 \times 24.45}{86} = 28.4\ ppm$

2. 各物質之短時間時量平均容許濃度

甲苯短時間時量平均容許濃度 = 100 ppm × 1.25 = 125 ppm

丁酮短時間時量平均容許濃度為 = 200 ppm × 1.25 = 250 ppm

正己烷短時間時量平均容許濃度為 = 50 ppm × 1.5 = 75 ppm

3. 利用相加效應

暴露累積劑量 $= \dfrac{53.2}{125} + \dfrac{84.9}{250} + \dfrac{28.4}{75} = 1.1439 > 1$

因為暴露累積劑量大於 1，所以王君暴露不符合法令規定。

例題 17

某一清洗作業勞工使用三氯乙烷為清潔劑，在 25°C、一大氣壓下其暴露於三氯乙烷之情形如下：

1. 08:00 ～ 12:00　C_1 = 350 ppm
2. 13:00 ～ 14:00　C_2 = 489 ppm
3. 14:00 ～ 17:00　C_3 = 100 ppm

已知：三氯乙烷之八小時日時量平均容許濃度為 350 ppm，不同容許濃度之變量係數值如下表：

容許濃度 （ppm 或 mg / m³）	<1	≥ 1，<10	≥ 10，<100	≥ 100，<1,000	≥ 1,000
變量係數	3	2	1.5	1.25	1.0

試回答下列問題：

1. 該勞工全程工作日時量平均暴露濃度為多少 ppm？
2. 試評估該作業勞工之三氯乙烷暴露是否符合規定？　　　　　　【101.03 乙安】

解答

1. 勞工全程工作日時量平均濃度

$$= \frac{350\ ppm \times 4\ hr + 489\ pm \times 1\ hr + 100\ ppm \times 3\ hr}{4\ hr + 1\ hr + 3\ hr} = 273.6\ ppm$$

2. 容許濃度評估

   (1) 三氯乙烷之八小時日時量平均濃度 273.6 ppm 未超過八小時日時量平均容許濃度 350ppm，因此未超過規定值。

   (2) 任何一次濃度暴露時間達連續 15 分鐘，必須符合該時段內之時量平均濃度不得超過短時間時量平均容許濃度。

   　三氯乙烷之短時間時量平均容許濃度 = 350 × 1.25 = 437.5 ppm

　　結果顯示勞工於 13:00 ～ 14:00 時段內，暴露濃度 C_2 = 489 ppm 大於短時間時量平均容許濃度 437.5 ppm，顯示已超過規定值。

　　故容許濃度之整體評估結果，該作業勞工之三氯乙烷暴露不符合規定。

例題 18

勞工於室內作業場所從事二硫化碳有機溶劑作業，某勞工經實施作業環境暴露測定結果，該勞工二硫化碳之暴露情形如下（25°C，一大氣壓下）

【95.03- 甲衛】

08：00 ～ 10：00 $C_1 = 15$ ppm   10：00 ～ 12：00 $C_2 = 5$ ppm

13：00 ～ 17：00 $C_3 = 6$ ppm   17：00 ～ 19：00 $C_4 = 3$ ppm

如二硫化碳之八小時日時量平均容許濃度為 10 ppm 或 31 mg/m^3，分子量為 76，試回答下列問題：

1. 該勞工暴露二硫化碳之全程工作日時量平均濃度為多少 ppm？
2. 依該勞工之作業情況，該勞工暴露之相當八小時日時量平均濃度為多少 ppm？
3. 該勞工之暴露是否符合勞工作業場所容許暴露標準之規定？

解答

觀念：本題型的觀念重點在於，需將時量平均濃度轉換為相當八小時日時量平均濃度方能判定是否符合法令規定

1. 全程工作日 10 小時之時量平均濃度

$$TWA_{10} = \frac{15\ ppm \times 2\ hr + 5\ ppm \times 2\ hr + 6\ ppm \times 4\ hr + 3\ ppm \times 2\ hr}{10\ hr} = 7\ ppm$$

2. 勞工暴露相當八小時日時量平均濃度

$$TWA_8 = \frac{15\ ppm \times 2\ hr + 5\ ppm \times 2\ hr + 6\ ppm \times 4\ hr + 3\ ppm \times 2\ hr}{8\ hr} = 8.75\ ppm$$

3. 因為勞工作業暴露 8.75 ppm 小於八小時日時量平均容許濃度 10 ppm，且每一時段作業暴露濃度小於短時間時量平均容許濃度 10 × 1.5 = 15 ppm，所以符合法令規定。

例題 19

下列為丁酮作業環境監測資料：採樣時溫度 25°C，氣壓 760 mmHg，採樣流速 100mL/min，計採 8 小時，實驗室分析結果為 4.8 mg，其 PEL = 200 ppm，分子量 72。　　　　　　　　　　　　　　　　　　　　　　　　　　【97.03- 乙安】

1. 試以 mg / m³ 表示其時量平均濃度。

2. 試以 ppm 表示其時量平均濃度。

3. 是否符合法定容許濃度標準（PEL）？

解答

　　觀念：本題型為一利用作業環境現場採樣流程計算現場污染物濃度，並將計算得到之暴露濃度與法定容許濃度比較，判斷是否符合法定標準。

　　單位換算：1 mL = 10^{-6} m³

1. 丁酮作業環境現場採樣時量平均濃度計算：

現場採樣體積 (m³) = 採樣流速 (mL/min) × 採樣時間 (min) × 10^{-6}

= 100 (mL/min) × 480(min) × 10^{-6}

= 0.048 (m³)

丁酮暴露時量平均濃度 = 4.8 mg / 0.048 m³ = 100 mg/m³

2. 丁酮作業環境時量平均濃度以 ppm 表示：

暴露丁酮濃度 (ppm) = 100 × 24.45 / 72 = 33.96 ppm

丁酮暴露時量平均濃度 = 33.96 ppm

3. 因為勞工丁酮暴露時量平均濃度 33.96 ppm < 200 ppm (PEL-TWA)

所以現場暴露濃度符合法令規定

例題 20

某一作業場所勞工使用甲苯有機溶劑從事作業，於一大氣壓，25°C 下，以流率 200 mL/min 實施採樣，經評估勞工甲苯之暴露情形，結果如下：

樣本序	採樣時間	甲苯質量（mg）
1	08:00 ～ 12:00	3.4
2	13:00 ～ 15:00	1.6
3	15:00 ～ 17:00	1.5

甲苯分子量 92，八小時日時量平均容許濃度 100 ppm

1. 請問勞工工作日甲苯之時量平均暴露濃度為多少 mg/m³？多少 ppm？
2. 評估勞工之暴露是否符合勞工作業場所容許暴露標準規定？

解答

觀念：將現場採樣所計算得到的各時段暴露濃度進行時量加權計算，而後與法定容許濃度做比較，判定是否符合法令規定。

1. 計算各時段之暴露濃度

樣本序 1：

現場採樣體積 (m^3) = 採樣流速 (mL/min) × 採樣時間 (min) × 10^{-6}

$\qquad\qquad$ = 200(mL/min) × 240(min) × 10^{-6}

$\qquad\qquad$ = 0.048(m^3)

甲苯 4 小時暴露時量平均濃度 = 3.4 mg / 0.048 m³ = 70.8 mg/m³

樣本序 2：

現場採樣體積 (m^3) = 採樣流速 (mL/min) × 採樣時間 (min) × 10^{-6}

$\qquad\qquad$ = 200 (mL/min) × 120 (min) × 10^{-6}

$\qquad\qquad$ = 0.024 (m^3)

甲苯 2 小時暴露時量平均濃度 = 1.6 mg / 0.024 m³ = 66.7 mg/m³

樣本序 3：

現場採樣體積 (m^3) = 採樣流速 (mL/min) × 採樣時間 (min) × 10^{-6}

$\qquad\qquad$ = 200 (mL/min) × 120 (min) × 10^{-6}

$\qquad\qquad$ = 0.024 (m^3)

甲苯 2 小時暴露時量平均濃度 = 1.5 mg / 0.024 m³ = 62.5 mg/m³

2. 全程工作日時量平均濃度

$$= \frac{70.8 \text{ mg} / \text{m}^3 \times 4 \text{ hr} + 66.7 \text{ mg} / \text{m}^3 \times 2 \text{ hr} + 62.5 \text{ mg} / \text{m}^3 \times 2 \text{ hr}}{4 \text{ hr} + 2 \text{ hr} + 2 \text{ hr}} = 67.7 \text{ mg} / \text{m}^3$$

$$= 67.7 \text{ mg} / \text{m}^3 \times \frac{24.45}{92} = 17.99 \text{ ppm}$$

3. 容許濃度評估

因為全程工作日時量平均濃度 17.99 ppm < 100 ppm (PEL)

且任何一次連續 15 分鐘之時量平均濃度均未超過甲苯短時間時量平均容許

濃度 100 × 1.25 = 125 ppm，所以符合法令規定。

例題 21

已知丙酮之八小時日時量平均容許濃度為 750 ppm，分子量為 58，某勞工丙酮

暴露九小時全程連續多樣本採樣知採樣條件及分析結果如下：　　　【97.11- 甲衛】

樣本序	採樣起訖時間	在 25°C，一大氣壓下之採樣流率 (ml-min)	實驗室分析所得丙酮質量 (mg)
1	08:00 ～ 10:10	60	14.3
2	10:10 ～ 12:00	70	12.7
3	13:00 ～ 14:50	70	15.5
4	14:50 ～ 18:00	60	11.3

試問：

1. 該勞工暴露於丙酮全程工作日之時量平均濃度為多少 mg / m³？多少 ppm？

2. 該勞工之暴露是否符合勞工作業場所容許暴露標準之規定？

變量係數表

容許濃度	變量係數	備註
未滿 1	3	表中容許濃度氣狀物以 ppm、粒狀物以 mg / m³、石綿以 f / cc 為單位。
1 以上，未滿 10	2	
10 以上，未滿 100	1.5	
100 以上，未滿 1,000	1.25	
1,000 以上	1	

解答

1. 計算各時段之暴露濃度

樣本序 1：

現場採樣體積 (m^3) = 採樣流速 (mL/min) × 採樣時間 (min) × 10^{-6}

　　　　　　　　　　= 60(mL / min) × 130(min) × 10^{-6}

　　　　　　　　　　= 0.0078(m^3)

暴露時量平均濃度 = 14.3mg / 0.0078m^3 = 1,833 mg/ m^3

$$= 1,833\ mg / m^3 \times \frac{24.45}{58} = 773\ ppm$$

樣本序 2：

現場採樣體積 (m^3) = 採樣流速 (mL/min) × 採樣時間 (min) × 10^{-6}

　　　　　　　　　　= 70(mL/min) × 110 (min) × 10^{-6}

　　　　　　　　　　= 0.0077(m^3)

暴露時量平均濃度 = 12.7mg /0.0077m^3 = 1,649 mg/ m^3

$$= 1,649 mg / m^3 \times \frac{24.45}{58} = 695\ ppm$$

樣本序 3：

現場採樣體積 (m^3) = 採樣流速 (mL/min) × 採樣時間 (min) × 10^{-6}

　　　　　　　　　　= 70(mL/min) × 110 (min) × 10^{-6}

　　　　　　　　　　= 0.0077(m^3)

暴露時量平均濃度 = 15.5mg /0.0077m^3 = 2013 mg/ m^3

$$= 2,013 mg / m^3 \times \frac{24.45}{58} = 850\ ppm$$

樣本序 4：

現場採樣體積 (m^3) = 採樣流速 (mL/min) × 採樣時間 (min) × 10^{-6}

　　　　　　　　　　= 60 (mL/min) × 190 (min) × 10^{-6}

　　　　　　　　　　= 0.0114(m^3)

暴露時量平均濃度 = 11.3 (mg) /0.0114(m^3) = 991 mg/ m^3

$$= 991 mg / m^3 \times \frac{24.45}{58} = 418\ ppm$$

2. 全程工作日時量平均濃度

$$= \frac{773 \text{ ppm} \times 130 \text{ min} + 695 \text{ ppm} \times 110\text{min} + 850 \text{ ppm} \times 110\text{min} + 418 \text{ ppm} \times 190\text{min}}{130 \text{ min} + 110 \text{ min} + 110 \text{ min} + 190 \text{ min}}$$

$$= 648 \text{ ppm} = 648 \times \frac{58}{24.45} = 1,537 \text{ mg} / \text{m}^3$$

3. 容許濃度評估

此作業場所全程日時量平均容許濃度 647.7 ppm <750 ppm（PEL）

丙酮短時間容許濃度 750 ppm × 1.25 = 937.5 ppm

任一時段皆無超過短時間容許濃度，此勞工暴露狀況符合法令規定

例題 22

某甲級作業環境監測人員利用活性碳管，以 100 mL / min 之速率採集作業場所空氣中某有機蒸氣（分子量為 100）50 分鐘。經送認可實驗室分析後得知其量為 5 mg。已知採樣現場的溫度為 27°C，壓力為 750 mmHg。試問：

【102.03 甲衛】

1. 在工作現場此有機溶劑的濃度為多少 mg / m³ 及多少 ppm？（請列出計算過程）

2. 上題所求得之濃度值，請說明可否作為勞工個人暴露之評估。

解答

觀念：本題型重點在於現場採樣環境並非 25°C, 1 atm，故採樣體積須利用理想氣體方程式 PV = nRT，轉換之

1. 現場採樣體積 (m³) = 採樣流速 (mL / min) × 採樣時間 (min) × 10⁻⁶

= 100(mL / min) × 50 (min) × 10⁻⁶

= 0.005(m³)

2. 標準採樣體積 (m³) = 現場採樣體積 (m³) × $\frac{P_{現場}}{P_{標準}}$ × $\frac{(237 + T_{現場})}{(237 + T_{標準})}$

= 現場採樣體積 (m³) × $\frac{750}{760}$ × $\frac{(273+25)}{(273+27)}$ = 現場採樣體積 × 0.98

= 0.005 × 0.98 = 0.0049 m³

3. 暴露時量平均濃度 = 5 mg / 0.0049 m³ = 1,020 mg / m³

$$= 1,020 \text{ mg} / \text{m}^3 \times \frac{24.45}{100} = 249.4 \text{ ppm}$$

經計算後得知在工作現場此有機溶劑的濃度為 1,020 mg / m³ 及 249.4 ppm

4. 作業環境監測係採取區域或個人採樣，經由分析結果得知作業環境有害物種類及有害物濃度，並將暴露濃度與法令規範之容許濃度比對，作為作業環境改善與工程控制效果評估之參考依據，但個人暴露評估不僅需考量作業環境監測，尚需包括生物偵測與監測技術等，故不建議將工作現場實施之作業環境監測直接作為個人暴露之評估。

例題 23

A 事業單位將其事業內之環境監測委由認可之 B 作業環境監測機構執行。某日該公司接到 B 環測機構之報告如下：　　　　　　　　　　　　　【100.03 甲衛】

1. 作業環境監測基本資料

事業單位名稱：A 公司	負責部門：工安課
事業單位地址：新竹市 XX 路 20 號	聯絡人：孫小芸 03-0000000
監測人員姓名：王大華	監測人員簽名：王大華
監測日期：100 年 01 月 08 日	會同監測人員簽名：李小明

2. 作業環境監測紀錄

樣本編號	監測方法	監測項目	採樣介質種類	監測條件			採樣時間	監測結果	認可實驗室名稱
				現場溫度 (°C)	現場壓力 mmHg	採樣流速 (ml/min)			
甲 1	行政院勞工委員會標準分析參考方法 1235	甲苯	活性碳管	27	750	100	0800~1030	2.9	C 實驗室
甲 2							1030~1200	1.8	
甲 3							1300~1500	2.4	
甲 4							1500~1700	3.0	
丁 1	1216	丁酮	活性碳管	27	750	100	0800~1030	4.0	
丁 2							1030~1200	2.5	
丁 3							1300~1500	3.2	
丁 4							1500~1700	2.1	

已知：甲苯及丁酮得脫附效率分別為 95% 及 85%

　　　甲苯及丁酮的分子量分別為 92 及 72

　　　甲苯及丁酮八小時日時量平均容許濃度分別為 100 ppm 及 200 ppm

若您為該公司的勞工衛生管理師，試問：

1. 作業環境監測紀錄中是否有遺漏法令規定應註明之事項，請說明之。

2. 在該場所工作的勞工，其暴露是否符合法令之規定？（請列出計算過程）

3. 依測定結果應採取之防範措施為何？

解答

　　觀念：本題型除了現場採樣環境修正外，亦考量實驗室分析樣品脫附之效率。

1. 監測紀錄中遺漏法令規定應註明之事項

　　(1) 監測處所。（含位置圖）

　　(2) 監測人員姓名（含資格文號及簽名），委託監測時需包含測定機構名稱。

　　(3) 依據監測結果採取之必要防範措施事項。

2. (1) 現場採樣體積 (m^3) = 採樣流速 (mL/min) × 採樣時間 (min) × 10^{-6}

樣本編號	現場採樣體積 (m^3)	樣本編號	現場採樣體積
甲$_1$	$100 \times 150 \times 10^{-6} = 0.015$	丁$_1$	$100 \times 150 \times 10^{-6} = 0.015$
甲$_2$	$100 \times 90 \times 10^{-6} = 0.009$	丁$_2$	$100 \times 90 \times 10^{-6} = 0.009$
甲$_3$	$100 \times 120 \times 10^{-6} = 0.012$	丁$_3$	$100 \times 120 \times 10^{-6} = 0.012$
甲$_4$	$100 \times 120 \times 10^{-6} = 0.012$	丁$_4$	$100 \times 120 \times 10^{-6} = 0.012$

　　(2) 標準採樣體積 (m^3) = 現場採樣體積 $(m^3) \times \dfrac{P_{現場}}{P_{標準}} \times \dfrac{(237 + T_{現場})}{(237 + T_{標準})}$

　　　　= 現場採樣體積 $(m^3) \times \dfrac{750}{760} \times \dfrac{(273+25)}{(273+27)}$ = 現場採樣體積 × 0.98

樣本編號	標準採樣體積 (m^3)	樣本編號	標準採樣體積
甲$_1$	$0.015 \times 0.98 = 0.0147$	丁$_1$	$0.015 \times 0.98 = 0.0147$
甲$_2$	$0.009 \times 0.98 = 0.0088$	丁$_2$	$0.009 \times 0.98 = 0.0088$
甲$_3$	$0.012 \times 0.98 = 0.0118$	丁$_3$	$0.012 \times 0.98 = 0.0118$
甲$_4$	$0.012 \times 0.98 = 0.0118$	丁$_4$	$0.012 \times 0.98 = 0.0118$

(3) 暴露濃度 $(mg/m^3) = \dfrac{採樣重量\ (mg)}{標準採樣體積\ (m^3)} \times \dfrac{1}{脫附效率\ (\%)}$

樣本編號	採樣時間 (min)	暴露濃度 (mg / m³)	暴露濃度 (ppm)
甲₁	150	$=\dfrac{2.9\ \text{mg}}{0.0147\ \text{m}^3}\times\dfrac{1}{0.95}=207.66$	$=207.66\times\dfrac{24.45}{92}=55.19$
甲₂	90	$=\dfrac{1.8\ \text{mg}}{0.0088\ \text{m}^3}\times\dfrac{1}{0.95}=215.31$	$=215.31\times\dfrac{24.45}{92}=57.22$
甲₃	120	$=\dfrac{2.4\ \text{mg}}{0.0118\ \text{m}^3}\times\dfrac{1}{0.95}=214.09$	$=214.09\times\dfrac{24.45}{92}=56.90$
甲₄	120	$=\dfrac{3.0\ \text{mg}}{0.0118}\times\dfrac{1}{0.95}=267.62$	$=267.62\times\dfrac{24.45}{92}=71.12$

因此，甲苯全程工作日時量平均

$$=\frac{(55.19\times150)+(57.22\times90)+(56.90\times120)+(71.12\times120)}{150+90+120+120}=59.98\ \text{ppm}$$

樣本編號	採樣時間 (min)	暴露濃度 (mg / m³)	暴露濃度 (ppm)
丁₁	150	$=\dfrac{4.0\ \text{mg}}{0.0147\text{m}^3}\times\dfrac{1}{0.85}=320.13$	$=320.13\times\dfrac{24.45}{72}=108.71$
丁₂	90	$=\dfrac{2.5\ \text{mg}}{0.0088\text{m}^3}\times\dfrac{1}{0.85}=334.22$	$=334.22\times\dfrac{24.45}{72}=113.50$
丁₃	120	$=\dfrac{3.2\ \text{mg}}{0.0118\ \text{m}^3}\times\dfrac{1}{0.85}=319.04$	$=319.04\times\dfrac{24.45}{72}=108.34$
丁₄	120	$=\dfrac{2.1\ \text{mg}}{0.0118\ \text{m}^3}\times\dfrac{1}{0.85}=209.37$	$=209.37\times\dfrac{24.45}{72}=71.10$

因此，丁酮全程工作日時量平均

$$=\frac{(108.71\times150)+(113.50\times90)+(108.34\times120)+(71.10\times120)}{150+90+120+120}=100.11\ \text{ppm}$$

(4) 利用相加效應

甲苯與丁酮累積劑量 $=\dfrac{59.98}{100}+\dfrac{100.11}{200}=0.6+0.5=1.1>1$

因為暴露累積劑量大於 1，故勞工每日工作接觸之有害物超過法定標準。

3. 由於甲苯及丁酮屬於第二種有機溶劑，依據監測結果採取之必要防範措施事項如下：

(1) 派遣有機溶劑作業主管於現場監督作業。

(2) 決定作業操作方式，並事先告知作業人員。

(3) 針對作業人員進行有機溶劑危險物及有害物安全衛生通識教育訓練。

(4) 事先擬定有機溶劑中毒事故之緊急應變措施。

例題 24

某一作業場所使用二甲苯有機溶劑作業，某日（溫度為 27°C，壓力為 750 mmHg）對該場所之勞工甲進行暴露評估，其暴露情形如下： 【105.03 甲衛】

採樣設備 = 計數型流量計（流速為 200 cm³ / min）+ 活碳碳管（脫附效率為 95%）

樣本編號	採樣時間	樣本分析結果 (mg)
1	08：00 ～ 12：00	2
2	13：00 ～ 15：00	12
3	15：00 ～ 18：00	0.1

已知：

1. 採樣現場之溫度壓力與校正現場相同。

2. 二甲苯之分子量靈 106，8 小時日時量平均容許濃度為 100 ppm，434mg / m³。

容許濃度	<1	≧ 1，<10	≧ 10，<100	≧ 100，<1000	≧ 1000
變量係數	3	2	1.5	1.25	1.0

試回答下列問題：

(1) 於 25°C，1 atm 下之各時段採樣體積為多少 m³？

(2) 勞工之二甲苯時量平均暴露濃度為多少 mg / m³？

(3) 評估勞工甲之暴露是否符合法令規定？

解答

觀念：本題型非標準溫度與壓力條件下（25°C，1 atm），需做現場採樣環境修正，亦需考量實驗室樣品脫附之效率。

1. (1) 現場採樣體積 (m^3) = 採樣流速 (cm^3 / min) × 採樣時間 (min) × 10^{-6}

採樣編號	採樣時間 (min)	現場採樣體積 (m^3)
1_1	4 × 60 = 240	200 × 240 × 10^{-6} = 0.048
2_2	2 × 60 = 120	200 × 120 × 10^{-6} = 0.024
3_3	3 × 60 = 180	200 × 180 × 10^{-6} = 0.036

(2) 25°C，1atm 下之各時段採樣體積

$$標準採樣體積 (m^3) = 現場採樣體積 (m^3) \times \frac{P_{現場}}{P_{標準}} \times \frac{(237 + T_{標準})}{(237 + T_{現場})}$$
$$= 現場採樣體積 (m^3) \times \frac{750}{760} \times \frac{(273+25)}{(273+27)} = 現場採樣體積 \times 0.98$$

採樣編號	標準採樣體積 (m^3)
1_1	0.048 × 0.98 = 0.0470
2_2	0.024 × 0.98 = 0.0235
3_3	0.036 × 0.98 = 0.0353

2. 暴露濃度 (mg / m^3) = $\dfrac{採樣重量 (mg)}{標準採樣體積 (m^3)} \times \dfrac{1}{脫附效率 (\%)}$

採樣編號	採樣時間(min)	樣本分析結果 (mg)	暴露濃度 (mg/m^3)
1	240	2	$= \dfrac{2\ mg}{0.0470\ m^3} \times \dfrac{1}{0.95} = 44.79$
2	120	12	$= \dfrac{12\ mg}{0.0235\ m^3} \times \dfrac{1}{0.95} = 537.51$
3	180	0.1	$= \dfrac{0.1\ mg}{0.0353\ m^3} \times \dfrac{1}{0.95} = 2.98$

因此，勞工甲全程工作日時量平均

$$= \frac{(44.79 \times 240) + (537.51 \times 120) + (2.98 \times 180)}{240 + 120 + 180} = 140.35\ mg / m^3$$

3. 勞工甲八小時日時量平均濃度

$$= \frac{(44.79 \times 240) + (537.51 \times 120) + (2.98 \times 180)}{8 \times 60} = 157.89\ mg / m^3$$

勞工甲暴露之八小時日時量平均容許濃度 157.89 mg / m^3 < 434 mg/m³ (PEL)

二甲苯短時間容許濃度 434 mg / m^3 × 1.25 = 542.5 mg / m^3

任一時段皆無超過短時間容許濃度，此勞工暴露狀況符合法令規定。

例題 25

某鑄造業作業場所其浮游粉塵中二氧化矽的含量經分析後為 35%，該場所之作業勞工暴露情形測定條件及測定結果如下，試評估該勞工暴露情形是否符合規定？ 【101 年工礦衛生技師 - 作業環境測定】

採樣現場之溫度、壓力：25°C、1 atm

泵設定的流量：總粉塵（2.0 L / min）、可呼吸性粉塵（1.7 L / min）

樣品採樣時間及結果如下：

	樣品編號	採樣時間	採樣粉塵定量結果（mg）
總粉塵	T1	08:00 ～ 12:00	3.02
	T2	13:00 ～ 14:30	0.85
	T3	14:30 ～ 17:00	0.25
可呼吸性粉塵	R1	08:00 ～ 12:00	0.32
	R2	13:00 ～ 14:30	0.24
	R3	14:30 ～ 17:00	0.46

解答

依據表 6.20 空氣中粉塵容許濃度，可知

1. 總粉塵八小時日時量平均容許濃度 $= \dfrac{30 \text{ mg / m}^3}{\%SiO_2 + 2} = \dfrac{30}{35 + 2} = 0.81 \text{ mg / m}^3$

2. 可呼吸粉塵八小時日時量平均容許濃度 $= \dfrac{10 \text{ mg / m}^3}{\%SiO_2 + 2} = \dfrac{10}{35 + 2} = 0.27 \text{ mg / m}^3$

一、總粉塵

1. 計算各時段之暴露濃度

樣本編號 T1：暴露時量平均濃度 $= \dfrac{3.02 \text{ mg}}{2 \dfrac{L}{min} \times 4 \text{ h} \times 60 \dfrac{min}{h} \times 10^{-3} \dfrac{m^3}{L}} = 6.29 \text{ mg / m}^3$

樣本編號 T2：暴露時量平均濃度 $= \dfrac{0.85 \text{ mg}}{2 \dfrac{L}{min} \times 1.5 \text{ h} \times 60 \dfrac{min}{h} \times 10^{-3} \dfrac{m^3}{L}} = 4.72 \text{ mg / m}^3$

樣本編號 T3：

$$暴露時量平均濃度 = \frac{0.25 \text{ mg}}{2\frac{\text{L}}{\text{min}} \times 2.5 \text{ h} \times 60\frac{\text{min}}{\text{h}} \times 10^{-3}\frac{\text{m}^3}{\text{L}}} = 0.83 \text{ mg / m}^3$$

2. 全程工作日時量平均濃度

$$= \frac{6.29 \text{ mg / m}^3 \times 4\text{h} + 4.72 \text{ mg / m}^3 \times 1.5 \text{ h} + 0.83 \text{ mg / m}^3 \times 2.5 \text{ h}}{4 \text{ h} + 1.5 \text{ h} + 2.5 \text{ h}}$$

$$= 4.29 \text{ mg / m}^3 > 0.81 \text{ mg / m}^3$$

此勞工總粉塵暴露狀況不符合法令規定。

二、可呼吸性粉塵

1. 計算各時段之暴露濃度

樣本編號 R1：

$$暴露時量平均濃度 = \frac{0.32 \text{ mg}}{1.7\frac{\text{L}}{\text{min}} \times 4 \text{ h} \times 60\frac{\text{min}}{\text{h}} \times 10^{-3}\frac{\text{m}^3}{\text{L}}} = 0.784 \text{ mg / m}^3$$

樣本編號 R2：

$$暴露時量平均濃度 = \frac{0.24 \text{ mg}}{1.7\frac{\text{L}}{\text{min}} \times 1.5 \text{ h} \times 60\frac{\text{min}}{\text{h}} \times 10^{-3}\frac{\text{m}^3}{\text{L}}} = 1.568 \text{ mg / m}^3$$

樣本編號 R3：

$$暴露時量平均濃度 = \frac{0.46 \text{ mg}}{1.7\frac{\text{L}}{\text{min}} \times 2.5 \text{ h} \times 60\frac{\text{min}}{\text{h}} \times 10^{-3}\frac{\text{m}^3}{\text{L}}} = 1.803 \text{ mg / m}^3$$

2. 全程工作日時量平均濃度

$$= \frac{0.784 \text{ mg / m}^3 \times 4 \text{ h} + 1.568 \text{ mg / m}^3 \times 1.5 \text{ h} + 1.803 \text{ mg / m}^3 \times 2.5 \text{ h}}{4\text{h} + 1.5\text{h} + 2.5\text{h}}$$

$$= 1.25 \text{ mg / m}^3 > 0.27 \text{ mg / m}^3$$

此勞工可呼吸性粉塵暴露狀況不符合法令規定。

例題 26

某工廠使用含石英之礦物性粉塵從事作業，為評估勞工作業場所空氣中可呼吸性粉塵暴露情形，進行個人採樣分析，計取得單一勞工 2 個連續樣本如下：

【106.03 甲衛】

樣本	採樣時間（分鐘）	採樣空氣體積（m³）	可呼吸性粉塵重量（mg）	濃度（mg／m³）	採樣樣本中結晶型游離二氧化矽所占百分比（%）
A	240	0.41	0.7	1.71	17
B	240	0.35	0.5	1.43	19
Total	480	0.76	1.2		

試以計算式回答下列問題：（提示：第一種可呼吸性粉塵容許濃度標準為 $10 \text{ mg／m}^3 \div [\% \text{ SiO}_2 + 2]$）

1. 整體採樣本中結晶型游離二氧化矽所佔百分比（%）。
2. 第一種可呼吸性粉塵容許濃度標準（mg／m³）。
3. 勞工 8 小時日時量平均濃度（mg／m³）。
4. 依危害性化學品評估及分級管理辦法規定，該作業場所屬第幾級管理。

解答

依據勞動部勞動及職業安全衛生研究所採樣分析建議方法，將空氣中結晶型游離二氧化矽含量（mg）除以樣品淨重（mg），得到結晶型游離二氧化矽含量百分比，得出勞工作業環境空氣中粉塵容許濃度

1. 整體採樣樣本中，結晶游離二氧化矽所占百分比
$$\frac{0.7 \times 0.17 + 0.5 \times 0.19}{0.7 + 0.5} = \frac{0.214}{1.2} = 0.178 \cong 0.18 = 18\%$$

2. 第一種可呼吸性粉塵容許濃度
$$\frac{10 \text{ mg／m}^3}{\%\text{SiO}_2 + 2} = \frac{10}{18 + 2} = 0.5 \text{ mg／m}^3$$

3. 勞工八小時日時量平均濃度
$$C = \frac{M}{V} = \frac{1.2}{0.76} = 1.58 \text{ mg／m}^3$$

4. 因為八小時日時量平均濃度 1.58 mg／m³ > 第一種可呼吸性粉塵容許濃度 0.5 mg／m³，故屬於第三級管理。

例題 27

某金屬製品工廠主要作業類型包括鑄造、拋光研磨及使用異丙醇（8 小時日時量平均容許濃度 = 400 ppm）當作清潔劑，職業衛生管理師為評估廠內勞工危害物質暴露，進行勞工作業環境空氣中異丙醇及結晶型游離二氧化矽濃度之採樣分析，試回答下列問題。（20 分，計算結果四捨五入至小數點後 2 位）

【109.07 甲衛】

1. 某一工作天，規劃採集三個異丙醇空氣樣本，採集時間及異丙醇分析濃度分別為 4 小時（300 ppm）、2 小時（450 ppm）、2 小時（0 ppm），則勞工作業場所 8 小時日時量平均濃度為何？

2. 為確認前項數據，另安排時間再次採樣，採集時間及異丙醇分析濃度分別為 2 小時（350 ppm）、2 小時（470 ppm）、2 小時（500 ppm）、2 小時（320 ppm），則勞工作業場所 8 小時時量平均濃度為何？

3. 因應旺季需求，工廠要求勞工加班 2 小時，加班日採集時間及異丙醇分析濃度分別為 4 小時（350 ppm）、2 小時（450 ppm）、2 小時（460 ppm）、2 小時（320 ppm），則勞工異丙醇暴露是否超過容許濃度標準？

4. 欲評估勞工結晶型游離二氧化矽暴露情形，採全程連續多樣本採樣，分析結果如下表，則勞工結晶型游離二氧化矽之暴露是否違反勞工作業場所容許暴露標準？（計算時應計算濃度之 95% 可信度之可信賴下限（$LCL_{95\%}$），並假設結晶型游離二氧化矽採樣分析建議方法之總變異係數 CV_T 值為 13%，Y 為嚴重度 = $\bar{X}$ / PEL，X 為樣本濃度，（ $LCL_{95\%} = Y - \dfrac{1.645CV_T}{\sqrt{n}}$ ，n 為樣本數），空氣中第一種粉塵（可呼吸性粉塵）8 小時日時量容許濃度 = 10 mg / m³ / (%SiO₂ + 2)）

採樣時段	採樣時間（小時）	採樣體積（立方公尺）	可呼吸性粉塵重量（毫克）	可呼吸性粉塵濃度（毫克／立方公尺）	樣本中含結晶型游離二氧化矽百分比（%）
8:30～12:30	4	0.42	0.90	2.14	30
13:30～16:30	3	0.31	0.69	2.23	25
16:30～17:30	1	0.11	0.20	1.82	28
18:00～20:00	2	0.20	0.43	2.15	23
合計	10	1.04	2.22		

解答

1. 8 小時時量平均濃度濃度 $TWA_8 = \dfrac{300 \times 4 + 450 \times 2 + 0 \times 2}{4 + 2 + 2} = 262.50 \text{ ppm}$

2. 8 小時時量平均濃度濃度

$$TWA_8 = \dfrac{350 \times 2 + 470 \times 2 + 500 \times 2 + 320 \times 2}{2 + 2 + 2 + 2} - 410.00 \text{ ppm}$$

3. 相當 8 小時日時量平均濃度濃度 $= \dfrac{350 \times 4 + 450 \times 2 + 460 \times 2 + 320 \times 2}{8}$

$= 482.50 \text{ ppm} > 400.00 \text{ ppm}$（容許濃度）

故超過容許濃度，不合法。

4. (1) 結晶二氧化矽所占百分比 $= \dfrac{0.9 \times 0.3 + 0.69 \times 0.25 + 0.20 \times 0.28 + 0.43 \times 0.23}{0.9 + 0.69 + 0.2 + 0.43}$

$= \dfrac{0.27 + 0.1725 + 0.056 + 0.0989}{2.22} = 0.2619 = 26.91\%$

(2) 第一種可呼吸性粉塵八小時日時量容許濃度 $= \dfrac{10}{26.91 + 2} = 0.35 \text{ mg / m}^3$

(3) 勞工 10 小時日時量平均濃度 $= 2.22 / 1.04 = 2.14 \text{ mg / m}^3$

相當八小時日時量平均濃度 $= 2.14 \times 10 / 8 = 2.68 \text{ mg / m}^3$ 高於容許濃度 0.35 mg / m^3

勞工暴露違反法令規定

95% 可信賴下限 $LCL_{95\%} = Y - \dfrac{1.645 CV_T}{\sqrt{n}} = \dfrac{2.68}{0.35} - \dfrac{1.645 \times 0.13}{\sqrt{4}}$

$= 7.66 - 0.11 = 7.55$

$LCL_{95\%} > 1$ 依據 1977 NIOSH 暴露評估策略，違反勞工作業場所容許暴露標準。

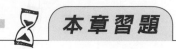
本章習題

1. 試述我國勞工作業場所容許暴露標準對於勞工之暴露濃度如何規定？如有兩種以上有害物同時存在時應如何評估？ 【95.03 乙安】

2. 依職業安全衛生法令規定應實施作業環境監測之作業場所有哪些？

【93.07 乙安】

3. 依勞工作業場所容許暴露標準所稱之第一種、第二種、第三種、第四種粉塵分別為何？ 【95.03 乙安】

4. 依勞工作業環境監測實施辦法規定，請說明下列作業場所，雇主應定期實施作業環境監測之項目及期間。 【99.07 乙安】

   (1) 設有中央空調之商業銀行。

   (2) 八小時日時量平均音壓級 91 分貝之作業場所。

   (3) 使用丙酮之作業場所。

   (4) 含鉛、鉛塵設備內部之作業。

   (5) 從事蒸氣操作連續作業，日時量平均 WBGT 值 33.2 者。

5. 某勞工工作日暴露於甲苯之濃度及時間如下表：

時間	08:00 ~ 10:00	10:00 ~ 12:00	13:00 ~ 15:00	15:00 ~ 18:00
濃度	80 ppm	110 ppm	100 ppm	90 ppm

   試問：

   (1) 工作日時量平均濃度為多少 ppm？

   (2) 相當八小時日時量平均濃度多少 ppm？

6. 某一作業場所使用二甲苯有機溶劑從事作業，勞工之二甲苯暴露情形經採樣測定分析結果如下： 【91.12 甲衛】

項次	採樣測定時間	採樣流率 (cm³/min)	樣本中二甲苯含量 (mg)
樣本 1	08：00 ~ 12：00	200	2
樣本 2	13：00 ~ 15：00	150	12
樣本 3	15：00 ~ 18：00	200	0.1

   如：二甲苯之八小時日時量平均容許濃度為 100 ppm，434 mg/m³，分子量 106，在容許濃度為 100 ppm 時之變量係數為 1.25，試回答下列問題：

   (1) 勞工工作日二甲苯之時量平均暴露濃度為多少 mg/m³？多少 ppm？

   (2) 評估勞工之二甲苯暴露是否符合勞工作業場所容許暴露標準規定？

7. 已知丙酮之 8 小時日時量平均容許濃度為 750 ppm，有一位勞工 8 小時全程連續多樣本採樣，其採樣條件及分析結果如下： 【104.03 甲衛】

   (1) 請計算該勞工暴露於丙酮全程工作之時量平均濃度為多少 mg/m³？

   (2) 說明該勞工之暴露是否符合勞工作業場所容許濃度標準之規定？（丙酮分子量為 58）

(3) 空氣中粉塵容許濃度所稱可呼吸式粉塵,係指可透過離心式或水平析出式等分粒裝置所測得之粒徑者,其中水平分粒裝置因體積略大,較常用於固定式採樣,試說明其採樣原理。

樣本序	採樣起迄時間	在 25°C,一大氣壓下之採樣流率(ml / min)	實驗室分析所得丙酮質量(mg)
1	08:00 ～ 10:10	60	13.0
2	10:10 ～ 12:00	70	12.7
3	13:00 ～ 17:00	70	31.0

變量係數表

容許濃度(ppm 或 mg/m³)	變量係數
未滿 1	3
1 以上,未滿 10	2
10 以上,未滿 100	1.5
100 以上,未滿 1,000	1.25
1,000 以上	1

8. 某一清洗作業勞工使用三氯乙烷為清潔劑,在 25°C、一大氣壓下其暴露於三氯乙烷之情形如下: 【94.03 甲衛】

(1) 08:00 ～ 12:00　　C_1 = 340 ppm

(2) 13:00 ～ 14:00　　C_2 = 2,460 mg / m³

(3) 14:00 ～ 19:00　　C_3 = 100 ppm

已知:三氯乙烷之分子量為 133.5,八小時日時量平均容許濃度為 350 ppm。

試回答下列問題:

(1) 該勞工全程工作日之時量平均暴露濃度為多少 ppm ?

(2) 試評估該作業勞工之三氯乙烷暴露是否符合規定?

9. 二工人某日之暴露記錄如下:(列出計算式)

時間	勞工甲之暴露(ppm)	勞工乙之暴露(ppm)		
	甲物質	甲物質	乙物質	丙物質
8 ～ 12	5.0	2.5	75.0	50.0
12 ～ 13	4.0	休息		
13 ～ 17	4.5	1.0	25.0	0.0
17 ～ 18	2.0	下班		
容許濃度	5.0	5.0	100	200

(1) 就全程工作時間評估甲之暴露是否合於職業安全衛生法令規定?

(2) 就全程工作時間及相加效應評估乙之暴露是否合於職業安全衛生法令規定?

【92 年工業安全技師 - 工業衛生概論】

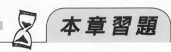
本章習題

10.某一粉塵作業場所懸浮微粒之游離二氧化矽含量經分析後為 23%，今於現場環境溫度 25°C、大氣壓力 760 mmHg 條件下使用 10 mm 耐龍旋風分離器，做個人可呼吸性粉塵採樣，採樣時間與結果如下表：

【104 工礦衛生技師 - 作業環境測定】

採樣時間	濾紙前稱重 (mg)	濾紙後稱重 (mg)
08：00 ～ 11：00	12.675	12.726
11：00 ～ 12：00	12.731	12.851
13：00 ～ 16：00	12.589	12.637
16：00 ～ 17：00	12.447	12.502

假定 2 張空白樣本前後稱重分別減重 0.003 與 0.005 mg，試問：

(1)該勞工該日八小時時量平均暴露濃度為何？（答案請取至小數點下二位）

(2)又勞工暴露情況是否符合規定？

11.環境條件為 30°C，750 mmHg 條件下實施一噴漆作業工人甲苯（C_7H_8）暴露之空氣採樣，相關資料如下所示：　　　　　　　　　　　【104 工礦衛生技師 - 作業環境測定】

採樣時間	流量率	甲苯採樣總量
8AM ～ 9AM	100 ml / min	0.003 g
9AM ～ 12Noon	100 ml / min	0.009 g
1PM ～ 3PM	100 ml / min	0.005 g
3PM ～ 5PM	100 ml / min	0.004 g

試問該工人暴露之八小時時量平均濃度應為多少 ppm ？（答案請取至小數點下一位）

真有此事

我不過是點了根菸罷了

　　一名多佛男子帶著他的攜帶式丙烷筒到加油站充氣，灌飽滿筒後，他將丙烷擱在乘客座位的底下，便開車回家。他一面開車，一面菸癮難耐，不來根香菸是撐不過去的，不巧的是，他的丙烷筒閥沒有拴緊。我們的英雄掏出打火機，順手一劃，應聲起飛——只不過，起飛升空的是他的車頂天窗跟兩旁的車窗！這一次，我們的英雄並沒有直上雲霄，衝上外太空，可是，他還是讓直昇機將他空運到附近的醫院，治療雙手與顏面的灼傷。

～溫蒂。諾斯喀特，豬頭滿天下-達爾文獎的蠢人蠢事，遠流出版事業股份有限公司。

Chapter 07 | 高溫作業危害預防

7-1 前言

　　身體在運動或工作時，因體內產生代謝熱，導致體溫升高，此時中樞神經系統中，位於下視丘的溫度調節中樞透過訊息傳遞，使心跳加速、血管擴張及血流加速，將過多的體熱經由皮膚以傳導、對流及輻射等方式將熱散失至體外。倘若前述方法仍無法降低體內的溫度，則身體會動員更多的汗腺，以流汗蒸發散熱的方式，達到排除多餘體熱的目的。

　　外在環境若產生的熱量與暴露勞工體內的代謝熱平衡後，仍可使得暴露勞工身體內部溫度升高至 38°C 以上之環境稱之為熱環境。作業場所中常見的熱源，如鋼鐵廠的熔爐、鍛造間，汽、柴油的燃燒鍋爐，金屬機械工廠的鑄造間，玻璃溶解爐、陶瓷製磚廠的加熱燒窯等，現場作業勞工因作業需求可能暴露於高溫作業環境中，當人體暴露於熱環境中，且無法有效利用皮膚血液流動及出汗之生理反應將熱能散至體表時，則可能發生生理上誘發之疾病，如熱疹、熱衰竭、中暑、熱痙攣、昏厥、熱疲勞等；另外，溫度與濕度會影響勞工作業的舒適度，進而降低作業之注意力，容易因注意力不集中引發危害事故。為預防高溫作業危害，勞動部發佈「高溫作業勞工作息時間標準」，規範評估高溫作業環境之方法與行政管理措施。

7-2 高溫作業場所

　　雇主使勞工於下列工作場所從事高溫作業，勞工工作日時量平均綜合溫度熱指數超過中央主管機關可連續作業之規定值，即輕工作者超過 30.6°C，中度工作者超過 28.0°C，重度工作者超過 25.9°C 時，依規定每三個月監測綜合溫度熱指數一次以上，並依監測結果採取必要之工程改善及行政管理策略。但臨時性作業、作業時間短暫或作業期間短暫之作業場所，不在此限；另外，考量工

業技術之進步，採取自動化作業方式之工作人員已極少暴露於高溫之危害，因此，對於高溫作業場所已採取自動化操作方式且勞工無熱危害之虞者，予以排除。

1. 於鍋爐房從事之作業。
2. 灼熱鋼鐵或其他金屬塊壓軋及鍛造之作業。
3. 於鑄造間處理熔融鋼鐵或其他金屬之作業。
4. 鋼鐵或其他金屬類物料加熱或熔煉之作業。
5. 處理搪瓷、玻璃、電石及熔爐高溫熔料之作業。
6. 於蒸汽火車、輪船機房從事之作業。
7. 從事蒸汽操作、燒窯等作業。
8. 其他經中央主管機關指定之高溫作業。

7-3 熱環境導致之危害

人體暴露於熱環境中，身體會以流汗、加速血液循環等方式來散熱，以避免體溫過高造成體內功能失常。但過度排汗則會造成水分流失、電解質的不平衡，嚴重時會使心臟血管功能失調，出現橫紋肌溶解、乳酸堆積過量等症狀。反之若無法適時排除體熱、調控體溫，可能引發諸多職業傷病，包含熱中暑、熱衰竭、熱痙攣、熱昏厥，以及熱引起的皮膚疾病等。

一、熱壓力症

勞工處於高溫和高濕的作業環境、長時間在太陽直射下或空氣不流通的作業空間內，若過度的身體勞動、身體健康狀況較差時或是服用某些藥物、未適時補充水分等，都會造成熱壓力的產生。熱壓力症是因外在高溫使得個體感到不適和疲倦，但體溫極少有上升的情形。如果勞工本身有脫水情形和心血管疾病，或服用一些會導致血管收縮的藥物，則身體本身的散熱功能就會受到影響，而加重熱症嚴重程度，最後可能演變成熱衰竭或中暑。

二、熱暈厥

身體在熱環境暴露下，初期效應會導致周邊血管的擴張，若血管擴張過速，會導致「姿勢性低血壓」，也就是因為姿勢改變造成腦部血液流量不足的現象，因此造成突發性的意識不清，患者可能因昏厥而摔倒。熱暈厥便是姿勢性低血

壓的一種，其好發在老年族群，患者不需嚴重脫水即導致熱暈厥症狀的出現，通常在遠離熱源和補充水分後，都能恢復正常。

三、熱痙攣

　　長期暴露於高溫作業且重體力勞動者，因為大量流汗導致身體肌肉鈉離子、鉀離子等電解質缺乏而造成，其症狀為骨骼肌不自主收縮所造成的肌肉疼痛。通常活動中、長時間活動後休息時，或在大量流汗後補充開水未同時補充鹽份，造成血液中電解質不平衡所致。由於個體在高溫下，導致體內鈉離子過度的消耗，而使得下肢肌肉（尤其是小腿肌肉）發生疼痛性痙攣的現象。

四、熱衰竭

　　因持續暴露於高溫環境以及從事重體力之勞動，導致身體水分或鹽分喪失，造成脫水，由於體內的有效水份不足，未能繼續藉由排汗的機轉來排出體內的熱量，而造成體溫升高的現象。熱衰竭會出現虛弱、噁心、頭痛、意識不清、極度口渴等現象，若體液損失過多，會出現人體循環衰竭，血壓低、膚色蒼白，嚴重者失去知覺。熱衰竭一般會有輕微的脫水，但通常不會有嚴重的神經系統症狀，神經系統症狀的有無可用來區分熱衰竭和中暑。

五、熱中暑

　　熱中暑是一個高危險性的熱危害，其發生原因為過度或快速的溫度升高引起中樞神經系統中，位於下視丘的溫度調節中樞失去功能，因此無法有效利用排汗的方式散發體內的熱能，初期症狀為皮膚乾熱、潮紅、流汗不多，嚴重者患者體溫常會超過 40°C 且合併中樞神經症狀，如抽搐或昏迷。若無法快速將體溫下降，可能導致中暑者致命。

六、熱疹

　　熱疹也是熱環境工作者常見的問題，皮膚長時間處於潮濕的狀態下，在汗腺最多的部位如臉、脖子、頸部、胸部、鼠蹊部或手肘（皺褶處）等處出現一片紅色的疹子。維持環境涼爽、乾燥為最佳的處理方式，熱工作者可塗抹爽身粉減緩搔癢的症狀，切記避免油性的乳膏，因為它們會使症狀更加嚴重。

七、其他相關熱疾病

長期暴露於高溫作業環境，除了對於心臟血管、呼吸、神經及皮膚系統可能會有影響外，男性的生育力也可能受到影響。陰囊最適合精子製造運輸的環境是 32°C，若太高溫可能會影響精子的數量及活動力；另外，暴露於非游離輻射之勞工，可能因紅外線、紫外線、可見光之熱效應，導致眼睛角膜、晶狀體的灼傷、變形等，嚴重者可能造成失明。

7-4　綜合溫度熱指數監測與評估

勞工需直接接觸高溫的物體或工作負荷較重者，都必須避免因環境熱源所產生的危害。人體與環境的熱交換形式主要藉由傳導、對流與輻射方式進行，而影響熱交換速度的主要四個要素為溫度、濕度、空氣流動速度及輻射熱，稱之為溫濕四要素。為了採行適當的保護措施，熱環境的參數判斷是極為有用的標的，因此，溫濕四要素與工作負荷量的監測或評估，是非常必要且有效的。職業安全衛生法對於高溫作業場所的勞工，規範其作息時間標準，明定高溫作業場所每日工作時間不得超過六小時，及從事不同工作負荷下，依現場所監測之綜合溫度熱指數（Wet Bulb Globe Temperature, WBGT）提供每小時工作建議之休息比例如表 7.1 所示：

標準所稱之各項工作分類情形如下：

1. 輕工作，指僅以坐姿或立姿進行手臂部動作以操縱機器者；若考量身體姿勢、作業型態及基礎代謝率產生之新陳代謝熱，輕工作建議值為人體新陳代謝熱低於 200 kcal / hr。

2. 所稱中度工作，指於走動中提舉或推動一般重量物體者；或人體新陳代謝熱介於 200 至 350 kcal / hr。

3. 所稱重工作，指鏟、掘、推等全身運動之工作者；或人體新陳代謝熱大於 350 kcal/hr。

舉例來說，金屬製品製造業由於自動化生產，作業勞工僅執行工作機台之操作，將熔融金屬則經輸送管壓入模具，使勞工不致直接與高溫物質接觸或曝露，其勞工的工作型態大致介於輕工作到中度工作；而金屬製品冶煉或鍛鑄業，作業內容包含熔解、鍛造或澆鑄，作業勞工必須進行鏟、掘、打與提等全身運

動，除了與高溫物質直接接觸曝露外，作業勞工自己也因勞動劇烈，因受熱環境危害極為明顯與強烈，故作業型態主要歸類為重工作。

在高溫作業環境下，人體藉由排汗方式促進體熱排除，避免體熱增加而使體溫上升；但工作者若從事之工作負荷較大，則不僅只是要應付環境熱，同時間亦必須排除工作產生之代謝熱，對於身體的熱調節機能與心臟血管循環系統的負荷相對增加，若無法有效調節，使得心跳與體溫持續上升，將有可能危及生命。因此，高溫作業環境必須同時考量環境熱壓力、工作負荷及勞工生理反應。

高溫作業勞工如為連續暴露達一小時以上者，以每小時計算其暴露時量平均綜合溫度熱指數，間歇暴露者，以二小時計算其暴露時量平均綜合溫度熱指數，並依下表規定，分配作業及休息時間。

表 7.1　作息時間標準

每小時作息時間比例		連續作業	75% 作業 25% 休息	50% 作業 50% 休息	25% 作業 75% 休息
時量平均綜合溫度熱指數值 °C	輕工作	30.6	31.4	32.2	33.0
	中度工作	28.0	29.4	31.1	32.6
	重工作	25.9	27.9	30.0	32.1

國內高溫作業勞工作息時間標準與勞工作業環境監測實施辦法對於高溫作業評估皆採取綜合溫度熱指數作為評估指標，其評估方法如下：

1. 室內或室外無日曬時：

$$WBGT = 0.7 \times T_{nwb} + 0.3 \times T_g$$

2. 室外有日曬：

$$WBGT = 0.7 \times T_{nwb} + 0.2 \times T_g + 0.1 \times T_{db}$$

T_{nwb}：自然濕球溫度，利用玻璃管液體溫度計於感測球心外面包覆濕棉心的溫度感應器，在自然通風的狀態下所測得的溫度值。其考量溫度、濕度及空氣流動速度等之綜合效應，重要性較大故所佔比例最大。

T_g：黑球溫度，利用直徑 15cm，厚度 0.5mm 的中空銅球，外部塗上不會反光的黑色塗料，將溫度計感測球心插入黑球中心，可測得受輻射效應影響之溫度。

Chapter 7

高溫作業危害預防

T_{db}：乾球溫度，溫度計感測球心量測空氣所得之溫度，即一般空氣溫度效應。

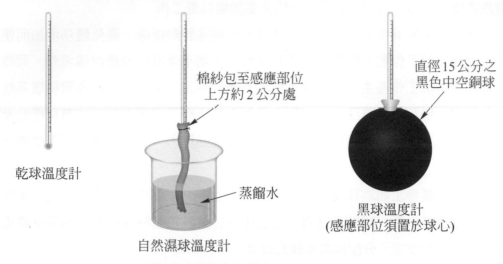

乾球溫度計

棉紗包至感應部位
上方約 2 公分處

蒸餾水

自然濕球溫度計

直徑15公分之
黑色中空銅球

黑球溫度計
(感應部位須置於球心)

圖 7.1　綜合溫度熱指數量測設備

3. 評估勞工八小時日時量平均綜合溫度熱指數（$WBGT_{TWA}$），可將不同時段暴露之綜合溫度熱指數乘上該暴露時段所經歷的時間，最後除以總經歷時間以得到加權值，其公式如下：

$$WBGT_{TWA} = \frac{WBGT_1 \times t_1 + WBGT_2 \times t_2 + \ldots + WBGT_n \times t_n}{t_1 + t_2 + \ldots + t_n}$$

$WBGT_1$，$WBGT_2$，$\ldots WBGT_n$ 代表在時間 t_1，t_2，$\ldots t_n$ 暴露的綜合溫度熱指數

例題 01

某一工廠為室外有日曬作業，實測其作業環境溫度為乾球溫度 32°C，濕球溫度 28°C，黑球溫度 33°C，試計算綜合溫度熱指數。　　　　　　　【81.12 乙安】

解答

室外有日曬

WBGT = 0.7 × 濕球溫度 + 0.2 × 黑球溫度 + 0.1 × 乾球溫度

　　　= 0.7 × 28 + 0.2 × 33 + 0.1 × 32

　　　= 29.4°C

例題 02

某工廠為室內作業,實測其作業環境溫度為濕球溫度 27°C,乾球溫度 33°C,黑球溫度 28°C,試計算綜合溫度熱指數。 【82.10 乙安】

解答

室內或室外無日曬

WBGT = 0.7 × 濕球溫度 + 0.3 × 黑球溫度

$\quad$ = 0.7 × 27 + 0.3 × 28

$\quad$ = 27.3°C

例題 03

志明熱處理公司工作場所為室內無日曬環境,勞工作業時間上午 8 時至 12 時,其測得乾球溫度 30°C,濕球溫度 27°C,黑球溫度為 33°C;下午 13 時至 17 時測得乾球溫度 32°C,濕球溫度 30°C,黑球溫度為 35°C。請問該作業之工作日時量平均綜合溫度熱指數為若干?(請列出計算公式) 【100.7 甲衛】

解答

室內或室外無日曬

WBGT = 0.7 × 濕球溫度 + 0.3 × 黑球溫度

上午時段 4 小時,綜合溫度熱指數 $\text{WBGT}_{上午}$ = 0.7 × 27 + 0.3 × 33 = 28.8°C

下午時段 4 小時,綜合溫度熱指數 $\text{WBGT}_{下午}$ = 0.7 × 30 + 0.3 × 35 = 31.5°C

該作業之工作日時量平均綜合溫度熱指數:

$$\text{WBGT}_{TWA} = \frac{\text{WBGT}_1 \times t_1 + \text{WBGT}_2 \times t_2 + \ldots + \text{WBGT}_n \times t_n}{t_1 + t_2 + \ldots + t_n}$$

$$= \frac{28.8 \times 4 + 31.5 \times 4}{4 + 4} = 30.15$$

4. 綜合溫度熱指數監測設備在空間分布均勻的暴露環境進行監測時，設備架設的高度原則上採取與工作者腹部同高。然而若作業環境為熱分布不均勻的場所時，溫度隨者高度而有所差異時（差異大於 5%），綜合溫度熱指數就不能單以監測勞工腹部高度的溫度為代表，而必須以勞工本身所在位置，分別測量頭部、腹部及腳踝三個部位的綜合溫度熱指數，並以 1：2：1 的比例計算出全身平均的綜合溫度熱指數。

$$WBGT_{全身平均} = \frac{WBGT_{頭部} \times 1 + WBGT_{腹部} \times 2 + WBGT_{腳踝} \times 1}{1 + 2 + 1}$$

例題 04

在一室內無日照之高溫作業環境，勞工於熱不均勻的作業環境中工作，測定各部位之自然濕球、黑球及乾球溫度數值如下，試計算勞工暴露之綜合溫度熱指數。

部位	自然濕球溫度（°C）	黑球溫度（°C）	乾球溫度（°C）
頭部	26	34	27
腹部	26	35	27
腳踝	27	37	28

解答

室內或室外無日曬

WBGT = 0.7 × 濕球溫度 + 0.3 × 黑球溫度

各部位之 WBGT 計算如下

$$WBGT_{頭部} = 0.7 \times 26 + 0.3 \times 34 = 28.4°C$$

$$WBGT_{腹部} = 0.7 \times 26 + 0.3 \times 35 = 28.7°C$$

$$WBGT_{腳踝} = 0.7 \times 27 + 0.3 \times 37 = 30.0°C$$

勞工暴露之全身平均綜合溫度熱指數

$$WBGT_{全身平均} = \frac{WBGT_{頭部} \times 1 + WBGT_{腹部} \times 2 + WBGT_{腳踝} \times 1 +}{1 + 2 + 1}$$

$$\frac{28.4 \times 1 + 28.7 \times 2 + 30.0 \times 1}{4} \quad 28.95$$

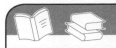

考試題型

1. 依高溫作業勞工作息時間標準規定，回答下列問題：　　　　　　　　【104.03 乙安】

   (1) 高溫作業為勞工工作日時量平均綜合溫度熱指數達該標準連續作業規定值以上之作業。請列舉 3 項該標準所訂之高溫作業。

   (2) 請說明 (1) 之作業中，不適用之操作方式。

   (3) 請說明 (2) 情況不適用之原因。

2. 我國高溫作業勞工作息時間標準所稱之高溫作業為何？請詳述之。

   　　　　　　　　　　　　　　　　　　【102 工業安全技師 - 勞工安全衛生法規】

3. 有關高溫作業熱危害預防，以綜合溫度熱指數（WBGT）作為熱危害評估之指標：

   (1) 其考量之氣候因素有哪些？

   (2) 計算公式為何？　　　　　　　　　　　　　　　　　　　　　【100.07 乙安】

4. 工人在過熱的工作環境中可能因為熱危害（Heat Stress）而導致哪些職業傷病？　　　　　　　　　　　　　　　　　　　　【101 工礦衛生技師 - 工業衛生】

5. 請回答下列問題：　　　　　　　　　　　　　　　　　　　　　【111.03 甲衛】

   (1) 請問人體對外在環境的冷熱舒適感覺，受哪四種因素影響？

   (2) 請寫出綜合溫度熱指數計算方法：

   　　A. 戶外有日曬情形者。

   　　B. 戶內或戶外無日曬情形者。

   (3) 某基本金屬製造工廠之室內有一位勞工從事金屬熔煉作業，為間歇性熱暴露，該勞工在熔煉投料區作業 30 分鐘，投料區測得之綜合溫度熱指數為 29.4°C；另於出料區從事檢視作業 90 分鐘，出料區測得之綜合溫度熱指數為 28.6°C，試計算其時量平均綜合溫度熱指數？

   (4) 承上題，已知該勞工之作業屬中度工作，依高溫作業勞工作息時間標準規定該勞工每小時應至少有多少時間之休息？

   (5) 某日該工廠有一位勞工在從事投料作業時，突然覺得無力倦怠，體溫微幅升高（經量測約 38.5°C），並伴隨有大量出汗、皮膚濕冷、臉色蒼白、心跳加快等症狀。請問該名勞工可能罹患哪種熱疾病？

計算題分析

常見題型解題指南：

1. 評估重點：

   當作業環境屬於高溫作業勞工作息標準第二條規定之高溫作業場所，且計算之時量平均 WBGT 高於第五條規定之不可連續作業之溫度，亦即 25.9°C（重工作）、28.0°C（中度工作）、30.6°C（輕工作），則該勞工屬於高溫作業。另外，屬於高溫作業時，每日僅能工作 6 小時。

   概念：高溫作業勞工作息時間標準所稱之高溫作業勞工，須符合下列兩項條件：

   (1) 高溫作業勞工作息時間標準所稱之高溫作業

   1. 於鍋爐房從事之作業。
   2. 灼熱鋼鐵或其他金屬塊壓軋及鍛造之作業。
   3. 於鑄造間處理熔融鋼鐵或其他金屬之作業。
   4. 鋼鐵或其他金屬類物料加熱或熔煉之作業。
   5. 處理搪瓷、玻璃、電石及熔爐高溫熔料之作業。
   6. 於蒸汽火車、輪船機房從事之作業。
   7. 從事蒸汽操作、燒窯等作業。
   8. 其他經中央主管機關指定之高溫作業。

   ＋

   (2) 時量平均綜合溫度熱指數大於可連續作業之溫度

工作型態	連續作業
輕工作	30.6
中度工作	28.0
重工作	25.9

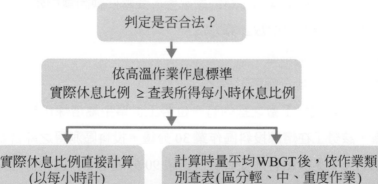

例題 05

高溫作業環境中，勞工的工作為開爐及在控制室以電腦螢幕監控爐內反應，該勞工暴露之綜合溫度熱指數記錄如下表，請問該勞工之作息是否符合法規標準？

時間	工作描述	綜合溫度熱指數（°C）
08:00 － 08:30	開爐	32.4
08:30 － 09:00	休息	26.2
09:00 － 10:00	監視	35.2
10:00 － 10:30	休息	27.6
10:30 － 11:30	監視	36.2
11:30 － 12:00	休息	28.6

解答

1. 該作業之工作日時量平均綜合溫度熱指數：

$$\text{WBGT} = \frac{\text{WBGT}_1 \times t_1 + \text{WBGT}_2 \times t_2 + \ldots + \text{WBGT}_n \times t_n}{t_1 + t_2 + \ldots + t_n}$$

$$= \frac{32.4 \times 30 + 26.2 \times 30 + 35.2 \times 60 + 27.6 \times 30 + 36.2 \times 60 + 28.6 \times 30}{30 + 30 + 60 + 30 + 60 + 30}$$

$$= 32.2°C$$

因勞工作業型態屬於輕工作，查表其連續作業之 WBGT 容許值為 30.6°C

此作業場所之時量加權 WBGT 值為 32.2°C，因為 32.2°C > 30.6°C，所以此作業環境屬於高溫作業，應採取 50% 工作，50% 休息之分配，每日工作時間不得超過 6 小時。

2. 該勞工實際作業休息比例 $= \dfrac{30 + 30 + 30}{30 + 30 + 60 + 30 + 60 + 30} = 0.375 = 37.5\%$

因為實際休息比例 37.5 % ＜ 50 %（法定需要之休息比例），所以該勞工之作息不符合法規標準。

例題 06

某中度工作之勞工,其工作場所戶內作業環境測得之濕球溫度為 30°C,乾球溫度為 33°C,黑球溫度為 37°C。試問依法令規定,該勞工工作與休息時間的分配為何?

中度工作勞工作業及休息時間分配表如下: 【95.07 甲衛】

每小時作息時間比例	連續作業	75% 作業 25% 休息	50% 作業 50% 休息	25% 作業 75% 休息
中度工作 時量平均綜合溫度熱指數值 °C	28.0	29.4	31.1	32.6

解答

室內或室外無日曬

WBGT = 0.7 × 濕球溫度 + 0.3 × 黑球溫度

　　　= 0.7 × 30 + 0.3 × 37 = 32.1°C

該勞工屬於中度作業,查表可知 31.1°C < 32.1°C ≤ 32.6°C,

因此,依作息時間標準該勞工作息比例應為每小時 25% 作業,75% 休息。即作業時間分配為每小時作業 15 分鐘,休息 45 分鐘。

例題 07

勞工於鑄造間處理熔融鋼鐵,其室內黑球溫度 42°C,濕球溫度 25°C,乾球溫度 26°C,其作業型態為重度工作,試問此作業場所 WBGT 為多少,及是否為高溫作業?

解答

室內或室外無日曬

WBGT = 0.7 × 濕球溫度 + 0.3 × 黑球溫度 = 0.7 × 25 + 0.3 × 42 = 30.1°C

作業型態為重度工作,查表其連續作業之 WBGT 容許值為 25.9°C

此作業場所之 WBGT 值為 30.1°C,因為 30.1°C > 25.9°C,

所以勞工為高溫作業勞工(應採取 25% 工作,75% 休息之分配,每日工作時間不得超過 6 小時)。

例題 08

勞工在鑄造工廠從事澆鑄的工作,需要進行熱暴露的評估,請回答下列相關的問題。 　　　　　　　　　　　　　　　　　　　　　　　　　　　　　　　　　　【94.06 甲衛】

1. 若要計算該工作場所勞工暴露之綜合溫度熱指數(WBGT),需要測量環境的哪些變項?

2. 若勞工之熱暴露不均勻時,如何獲得該勞工代表性之綜合溫度熱指數(WBGT)?

3. 若某工作者每小時花 45 分鐘的時間進行澆鑄工作,15 分鐘的時間在休息室休息;工作現場的綜合溫度熱指數為 31°C,而休息室的綜合溫度熱指數為 27°C;又從事澆鑄工作的新陳代謝速率為 360 仟卡 / 小時;休息時之體能消耗為 120 仟卡 / 小時,請分別計算該勞工熱暴露之綜合溫度熱指數及新陳代謝速率。

解答

1. 勞工暴露之綜合溫度熱指數計算公式:

   室內或室外無日曬情形下,WBGT = 0.7 × 濕球溫度 + 0.3 × 黑球溫度

   所以需要監測的環境變項為自然濕球溫度與黑球溫度。

2. 在熱不均勻的高溫作業場所,溫度會隨著距離地面高度而有所差異,若差異大於 5°C 時,勞工之熱暴露即無法以腹部高度單一量測溫度作為代表,而必須以勞工本身所在位置,分別測量頭部、腹部及腳踝三個部位的綜合溫度熱指數,並以 1:2:1 的比例計算出全身平均的綜合溫度熱指數。

3. 綜合溫度熱指數 $= \dfrac{31°C \times 45\ \text{min} + 27°C \times 15\ \text{min}}{45\ \text{min} + 15\ \text{min}} = 30°C$

   新陳代謝速率 $= 360\ \text{kcal/hr} \times \dfrac{45\ \text{min}}{60\ \text{min}} + 120\ \text{kcal/hr} \times \dfrac{15\ \text{min}}{60\ \text{min}} = 300\ \text{kcal/hr}$

例題 09

某熱浸鍍鋅工廠表面鍍鋅作業平均週期為 1 小時，約 15 分鐘時間勞工必須於鍍鋅爐旁協助被鍍物料吊裝與搬運（此時自然溼球溫度 32°C，黑球溫度 50°C，乾球溫度 38°C）；其餘 45 分鐘則於控制中心內監看浸鍍過程（控制中心之自然溼球溫度 24°C，黑球溫度 28°C，乾球溫度 25°C）。請問此作業是否屬於高溫作業（須說明理由否則不計分）？勞工暴露溫度是否符合法規標準（須說明理由否則不計分）？雇主應提供的防護措施為何？

【101 工礦衛生技師 - 工業衛生】

解答

1. 鍍鋅爐旁協助被鍍物料吊裝與搬運 $WBGT_1 = 0.7 \times 32 + 0.3 \times 50 = 37.4°C$（15 分鐘）

   控制中心內監看浸鍍過程 $WBGT_2 = 0.7 \times 24 + 0.3 \times 28 = 25.2°C$（45 分鐘）

   時量平均 $WBGT = \dfrac{37.4 \times 15 + 25.2 \times 45}{15 + 45} = 28.25°C$

   由於爐旁協助被鍍物料吊裝與搬運，常需要全身運動，屬於重工作。

   因為 $28.25°C > 25.9°C$，所以此作業環境屬於高溫作業。

2. 應採取 50% 作業，50% 休息之分配，

   本例休息比例 $= \dfrac{45}{15 + 45} = 75\%$

   故本例勞工工作休息時間合乎規定。

3. 雖然休息比例符合法規標準，但爐邊作業為接近高溫灼熱物體且黑球溫度高達 50°C，雇主應充分供應飲水及食鹽外，每日工作時間不得超過 6 小時，另外，應提供具有反射效果的個人防護設備供勞工於爐邊暴露時使用。

例題 10

某活塞工廠僱用勞工進行室內高溫鋁錠熔鍊加料作業，經綜合溫度熱指數測定結果如下：

測定時間	乾球溫度（°C）	自然濕球溫度（°C）	黑球溫度（°C）
08:30 − 12:30	25.0	24.5	45.1
13:30 − 15:30	27.1	26.2	47.3
15:30 − 17:30	26.0	25.5	40.8

若該名勞工之八小時平均代謝熱為 286.8（kcal/hr），試問：

1. 該名勞工是否屬於高溫作業勞工？

2. 依以上的測定結果，請述明該名勞工主要的熱危害項目為哪些？

【101 工礦衛生技師 - 工業衛生】

解答

1. 室內或室外無日曬

WBGT = 0.7 × 濕球溫度 + 0.3 × 黑球溫度

項次	測定時間	時數	綜合溫度熱指數
1	08:30 − 12:30	4	$WBGT_1 = 0.7 \times 24.5 + 0.3 \times 45.1 = 30.68\,°C$
2	13:30 − 15:30	2	$WBGT_2 = 0.7 \times 26.2 + 0.3 \times 47.3 = 32.53\,°C$
3	15:30 − 17:30	2	$WBGT_1 = 0.7 \times 25.5 + 0.3 \times 40.8 = 30.09\,°C$

該作業之工作日時量平均綜合溫度熱指數：

$$WBGT = \frac{WBGT_1 \times t_1 + WBGT_2 \times t_2 + \ldots + WBGT_n \times t_n}{t_1 + t_2 + \ldots + t_n}$$

$$= \frac{30.68 \times 4 + 32.53 \times 2 + 30.09 \times 2}{4 + 2 + 2}$$

$$= 30.995\,°C$$

該勞工的八小時平均代謝熱為 286.8 kcal / hr，屬於中度作業，

查表其連續作業之 WBGT 容許值為 28.0°C，

此作業場所之時量加權 WBGT 值為 30.995°C，因為 30.995°C ＞ 28.0°C，

所以此作業環境屬於高溫作業。

5. 依高溫作業勞工作業休息標準表可知 29.4°C < 30.995°C ≤ 31.1°C，

因此，依作息時間標準該勞工作息比例應為每小時 50% 作業，50% 休息。
即作業時間分配為每小時作業 30 分鐘，休息 30 分鐘。此勞工作業時段未規
範休息時間，顯示勞工於此環境工作容易導致熱危害，其項目包含：

(1) 熱壓力症：熱壓力症是因外在高溫使得個體感到不適和疲倦，如果勞工
本身有脫水情形和心血管疾病，則身體本身的散熱功能就會受到影響，
而加重熱症嚴重程度，最後可能演變成熱衰竭或中暑。

(2) 熱中暑：過度或快速的溫度升高引起中樞神經系統中，位於下視丘的溫
度調節中樞失去功能，因此無法有效利用排汗的方式散發體內的熱能。
若無法快速將體溫下降，可能導致中暑者致命。

(3) 熱痙攣：大量流汗導致身體肌肉鈉離子、鉀離子等電解質缺乏而造成，
而使得下肢肌肉（尤其是小腿肌肉）發生疼痛性痙攣的現象。

(4) 熱衰竭：因持續暴露於高溫環境以及從事重體力之勞動，導致身體水分
或鹽分喪失，造成脫水，由於體內的有效水份不足，未能繼續藉由排汗
的機轉來排出體內的熱量，而造成體溫升高的現象。

(5) 熱疹：皮膚長時間處於潮濕的狀態下，在汗腺最多的部位如臉、脖子、
頸部、胸部、鼠蹊部或手肘（皺褶處）等處出現一片紅色的疹子。

(6) 其他相關熱疾病：長期暴露於高溫作業環境，除了對於心臟血管、呼吸、
神經及皮膚系統可能會有影響外，男性的生育力也可能受到影響；另外，
暴露於非游離輻射之勞工，可能因紅外線、紫外線、可見光之熱效應，
導致眼睛角膜、晶狀體的灼傷、變形等，嚴重者可能造成失明。

例題 11

某捷運工地為具日曬之作業場所，經量測得出：自然濕球溫度為 28°C、黑球溫
度為 35°C、乾球溫度為 32°C，請參考下列「高溫作業勞工作息時間標準」第
五條高溫作業之作業及休息時間分配表，判定在此工地工作之板模勞工（中度
工作）是否屬於勞工法令之高溫作業？　　　【103 年工礦衛生技師 - 作業環境測定】

「高溫作業勞工作息時間標準」第五條高溫作業之作業及休息時間分配表

時量平均綜合溫度熱指數值 °C	輕工作	30.6	31.4	32.2	33.0
	中度工作	28.0	29.4	31.1	32.6
	重工作	25.9	27.9	30.0	32.1
時間比例每小時作息		連續作業	25% 休息 75% 作業	50% 休息 50% 作業	75% 休息 25% 作業

解答

　　依據「職業安全衛生法」第 19 條所訂定之「高溫作業勞工作息時間標準」，本題戶外捷運工地工作，尚非該標準第 2 條所列舉之高溫作業。故在此工地工作之模板勞工，其屬於高氣溫室外作業，非屬「高溫作業勞工作息時間標準」第 2 條所列舉之高溫作業

　　惟室外高氣溫工作者，依據「職業安全衛生設施規則」，雇主於夏季期間，應視天候狀況採取相關熱危害預防措施，以保護於戶外高溫氣候下從事作業勞工之安全與健康。

7-5　熱應力指數計算與評估

　　高溫作業環境下的工作者，除了工作本身所需的體力負荷外，熱環境因子（包含空氣溫度、濕度、風速及輻射熱）及衣著量等因素造成身體產生熱負荷或熱蓄積的情形，稱之為熱應力（Heat Stress）。在高溫環境下工作，工作者的基礎代謝率往往會提高，尤其在夏季時，很容易使工作者產生疲勞及體溫、皮膚溫度、鹽代謝、呼吸、血壓、脈搏、水分代謝、基礎代謝率等生理上的變化，而造成意外傷害率的升高。熱暴露的評估除了運用綜合溫度熱指數外，亦可利用熱壓力或熱應力指數（Heat Stress Index, HSI）評估工作者八小時熱量的生理及心理影響。HSI 為 1955 年 Belding 與 Hatch 所提出，人體與環境間的熱平衡方程式，根據蒸發熱交換率（E_{req}）及最大蒸發熱交換率（E_{max}）之比值計算。

　　不同 HSI 值代表不同的熱危害程度，指數可簡略分類成 10% ～ 30% 為輕度熱危害，40% ～ 60% 為中度熱危害，70% ～ 90% 為高度熱危害，100% 為熱適應的健康年輕人最大忍受極限，詳細區分如表 7-2 所示；另評估 HSI 各項參

數時，亦可針對較高的熱參數，運用熱危害源頭改善降低健康傷害，例如若評估蒸發散失的熱交換率（E_{req}）中以代謝熱交換率為最高，在改善上則可以考慮改變作業型態或以機械助力減少勞工新陳代謝量。

$$\text{HSI} = (\frac{E_{req}}{E_{max}}) \times 100\%$$

E_{req}：蒸發熱交換率 Kcal / hr

E_{max}：最大蒸發熱交換率 Kcal / hr

表 7.2 熱應力指數（HIS）之危害程度表

HSI 值 %	八小時熱暴露之危害程度
-20	輕度冷危害（例如從熱暴露中恢復）。
0	無熱危害。
10 ～ 30	輕度至中度熱危害，對偶爾的輕工作有影響，但經常性暴露可能有害健康。
40-60	高度熱危害，除非生理已適應，否則健康可能有危害，需要熱適應訓練。
70 ～ 90	極高度的熱危害，個人適應時仍需接受醫學檢查，並攝取適量水分與鹽分。
100	熱適應的健康年輕人最大忍受極限。
> 100	直腸溫度（肛溫）會升高，須限制暴露時間。

資料來源：ISO 7243

1. 蒸發熱交換率（E_{req}）：人體與環境熱交換是指人體向環境散熱與吸熱的過程，有對流、輻射、蒸發和傳導等多種方式。人體與環境接觸的是空氣，很少有單純的熱傳導情形，所以蒸發熱交換的基本熱動態過程以人體新陳代謝熱的產生量、對流熱交換量〔散熱 (–) 或吸熱 (+)〕與輻射熱交換量〔散熱 (–) 或吸熱 (+)〕三個參數估算，方程式如下所列：

   蒸發熱交換率 $E_{req} = M \pm C \pm R$

   M：代謝熱交換率，Kcal / hr

   C：對流熱交換率，Kcal / hr

   R：輻射熱交換率，Kcal / hr

(1) 代謝熱交換率（M）：勞工新陳代謝熱可利用代謝熱估算法，觀察勞工於高溫作業時之作業型態與分析作業姿勢，參考美國 ACGIH 與 NIOSH 建議之代謝熱推估法，運用基礎代謝率、身體移動姿勢、作業型態計算新陳代謝數值之總和，即為勞工作業時之新陳代謝熱交換率。

表 7.3　美國 ACGIH 與 NIOSH 建議之代謝熱推估

A. 基礎代謝熱	B. 身體移動姿勢			
	坐姿	站姿	行走	上坡行走
1.0 Kcal / min	0.3 Kcal / min	0.6 Kcal / min	2.0～3.0 Kcal / min	高度每上升 1 公尺加 0.8 Kcal / min

C. 作業型態			
手作業	單臂作業	雙臂作業	全身性作業
0.2～1.2 Kcal / min	0.7～2.5 Kcal / min	1.0～3.5 Kcal / min	2.5～15.9 Kcal / min

例題 12

有一勞工經作業型態與作業姿勢分析後，勞工以坐姿進行輕手部作業，試計算勞工之代謝熱交換率（M）為多少 Kcal / hr，作業型態屬於哪一種？

解答

　　查表 7-3，可知該勞工代謝熱評估值包含基礎代謝熱、坐姿、手部作業（輕手部意即取作業代謝熱之最低值）

　　M = 1.0 Kcal / min（基礎代謝熱）+ 0.3 Kcal / min（坐姿）+ 0.2 Kcal / min（輕手部作業）= 1.5 Kcal / min = 90 Kcal / hr

　　因為 90 Kcal / hr < 200 Kcal / hr，故屬於輕工作。

(2) 對流熱交換率（C）：熱可以藉由空氣中之自然流動或機械換氣，將人體表面與周遭環境的熱進行傳遞，即為對流熱交換，其形態有兩種，一為人體呼吸時，吸入空氣與呼吸道間的熱交換，因熱交換較少，可忽略不計；另一為評估的主要型態，為人體皮膚與環境間的熱交換，其影響因素包含乾球溫度（T_{db}）與空氣流動程度。HSI 預設人體皮膚表面平均溫度為 35°C，當空氣溫度與人體皮膚表面溫度有差異時，兩者即進行熱交換，若空氣易於流動時，熱量即立刻被流動氣流帶走。計算方式依人的衣著情形（正常穿著與半裸），選擇對應的公式評估。

正常穿著者：$C = 7.0V_a^{0.6}(T_{db} - \overline{T_{sk}})$

半　裸　者：$C = (7.0 / 0.6)V_a^{0.6}(T_{db} - \overline{T_{sk}})$

V_a：空氣流動速率，m / s

T_{db}：乾球溫度，°C

$\overline{T_{sk}}$：皮膚表面平均溫度，°C（預設值為 35°C）

(3) 輻射熱交換率（R）：人體皮膚表面部份經由輻射方式傳遞的能量，其與輻射熱移轉係數、衣服因素對熱交換所造成之衰減係數、皮膚溫度及環境之平均輻射溫度有關。輻射熱交換率為環境中平均輻射溫度與皮膚平均溫度差值的相關函數。計算方式依人的衣著情形（正常穿著與半裸），選擇對應的公式評估。

正常穿著者：$R = 6.6(\overline{T_r} - \overline{T_{sk}})$

半　裸　者：$R = (6.6 / 0.6)(\overline{T_r} - \overline{T_{sk}})$

$\overline{T_r}$：環境中的平均輻射溫度，°C

　　　$\overline{T_r} = T_g + 1.86V_a^{0.5}(T_g - T_{db})$

T_g：黑球溫度，°C

T_{db}：乾球溫度，°C

$\overline{T_{sk}}$：皮膚表面平均溫度，°C（預設值為 35°C）

2. 最大蒸發熱交換率（E_{max}）：高溫環境下，人體主要會透過排汗機制散發體內多餘的熱能，E_{max} 代表人體皮膚表面所能蒸發熱量的最大值，其會受環境中之氣流、皮膚飽和水蒸汽壓及大氣水蒸氣壓（P_a）影響。計算方式可依衣著情形分類。

正常穿著者：$E_{max} = 14V_a^{0.6}(P_{sk} - P_a)$

半　裸　者：$E_{max} = (14 / 0.6)V_a^{0.6}(P_{sk} - P_a)$

V_a：空氣流動速率，m / s

P_{sk}：皮膚飽和水蒸汽壓（預設值為 42 mmHg）

P_a：大氣水蒸氣壓，mmHg。可由圖 7-2 通風濕度圖，透過乾球溫度與濕球溫度查得

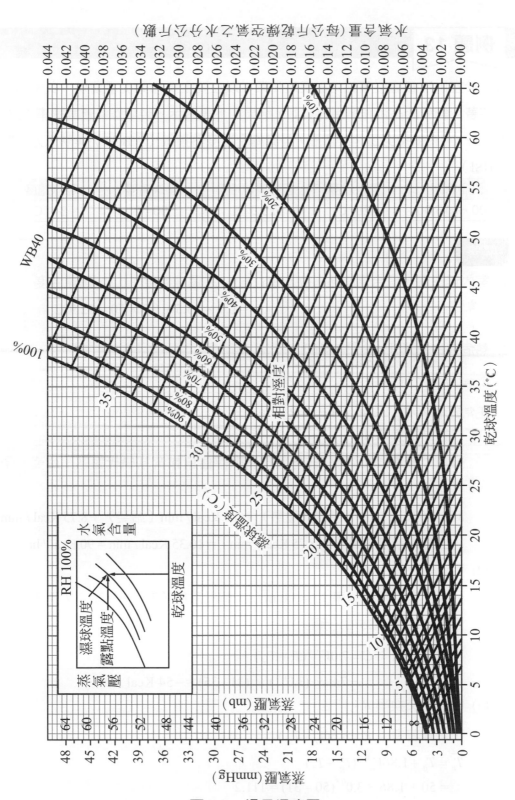

圖 7.2　通風濕度圖

例題 13

勞工於室內無日曬從事鋁熔融澆注作業，以立姿全身作業從事鑄模，衣著為正常穿著，針對此高溫作業進行監測，結果如下表所示，現場空氣流動速率 V_a 為 3.0 m／s，請依據勞工作業情形，計算綜合溫度熱指數（WBGT）與熱應力指數（HSI）。

監測時間	濕球溫度	自然濕球溫度	黑球溫度	乾球溫度
8:00 ～ 16:00	26 °C	25.5 °C	50 °C	31 °C

解答

1. 室內無日曬，綜合溫度熱指數 WBGT = 0.7 × 濕球溫度 + 0.3 × 黑球溫度

$$= 0.7 \times 25.5 + 0.3 \times 50 = 32.9°C$$

2. 熱危害指數 $\text{HSI} = (\dfrac{E_{req}}{E_{max}}) \times 100$

   $E_{req} = M \pm C \pm R$

   正常穿著者 $E_{max} = 14 V_a^{0.6}(P_{sk} - P_a)$

   (1) 代謝熱交換率 M：

   分析：查表 7-3，可知該勞工代謝熱評估值包含基礎代謝熱、站姿、全身作業。

   $M = 1.0$ Kcal／min（基礎代謝熱）+ 0.6 Kcal／min（站姿）+ 8.75 Kcal／min（全身作業取中間值為 8.75 Kcal／min）= 10.35 Kcal／min = 90 Kcal／hr

   (2) 對流熱交換率 C：

   分析：空氣流動速率 V_a = 3.0 m／s；乾球溫度（T_a）= 31°C；人體皮膚表面平均溫度 = 35°C（預設）

   正常穿著者：$C = 7.0 V_a^{0.6}(T_a - \overline{T_{sk}})$

   $$= 7.0 \times (3.0^{0.6}) \times (31 - 35) = -54 \text{ Kcal／hr}$$

   (3) 輻射熱交換率 R：

   正常穿著者：$R = 6.6(\overline{T_r} - \overline{T_{sk}})$

   $\overline{T_r} = T_g + 1.86 V_a^{0.5}(T_g - T_a)$

   $$= 50 + 1.86 \times 3.0^{0.5}(50 - 31) = 111.2$$

$R = 6.6 \times (111.2 - 35) = 503$ Kcal / hr

綜上參數計算，可得 $E_{req} = M \pm C \pm R = 621 + (-54) + 503 = 1{,}070$ Kcal / hr

另外，P_{SK}：皮膚飽和水蒸汽壓（預設值為 42 mmHg）

以乾球 = 31°C，濕球 = 31°C，查詢通風濕度圖，可得大氣水蒸氣壓 P_a = 21.8 mmHg

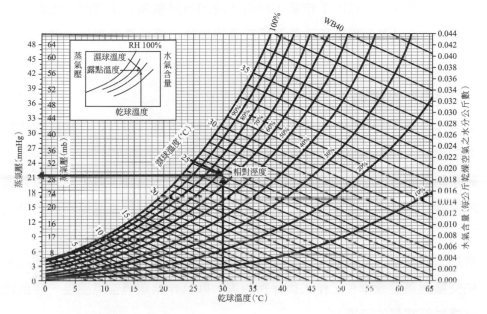

$$E_{max} = 14V_a^{0.6}(P_{SK} - P_a)$$
$$= 14 \times 3.0^{0.6} \times (42 - 21.8) = 547 \text{ Kcal / hr}$$

故熱應力指數 HSI $= (\dfrac{E_{req}}{E_{max}}) \times 100 = (\dfrac{1{,}070}{549}) \times 100 = 195.7\%$

勞工作業的 HSI 值為 194.9%，因為大於 100%，故此作業環境與作業型態為人體不可接受之熱負荷。

7-6　危害預防管理

　　室溫環境中，人體利用排汗機制排出體內多餘的熱能佔所有體內熱能散失的 20%，隨著環境溫度上升，利用和一排出熱量的比例亦相對增加，因此，在高溫環境中，排汗變成最有效的散熱途徑。但是必須注意的是，若勞工所處環境的濕度過高，則排汗的效果相對減少，臺灣由於長年處於高濕度的環境，勞工在高溫及高濕度的環境下作業，利用汗液的散熱機制效果有限，因此，高溫作業環境必須妥善利用工程改善及行政管理策略，降低高溫對於身體的危害影響。

一、工程改善策略

1. 減少作業產生的代謝熱：透過高溫作業環境的管理，以自動化機械取代對勞力的需求，較為粗重的工作有機具輔助或採自動化控制。

2. 設置輻射熱屏障：針對高溫熱源設置屏障、絕熱、包覆，減少熱輻射對環境的影響，另外，人員穿著能反射熱的衣物，並遮蔽或覆蓋身體裸露在外的部份。

3. 增加對流傳遞：利用通風換氣來移除或稀釋熱源所產生的高溫，藉增加對流熱交換與蒸發速率使工作人員保持涼爽、降低作業環境空氣溫度、降低流經皮膚局部空氣的流速。

二、行政管理

1. 限制熱暴露量：人員在熱環境中的暴露時間可藉由工作設計、工作分配與適當休息的安排來進行，以減少勞工的熱暴露量。

2. 適當休息：工作場所提供具有空調的低溫休息區（不得低於 24°C）、輪班制度調配使勞工休息時間增加，並於適當場所充分提供飲用水。

3. 使用防護具：提供具有冷卻效果的熱防護衣、如防火衣、隔熱背心以供熱環境之防護作用。

4. 人員篩選：藉由體格檢查及健康檢查結果建立選配勞工制度、對於有高血壓、心臟病、呼吸系統疾病、內分泌系統疾病、無汗症、腎臟疾病、廣泛性皮膚疾病等不適合在熱危害環境工作之勞工，應避免其在熱環境中之暴露。

5. 人員定期實施熱適應訓練：考量首次暴露於高溫作業之勞工，其生理機能因短期熱暴露產生之變化甚大或造成不利之影響，惟此不適症狀，經過數日重複性熱暴露後將會減輕及逐步調適，爰要求雇主對於首次從事高溫作業之勞工，應依特殊體格或健康檢查結果，參採醫師之建議，適當配置勞工、規劃熱適應期間及採取必要之措施，以強化勞工熱適應能力。

依據美國 NIOSH（1986）的建議，雇主對於未曾在高氣溫環境工作的勞工，為增加勞工對熱的耐受能力，建議規劃熱適應時間至少一週，第一天作業時間建議可安排為全部工作負荷與工作時間的 20%，而後逐日增加 20% 之時間。而對於從事熱作業勞工經歷較長的假期後，其熱適應會逐漸消失，建議假期後第一天作業時間可安排為全部工作負荷與工作時間的 50%，而後逐日增加 10% 之工作時間。

另外，夏季期間臺灣經常出現異常高溫，勞工經常在戶外高溫環境下從事農事、營造、鄰接道路及室外電線桿維修等作業，為避免勞工在夏天高溫環境下工作因身體溫度上升引發熱中暑、熱衰竭或熱痙攣等相關熱疾病，雇主需負起勞工熱危害風險，建立預防機制。因此，依據「職業安全衛生設施規則」第324-6 條規定，雇主使勞工於從事戶外作業，為防範高氣溫環境引起之熱疾病，應視天候狀況採取下列危害預防措施：

1. 降低作業場所之溫度。
2. 提供陰涼之休息場所。
3. 提供適當之飲料或食鹽水。
4. 調整作業時間。
5. 增加作業場所巡視之頻率。
6. 實施健康管理及適當安排工作。
7. 採取勞工熱適應相關措施。
8. 留意勞工作業前及作業中之健康狀況。
9. 實施勞工熱疾病預防相關教育宣導。
10.建立緊急醫療、通報及應變處理機制。

概念 補帖

1. 高溫作業場所，熱危害預防措施：

源頭	路徑	接受者
1. 減少作業產生的代謝熱	1. 設置輻射熱屏障 2. 增加對流傳遞	1. 限制熱暴露量 2. 適當休息 3. 使用防護具 4. 人員篩選 5. 人員定期實施熱適應訓練

2. 勞工戶外作業熱危害預防措施：

熱	工作者	管理者
1. 場所降溫 2. 陰涼的休息場所	1. 提供水 2. 調整作業時間	1. 健康管理 2. 巡視 3. 留意健康狀況 4. 教育訓練 5. 應變處理機制

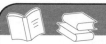 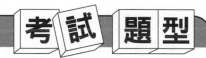

考試 題型

1. 預防熱暴露危害，在輻射熱與對流熱方面各有哪些工程改善方法？

【97.07 乙安】

2. 高溫作業勞工熱危害之預防，除優先採取工程改善對策外，可採取哪些行政管理措施？

【100.07 甲衛】

3. 請由環境控制（或工程管理）與行政管理方面說明熱危害的預防對策。

【95.07 甲衛】

4. 行政管理對策上，可針對哪些項目採取因應措施，請列舉 5 種項目（10 分），並略述其因應措施。

【101.07 甲衛】

5. 雇主使勞工於夏季期間從事戶外作業，為防範高氣溫環境引起之熱疾病，應視天候狀況採取危害預防措施，請列舉 5 項預防措施。

【103.07 乙安】

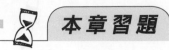
本章習題

1. 某一工作環境中測得乾球溫度 31°C，濕球溫度 28°C，黑球溫度 35°C，為室內無日曬環境，請問該環境之綜合溫度熱指數為多少 °C ？ 【103.03 乙安】

2. 試回答下列各題
   (1) 維持作業場所舒適之溫濕四要素。
   (2) 綜合溫度熱指數單位及 WBGT = 0.7tnwb + 0.2tg + 0.1td，式中 tnwb、tg、td 等參數之意義。 【93.03 乙安】

3. 有關高溫作業熱危害預防，以綜合溫度熱指數（WBGT）作為熱危害評估之指標，試問：
   (1) 其考量之氣候因素有哪些？
   (2) 計算公式為何？ 【100.07 乙安】

4. 某勞工於室內有日照之鑄造場工作，作業類型為輕工作，作業場所經實施綜合溫度熱指數測定，測定結果：自然濕球溫度為 30°C，乾球溫度為 32°C，黑球溫度為 40°C，請問 WBGT 應為多少，需要多少休息比例？

5. 試回答下列有關高溫作業之問題： 【95.07 甲衛】
   (1) 何謂高溫作業場所？
   (2) 請出環境控制（或工程管理）與行政管理方面說明熱危害的預防對策。

6. 綜合溫度熱指數（WBGT）是常用的作業環境熱暴露程度的指標，其量測內容應包含哪些溫度測量項目？其代表意義為何？如何由這些測得的不同項目溫度值計算出該綜合溫度熱指數？（請列式說明）若某熔煉爐熱危害作業，工人所受到的熱暴露在全身各部並不相同，請問在此情況下應如何進行溫度量測及表示熱暴露程度？ 【99 年工礦衛生技師 - 作業環境測定】

7. 請說明中暑（Heat stroke）、熱衰竭（Heat exhaustion）及熱痙攣（Heat cramp）之發生原因及主要症狀。 【102 年地方特考 - 工業安全衛生概論】

8. 熱環境測定 WBGT 之目的，試問應如何預防熱危害。
   (1) 一般而言，人體有那 3 種排出體熱之方式？
   (2) 熱危害主要有熱中暑、熱衰竭、熱痙攣 3 項，今有一勞工有熱危害，症狀為皮膚乾熱且乏汗，請問該勞工可能有上述那一種熱危害？
   (3) 請問上述勞工有無可能導致死亡，並說明理由。 【99.11 乙安】

9. 某一工廠為日曬暴露作業，經作業環境測定結果，其乾球溫度為 33°C，自然濕球溫度為 28°C，黑球溫度為 35°C，試計算該場所測得的綜合溫度熱指數是多少？綜合溫度熱指數的英文全名是什麼？其考慮到的溫熱氣候條件有哪些？在判定勞工是否為高溫作業時，除了綜合溫度熱指數之外，還要考慮那兩項作業條件？ 【101 年地方特考 - 工業衛生概論】

10. 夏季期間勞工於戶外烈日下從事工作，如未採取適當措施，可能發生熱疾病，試回答下列問題： 【103.07 甲衛】
    (1) 熱衰竭及中暑為常見之熱疾病，試分述其原因及主要症狀。

(2)如您擔任職業衛生管理師,請列舉 5 種可採行之預防措施,以防範勞工於高氣溫環境引起之熱疾病。

11. 某一戶外燒窯作業,在有日曬工作環境中,測得乾球溫度 31°C、自然濕球溫度 28°C、黑球溫度為 34°C,請回答下列問題:　　　　　　　　　　【104.07 乙安】

(1)該環境之綜合溫度熱指數為幾 °C?(請列出計算公式)

(2)依您計算結果並依下表所定,如勞工作業為中度工作,則該勞工每小時休息比例應為多少 %?

時量平均綜合溫度熱指數值 °C	輕工作	30.6	31.4	32.2	33.0
	中度工作	28.0	29.4	31.1	32.6
	重工作	25.9	27.9	30.0	32.1
每小時作息時間比例	連續作業	75% 作業 25% 休息	50% 作業 50% 休息	25% 作業 75% 休息

12. 說明熱危害的種類,又熱危害如何評估及管理?　　　　【104 工礦衛生技師 - 工業衛生】

13. 請參照下表「高溫作業勞工作息時間標準」回答下列問題:

【104 工礦衛生技師 - 作業環境測定】

時量平均綜合溫度熱指數值 °C	輕工作	30.6	31.4	32.2	33.0
	中度工作	28.0	29.4	31.1	32.6
	重工作	25.9	27.9	30.0	32.1
每小時作息時間比例	連續作業	75% 作業 25% 休息	50% 作業 50% 休息	25% 作業 75% 休息

(1)某煉鋼廠作業現場(室內)綜合溫度熱指數測定結果顯示乾球溫度 31°C、自然濕球溫度 30°C、黑球溫度 33°C,試問現場勞工暴露之綜合溫度熱指數為多少?

(2)某室內熔煉爐熱危害作業勞工進行鏟掘推等作業,今兩小時的綜合溫度熱指數測定結果顯示乾球溫度 32°C、自然濕球溫度 31°C、黑球溫度 35°C,試問該區勞工每小時作息時間比例應如何或雇主應有何適當處置?

14. 依高溫作業勞工作息時間標準及勞工作業環境監測實施辦法等相關法規規定,回答下列問題:　　　　　　　　　　　　　　　　　　　　　　　　　　【107.07 甲衛】

(1)何謂輕工作、中度工作及重工作?

(2)某一勞工從事燒窯作業(戶外有日曬),為間歇性熱暴露,其工作時程中最熱的 2 小時中,有 90 分鐘在自然濕球溫度為 31°C、黑球溫度為 35°C 及乾球溫度為 34°C 之工作場所,另外 30 分鐘在自然濕球溫度為 27°C、黑球溫度為 29°C 及乾球溫度為 28°C 之休息室(戶內),試計算其時量平均綜合溫度熱指數。

真有此事

煙囪安全

　　一對住在花崗岩瀑布區的夫妻，為了使家庭薪火相傳，永不止「熄」，決定要安裝一座壁爐，夫妻倆心想，安裝此等基礎加熱設備，犯不著請各專家來幫忙，為了省下安裝的冤枉錢，他們兩就自個兒動起手來了。

　　他們竟然還記得，天花板上要鑽個洞，才塞得下煙囪的管道，不幸的是，他們卻忽略了，煙囪鑽過天花板後，還得延伸通過閣樓，才能抵達屋頂順利排煙。兩人眼見安裝完工，就歡天喜地依偎在壁爐前烤火，度過溫馨的一夜。接著，注定的災難來了，經過壁爐一夜燃燒，閣樓裡瀰漫著熱氣與火星，沒多久就燃起熊熊大火，屋裡突然溫暖的出人意料，也暖的讓人奪門而逃。

　　斯諾合密希俊的消防員迅速滅火，劫後餘生的夫妻回到家裡，相互安慰，可惜了這八千美元的損失，所幸房子安好無恙。可是，消防隊員沒把火完全滅掉，第二天清早，死灰復燃，祝融再起，這回確實把房子燒光了。

～溫蒂。諾斯喀特，豬頭滿天下-達爾文獎的蠢人蠢事，遠流出版事業股份有限公司。

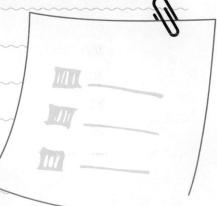

Chapter 08 | 局限空間（含缺氧）危害及預防

8-1　前言

　　近年來，缺氧意外頻頻發生，包含醬菜槽、下水道、污水處理廠、隧道、溝渠、桶槽等作業場所，皆為意外發生的主要場所，分析災害發生的主要原因，為該工作場所屬於局限空間，未能有效維持充分清淨之空氣。或者勞工進入空間中未有效做好各項安全衛生措施及教育訓練，包含通風換氣、作業環境測定、人員進出管制、安全作業管制等，導致勞工因缺氧或吸入有害氣體（一氧化碳、硫化氫等）而昏迷，進而衍生後續災害。然而，局限空間內主要引起的災害類型除了勞工缺氧、中毒外，尚包含感電、塌陷、被夾、被捲及火災、爆炸等危害。因此，為避免勞工於局限空間發生各項作業意外，必須做好各項危害預防措施，避免意外的發生。

8-2　局限空間場所介紹

　　依據「職業安全衛生設施規則」第 19-1 條所稱局限空間，指非供勞工在其內部從事經常性作業，勞工進出方法受限制，且無法以自然通風來維持充分、清淨空氣之空間。由於為進出空間有限制，設計上非專為勞工連續停留之空間，因此可能存在缺氧或其他有害空氣污染物之暴露危害。所謂局限空間危害作業，係指於局限空間內從事有發生下列危害之虞之作業：

1. 缺氧、窒息。
2. 硫化氫、一氧化碳等有害物中毒。
3. 火災、爆炸。
4. 感電。
5. 被夾、被捲。
6. 墜落、滑落。
7. 陷住。
8. 塌陷。

9. 熱或冷危害。

10.其他危害。

　　對於從事局限空間作業之人員，可能對人體或環境帶來一些傷害，為避免潛在危險性的意外，故必須嚴加管理，以避免災害的發生，下列作業場所屬於局限空間之管制範圍：

1. 儲槽、地下槽內部作業。

2. 塔槽、設備內部作業。

3. 隧道、涵洞、沈箱內部作業。

4. 地下道內部作業。

5. 含有害或有毒之室內作業場所。

6. 其他空氣中氧濃度低於 18% 之作業場所。

　　其中缺氧作業由於無法以五官感覺危害因子的存在，因此特別受到重視與要求。「缺氧」係指空氣中氧氣含量未滿 18% 之狀態，即使沒有任何其他有害氣體存在，空間中氧氣耗盡因而引發窒息，嚴重者可能因持續缺氧，使得腦細胞受到嚴重傷害而導致死亡。因此勞動部於民國 87 年 6 月修正發佈「缺氧症預防規則」，對於有缺氧危險作業場所之設施、管理及防護予以規範。規則中提及之缺氧危險作業，指於下列缺氧危險場所從事之作業：

1. 長期間未使用之水井、坑井、豎坑、隧道、沈箱、或類似場所等之內部。

2. 貫通或鄰接下列之一之地層之水井、坑井、豎坑、隧道、沈箱、或類似場所等之內部。

    (1) 上層覆有不透水層之砂礫層中，無含水、無湧水或含水、湧水較少之部分。

    (2) 含有亞鐵鹽類或亞錳鹽類之地層。

    (3) 含有甲烷、乙烷或丁烷之地層。

    (4) 湧出或有湧出碳酸水之虞之地層。

    (5) 腐泥層。

3. 供裝設電纜、瓦斯管或其他地下敷設物使用之暗渠、人孔或坑井之內部。

4. 滯留或曾滯留雨水、河水或湧水之槽、暗渠、人孔或坑井之內部。

5. 滯留、曾滯留、相當期間置放或曾置放海水之熱交換器、管、槽、暗渠、人孔、溝或坑井之內部。

6. 密閉相當期間之鋼製鍋爐、儲槽、反應槽、船艙等內壁易於氧化之設備之內部。但內壁為不銹鋼製品或實施防銹措施者，不在此限。

7. 置放煤、褐煤、硫化礦石、鋼材、鐵屑、原木片、木屑、乾性油、魚油或其他易吸收空氣中氧氣之物質等之儲槽、船艙、倉庫、地窖、貯煤器或其他儲存設備之內部。

8. 以含有乾性油之油漆塗敷天花板、地板、牆壁或儲具等，在油漆未乾前即予密閉之地下室、倉庫、儲槽、船艙或其他通風不充分之設備之內部。

9. 穀物或飼料之儲存、果蔬之燜熟、種子之發芽或蕈類之栽培等使用之倉庫、地窖、船艙或坑井之內部。

10.置放或曾置放醬油、洒類、胚子、酵母或其他發酵物質之儲槽、地窖或其他釀造設備之內部。

11.置放糞尿、腐泥、污水、紙漿液或其他易腐化或分解之物質之儲槽、船艙、槽、管、暗渠、人孔、溝、或坑井等之內部。

12.使用乾冰從事冷凍、冷藏或水泥乳之脫鹼等之冷藏庫、冷凍庫、冷凍貨車、船艙或冷凍貨櫃之內部。

13.置放或曾置放氦、氫、氮、氟氯烷、二氧化碳或其他惰性氣體之鍋爐、儲槽、反應槽、船艙或其他設備之內部。

14.其他經中央主管機關指定之場所。

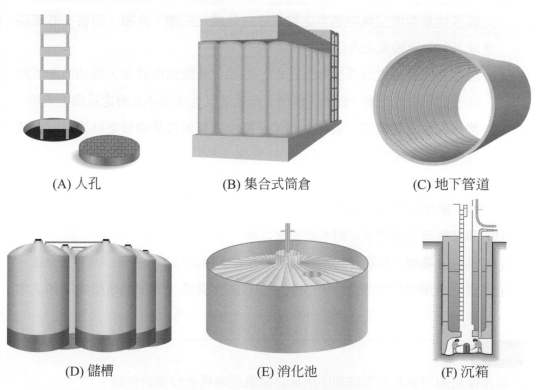

(A) 人孔　　　　　　(B) 集合式筒倉　　　　　(C) 地下管道

(D) 儲槽　　　　　　(E) 消化池　　　　　　(F) 沉箱

圖 8.1　局限空間作業場所

概念 補帖

局限空間可分為容易辨別與不容易辨別的局限空間：

1. 容易辨別的局限空間：人孔、下水道、管路、冷藏室、桶槽、溝渠、坑井、沈箱、隧道等。

2. 不容易辨別的局限空間：開口的水槽、地窖、醬菜槽、船艙、冷凍庫等。

例題 01

試回答下列問題：　　　　　　　　　　　　　　　　　　　　【107.11 甲衛】

1. 何謂職業安全衛生設施規則所稱之局限空間？

2. 下列哪些屬缺氧症預防規則所稱之缺氧危險場所從事之作業？（複選，填寫代號即可）

   (1) 長期間未使用之水井、坑井、豎坑、隧道、沈箱或類似場所等之內部。

   (2) 置放煤、褐煤、硫化礦石、鋼材、鐵屑、原木片、木屑、乾性油、魚油或其他易吸收空氣中氧氣之物質等之儲槽、船艙、倉庫、地窖、貯煤器或其他儲存設備之內部。

   (3) 以含有乾性油之油漆塗敷天花板、地板、牆壁或儲具等，在油漆未乾前即予密閉之地下室、倉庫、儲槽、船艙或其他通風不充分之設備之內部。

   (4) 置放或曾置放醬油、酒類、胚子、酵母或其他發酵物質之儲槽、地窖或其他釀造設備之內部。

   (5) 使用乾冰從事冷凍、冷藏或水泥乳之脫鹼等之冷藏庫、冷凍庫、冷凍貨車、船艙或冷凍貨櫃之內部。

   (6) 滯留或曾滯留雨水、河水或湧水之槽、暗渠、人孔或坑井之內部。

   (7) 供裝設電纜、瓦斯管或其他地下敷設物使用之暗渠、人孔或坑井之內部。

   (8) 貫通或鄰接腐泥層之水井、坑井、豎坑、隧道、沈箱或類似場所等之內部。

解答

八項作業皆屬於缺氧症預防規則所稱之缺氧危險場所從事之作業。

8-3　局限空間的危害

　　局限空間的危害類型主要為缺氧、中毒、火災、爆炸等化學性危害，感電、塌陷、被夾、被捲等物理性危害，茲分述如下：

一、化學性危害

1. 缺氧：大氣環境中，氧氣為人們維續生命不可或缺的要素之一，地球上空氣的組成主要由氮氣（78.09%）、氧氣（20.95%）、氬氣（0.93%）、二氧化碳（0.03%）及其他微量的氣體所組成，對於吸取含氧量過多或不足的空氣皆會造成身體出現不適的症狀。然而，在工作場所中，有些地方因通風不良、氧化作用、窒息性氣體導入等，使得空氣中氧濃度的比例降低，當氧濃度低於 18% 時，即為缺氧作業場所，可能導致呼吸不順、疲勞，甚而喪失意志、昏迷等生理危害，只要吸入一口氧氣濃度低於 6% 的空氣，人就可能瞬間倒下，此為缺氧危險最為特殊及危險之處。嚴重時將影響生命安全。

　　分析常見工作場所導致缺氧的情況，除了通風不良外，其他原因分述如下：
   (1) 呼吸作用的氧氣消耗：動物呼吸、廢水中好氧菌的氧氣消耗及食物的發酵作用等皆會消耗大量氧氣造成局限空間的缺氧。
   (2) 慢性氧化反應吸收空間中的氧氣：密閉空間內鋼鐵物料的氧化、污水渠內的有機或無機物產生化學作用、燃燒反應的氧氣消耗等。
   (3) 窒息性氣體的洩漏：單純性之窒息性物質係指物質本身無毒或毒性小，因大量存在而排擠並降低空氣中氧氣的含量，使人體呼吸氧氣不足而窒息，主要有氮氣、氬氣、甲烷、乙烯、二氧化碳等。

　　另外，當污水呈現無氧狀態時，厭氧菌的消化作用會產生甲烷、二氧化碳、硫化氫等有害氣體，亦是導致空間缺氧意外的主因。

2. 中毒：勞工於局限空間暴露有害物質，若因通風不良，可能因暴露濃度超過空氣中有害物容許濃度，導致中毒危害，或因暴露刺激性或腐蝕性氣體，引發上呼吸道、皮膚或粘膜的刺激。舉例來說，勞工因工作需求入槽進行清理或歲修作業，若未有效吹驅（Purge）桶槽內的有害氣體，可能因殘留氣體濃度過高導致危害。

　　另外，局限空間常見的氣體中毒事件為硫化氫所致，常發生於污水處理場，因硫化氫為具腐蛋臭味之無色氣體，吸入後會刺激鼻子、咽喉及眼睛，吸入

過多會破壞紅血球，導致人體細胞缺氧，引發頭痛、噁心、嘔吐，嚴重者會快速失去意識及死亡，因此，硫化氫於作業環境空氣中有害物容許濃度標準中規定最高容許濃度不得超過 10 ppm。

再者，與硫化氫同屬化學性窒息的一氧化碳，其為燃燒不完全的副產物，人體一但吸入一氧化碳便會取代氧氣搶先與血紅素結合，對血紅蛋白產生毒害作用，而形成一氧化碳血紅素（COHb），降低血紅素帶氧能力，其與紅血球中血紅素結合的能力約為氧氣的 200 倍，故當一氧化碳存在時，容易導致人體的缺氧，例如密閉空間中內燃機的使用易導致燃燒的不完全。

3. 火災、爆炸：空間中存在易燃性氣體，若其累積濃度達到燃燒（爆炸）下限（LFL 或 LEL），則可能引發火災、爆炸危害。例如，在局限空間進行噴布作業、或以有機溶劑進行清洗作業等。另外，管線的洩漏釋放出的易燃性氣體，易可能造成局限空間的蒸氣雲爆炸。

二、物理性危害

1. 機械危害：於局限空間中操作機械設備，可能因作業空間的狹小、機械的移動與轉動，造成撞擊、擠壓、刺戳、切割、擠夾、捲入等身體傷害。因此，為避免機械所造成的傷害，可藉由機械器具的安全裝置設計，有效加強機械安全。例如對於研磨機或其他各種機械之高速迴轉部分易發生危險者，應裝置護罩、護蓋或其他適當之安全裝置（「職業安全衛生設施規則」第 62、63條規定）。

2. 感電危害：作業場所中常因用電設備不良產生漏電、直接碰觸帶電體、使用不合格的電氣設備或人員操作不當等原因造成人員的感電傷亡，或是造成電氣火災等災害。如電氣配線絕緣被覆劣化或損傷，人員觸擊外露電線或內部帶電部位、電焊機作業觸擊焊夾柄或電氣作業中未穿戴絕緣之防護具等，皆會造成人員的感電意外。

3. 倒塌崩塌危害：倒塌崩塌災害、物體飛落與被撞災害發生原因或有不同，但發生之現象都是外來物體壓住、擊中、碰觸人體，物體本身是災害媒介物也是加害物。由物體本身、載重等環境因素所造成之危害為物體倒塌，如豎立物體倒下及落盤、地表滑落之情況。而土壤開挖造成剪力強度、凝聚力變化，使得土壤穩定結構破壞，稱為土壤崩塌。探討營造工程倒塌崩塌災害的基本

原因，為施工架、模板支撐、擋土設施等設置工程未經結構安全設計、缺乏施工圖說或未按圖施工等因素所致。

4. 墜落危害：作業人員於工作場所高度差 1.5 公尺以上之高度，可能因無安全上、下之設備導致墜落，或是作業空間內高度在 2 公尺以上之工作場所或開口部分從事工作，無適當之護欄或護蓋，造成墜落危害，或因缺氧、有害物中毒昏迷而形成墜落。

8-4　局限空間危害預防

依據「職業安全衛生設施規則」第 29-1 條規定，雇主使勞工於局限空間從事作業前，應先確認該空間內有無可能引起勞工缺氧、中毒、感電、塌陷、被夾、被捲及火災、爆炸等危害，有危害之虞者，應訂定危害防止計畫，並使現場作業主管、監視人員、作業勞工及相關承攬人依循辦理。該危害防止計畫，應依作業可能引起之危害訂定下列事項：

一、局限空間內危害之確認

危害辨識為風險評估及風險管理中重要的步驟。為避免局限空間中危害的發生，以危害辨識事先鑑別局限空間可能發生的物理性、化學性危害，評估暴露在危害源中對安全及健康的危險性，以便及早做好各項安全防護。危害種類的辨識方向如下：

1. 作業空間中有無感電、掩埋、切割夾捲、墜落、物體飛落等物理性危害。
2. 作業空間中有無缺氧、有害物質之化學性危害。
3. 空間的環境情形，空間大小、環境照度、通風情形等。
4. 作業的內容與使用之附屬設備。
5. 空間外的危害來源。

二、局限空間內氧氣、危險物、有害物濃度之測定

為有效避免局限空間中缺氧及有害空氣對於作業勞工的影響，進入空間作業前，應明確掌握空間內空氣組成概況，主要測定項目為針對可燃性氣體、硫化氫、一氧化碳及氧濃度成分比例進行量測。若為進入化學槽作業，應針對特定之有害氣體進行作業環境測定，以維護勞工安全。濃度測定後之危害確認事項如下：

1. 作業空間氧濃度在 18% 以上。
2. 作業空間中硫化氫的濃度在 10 ppm 以下。
3. 作業空間中一氧化碳的濃度在 35 ppm 以下。
4. 作業空間中可燃性氣體濃度低於燃燒（爆炸）下限的 30%。
5. 其他確認儲存或可能存在之危害物質低於容許濃度。

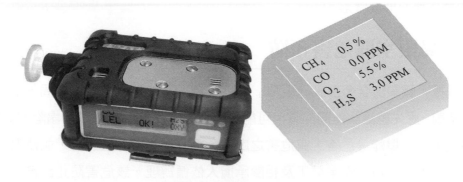

圖 8.2　氣體偵測器

　　對於可能缺氧或存在有害氣體之作業場所，進行濃度量測時，需注意事項如下：

1. 測定人員：由缺氧作業主管或在其監督之下由熟悉測定方法之人員執行測定工作。

2. 測定方法：測定者儘可能不進入缺氧危險場所內部測定，於該空間外、以延伸管、動力抽氣方式測定。如需進入局限空間場所內測定時，應事先佩戴好適當的呼吸防護具方得進入。

3. 測定時機：雇主使勞工從事缺氧危險作業時，於當日作業開始前、所有勞工離開作業場所後再次開始作業前及勞工身體或換氣裝置等有異常時，應確認該作業場所空氣中氧氣濃度、硫化氫等其他有害氣體濃度。並將記錄保存三年。（缺氧症預防規則第 16 條）

4. 測定位置：因空氣中有害物的分佈因氣體比重有所不同，例如一氧化碳分布於空間上端，硫化氫分布於空間下端，再加上人員於空間中之作業位置考量，故測定位置選擇方式為由外部向內部逐步進行，採樣點選擇之原則為：
   (1) 勞工進入及可能滯留之位置；
   (2) 有發生突然侵入缺氧空氣之位置；

(3) 空間水平及垂直方向分別選擇三個點以上之位置。測定概念圖如圖 8.3 所示。

5. 測定設備：以氣體偵測器測定，並應定期維護保養與校正。

6. 其他：測定結果應記錄並保存三年，紀錄內容包括測定時間、測定地點、測定方法、測定條件等。

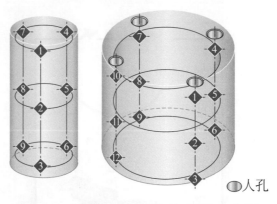
●人孔

圖 8.3　作業環境測定點規劃示意圖

概念 補帖

缺氧或存在有害氣體之作業場所，進行濃度量測時，需注意事項：

人（缺氧作業主管）→事（空間外環測）→時（作業前）→地（垂直、水平）→物（偵測器）

三、通風換氣實施方式

作業空間有缺氧及危害物質等造成勞工危害之虞時，應採取通風換氣措施，利用機械換氣方式引進新鮮空氣或排出作業場所空氣，達到置換清淨空氣的目的。通風換氣要領採整體機械換氣，重點為將新鮮空氣送至作業勞工之呼吸域，切勿使新鮮空氣未經勞工即排出，或送氣機周邊具有內燃機之機械，其可能使一氧化碳危害勞工。一般局限空間用之送風機應有送風馬達以及風管，如圖 8.4 所示。

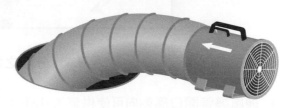

圖 8.4　送風機

另外，局限空間中有害氣體因比重的不同，分布的區域也有所不同，送風導管的位置、排風口的設置等因素皆影響通風換氣是否有效，下列列出幾個有效換氣的要領：

1. 換氣時不可產生迴路或短路

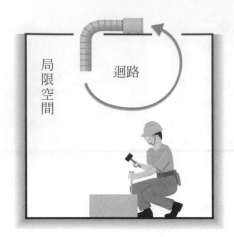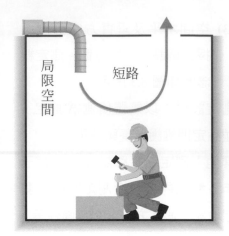

圖 8.5　迴路與短路

2. 進氣處與排氣處宜適當分離，如有可能宜用有足夠間距的兩個開口分別作為進氣口與排氣口。

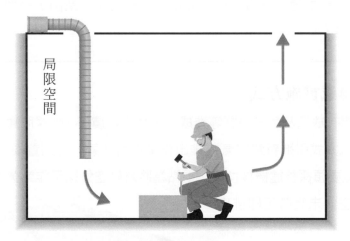

圖 8.6　分離之進排氣口

3. 通風導管開口應朝向可使供氣流往空間內全部區域之方向設置，導管各個接頭處要氣密，導管不可有急速壓扁或折彎之情形，且導管要佈設在不易被磨損破壞之處。

4. 如為縱深立式局限空間，則其最佳換氣方式為由靠近底部的任一邊供氣，再由其對邊的頂部出氣。

5. 如局限空間較深，氣流不易達到勞工作業處，則應加長導管或增強馬力，以便使新鮮空氣能達到勞工作業處。

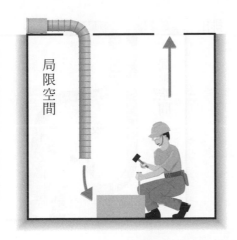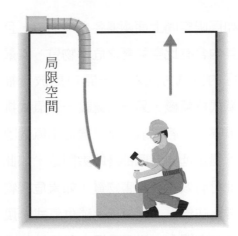

圖 8.7　氣流應送達勞工作業處

6. 如進氣與排氣為同一開口，易產生短路問題，則此時可用有足夠馬力的供氣機並加長導管來改善，為防止回流，則可在加大局限空間外之進氣導管長度來改善。如為單一開口寬橫式長型局限空間，亦可將導管中連至末端附近，即可獲得良好的循環換氣效果。

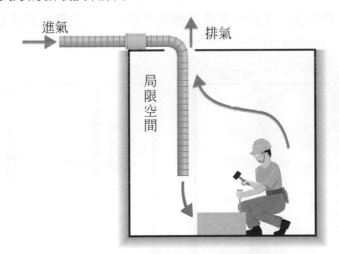

圖 8.8　單一開口之換氣方法

7. 如危害物質由點狀發生源產生，且含高毒性，則最好的換氣方法是在儘量靠近發生源處以局部排氣系統來排氣。但請注意，使用排氣法將造成負壓，可能由任何四壁之縫隙吸入有害氣體，故使用排氣法時應同時引入送氣風管將清淨空氣引入勞工作業點附近，但應儘量避免干擾排氣口之氣流。如局部排氣方法無法採用，再考慮以整體換氣方式為之。

進氣　排氣　局限空間

8. 如局限空間上面兩邊各有一開口，且其內含有比空氣輕之危害物質，其最好的換氣方法為在一開口處放置抽氣式排氣機，另一口處設一供氣式排風機，並將供氣式排風機之出氣端導管儘量延伸到底部終端處附近，如此就可有效排除危害物質。如果危害物質比空氣重，則只要上述供氣式排風機在空間內之導管縮短，並把抽氣式排風機在空間內之導儘量延伸到底部終端處附近，則可達到良好的排除危害物質之效果。

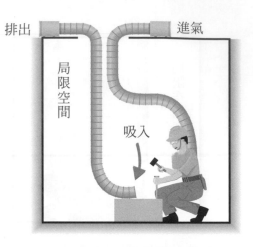

圖 8.9　點狀危害物質發生源之污染物排除

但在實務上而言，如送氣導管開口處距離相對於開口之牆壁僅數公尺以內時，因氣流之擾動作用，往往會使污染物與新鮮空氣混合，並不需要以供氣排氣併用之方式為之。但如污染物產生速率較大，且為點狀發生源則可考慮將其由發生源抽出。如發生源廣泛則應考慮增加送氣量稀釋或是作業人員使用防護具。

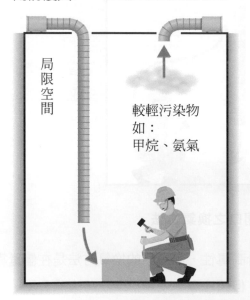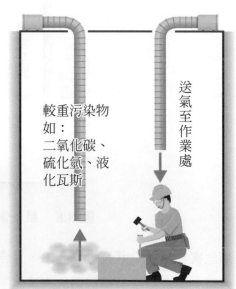

圖 8.10　不同密度污染物之排除方法

9. 局限空間內之換氣應儘量以送氣方式，以同一台換氣機、同樣風管長度而言，送氣方式能將新鮮空氣送達距離風管開口更遠的位置。也容易於局限空間中造成擾動氣流，減少空間中氣流無法達到之死角。

四、電能、高溫、低溫及危害物質之隔離措施及缺氧、中毒、感電、塌陷、被夾、被捲等危害防止措施

五、作業方法及安全管制作法

現場應指定作業主管負責安全衛生管理與監督，如為缺氧作業，該作業主管即為缺氧作業主管，對於作業方法應選定較無危害之作業方式，例如，不污染空間空氣之方法。而安全管制對於作業勞工極為重要，例如現場告示牌之位置及內容、進出人員之管制、勞工安全防護設備之要求、監視人員設置及資料之保存等。

依照「職業安全衛生設施規則」第 29-2 條規定，雇主使勞工於局限空間從事作業，有危害勞工之虞時，應於作業場所入口顯而易見處所公告下列注意事項，使作業勞工周知：

1. 作業有可能引起缺氧等危害時，應經許可始得進入之重要性。
2. 進入該場所時應採取之措施。
3. 事故發生時之緊急措施及緊急聯絡方式。
4. 現場監視人員姓名。
5. 其他作業安全應注意事項。

相似題型

「缺氧症預防規則」第 18 條，雇主使勞工於缺氧危險場所或其鄰接場所作業時，應將下列注意事項公告於作業場所入口顯而易見之處所，使作業勞工周知：

1. 有罹患缺氧症之虞之事項。
2. 進入該場所時應採取之措施。
3. 事故發生時之緊急措施及緊急聯絡方式。
4. 空氣呼吸器等呼吸防護具、安全帶等、測定儀器、換氣設備、聯絡設備等之保管場所。
5. 缺氧作業主管姓名。

┌───┐
│   局限空間作業注意事項   │
├───┤
│ 1. 本作業場所有缺氧、硫化氫、有害氣體中毒及沼氣爆炸之危險。 │
│ 2. 禁止非從業人員進入工作場所。   │
│ 3. 從業人員進入工作，應先配（穿）戴所需防護具。   │
│ 4. 工作人員如有呼吸困難、脈膊加快、頭痛、嘔吐、眼睛刺痛、咳嗽等不適感覺時， │
│   應及時撤離。   │
│ 5. 本場所空氣呼吸器、救生索、氣體偵測器、送風機均放置於管制室，請於作業 │
│   時依需要領用。   │
│ 6. 本現場監督人員：○○○，缺氧作業主管：○○○，   │
│ 7. 緊急聯絡單位：○○○，電話：(037) ○○○ - ○○○   │
└───┘

圖 8.11　局限空間警告標示內容

六、進入作業許可程序

雇主使勞工於有危害勞工之虞之局限空間從事作業時，其進入許可應由雇主、工作場所負責人或現場作業主管簽署後，始得使勞工進入作業。對勞工之進出，應予確認、點名登記，並作成紀錄保存一年。進入許可應載明下列事項：

1. 作業場所。

2. 作業種類。

3. 作業時間及期限。

4. 作業場所氧氣、危害物質濃度測定結果及測定人員簽名。

5. 作業場所可能之危害。

6. 作業場所之能源或危害隔離措施。

7. 作業人員與外部連繫之設備及方法。

8. 準備之防護設備、救援設備及使用方法。

9. 其他維護作業人員之安全措施。

10.許可進入之人員及其簽名。

11.現場監視人員及其簽名。

雇主使勞工進入局限空間從事焊接、切割、燃燒及加熱等動火作業時，除應依規定辦理進入許可外，應指定專人確認無發生危害之虞，並由雇主、工作場所負責人或現場作業主管確認安全，簽署動火許可後，始得作業。

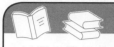

考試 題型

1. 勞工於局限空間從事作業，必須採取進入許可之管制措施，以避免發生職業災害，試依職業安全衛生設施規則規定，說明該進入許可應載明之事項。（至少回答 5 項）
                                                                        【103.7 乙安】

　　另外，局限空間內部因使用有害物質種類不同，進入作業程序亦有不同，此處以「有機溶劑中毒預防規則」要求之程序為例：

1. 作業主管從事監督作業。

2. 決定作業方法及順序，於事前告知從事作業之勞工。

3. 確實將該物質自該作業設備排出，並應有防止連接於儲槽之配管流入該物質之措施。

4. 為使該設備連接之所有配管不致流入該物質，所採措施之閥、旋塞應予加鎖或設置盲板，並將「不得開啟」之標示揭示於顯明易見之處。

5. 作業開始前應全部開放儲槽之人孔及其他無虞流入該物質之開口部。

6. 使用換氣裝置將設備內部充分換氣。（有機溶劑作業時應送入或吸出三倍於儲槽容積之空氣，或以水灌滿儲槽後予以全部排出。）

7. 以測定方法確認作業設備內之該物質濃度未超過容許濃度。

8. 供給從事該作業之勞工穿著不浸透性防護衣、防護手套、防護長鞋、呼吸用防護具等個人防護具。

9. 勞工如被有機溶劑或其混存物污染時，應即使其離開儲槽內部，並使該勞工清洗身體除卻污染。

七、提供之測定儀器、通風換氣、防護與救援設備之檢點及維護方法

　　針對進入局限空間作業提供有效避免危害之個人防護具，應訂定相關設備及器具之檢點內容及維護方法，如，危害物監測儀器、通風換氣設備、空氣呼吸器、施工三腳架、安全帶、防墜器、梯子等設備，其平時應做好設備維護、保養，以確保維持可用狀態。

以空氣呼吸器為例,平時應定期確認氣瓶壓力、氣瓶存量、面體密合性及有無老化裂痕、壓力警報器是否能正常運作等。

另外,依據「職業安全衛生設施規則」第 29-7 條規定,雇主使勞工從事局限空間作業,有致其缺氧或中毒之虞者,應依下列規定辦理:

1. 作業區域超出監視人員目視範圍者,應使勞工佩戴符合國家標準 CNS 14253-1 同等以上規定之全身背負式安全帶及可偵測人員活動情形之裝置。
2. 置備可以動力或機械輔助吊升之緊急救援設備。但現場設置確有困難,已採取其他適當緊急救援設施者,不在此限。
3. 從事屬缺氧症預防規則所列之缺氧危險作業者,應指定缺氧作業主管,並依該規則相關規定辦理。

八、作業控制設施及作業安全檢點方法

針對局限空間危害控制設施,如通風設施、空間空氣監測設施等,應設計檢核表,於作業前進行檢點,確保設施良好,保持其正常性能。

九、緊急應變處置措施

不論一個作業程序如何有效,多麼徹底落實,事故的發生依舊在所難免,因此,如何在災害發生初期,立即予以應變處理,降低事故的危害影響,端賴於事業單位是否有設定緊急應變計畫,並經常演練,才能使事故發生時,現場人員皆能立即反應與處理,不致衍生成大災害。緊急應變規範人員的避難疏散程序、通訊、應變小組的救災程序、人員應有的個人防護、醫療協助與安全管制等,明確的職責規範,才是防災的最佳作為。

當緊急事件發生時,為避免災情的擴大,相關應變處置措施如下:

1. 當職業災害發生,監視人員不得於無安全防護條件下進入搶救。
2. 利用警報系統散佈緊急狀況訊息並告知作業主管。
3. 作業主管當依現場狀況擬定緊急應變措施。
   (1) 指揮人員應變與搶救。
   (2) 勞工的避難與疏散。
   (3) 防止災害的過擴大。
   (4) 如有必要應與當地緊急醫療網或 119 聯絡,協助處理。

概念 補帖

題型：

雇主使勞工於局限空間從事作業，如有危害之虞，應訂定危害防止計畫，其內容應包括哪些事項？

示意圖：

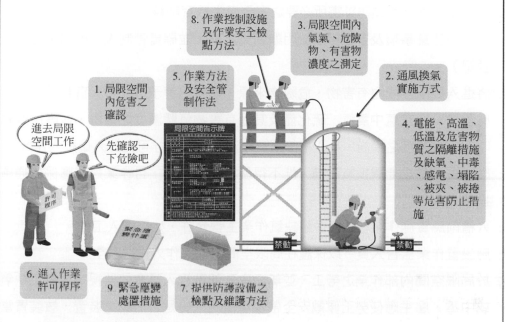

1. 局限空間內危害之確認。
2. 通風換氣實施方式。
3. 局限空間內氧氣、危險物、有害物濃度之測定。
4. 電能、高溫、低溫及危害物質之隔離措施及缺氧、中毒、感電、塌陷、被夾、被捲等危害防止措施。
5. 作業方法及安全管制作法。
6. 進入作業許可程序。
7. 提供之測定儀器、通風換氣、防護與救援設備之檢點及維護方法。
8. 作業控制設施及作業安全檢點方法。
9. 緊急應變處置措施。

進入局限空間作業或通風不良之工作場所作業，潛在之危害性不易為現場作業人員發現（如缺氧或中毒），故應於作業前事先擬定好各項防護措施，方能防範危害於未然，除了前述的災害防止計畫內容外，下面列出局限空間作業時，應採取之危害防範措施：

1. 應以簡單扼要、系統化的表格建立工作許可制度，以確認局限空間作業之安全性。

2. 應於作業前施以預防災害所必要之安全衛生教育訓練。

3. 應張貼注意事項及警告標示於明顯易見之處，並確實管制人員進出（點名及登記）。

4. 將進入局限空間之有害物、危險物來源，如管線等予以遮斷、盲封並上鎖，應置備測定空氣中氧氣、硫化氫及其他有害物氣體濃度之儀器，並應採取隨時確認其濃度之措施。且入槽前須實施測定合格，才可允許人員進入作業。

5. 應設置適當之通風換氣設施，惟不得使用純氧換氣，且作業過程應保持通風換氣。

6. 入槽前應實施作業檢點，並經缺氧作業主管允許，始可進入工作。

7. 應設置作業監督人員，以保護在局限空間內部工作人員之安全。

8. 於局限空間內部作業之勞工，並無法由外部監視人員有效監視，為避免缺氧或中毒，雇主應使勞工佩戴安全帶及可偵測人員是否活動之裝置，該裝置當勞工於一段時間無活動時，即可發出警報，俾外部監視或救援人員及時採取救援措施。

9. 應指定缺氧作業主管及其他有害物（有機溶劑、特定化學物質）作業主管從事監督及管理工作。

   依據「缺氧症預防規則」第 20 條規定，雇主使勞工從事缺氧危險作業時，應於每一班次指定缺氧作業主管從事下列監督事項：

   (1) 決定作業方法並指揮勞工作業。

   (2) 雇主使勞工從事缺氧危險作業時，於當日作業開始前、所有勞工離開作業場所後再次開始作業前及勞工身體或換氣裝置等有異常時，應確認該作業場所空氣中氧氣濃度、硫化氫等其他有害氣體濃度。記錄保存三年。

(3) 當班作業前確認換氣裝置、測定儀器、空氣呼吸器等呼吸防護具、安全帶等及其他防止勞工罹患缺氧症之器具或設備之狀況，並採取必要措施。

(4) 監督勞工對防護器具或設備之使用狀況。

(5) 其他預防作業勞工罹患缺氧症之必要措施。

10. 在空間內有動火或使用任何化學物質，均應於事前申請許可，相關安全設施確認已採行後始可進行。

11. 應置備足夠數量之個人防護具以及安全設備（如安全帶、安全索…），並教導勞工正確使用。

12. 局限空間之出入口受限制，一旦發生災害時，往往因救援設備不足或因救援方式不當，造成災害，故應置備可以動力或機械輔助吊升之緊急救援設備（如捲揚機及其固定架等），以強化應變救援能力。

13. 應依規定實施機械設備、火災爆炸之自動檢查及相關之作業檢點。

14. 應依規定訂定局限空間安全衛工作守則，使勞工依此作業。

15. 事業單位如委由承攬人進行局限空間作業，應依職業安全衛生法之規定於事前告知該承攬人有關其事業工作環境、危害因素及有關安全衛生規定應採取之措施，以預防局限空間之危害。

16. 從事局限空間之作業人員，應於作業事前接受 3 小時之缺氧安全衛生教育訓練，以加強危害預防知識。

8-5 局限空間作業標準

安全作業標準可以提供管理者要求勞工遵行措施的依據，也可以確認執行上的問題點及事故的因果關係，具有正確作業的程序、作業安全檢點、作業後整理、整頓等優點，可提高工作效率，維護現場作業人員的安全，下面提供局限空間作業標準與作業前檢點表以供參考：

表 8.1　局限空間作業標準

分項	內容
作業前檢點	1. 防護具準備（測試正常功能） 2. 確認施作位置（確認警告標示） 3. 人員事前教育訓練 4. 缺氧作業主管 5. 作業安全檢點 6. 緊急聯絡單位電話號碼確認
作業許可申請	1. 作業許可申請書 2. 其他危害作業許可，例如動火作業、吊掛作業許可
作業前準備	1. 防護具準備（測試及檢點正常操作） 2. 確認施作位置（設置警告標示） 3. 人員事前先教育訓練
打開孔蓋及測試通風	1. 避免火花及嚴禁煙火 2. 人員站於上風處避免可燃性氣體噴出 3. 作業空間氣體測試 　(1) 氧氣含量（濃度小於 23%，大於 18%） 　(2) 可燃性氣體或蒸氣（爆炸下限：30% 以下） 　(3) 一氧化碳（濃度 35ppm 以下） 　(4) 硫化氫（濃度 10ppm 以下） 4. 通風時不可用純氧 5. 通風導管、進風與出風位置要適當 6. 每次入槽前均須實施通風，作業過程須保持通風換氣
局限空間作業	1. 遵守局限空間危害防止計畫內容 2. 缺氧作業告示牌（入口處警告標示及簽到單） 3. 作業時，設置監視人員 4. 作業全程須保持通風換氣 5. 有墜落之虞時，進入人員需配掛安全帶及設置安全上下之設備 6. 進入人員需確實清點人數，並由缺氧作業主管監督，未經許可之人員，嚴禁進入 7. 放置連續氣體監測器，作業前、中監測（表單記錄及加註量測者） 8. 各項作業、特殊防護具確實使用（膠鞋、手套、空氣呼吸器、滅火器等） 9. 材料吊放，雜物清理，應整齊排放
作業後檢點	1. 雜物需確實搬出，避免日後再進入造成危險 2. 離開前需確實清點人數後，才可將通風設備撤除 3. 撤除警告標示及恢復現場
緊急搶救	1. 除非必要，絕不貿然進入救援 2. 待緊急搶救人員到達現場，才可搶救（通知 119） 3. 需假設缺氧危害會立即致命，除非該空間含氧量確實足夠 4. 需設合格急救人員（備有執照）

表 8.2　局限空間作業前檢點

工程名稱		作業地點		檢點日期	

	檢查項目	檢查結果 良好 ✓　異常 x　不適用 NA					
1	確認內部積存物已儘可能排出或清洗？						
2	確認物料進出管線已洩壓清除並隔離及盲封？						
3	確認其他附屬設備已完全隔離？						
4	是否獲准進入局限空間，作業時現場設有監視人員？						
5	確認通風換氣導入新鮮空氣不會引起其他危害						
6	確認作業前是否已先實施通風換氣						
7	利用四合一氣體偵測器進行局限空間內部下列氣體濃度之測定： 氧氣：_____；可燃性氣體：_____； 硫化氫：_____；一氧化碳：_____ （若該空間氧氣濃度在 18% 以上及百分之 23% 以下或可燃性氣體之濃度低於爆炸下限的 30% 或硫化氫濃度在 10 ppm 以下或一氧化碳濃度在 35 ppm 以下施以通風換氣。）						
8	確認人員進入前經測定合格測定結果已記錄並經簽認、進入工作中持續監測記錄？						
9	確認工作過程中通風換氣可維持正常？						
10	施工人員是否已具備進入局限空間之教育訓練？						
11	是否提供局限空間安全防護設備，並進行檢點及維護？						
12	確認危害防止計畫中已訂有緊急應變處置措施						
13	確認人員已有適當之防護（如：安全帽、安全鞋、安全眼鏡、安全帶、救生索、防護衣、呼吸防護具等）						
14	確認攜入有火災、爆炸之虞之工作場所之電氣設備具防爆功能						
15	確認使用之移動式或攜帶式電動機具電路依規定設有適當之漏電斷路器						
16	其他應注意事項						
備註		檢查人員					
監工		工安人員					

說明：
1. 本表僅供參考，各單位應根據實際狀況評估增減各種危害之可能性，加入本檢點表實施檢點。
2. 由現場施工人員或現場監工在當日使用前做自動檢查。
3. 不正常之項目必須全部改正後，方可使用，其改正措施於備註欄填寫。
4. 每週更換一次並交於工安部存檔。依據職業安全衛生設施規則第 29-5 條規定，從事局限空間作業前應指定專人實施檢點並記錄保存三年。

1. 一氧化碳與二氧化碳皆為窒息性物質，其中二氧化碳被歸類為單純性之窒息性物質，而一氧化碳則非屬單純性之窒息性物質。請問：　　　　　　　【99.7乙安】
   (1) 何謂單純性之窒息性物質？
   (2) 一氧化碳未被歸類為單純性之窒息性物質之主要原因？

2. 請回答下列問題：　　　　　　　　　　　　　　　　　　　　　　【98.7乙安】
   (1) 局限空間作業主要危害？
   (2) 雇主使勞工於局限空間從事作業，如有危害之虞，應訂定危害防止計畫，其內容應包括哪些事項？

3. 甲造紙廠預定於近期進行紙漿槽清理作業，為避免造成人員缺氧或硫化氫中毒災害，該事業單位應採取哪些安全防範措施？（試列舉五項）　　　　　【99.11乙安】

4. 在可能缺氧環境之作業場所進行氧氣濃度測定時，需注意哪些事項？　【97.3乙安】

5. 依職業安全衛生設施規則規定，雇主使勞工於局限空間從事作業，有危害勞工之虞時，應於作業場所入口顯而易見處公告注意事項，使作業勞工周知，請敘述所稱注意事項為何？　　　　　　　　　　　　　　　　　　　　　　【94.11乙安】

6. 某一橡膠製造廠，廠內有一3,000公斤之大型化學儲槽，適逢歲修需將化學品排空，並清洗儲槽。針對前述情境，為確保作業安全，應訂定局限空間危害防止計畫，並使現場作業主管、監視人員、作業勞工及相關承攬人依循辦理。請說明前項危害防止計畫應包括哪些事項？（至少列舉5項）　　　　　　　　　【103.11乙安】

7. 某工廠預定實施廢液槽內部之年度歲修及清理，雇主使勞工於該局限空間從事作業前，應訂定危害防止計畫，以供相關人員依循辦理。試問該槽內空間如經氧氣濃度測定結果為16%，雇主應使缺氧作業主管從事之監督事項為何？　【101.11甲衛】

8. 近年來，國人對休閒旅遊日益重視，冬天時喜歡至有溫泉地區泡溫泉，雇主在僱用勞工清理溫泉水槽時，曾發生多起因硫化氫中毒而造成死傷案例。若清理溫泉水槽屬局限空間作業，試回答下列問題：　　　　　　　　　　　　【98.11甲衛】
   (1) 何謂局限空間？
   (2) 勞工於局限空間作業前，應先確認該局限空間可能引起之危害，請列舉5種。
   (3) 勞工於局限空間從事作業時，應採取之危害防範措施為何？

9. 何謂缺氧作業？造成缺氧的原因有哪些？雇主使勞工於缺氧危險場所或其鄰接場所作業時，應公告哪些注意事項？　　　　　【98年工礦衛生技師-工業安全衛生法規】

10. 依據「職業安全衛生設施規則」之規定，對於勞工於局限空間從事作業，雇主應如何訂定危害防止計畫？　　　　　　　　【98年工礦衛生技師-工業安全衛生法規】

11. 民國93年，位於桃園縣、彰化縣的醬菜工廠相繼發生重大工安事故，造成勞工6死1昏迷的慘劇；98年雲林縣一家酸菜醃漬工廠又發生類似事件，造成2人不治3人嗆傷。何以食品醃漬工廠會發生此類意外？應如何預防類似事故發生？發生事故時應如何處理使傷害減至最低？　　　　　　　【98年工礦衛生技師-衛生管理實務】

12. 試列舉進入局限空間作業前應採取之措施。　【99年工礦衛生技師-作業環境控制工程】

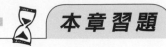

13. 試制定一份局限空間作業的標準作業程序。 【100 年工業安全技師 - 工業衛生概論】

14. 對儲存特定化學物質之儲槽實施清槽作業時，應採取哪些衛生管理步驟以保護勞工健康？ 【100 年工礦衛生技師 - 衛生管理實務】

15. 依據「職業安全衛生設施規則」之規定，請說明依法雇主使勞工於局限空間作業前應確定之事項及危害防止計畫之內容。 【103 年公務人員高考 - 工業安全衛生法規】

16. 原事業單位與承攬人分別僱用勞工於局限空間共同作業時，依職業安全衛生法規規定，試回答下列問題： 【103.03 甲衛】

(1) 雇主使勞工於局限空間從事作業前，請列舉 5 種應先確認可能之危害。

(2) 使勞工於局限空間從事作業如有危害之虞，應訂定危害防止計畫。請列舉 5 項該危害防止計畫應訂定之事項。

真有此事

羔羊沉默記

　　一群綿羊趕著一位好心的英國農婦，一路將她推下懸崖。這位六十七歲的太太，騎著摩托車裝載大把乾草，專程送來給這幾十隻綿羊。嘴饞的羊急著啃乾草，推擠著貝蒂太太的機車，一路將她連人帶車推下英格蘭北部一處挖空的採石場，石礦坑深達一百英尺。一位鄰居告訴記者：「我看到一群羊圍著她的摩托車，接著，貝蒂就沿著石礦坑邊滾下去了。」

~溫蒂。諾斯喀特，豬頭滿天下-達爾文獎的蠢人蠢事，遠流出版事業股份有限公司。

Chapter 09 | 通風與換氣

9-1 前言

　　當作業場所中空氣品質、溫濕條件不佳、氧氣濃度不足，或者存在對人體有害之污染物質時，實施通風換氣，利用空氣的流動來控制工作現場的環境，可達到改善或維持作業場所的安全與健康條件，降低工作者危害暴露的風險。勞動場所的通風換氣設計主要考量污染源的位置、氣流流動的方向與工作者的行為等，亦即污染源的位置是否會逸散而造成工作者吸入，或者逸散的污染物是否會藉由氣流帶入工作者的呼吸域，抑或工作者是否會移動進入污染區域範圍等，當工作者可能進入接近污染源時，勞動場所必需執行通風換氣等安全衛生管理作為以達到源頭與路徑的管理。

9-2 通風換氣的目的

　　通風換氣藉由空氣的排出與供給，調節作業環境的空氣品質，防止空氣污染物、微生物、熱等危害因子在作業場所中造成工作者的不舒適或健康危害，此外，為避免有害的粉塵、燻煙、霧滴、蒸氣等在室內空間累積，甚至達到爆炸下限而產生火災爆炸等危害，通風換氣是一種成本低廉且有效的工程改善方法。通風換氣系統若設計得當，不但能將污染物有效排除，同時也能改善作業環境的空氣品質，提昇工作者的生產效率。通風換氣系統的應用可達到下列六項目的：

一、維持作業場所的舒適

　　藉由空氣的流動，調節作業場所的溫濕條件，提昇舒適性有助於工作者的工作效率。

二、維持作業場所空氣的良好品質

作業場所對於空氣品質，大多以二氧化碳的含量作為評估的指標，場所內人員的新陳代謝、物質的燃燒、化學反應、動物呼吸等皆會釋出二氧化碳，除影響空氣中氧濃度的比例外，高濃度的二氧化碳亦會造成生理上的傷害。

三、排除作業場所空氣中的有害物質

針對有害物質於發生源頭設置局部排氣裝置，以避免擴散於場所內，導致人員吸入的中毒或職業病影響，當有害物質於作業環境中發生時，立即加以排除處理。

四、稀釋作業場所空氣中的有害物質

對於毒性較低或是產生速率較小的有害物質，在傳播途徑中，裝設整體換氣裝置，於有害物質到達工作者呼吸域前，加以稀釋，降低有害物質濃度及其危害性。

五、防止火災爆炸意外事故的發生

利用通風換氣將空氣中可燃性氣體、蒸氣、粉塵等濃度控制在燃燒（爆炸）上下限範圍外，可有效預防火災爆炸的發生，其控制濃度通常設定在燃燒（爆炸）下限的 30% 以下。

六、補充新鮮空氣，避免缺氧意外

於局限空間中對於有缺氧之虞的場所，藉由通風換氣補充新鮮空氣，增加氧氣的濃度，可有效避免缺氧意外。

通風換氣一般可分為兩種形式，一種為整體換氣，將特定空間的空氣排出，並導入新鮮空氣，達到空氣置換的效果；另一種形式為局部排氣，於源頭設置捕集系統，將污染物於產生時即有效處理。通風換氣形式分類及概念圖如圖 9.1 及圖 9.2。

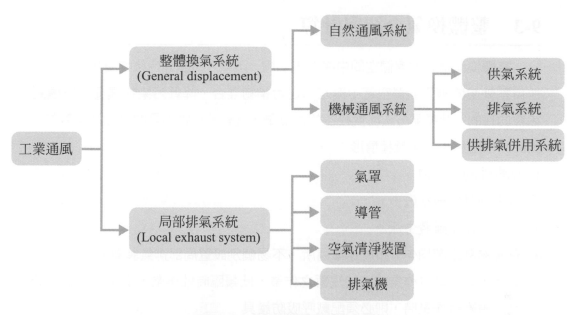

圖 9.1　通風換氣形式分類

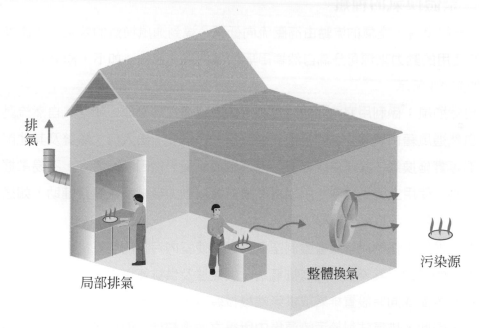

圖 9.2　通風換氣概念圖

9-3　整體換氣介紹與計算

　　整體換氣係指於整體空間中將有害氣體、蒸氣、粉塵等污染物質排出室外，並自室外空間導入新鮮空氣，與室內之污染物混合，降低污染物濃度，以達到稀釋的目的。此換氣方法需要較多的換氣量，且對於有害物質的排除速率較慢，因此，僅適用於下列幾種情形：

1. 低毒性的有害物。
2. 有害物發生速率較小。
3. 作業人員遠離發生源。
4. 有害物發生源均勻分布於作業場所，不易個別設置局部排氣裝置。
5. 其他，如臨時性作業或時間短暫之作業，此類臨時性作業，工作人員若需於發生源附近作業時，則必須配戴呼吸防護具。

一、整體換氣的種類

　　一般來說，空氣的流動由高壓流向低壓，達到通風換氣的效果，整體換氣依據使用的動力來源可分為自然通風與機械換氣。茲分述如下，兩者設置之概念如圖 9.3 所示。

1. 自然通風：係利用室內外的溫度差、擴散及慣性等原理，使空氣自然流動，自然通風藉由建築物之門、窗、通風口、換氣孔、出入口、隙縫及其他開口部等實施換氣。其運作成本低，但通風換氣受天然因素影響大，不易掌握與控制，使用上受到限制。所以自然換氣會以動力機械換氣裝置輔助，如送風機、排氣機等以達到預期效果。

2. 機械換氣：係利用排風機強制空氣流動，使室內污染的空氣排出室外，達到換氣的目的。其安裝方式有排氣法、供氣法及供排氣併用法三種。主要差異在於單獨或同時設置排氣或供氣端機械裝置，空氣流通部分則端賴於自然對流，因此，排氣法對於污染源集中所得之效果較佳；而供氣法對於排除污染物之效果較差，較適合提供新鮮空氣、缺氧作業場所換氣或改善高溫作業環境；供排氣併用法則取兩項之優點，效果較單獨設立佳。

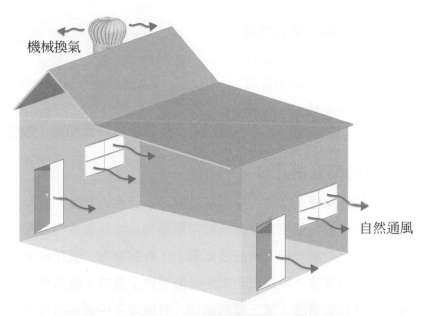

圖 9.3　機械換氣裝置與自然通風概念圖

二、整體換氣的概念

　　整體換氣亦可稱為稀釋通風，藉由自然或機械動力導入新鮮空氣，除了稀釋空氣中有害物濃度外，亦可達到調整作業場所溫濕度的效果。其設置上應注意污染物是否有效被排除、換氣過程中，進氣口與排氣口的設置位置、或排氣路徑是否經過工作者的呼吸域等，設置概念如圖 9.4 及圖 9.5。

1.　設置不佳情況：

　　(1)　新鮮空氣進氣路徑先經過污染物後再經過工作者。

　　(2)　進氣路徑未經過污染源，未能有效排除污染物。

　　(3)　排氣口或進氣口設置位置不佳，未能有效置降低污染物濃度。

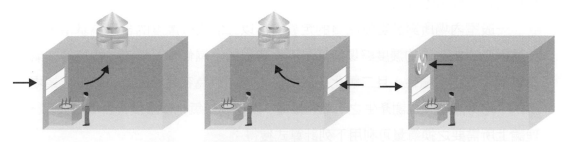

圖 9.4　整體換氣設置範例（不佳情況）

2. 設置較佳情形為新鮮空氣先經過工作者後，再經過污染源，且排氣口接近污染源，於污染勿逸散後，最短時間與距離內將污染物排除。

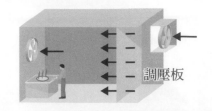

圖 9.5　整體換氣設置範例（較佳情況）

三、整體換氣的換氣量計算

　　有害物擴散於作業場所空氣中時，基於健康及安全的考量，控制其有害物濃度不超出法令規定濃度所需之必要新鮮空氣量稱為換氣量或稱通風量。整體換氣量的計算可分為：第一種「一般換氣量」，針對室內二氧化碳濃度要求的評估基礎、第二種為依據「職業安全衛生設施規則」要求，維持勞工於作業空間之舒適度與二氧化碳濃度、第三種為操作「有機溶劑中毒預防規則」規範之55 種有機溶劑所需之換氣量、第四種為提供符合「勞工作業場所容許暴露標準」，常以新鮮空氣稀釋有害勞工健康之氣體或蒸氣，其所需要之換氣量、第五種則為避免可燃性氣體或液體造成混合氣體達到爆炸下限，所需之換氣量。茲分述如下：

第一種計算：一般換氣量

　　生活週遭面對不斷排放的二氧化碳，其不僅影響全球的生態環境、氣候變遷，也嚴重影響人類的生活品質與危害健康。作業場所中二氧化碳的濃度，除了由作業人員呼吸作用排出外，尚有因物質燃燒、氧化反應、生物分解等作用而產生二氧化碳。依據「勞工作業場所容許暴露標準」規定，作業場所 8 小時日時量平均容許濃度為 5,000 ppm，而依環保署公告之「室內空氣品質建議值」，百貨公司、展場等公共場所實測值應低於 1,000 ppm。

　　一般室內場所對於空氣品質的定義，常以二氧化碳濃度的含量為基準，主要原因為二氧化碳的濃度與場所通風不良導致的溫濕條件、氣流、惡臭等空氣品質條件有正相關性，且二氧化碳的測定方式亦較為容易。因此，考量作業場所內平均每人新陳代謝產生之二氧化碳量，以控制二氧化碳濃度符合場所設定，理論上所需要之換氣量可利用下列計算式獲得：

$$Q(\mathrm{m^3 / hr}) = \frac{K \times 10^6}{(p - q)}$$

其中

K：每小時每人呼出之二氧化碳量或製程所產生二氧化碳之速率（m^3 / hr）。

p：室內欲控制二氧化碳之濃度，如 1,000 ppm 或其他設定值，若未設定欲控制之濃度值，一般皆以容許濃度 5,000 ppm 為設定值。

q：室外引進的新鮮空氣中所含二氧化碳濃度，一般約為 0.03 ～ 0.04 %（約 300-400 ppm）。

例題 01

某室內作業場所中，平均每小時每人呼出之 CO_2 濃度為 3 m^3，而室外新鮮空氣中之 CO_2 濃度為 0.03%，試問該作業場所之必要換氣量為多少 m^3 / hr ？

解答

依題目條件可知：

每小時每人呼出之 CO_2 量 K = 3 m^3 / hr

室內欲控制之二氧化碳濃度 P = 5,000 ppm（題目未設定，則以法定偵為設定）

室外新鮮空氣中 CO_2 的濃度 q = 0.03% = 0.03 × 10^4 = 300 ppm

代入公式，可得場所必要之換氣量

$$Q = \frac{K \times 10^6}{(p-q)} = \frac{3 \times 10^6}{5,000-300} = 638 \ m^3 / hr$$

例題 02

某一戶內工作環境中，作業人員呼氣與製程所產生二氧化碳之速率為 5 m^3 / hr，戶外二氧化碳濃度為 400 ppm，如欲使戶內二氧化碳濃度不超過 1,400 ppm，則戶外空氣之進氣量應至少為若干 m^3 / hr ？（請列出計算公式）

【95.11 乙安】

解答

依題目條件可知：

二氧化碳產生速率 $K = 5 \text{ m}^3/\text{hr}$

室內欲控制之二氧化碳濃度 $P = 1,400 \text{ ppm}$

室外新鮮空氣中 CO_2 的濃度 $q = 400 \text{ ppm}$

代入公式，可得戶外空氣之進氣量至少為

$$Q = \frac{K \times 10^6}{(p-q)} = \frac{5 \times 10^6}{1,400 - 400} = 5,000 \text{ m}^3/\text{hr}$$

第二種計算：為維持勞工作業場所之舒適度與二氧化碳濃度

「職業安全衛生設施規則」對於工作場所換氣量的要求，考量工作場所的大小與作業人員的人數，於 312 條規定僱主對於勞工工作場所應使空氣充分流通，必要時，應依下表評估並提供足以調節新鮮空氣、溫度及降低有害物濃度的機械通風設備，達成整體換氣之目的。

表 9.1　勞工工作場所所需空氣供應量

工作場所每一勞工所佔 立方公尺數 (m³ / 人)	每分鐘每一勞工所需之新鮮空氣量 立方公尺 (m³ / min × 人)
未滿 5.7	0.6 以上
5.7 以上，未滿 14.2	0.4 以上
14.2 以上，未滿 28.3	0.3 以上
28.3 以上	0.14 以上

另外，於規則第 309 條規範僱主對於勞工經常作業之室內作業場所，除設備及自地面算起高度超過 4 公尺以上之空間不計外，每一勞工原則上應有 10 立方公尺以上之空間。

例題 03

假設工作場所長 20 公尺，寬 6 公尺，高 3 公尺，該公司聘僱 30 名勞工於作業場所內工作，則該工作場所必要之換氣量為若干？

解答

工作場所中每一勞工所佔空間為空間：$20 \times 6 \times 3/30 = 12$ m³/ 人

查表 9.1 可知該值介於 5.7~14.2 之間

所以每一勞工所需之換氣速率為 0.4 m³ / min 以上

該工作場所必要之換氣量為 $0.4 \times 30 = 12$ m³ / min 以上

例題 04

同上題，若將空間高度改裝為 5 公尺，則換氣量又為多少？

解答

依據「職業安全衛生設施規則」第 309 條，空間高度超過 4 公尺，以 4 公尺計

所以，工作場所中每一勞工所佔空間為空間：$20 \times 6 \times 4/30 = 16$ m³/ 人

查表 9.1 可知該值介於 14.2 ～ 28.3 之間

所以每一勞工所需之換氣速率為 0.3 m³ / min 以上

該工作場所必要之換氣量為 $0.3 \times 30 = 9$ m³ / min 以上

例題 05

某工作場所每勞工所佔空間（自地面算起高度超過 4 公尺以上之空間不計）為 30m³，以機械通風方式提供每位勞工 0.14m³ / min 之新鮮空氣。請計算每小時換氣次數。（請列出計算式，答案有效位數到小數點以下 2 位） 【105.03 乙安】

解答

解題技巧：

ACH：Air Change per Hour（每小時換氣次數，亦稱之為換氣率）：指單位時間內空氣更換的次數，通過單位時間進入房間的風量（m³ / h）除以房間體積（m³）計算而得。舉例：一室內體積 100 m³，今有一抽風機每小時抽風量 200 m³ / hr，則 ACH = 200 / 100 = 2

空氣循環量的計算

$$N = \frac{Q}{V}$$

N：換氣率（次 / hr）

Q：室內空氣循環量（m³ / hr）

V：室內體積（m³）

由題目中可得

$$Q = 0.14 \text{ m}^3 / \text{min} = 0.14 \times 60 \text{ m}^3 / \text{hr} = 8.4 \text{ m}^3 / \text{hr}$$

$V = 30$ m³ 帶入公式中，可得

$$N = \frac{Q}{V} = \frac{8.4 \text{ m}^3 / \text{hr}}{30 \text{ m}^3} = 0.28 \text{ 次 / hr}$$

可知該工作場所新鮮空氣換氣率為每小時至少 0.28 次

第三種計算：操作有機溶劑中毒預防規則規範之有機溶劑

依據「有機溶劑中毒預防規則」，雇主設置之整體換氣裝置應依有機溶劑或其混存物之種類，計算其每分鐘所需之換氣量，具備規定之換氣能力。整體換氣裝置之換氣能力及其計算方法如表 9.2 所列：

表 9.2　有機溶劑整體換氣裝置之換氣能力規範表

消費之有機溶劑或其混存物之種類	換氣能力
第一種有機溶劑或其混存物	每分鐘換氣量 = 作業時間內 1 小時之有機溶劑或其混存物之消費量 × 0.3
第二種有機溶劑或其混存物	每分鐘換氣量 = 作業時間內 1 小時之有機溶劑或其混存物之消費量 × 0.04
第三種有機溶劑或其混存物	每分鐘換氣量 = 作業時間內 1 小時之有機溶劑或其混存物之消費量 × 0.01

註：表中每分鐘換氣量之單位為 m³ / min，作業時間內 1 小時之有機溶劑或其混存物之消費量單位為 g。

另外，若同時使用種類相異之有機溶劑或其混存物時，則其每分鐘所需之換氣量應分別計算後合計之。

常見之有機溶劑種類如表 9.3 所列。

表 9.3 有機溶劑中毒預防規則規範之常見有機溶劑

消費之有機溶劑或其混存物之種類	範例
第一種有機溶劑或其混存物	二硫化碳、三氯甲烷、三氯乙烯、四氯化碳、二氯乙烷等 7 種
第二種有機溶劑或其混存物	甲苯、二甲苯、氯苯、甲醇、乙醚、丙酮、丁酮、正己烷、四氯乙烯、二氯甲烷等 41 種
第三種有機溶劑或其混存物	汽油、石油精、石油醚等 7 種

例題 06

某有機溶劑作業場所，每小時消耗有機溶劑四氯化碳 1.2 kg 及有機溶劑正己烷 2 kg，該作業場所使用整體換氣裝置，須使用多少換氣量才符合法令規定？

解答

四氯化碳屬於第一種有機溶劑，正己烷屬於第二種有機溶劑，故所需換氣量

$Q_{四氯化碳} = 1.2 \times 1,000 \times 0.3 = 360 \text{ m}^3 / \text{min}$

$Q_{正己烷} = 2 \times 1,000 \times 0.04 = 80 \text{ m}^3 / \text{min}$

因有機溶劑對於人體危害具有相加效應

故該作業場所所需換氣量

$Q = Q_{四氯化碳} + Q_{正己烷} = 360 + 80 = 440 \text{ m}^3 / \text{min}$

第四種計算：避免勞工暴露有害物超過容許濃度

作業場所中常存在有害氣體或蒸氣，造成工作者的健康危害，因此，引進新鮮空氣稀釋其危害濃度，以合於法定之容許濃度，其理論換氣量的計算式如下：

$$Q(\text{m}^3/\text{min}) = \frac{24.45 \times 10^3 \times W}{60 \times C \times M}$$

其中，W：為每小時消費量（g / hr），

C：為有害物之容許濃度（ppm），

M：為有害物之分子量。

例題 07

某作業場所中每小時使用 2 kg 之異丙苯，試問需使用多少換氣量才能使異丙苯的濃度合於法定之容許濃度？異丙苯分子量為 120，容許濃度為 50 ppm。

解答

異丙苯非屬於「有機溶劑中毒預防規則」規範之 55 種有機溶劑，故無需考量前述第三種通風換氣算法

為避免工作者暴露超過法定容許濃度

理論換氣量 $Q = \dfrac{24.45 \times 10^3 \times W}{60 \times C \times M} = \dfrac{24.45 \times 10^3 \times 2,000}{60 \times 50 \times 120} = 135.83 \ \text{m}^3 / \text{min}$

第五種計算：避免火災爆炸之危害

燃燒三要素的定義，當可燃物、助燃物及點火源同時存在時，可進行燃燒，但並不是只要有可燃性氣體與空氣或氧氣這兩項物質即會發生反應，因此，在可燃燒的範圍內，會發生燃燒（爆炸）的最小可燃性氣體濃度稱之為燃燒（爆炸）下限（Lower Flammable Limit, LFL / Lower Explosive Limit, LEL），以百分比表示。為使可燃性氣體的濃度降低至低於 LEL，常以新鮮空氣稀釋濃度，通風與換氣控制空氣中可燃性氣體、蒸氣、粉塵等濃度在爆炸範圍以外，通常控制在爆炸下限 30% 以下，以預防火災爆炸。其換氣量公式將原先理論換氣量的計算式（第四種計算公式），以燃燒下限的 30%（即 0.3 LEL）取代原式子中的容許濃度，修正結果如下：

$$Q = \frac{24.45 \times 10^3 \times W}{60 \times 0.3 \ \text{LEL} \times 10^4 \times M}$$

W：為每小時消費量（g/hr），

M：可燃性氣體之分子量，

LEL：可燃性氣體之爆炸下限（%）

附註：10^4 為 % 轉換成 ppm 的數值

例題 08

正己烷（分子量為 86）每日 8 小時消費量 48kg，其爆炸範圍 1.1% ～ 7.5%，為防止爆炸，(1) 在一大氣壓下，25℃ 時，其理論換氣量為多少？ (2) 若設定安全係數為 5 時，其換氣量為多少？　　　　　　　　　　　　　　　　【96.04 乙安】

解答

(1) 為避免火災爆炸之危害，所需之最小理論換氣量計算如下：

正己烷每口 8 小時消費量 48 kg，

則正己烷每小時消耗量 $W = \dfrac{48 \text{ kg} \times 1{,}000 \text{ g} / \text{kg}}{8 \text{ hr}} = 6{,}000 \text{ g} / \text{hr}$

另外，正己烷分子量 86，燃燒下限為 1.1%

在一大氣壓下，25℃ 時，

其理論換氣量 $Q_1 = \dfrac{24.45 \times 10^3 \times W}{60 \times 0.3 \text{ LEL} \times 10^4 \times M} = \dfrac{24.45 \times 10^3 \times 6{,}000}{60 \times 0.3 \times 1.1 \times 10^4 \times 86} = 8.62 \text{ m}^3 / \text{min}$

(2) 若設定安全係數為 5

則換氣量 $Q_2 = Q_1 \times$ 安全係數 $= 8.62 \times 5 = 43.1 \text{ m}^3 / \text{min}$

計算題分析

整體換氣量計算式子使用時機：

1. 考量作業場所內平均每人新陳代謝產生之二氧化碳量，以控制二氧化碳濃度符合場所設定控制室內二氧化碳，換氣量 $Q = \dfrac{K \times 10^6}{(p-q)}$

2. 為維持勞工之舒適度及 CO_2 濃度，題目當中提供工作場所的空間大小（給予場所空間的長、寬、高）與作業人員的人數，換氣量依表 9.1 查表計算。（注意空間高度超過 4 公尺以上不計）

3. 場所中操作物質辨別為 55 種有機溶劑時（第一、二、三種有機溶劑），換氣量 Q 為直接將每小時操作量乘以係數（第一種 0.3、第二種 0.04、第三種 0.01）。

4. 空氣中有害物以合於法定之容許濃度為目的（亦即條件告知有害物之容許濃度值時），其理論換氣量 $Q = \dfrac{24.45 \times 10^3 \times W}{60 \times C \times M}$

5. 為避免火災爆炸之危害，利用爆炸下限評估所需之換氣量

$$Q = \dfrac{24.45 \times 10^3 \times W}{60 \times 0.3LEL \times 10^4 \times M}$$

6. 上述 2,3,4 項計算題型經常合併使用，依不同標準評估工作現場所需之通風換氣量，最後依最大之換氣量值作為整體空間之必要換氣量。

例題 09

某一作業場所長 15 公尺、寬 10 公尺、高 3 公尺，作業場所勞工人數 30 名，假設每人每小時二氧化碳產生量為 0.03 m³，戶外二氧化碳濃度為 500 ppm。二氧化碳容許濃度為 5,000 ppm。試問：

1. 依據「職業安全衛生設施規則」規定，為維持勞工之舒適度及 CO_2 濃度，其換氣量至少應為多少 m³ / min ？

2. 假設 CO_2 在作業場所均勻分佈，依據均勻混合模式，每小時需多少通風換氣量方能使 CO_2 的濃度維持在容許濃度之下？

解答

1. 依據「職業安全衛生設施規則」第 312 條，考量工作場所的大小與作業人員的人數，

工作場所中每一勞工所佔空間為空間：$15 \times 10 \times 3/30 = 15 \ m^3/$ 人

查表 9.1 可知該值介於 14.2-28.3 之間

所以每一勞工所需之換氣速率為 $0.3 \ m^3/min$ 以上

該工作場所必要之換氣量 $Q_1 = 0.3 \times 30 - 9 \ m^3/min$ 以上

2. 為使 CO_2 的濃度維持在容許濃度之下，其換氣量 $Q = \dfrac{K \times 10^6}{(p-q)}$

其中：

工作場所員工 30 人，其二氧化碳產生速率 $K = 0.03 \ m^3/hr$

室內欲控制之二氧化碳濃度 $p = 5,000 \ ppm$

室外新鮮空氣中 CO_2 的濃度 $q = 500 ppm$

代入公式，可得戶外空氣之進氣量至少為

$$Q_2 = \frac{K \times 10^6}{(p-q)} - \frac{0.03 \times 10^6}{5,000 - 500} = 6.67 \ m^3/hr$$

例題 10

某一室內作業場所，若每小時甲苯之消費量為 0.5 公斤，欲使用整體換氣裝置以避免該作業環境中甲苯之濃度超過容許濃度，試問其換氣量需多少 m^3/min？（甲苯之分子量為 92；八小時日時量平均容許濃度為 100 ppm；假設克分子體積為 24.45L）　　　　　　　　　　　　　　　　　　　　　　【98.11 乙安】

解答

分析題目可發現其所需進行之換氣量計算方式有兩種，

1. 甲苯屬於第二種有機溶劑，

依「有機溶劑中毒預防規則」，為預防勞工引起中毒危害之最小換氣量

換氣量 $Q_1 = $ 作業時間內 1 小時之有機溶劑或其混存物之消費量 $\times 0.04$

$$= 0.5 \ kg \times 1,000 \ g/kg \times 0.04 = 20 \ m^3/min$$

2. 為符合法定容許濃度,其理論換氣量

$$Q_2 = \frac{24.45 \times 10^3 \times W}{60 \times C \times M} = \frac{24.45 \times 10^3 \times 500}{60 \times 100 \times 92} = 22.15 \text{ m}^3 / \text{min}$$

因為換氣量 $Q_2 > Q_1$,所以為避免作業環境中甲苯之濃度超過容許濃度,該作業場所的換氣量至少需要 22.15 m³ / min。

例題 11

某一作業場所勞工,人數 150 人,採一班制,作業場所長 25 公尺、寬 15 公尺、高 4 公尺,每天工作八小時,每日甲苯及丙酮消費量分別為二公斤及四公斤,如使用整體換氣裝置控制時,其最少換氣量為何?說明:甲苯、丙酮皆為第二種有機溶劑,其分子量分別為 92、58,日時量平均容許濃度分別為 100 ppm、750 ppm。依職業安全衛生設施規則規定,為避免 CO_2 超過容許濃度必要之換氣量標準如下表: 【95.11 乙安】

工作場所每一勞工所佔 立方公尺數 (m³ / 人)	每分鐘每一勞工所需之新鮮空氣量 立方公尺 (m³ / min × 人)
未滿 5.7	0.6 以上
5.7 以上,未滿 14.2	0.4 以上
14.2 以上,未滿 28.3	0.3 以上
28.3 以上	0.14 以上

解答

分析題目可發現其所需進行之換氣量計算方式有三種,

1. 考量工作場所的大小與作業人員的人數,

   工作場所中每一勞工所佔空間為空間:25 × 15 × 4 / 150 = 10 m³ / 人

   查表可知該值介於 5.7-14.2 之間

   所以每一勞工所需之換氣速率為 0.4 m³ / min 以上

   該工作場所必要之換氣量 $Q_1 = 0.4 \times 150 = 60$ m³ / min 以上

2. 甲苯、丙酮皆為第二種有機溶劑,

   依有機溶劑中毒預防規則,為預防勞工引起中毒危害之最小換氣量

   換氣量 Q_2 = 作業時間內 1 小時之有機溶劑或其混存物之消費量 × 0.04

   $$= \frac{2,000 + 4,000}{8} \text{ g / hr} \times 0.04 = 30 \text{ m}^3 / \text{min}$$

3. 為符合法定容許濃度，其理論換氣量

$$Q_3 = \frac{24.45 \times 10^3 \times \frac{2,000}{8}}{60 \times 100 \times 92} + \frac{24.45 \times 10^3 \times \frac{4,000}{8}}{60 \times 750 \times 58} = 11.07 + 4.68 = 15.75 \ \text{m}^3/\text{min}$$

因為換氣量 $Q_1 > Q_2 > Q_3$，所以為避免作業環境中甲苯之濃度超過容許濃度，該作業場所的換氣量至少需要 60 m³ / min 以上。

例題 12

某事業單位工作場所長為 40 公尺、寬為 24 公尺、高為 5 公尺，有 160 位勞工在該場所工作，試問：

1. 若該工作場所未使用有害物從事作業，今欲以機械通風設備實施換氣以維持勞工之舒適度及二氧化碳濃度時，依職業安全衛生設施規則規定，其換氣量至少應為多少 m³ / min ？

   註：下表為以機械通風設備換氣時，依職業安全衛生設施規則規定應有之換氣量。

工作場所每一勞工所佔立方公尺數 (m³ / 人)	未滿 5.7	5.7 以上，未滿 14.2	14.2 以上，未滿 28.3	28.3 以上
每分鐘每一勞工所需之新鮮空氣量立方公尺 (m³ / min × 人)	0.6 以上	0.4 以上	0.3 以上	0.14 以上

2. 若該事業單位內使用丙酮（分子量為 58）為溶劑，則：

   若該場所每日八小時丙酮的消費量為 20 kg，為預防勞工發生丙酮中毒危害，在 25°C，一大氣壓下裝設整體換氣裝置為控制設備時，其理論上欲控制在八小時日時量平均為容許濃度以下之最小換氣量應為何（已知丙酮之八小時日時量平均為容許濃度為 750 ppm）？ 　【98.11 甲衛】

解答

1. 為維持勞工之舒適度及二氧化碳濃度，依職業安全衛生設施規則規定之換氣量，依工作場所的大小與作業人員的人數進行評估：

   依職業安全衛生設施規則規定 309 條規範，室內作業場所高度超過四公尺以上之空間不計，故高度以 4 公尺計

所以，工作場所中每一勞工所佔空間為空間：$40 \times 24 \times 4 / 160 = 24 \text{ m}^3$ / 人

查表可知該值介於 $14.2 \sim 28.3$ 之間

所以每一勞工所需之換氣速率為 0.3 m^3 / min 以上

該工作場所必要之換氣量 $Q_1 = 0.3 \times 160 = 48 \text{ m}^3$ / min

2. 為符合法定容許濃度，其理論換氣量

$$Q_2 = \frac{24.45 \times 10^3 \times W}{60 \times C \times M} = \frac{24.45 \times 10^3 \times \dfrac{20,000}{8}}{60 \times 750 \times 58} = 23.42 \text{ m}^3 / \text{min}$$

所以欲控制在八小時日時量平均為容許濃度以下之最小換氣量至少需要

23.42 m^3 / min。

例題 13

某彩色印刷廠使用有機溶劑正己烷，作業場所在 1 atm, 25°C 條件下，正己烷每

日 8 小時消費量為 30 kg，已知該作業場所長、寬、高為 20 m、6 m、5 m，作

業人數 30 人，依職業安全衛生設施規則規定，為避免 CO_2 超過容許濃度必要

之換氣量標準如下表：
【95.11 甲衛】

工作場所每一勞工所佔立方公尺數 （m³ / 人）	每分鐘每一勞工所需之新鮮空氣量立方公尺 （m³ / min × 人）
未滿 5.7	0.6 以上
5.7 以上，未滿 14.2	0.4 以上
14.2 以上，未滿 28.3	0.3 以上
28.3 以上	0.14 以上

正己烷分子量為 86，火災爆炸範圍 1.1% ～ 7.5%，8 小時時量平均容許濃度為

50 ppm，試求：

1. 為避免火災爆炸之必要換氣量為何？

2. 為預防勞工發生中毒危害之必要換氣量為何？

3. 為避免 CO_2 超過容許濃度，必要供應之新鮮空氣量為何？

4. 請說明該作業場所為保障勞工安全衛生至少應補充多少新鮮空氣？

解答

勞工一天工作 8 小時，則正己烷每小時消耗量 $W = \dfrac{30 \text{ kg} \times 1{,}000 \text{ g/kg}}{8 \text{ hr}} = 3{,}750 \text{ g/hr}$

1. 為避免火災爆炸之危害，所需之最小理論換氣量計算如下：

   正己烷分子量 86，燃燒下限為 1.1%

   在一大氣壓下，25°C 時，

   其理論換氣量 $Q_1 = \dfrac{24.45 \times 10^3 \times W}{60 \times 0.3 \text{ LEL} \times 10^4 \times M} = \dfrac{24.45 \times 10^3 \times 3{,}750}{60 \times 0.3 \times 1.1 \times 10^4 \times 86} = 5.38 \text{m}^3/\text{min}$

2. 為預防勞工發生中毒危害之必要換氣量評估方式有二：

   (1) 正己烷為第二種有機溶劑，

   　　依有機溶劑中毒預防規則，為預防勞工引起中毒危害之最小換氣量

   　　換氣量 Q_2 = 作業時間內 1 小時之有機溶劑或其混存物之消費量 × 0.04

   　　= 3,750 g/kg × 0.04 = 150 m³/min

   (2) 為符合法定容許濃度，其理論換氣量

   $$Q_3 = \dfrac{24.45 \times 10^3 \times W}{60 \times C \times M} = \dfrac{24.45 \times 10^3 \times 3750}{60 \times 50 \times 86} = 355.4 \text{ m}^3/\text{min}$$

3. 為避免 CO_2 超過容許濃度，需考量工作場所的大小與作業人員的人數

   依「職業安全衛生設施規則規定」第 309 條規範，室內作業場所高度超過 4

   公尺以上之空間不計，故高度以 4 公尺計

   工作場所中每一勞工所佔空間為空間：20 × 6 × 4/30 = 16 m³/人

   查表 9.1 可知該值介於 14.2-28.3 之間

   所以每一勞工所需之換氣速率為 0.3 m³/min 以上

   該工作場所必要之換氣量 Q_4 = 0.3 × 30 = 9 m³/min 以上。

4. 該作業場所為保障勞工安全衛生，考量各規範之要求

   因為換氣量 $Q_3 > Q_2 > Q_4 > Q_1$，所以至少應補充 355.4 m³/min 的新鮮空氣。

例題 14

某彩色印刷廠使用第 2 種有機溶劑正己烷（n-Hexane）從事作業，已知正己烷之分子量為 86，火災（爆炸）範圍為 1.1% ～ 7.5%，8 小時日時量平均容許濃度為 50 ppm，每日 8 小時的使用量為 10 kg，公司裝設有整體換氣裝置做為控制設備。試回答下列問題：（請列出計算式）　　　　　　　【103.11 甲衛】

1. 為避免發生火災爆炸之危害，其最小換氣量應為何？
2. 為預防勞工發生正己烷健康暴露危害，理論上之最小換氣量為何？
3. 承上題，法令規定之最小換氣量為何？
4. 若您為該公司支職業衛生管理師，請說明公司整體換氣裝置之換氣量應設為多少以上，方能避免勞工遭受火災爆炸及有機溶劑健康暴露之危害。

解答

勞工一天工作 8 小時，則正己烷每小時消耗量 $W = \dfrac{10 \text{ kg} \times 1,000 \text{ g / kg}}{8 \text{ hr}} = 1,250 \text{ g/hr}$

1. 為避免火災爆炸之危害，所需之最小理論換氣量計算如下：

   正己烷分子量 86，燃燒下限為 1.1%

   在一大氣壓下，25°C 時，

   其理論換氣量 $Q_1 = \dfrac{24.45 \times 10^3 \times W}{60 \times 0.3 \text{ LEL} \times 10^4 \times M} = \dfrac{24.45 \times 10^3 \times 1,250}{60 \times 0.3 \times 1.1 \times 10^4 \times 86} = 1.80 \text{ m}^3/\text{min}$

2. 為預防勞工發生正己烷健康暴露危害，理論上之最小換氣量

   $Q_2 = \dfrac{24.45 \times 10^3 \times W}{60 \times C \times M} = \dfrac{24.45 \times 10^3 \times 1,250}{60 \times 50 \times 86} = 118.46 \text{ m}^3 / \text{min}$

3. 法令規定之最小換氣量，依據「有機溶劑中毒預防規則」，正己烷屬第二種有機溶劑，為預防勞工引起中毒危害之最小換氣量

   $Q_3 =$ 作業時間內 1 小時之有機溶劑或其混存物之消費量 $\times 0.04$

   　　 $= 1,250 \text{ g / hr} \times 0.04 = 50 \text{ m}^3 / \text{min}$

4. 為避免勞工遭受火災爆炸及有機溶劑健康暴露之危害，考量各規範之要求因為換氣量 $Q_2 > Q_3 > Q_1$，所以公司整體換氣之換氣量應設為 118.46 m³ / min 以上。

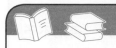

1. 通風之主要目的為何？請說明之。 　　　　　　　　　　　　　【93.3 乙安】

2. (1) 試述何謂整體換氣裝置？其使用（設置）場合為何？
   (2) 整體換氣裝置換氣能力如何表示？ 　　　　　　　　　　　【92.3 乙安】

3. 已知丙酮（分子量為 58）的爆炸下限值（Lower Explosive Limit, LEL）為
   2.5%，八小時日時量平均容許濃度為 750 ppm。試回答下列各小題：

   (1) 今以可燃性氣體監測器測定空氣中丙酮的濃度時，指針指在 1.6%LEL 的
       位置。試問此時空氣中丙酮的濃度相當多少 ppm？

   (2) 若某事業單位作業場所（溫度、壓力分別為 25°C、一大氣壓）丙酮每日
       八小時的使用量為 20 kg。今裝設整體換氣裝置作為控制設備時，
       A. 為避免發生火災爆炸之危害，依法令規定，其最小通風換氣量為何？
       B. 為預防勞工發生丙酮中毒危害時，理論上欲控制在八小時日時量平均
          容許濃度以下的最小換氣量為何？
       C. 法令規定，預防勞工丙酮中毒的最小換氣量為何？ 　　【97.7 甲衛】

4. (1) 某未使用有害物作業之工作場所，其長、寬、高分別為 40 公尺、20 公
       尺及 4 公尺，內有勞工 100 人。今欲以機械通風設備實施換氣，以維持
       勞工的舒適度及安全度。試問：依職業安全衛生設施規則規定，其換氣
       量至少應為多少 m³ / min？

   (2) 某通風不充分之軟焊作業場所，作業勞工人數為 60 人。若以整體換氣裝
       置為控制設施時，依鉛中毒預防規則規定，其必要之換氣量為多少 m³ /
       min？ 　　　　　　　　　　　　　　　　　　　　　　【100.11 甲衛】

   備註：第 (2) 小題提示，依鉛中毒預防規則第 32 條，雇主使勞工從事鉛合金軟焊之作業，其設置整體換氣裝
   置之換氣量，應為每一從事鉛作業勞工平均每分鐘 1.67 立方公尺以上。

5. 工作場所每一勞工所佔立方公尺數在 5.7 至 14.2 之間時，每分鐘每一勞工所
   需之新鮮空氣應在 0.4 立方公尺以上。當每一勞工所佔立方公尺數為 8，請
   問該工作場所之新鮮空氣換氣率為每小時至少多少次？ 　　　【96.11 乙安】

6. 某一負壓隔離病房，唯一進氣口之 4 點風速測值分別為 1.6、2.1、1.8、1.7 m
   / s，進氣口規格為 30 cm × 30 cm。病室氣積為 40 m³。試回答下列問題：

(1) 進氣風量為多少 m³ / hr ？（應列出計算過程，不用 4 捨 5 入，否則不予計分）

(2) 每小時換氣次數為多少？（答案不用 4 捨 5 入，並列出計算過程，否則不予計分）

(3) 如設定每小時換氣次數須達 6 次始為換氣正常，小於 6 次為換氣不足，大於 15 次為過度換氣。則此病室判定為何種換氣狀況？

9-4　局部排氣裝置的介紹與計算

作業環境中操作、逸散有害物質，為避免高濃度、有害性、腐蝕性或可燃性等特性之污染物質污染整個工作場所之空氣，藉由動力強制吸引並排出污染物質之設備，稱為局部排氣裝置。其原理係於有害物發生源捕集，避免高濃度有害物與周邊新鮮空氣混合及進入工作者呼吸域，捕集之有害物經過處理後排出室外。局部排氣裝置性能優於整體換氣裝置，原因為有害物在未污染作業場所空氣前已被捕集排出室外，所排出及補充的空氣量小於整體換氣。局部排氣裝置構成要素包括氣罩、導管、空氣清淨裝置及排氣機，局部排氣系統架構如圖 9.6 所示。

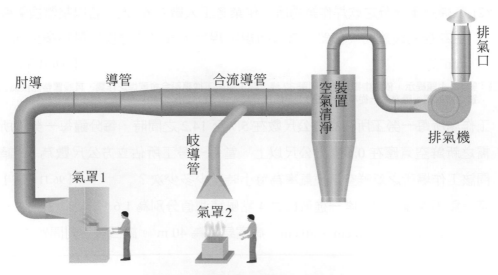

圖 9.6　局部排氣裝置系統架構

一、氣罩

局部排氣裝置為一般作業場所中常見的污染源有害物控制工程改善方法，其去除有害物的方法主要是將發生源飛散之有害物透過抽氣系統，藉由氣罩導引氣流而排出，使有害物不至於逸散至作業環境中或到達工作者的呼吸域。而將飛散或擴散的污染物自捕集點有效的導入氣罩開口面，所需要的最小流速，稱之為捕集風速或控制風速。氣罩依發生源與氣罩設置之相對位置可概分為包圍型、崗亭式、外裝型、接收型及吹吸型等五種類型，前兩類氣罩發生源位於氣罩開口面內側，受外界氣流影響較小，而外裝型與接收型之發生源則位於氣罩開口面外側，很容易受到外界氣流的干擾，而吹吸型則結合吹氣與吸氣氣罩，形成空氣簾幕，阻斷有害物的逸散。

1. 包圍型氣罩：將污染源完全包覆的氣罩，僅留觀察孔或作業孔等較小的開口，此種氣罩需要較小的排氣量，而具有較佳的污染物去除效率。

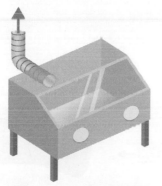 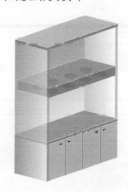

圖 9.7　包圍型氣罩　　　　圖 9.8　崗亭式氣罩

2. 崗亭式氣罩：除於作業面將開口予以開放外，其餘部分均將污染源包圍，開口部分形成之吸氣氣流，可控制內部之污染源不致外溢。此種氣罩因不受外部擾流的影響，只需要較小的排氣量即可獲得較大的污染物去除效果，故常被選作標準氣罩。

3. 外裝型氣罩：作業條件無法將污染源包圍時，則於發生源旁邊裝設外裝式氣罩，此種氣罩必須藉由較多的吸氣量將污染物自開口面吸入氣罩內，而且容易受到周圍環境的擾流影響。

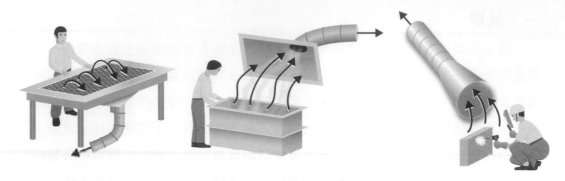

圖 9.9　外裝型氣罩

4. 接收型氣罩：污染物具有熱浮力產生上升氣流之特性，或因旋轉產生一定方向之慣性氣流時，順應其氣流線方向裝設抽氣氣罩將污染物予以排除，此種氣罩亦容易受到周圍環境的擾流影響。

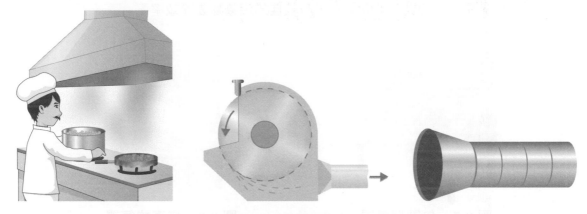

圖 9.10　接收式氣罩

5. 吹吸型氣罩：結合吹氣氣罩與吸氣氣罩所構成，藉由吹吸併用的組合，使氣流線形成空氣簾幕，防止污染物逸散。

吹氣氣罩　　　　　　　　　　　吸氣氣罩

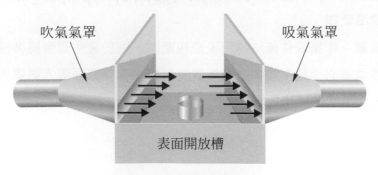

表面開放槽

圖 9.11　吹吸式氣罩

考試題型

1. 有害物控制設備包括 A. 包圍型氣罩、B. 外裝型氣罩及 C. 吹吸型換氣裝置。
   請問下列各圖示分屬上述何者？請依序回答（本題各小項均為單選，答題方
   式如 (一)A (二)B）。 　　　　　　　　　　　　　　　　　【104.3 乙安】

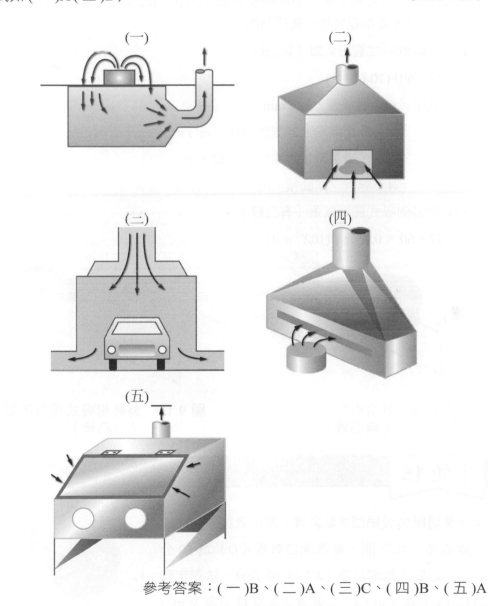

參考答案：(一)B、(二)A、(三)C、(四)B、(五)A

一般外裝型氣罩都會於氣罩吸氣口四周安裝凸緣，一方面可以減少對外吸氣面積，增加吸氣風速；另一方面，由於可以減少開口邊緣吸氣氣流的轉折角度，進而大幅降低氣罩壓力損失。當氣罩設置凸緣時，沿圓形或矩形氣罩中軸方向的吸氣風速可有效提高。氣罩前方中軸上的抽氣風速會隨著凸緣寬度（由凸緣內緣到外緣的長度）增加，當凸緣寬度大於氣罩開口面積的根號（$\sqrt{A}$）時，抽氣風速就不再顯著增加。因此，凸緣對於氣罩的排氣量有所影響，以外裝側吸式圓形氣罩為例：

(1) 外裝側吸式圓形氣罩（無凸緣）：

$$Q = 60V(10X^2 + A)$$

其中，Q：通風量，m^3 / min

V：於距離點上的測定風速，m^3 / s

X：污染源至氣罩開口的距離，m

A：導管之截面積，m^2

(2) 外裝側吸式圓形氣罩（有凸緣）：

$$Q = 60 \times 0.75 \times V(10X^2 + A)$$

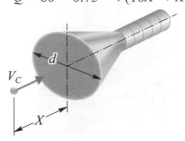

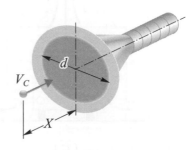

圖 9.12　外裝側吸式圓形氣罩（無凸緣）　　**圖 9.13　外裝側吸式圓形氣罩（有凸緣）**

例題 15

某作業場所裝設局部排氣裝置，其氣罩為外裝式無凸緣氣罩，如下圖，氣罩開口直徑（D）為 50 公分，測定點距離開口面（X）為 70 公分，該測定點風速（V）為 3 m / s，求氣罩排氣量 Q 為多少 m^3 / min。

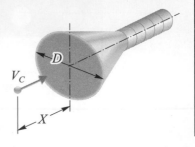

解答

氣罩開口面積 $A = \pi R^2 = \pi \times \left(\dfrac{D}{2}\right)^2 = 3.14 \times \left(\dfrac{0.5}{2}\right)^2 = 0.20\ \text{m}^3$

外裝側吸式圓形氣罩（無凸緣）之排氣量

$Q = 60V(10X^2 + A) = 60 \times 3 \times [10 \times (0.7)^2 + 0.2] = 918\ \text{m}^3 / \text{min}$

例題 16

下圖為一自由懸吊式氣罩（Free Hanging Hood），其氣罩開口直徑為 D 米，若想在距氣罩軸心線 P 點處得一控制風速（Capture Velocity）為 V m/s，則本氣罩所需排風量應為多少 m^3 / min ？（設氣罩口到 P 點的距離為 X 米，又 $X = 1.1D$）

【82 工安技師 - 工業衛生概論】

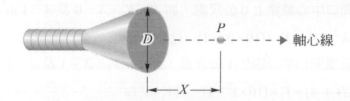

解答

氣罩開口面積 $A = \pi R^2 = \pi \times \left(\dfrac{D}{2}\right)^2 = \dfrac{\pi D^2}{4}\ \text{m}^3$

氣罩之排氣量 $Q = 60V(10X^2 + A) = 60V\left[10(1.1D)^2 + \dfrac{\pi D^2}{4}\right]$

$\qquad\qquad = 60V(12.1D^2 + 0.785D^2) = 773.1VD^2\ \text{m}^3 / \text{min}$

例題 17

有一外裝式無凸緣（flange）氣罩，開口面積為 1 平方公尺，請計算距離該氣罩開口中心線外 1 公尺處之捕捉風速，是氣罩開口處中心線風速之幾分之一？（參考公式：$Q = V(10X^2 + A)$，應列出計算過程）　　　　【98.3 乙安】

解答

解題重點：
$$\left[\begin{array}{l} 排氣量\ Q = V(10X^2 + A) \\ 排氣量\ Q\ 於位置\ X = 0\ 與\ X = 1\ 相同 \end{array}\right.$$

概念圖：

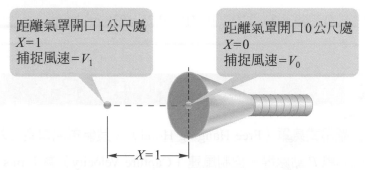

假設 $\left[\begin{array}{l} 氣罩開口中心軸線上\ 0\ 公尺處，X = 0 \\ 捕捉風速 = V_0 \end{array}\right]$、$\left[\begin{array}{l} 距氣罩開口\ 1\ 公尺處，X = 1 \\ 捕捉風速 = V_1 \end{array}\right]$

1. 針對氣罩開口中心軸線上 0 公尺處，將 $V = V_0$，$X = 0$ 及 $A = 1\ m^2$ 代入公式

   $Q_0 = V(10X^2 + A) = V_0 \times (10 \times 0^2 + 1)\quad V_0\ m^3/s$

2. 針對距離氣罩開口中心線外 1 公尺處，將 $V = V_1$，$X = 1$ 及 $A = 1\ m^2$ 代入公式

   $Q_1 = V(10X^2 + A) = V_1 \times (10 \times 1^2 + 1) = 11V_1\ m^3/s$

3. 因排氣量 $Q_0 = Q_1$

   所以，$V_0 = 11V_1$

   $V_1 = \dfrac{1}{11}V_0$

   因此，距離該氣罩開口中心線外 1 公尺處之捕捉風速是氣罩開口處中心線風

   速的 $\dfrac{1}{11}$

例題 18

某一外裝型氣罩之開口面積（A）為 1 平方公尺，控制點與開口距離（X）為 1 公尺。今將氣罩開口與控制點之距離縮短為 0.5 公尺，則風量（Q）可減少為原來之幾倍時，仍可維持控制點原有之吸引風速（V）？（參考公式 $Q = V(10X^2 + A)$）（請列出計算過程） 【100.7乙安】

解答

通風量 $Q = V(10X^2 + A)$，其中，$A = 1\ m^2$

1. 假設控制點 1 之風速 V_1，距離氣罩開口 $X = 1\ m$，

   控制點 1 的排氣量 $Q_1 = V(10X^2 + A) = V_1(10 \times 1^2 + 1) = 11V_1$

2. 將氣罩開口與控制點之距離縮短為 0.5 公尺，假設控制點 2 處的風速 V_2

   控制點 2 的排氣量 $Q_2 = V(10X^2 + A) = V_2(10 \times 0.5^2 + 1) = 3.5V_2$

3. 依題欲維持控制點風速不變，即 $V_1 = V_2$

   可知 $Q_1 = 11V_1$，$Q_2 = 3.5V_2 = 3.5V_1$

   則 $Q_1 : Q_2 = 11V_1 : 3.5V_1 = 11 : 3.5$

   可得 $Q_2 = \dfrac{3.5}{11}Q_1 = 0.318Q_1$

   其表示風量 Q 可減少為原來的 0.318 倍，仍可維持控制點原有之吸引風速 V。

二、導管

其功能為將收集到的污染空氣送至處理設備，以進行後續的除污過濾。空氣於導管內的流速受到導管截面積與長度的影響，截面積越大時，流速反之越小；而導管長度越長時，受到空氣摩擦力的影響越大，因此導管安裝設計時，應儘量以直線連結，避免太長，並減少轉彎（肘管）、歧管及截面積劇烈變化的設計，以避免壓力損失、污染物沈積與增加流體搬運的能力，導管的形狀一般為圓形與矩形，以圓形截面為佳，空氣調節之風管配合建築物結構多數採用方形導管。導管內流體的流速設計以足夠搬運污染物即可，因過高的流速，容易產生噪音，會形成衛生工程上的另一個問題，而流速過低，則無法有效去除污染物。

(一) 全壓、靜壓與動壓

導管內流動的流體對於導管任一截斷面皆存在壓力，而此壓力又可區分為靜壓、動壓及兩者之和的全壓，導管內壓力的量測方法常以壓力計或 U 形管，裝設方式如圖 9.14，另各壓力的定義分述如下：

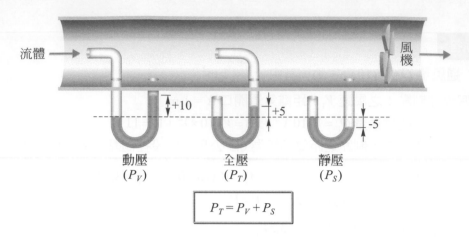

$$P_T = P_V + P_S$$

圖 9.14　導管內之全壓、靜壓與動壓圖

1. 靜壓（static pressure, P_s, 單位 mmH$_2$O）：一般常以為靜壓為流體不流動的條件下所存在的壓力，如：氣球內的壓力。實際上，靜壓的存在是由於流體的重力或因風扇吹吸作用所造成，所以流動的流體中也存在靜壓，如：冷氣風管中在冷氣流動時、水管中流動的水也都存在靜壓，且在任何方向皆為定值。當流體不流動時，各點靜壓相同，且垂直作用於管壁。

2. 動壓（velocity pressure, P_V, 單位 mmH$_2$O）：流體流動時分子間所產生的壓力稱之為動壓，因此，只有流動時才會產生，其作用方向為流動之方向。又可稱之為速度壓。導管內任一截斷面的動壓與流速的關係如下列公式，因此可以藉由量測流體的動壓而獲得流速：

$$V = 4.04\sqrt{P_V}$$

其中，V 為平均風速，m / s

3. 全壓（total pressure, P_T, 單位 mmH$_2$O）：流體的動壓與靜壓之和即為全壓，量測全壓與動壓時，因不同位置之截斷面數值有所不同，故必須求取其平均值作為代表，導管內壓力分布情形如圖 9.15。

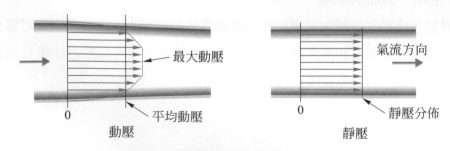

圖 9.15　導管內流速分布情形

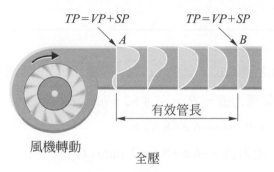

$$TP = VP + SP \qquad TP = VP + SP$$

A　　　　　B

有效管長

風機轉動　　　　　全壓

圖 9.15　導管內流速分布情形（續）

$$P_T = P_S + P_V$$

　　以風扇上、下游為例，說明此一關係式，上游部分因部分流體被抽走，所以管內的全壓與靜壓比大氣壓力小，其全壓與靜壓皆為負值，相反地，風扇下游端，因送風導致管內全壓與靜壓大於大氣壓，故全壓與靜壓皆為正值。

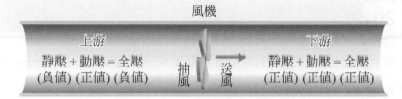

風機

上游　　　　　　　　　　　下游
靜壓＋動壓＝全壓　抽　送　靜壓＋動壓＝全壓
(負值)(正值)(負值)　風　風　(正值)(正值)(正值)

圖 9.16　風扇上、下游壓力關係圖

例題 19

下表為附圖中導管內風扇上游 1、2 及下游 3、4 四個測點所測得空氣壓力（air pressure）值，試求表中 a、b、c、d 四處之相關壓力值（請列明其計算過程）

【96.11 乙安】

風扇

上游　　　　　下游
1　2　　3　4

測點	空氣壓力力 (mmH$_2$O)		
	全壓 (P_t)	靜壓 (P_s)	動壓 (P_v)
1	(a)	-7.40	+2.00
2	-6.60	-8.60	(b)
3	+7.90	(c)	+2.00
4	+6.10	+4.10	(d)

解答

全壓、靜壓與動壓之關係式：全壓（P_T）＝靜壓（P_S）＋動壓（P_V）

1. 測點 1：a 的空氣壓力值 ＝ $P_T = -7.4 + 2 = -5.4$ mmH$_2$O

2. 測點 2：$P_T = P_S + P_V \rightarrow -6.6 = -8.6 + b$

   所以 b 處的空氣壓力值 ＝ $-6.6 + 8.6 = 2$ mmH$_2$O

3. 測點 3：$P_T = P_S + P_V \rightarrow 7.9 = c + 2$

   所以 c 處的空氣壓力值 ＝ $7.9 - 2 = 5.9$ mmH$_2$O

4. 測點 4：$P_T = P_S + P_V \rightarrow 6.1 = 4.1 + d$

   所以 d 處的空氣壓力值 ＝ $6.1 - 4.1 = 2$ mmH$_2$O

例題 20

下表為某單一固定管徑之導管內 4 個測點所測得空氣壓力（air pressure）值，試求表中 a、b、c、d、e 等 5 項之相關壓力值（請列出計算過程）。

【101.7 乙安】

測點	空氣壓力（mmH$_2$O）		
	全壓（TP）	靜壓（SP）	動壓（VP）
1	(a)	+3	+2
2	-6	(b)	+2
3	+7	(c)	+2
4	(d)	-4	(e)

解答

全壓、靜壓與動壓之關係式：全壓（P_T）＝靜壓（P_S）＋動壓（P_V）

1. 測點 1：$P_T = P_S + P_V \rightarrow a = 3 + 2 = 5$ mmH$_2$O

2. 測點 2：$P_T = P_S + P_V \rightarrow -6 = b + 2$

   所以 b 處的空氣壓力值 ＝ $-6 - 2 = -8$ mmH$_2$O

3. 測點 3：$P_T = P_S + P_V \rightarrow 7 = c + 2$

   所以 c 處的空氣壓力值 ＝ $7 - 2 = 5$ mmH$_2$O

4. 流率 $Q = V \times A$

因為固定管徑之導管，其導管面積 A 相同，且同一導管的流率 Q 相同，帶入上式可知，導管內流速 V 亦相同

由流速與動壓關係式 $V = 4.04\sqrt{P_V}$，可知 V 正比於 P_v，當 V 相同時，P_v 亦同

測點 1, 2, 3 亦可驗證導管內動壓 P_v 皆為 2 mmH$_2$O

故 e 處的空氣壓力值 = 2 mmH$_2$O

5. 測點 4：$P_T = P_S + P_V \rightarrow d = -4 + e = -4 + 2 = -2$ mmH$_2$O

補充資料

請於下圖吸氣導管中，填入測點 1 至 4 的位置。

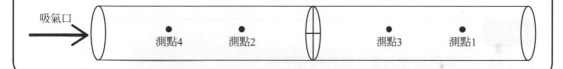

吸氣口

測點4　　測點2　　　　　　測點3　　測點1

例題 21

有一局部排氣系統，用以捕集製程上研磨作業所產生之粉塵，試運轉時測得導管內某點之全壓為 –8.0 mmH$_2$O，靜壓為 –12 mmH$_2$O。　　　　　【97.11 乙安】

1. 請計算導管內之空氣平均輸送風速為多少 m / s？

2. 若此導管為一圓管，導管直徑 20 cm，則導管內之空氣流率為多少（m^3 / s）？

解答

全壓、靜壓與動壓之關係式：全壓（P_T）= 靜壓（P_S）+ 動壓（P_V）

1. $P_T = P_S + P_V \rightarrow -8 = -12 + P_v$

   所以動壓 $P_v = -8 + 12 = 4$ mmH$_2$O

   動壓與流速的關係：$V = 4.04\sqrt{P_V} = 4.04\sqrt{4} = 8.08$ m / s

2. 流率 $Q_2 = V \times A = V \times \pi r^2 = 8.08 \times 3.14 \times \left(\dfrac{0.2}{2}\right)^2 = 0.25$ m^3 / s

例題 22

若某一場所每日八小時有機溶劑丁酮、二氯甲烷、汽油之使用量各為 2 kg、1 kg、2kg 假設該場所作業時間內有機溶劑均很穩定均勻發散至作業場所空氣中，該場所依規定設置整體換氣裝置作為控制設備，整體換氣裝置之排氣機前圓形導管管徑為 30 公分，經測定排氣機前導管內之動壓為 4 mmH$_2$O，試回答下列各項問題：　　　　　　　　　　　　　　　　　　　　　　　　　　　【94.6 甲衛】

1. 依法令規定設置之整體換氣量應達多少 m^3 / min 以上，使符合法令規定？
2. 該整體換氣裝置之實際換氣量為多少 m^3 / min？
3. 設置之整體換氣裝置之換氣量是否符合法令規定？

解答

1. 丁酮、二氯甲烷皆為第二種有機溶劑，

    依有機溶劑中毒預防規則，為預防勞工引起中毒危害之最小換氣量

    換氣量 Q_1 = 作業時間內 1 小時之有機溶劑或其混存物之消費量 × 0.04

    $$= \frac{2,000+1,000}{8}\ g/hr \times 0.04 = 15\ m^3/min$$

    汽油為第三種有機溶劑，

    換氣量 Q_2 = 作業時間內 1 小時之有機溶劑或其混存物之消費量 × 0.01

    $$= \frac{2,000}{8}\ g/hr \times 0.01 = 2.5\ m^3/min$$

    故該作業場所所需換氣量 = $Q_1 + Q_2$ = 15 + 2.5 = 17.5 m^3 / min

2. 整體換氣裝置之實際換氣量

    動壓與流速的關係：$V = 4.04\sqrt{P_V} = 4.04\sqrt{4} = 8.08\ m/s$

    流率 $Q = 60 \times V \times A = 60 \times V \times \pi r^2$

    $$= 60 \times 8.08 \times 3.14 \times \left(\frac{0.3}{2}\right)^2 = 34.25\ m^3/min$$

3. 因為實際整體換氣量 34.25 m³/min > 規定之整體換氣量 17.5 m³ / min，所以符合法令規定。

例題 23

某局部排氣系統吸氣側之某段突擴管如下圖所示：

【103 年工礦衛生技師 - 作業環境控制工程】

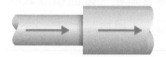

1. 試描繪出其全壓（P_t）、靜壓（P_s）及動壓（P_v）之分布圖。
2. 請說明繪製前述分布圖之基本概念。

解答

1. 不考慮流體於管路中的摩擦損失，局部排氣裝置吸氣側管線內全壓、靜壓及動壓分布圖如下：

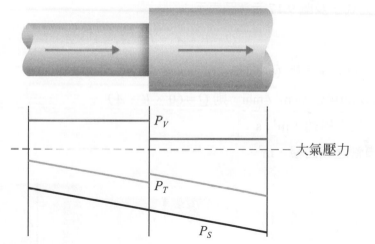

2. 繪製分布圖之基本概念
   (1) 在局部排氣系統中靜壓數值的分布情形，在越接近風機時，其靜壓值增加。
   (2) 在風機上游部分因部分流體被抽走，所以管內的全壓與靜壓比大氣壓力小，其全壓與靜壓皆為負值。
   (3) 固定管徑之導管，其導管面積 A 相同，且同一導管的流率 Q 相同，故可知相同管徑之導管內流速 V 相同，管內動壓 P_v 亦相同。

(4) 依據物質不滅定律，通風量的大小受到導管的截面積與風速的影響，其
關係可以下列式子表示：

$$Q = V \times A_1 = V \times A_2 = V \times A_3$$

同一管線之突擴管，當導管越粗，截面積越大時，管內空氣的風速越小，動
壓越小；反之，截面積越小，風速越大。

(二) 通風量的測定

通風換氣量測定的目的可用以確認通風系統設計的正確性、了解是否需要
進行維護保養、工作者作業環境暴露之情形、以及通風量之合法性等。通風量
的大小受到導管的截面積與風速的影響，當導管越粗，截面積越大時，管內空
氣的風速越小；反之，截面積越小，風速越大。依據物質不滅定律，其關係可
以下列式子及圖 9.17 示意圖表示：

$$Q = V \times A_1 = V \times A_2 = V \times A_3$$

其中，Q：通風量（亦可稱排氣量或吸氣量），m^3 / s

（若 Q 的單位為 m^3 / min，則 $Q = 60 \times V \times A$）

V：空氣之風速，m^3 / s

A：導管之截面積，m^2

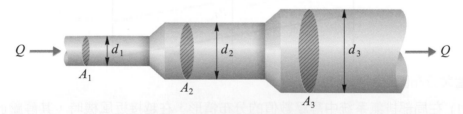

圖 9.17　導管內之通風量

通風量可以使用皮托管、輪葉式風速計及熱線式風速計等測量設備進行量
測，如圖 9.18。量測過程必須針對不同類型之風管，導管截面積之大小，規劃
其測定位置及測定數量，取得各點之風速，並計算具代表性之平均風速以及通
風量。不同風管類型及使用測定儀器分述如下：

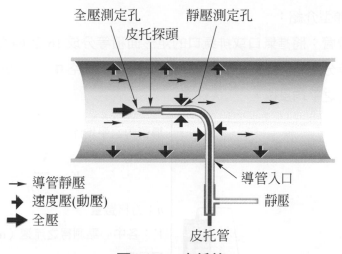

全壓測定孔　靜壓測定孔
皮托探頭

→ 導管靜壓
⇒ 速度壓(動壓)
➡ 全壓

導管入口
靜壓

皮托管

圖 9.18　皮托管

1. 常用測定儀器及其原理：

   (1) 皮托管（Pitot tube）：皮托管主要由兩個同心圓管組成，內管開口中心軸對準氣流，以測定全壓，外管周圍之開口則作為靜壓之測定，並利用全壓與靜壓之差求取動壓，進而換算管內之風速，因此，皮托管為一種測定導管內部風速的測量儀器。此儀器在低流速時，因動壓值很小而受到限制。

   (2) 輪葉式風速計：此儀器配備有一旋轉輪葉，藉由空氣流動時，推動輪葉轉動，將訊號轉成電流信號，並回饋至指示器顯示讀值。此風速計因體積較大，不適用於導管內之風速測定，如圖 9.19。

   (3) 熱線式風速計：此風速計設計原理為利用電阻線的電阻會隨著溫度的變化而改變，而當空氣流經被加熱的金屬線時（一般為白金絲），會將熱量帶走一部分，使得金屬線的溫度下降，利用氣流能帶走得熱量與風速成正比，可換算得到風速。

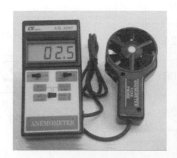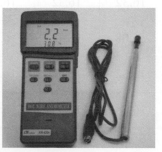

輪葉式風速計熱線式風速計

圖 9.19　風速測定儀器

2. 不同風管類型介紹：

(1) 矩形導管：將進氣口或排氣口的矩形面積等分成 16 至 64 等分的矩形方格，等分之矩形邊長需小於 15 公分，測定方格各中心點的風速，並計算其代表之平均風速。

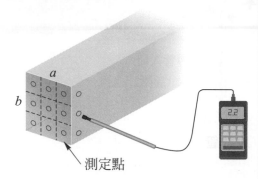

導管內之平均流速

$$V_a = \frac{\sum_{i=1}^{n} V_i}{n}$$

n：方格數量

V_i：各中心點測得之流速（m³/s）

通風量

$Q(\text{m}^3 / \text{min}) = 60 \times V \times A = 60 \times V_a \times ab$

圖 9.20 矩形導管測定位置

例題 24

某面板廠於使用異丙醇（Isopropyl Alcohol, IPA）之作業場所設置一座局部排氣裝置，該裝置中矩形導管的長為 40 公分、寬為 30 公分。 【101.11 甲衛】

1. 請列舉 5 種在裝設導管時應注意之事項。

2. 勞工安全衛生人員在實施自動檢查時，於測定孔各位置中心點測得之動壓（單位：mmH₂O）如下圖。試計算其輸送之風量為多少（m³ / min）？

40公分

16.24	16.32	16.32	16.00
16.00	16.08	16.32	16.24
16.24	16.32	16.08	16.00
16.00	16.08	16.08	16.24

30公分

提示：$V_i = 4.04\sqrt{P_{Vi}}$

$$V = \frac{\sum_{i=1}^{n} V_i}{n}$$

$Q = 60 \times V \times L \times W$

解答

1. 裝設導管時應注意之事項：

   (1) 儘可能縮短導管長度以減少壓力損失。

   (2) 導管斷面應儘可能避免有激烈之變化。

   (3) 應減少轉彎（肘管）、歧管及截面積劇烈變化的設計，以避免壓力損失。

   (4) 彎管前後及長度較長之直線導管中途，應適當間隔設置清掃孔。

   (5) 導管內流體的流速設計以足夠搬運污染物即可，因過高的流速，容易產生噪音，而流速過低，則無法有效去除污染物。

2. 計算各測定孔的平均風速

   利用動壓轉換風速之公式 $V = 4.04\sqrt{P_V}$

   可得各測點之風速為：

16.28	16.32	16.32	16.16
16.16	16.20	16.32	16.28
16.28	16.32	16.20	16.16
16.16	16.20	16.20	16.28

   得平均風速

   $$V_a = \frac{16.28 + 16.32 + 16.32 + 16.16 + 16.16 + 16.20 + 16.32 + 16.28}{16}$$

   $$+ \frac{16.32 + 16.20 + 16.16 + 16.16 + 16.20 + 16.20 + 16.28}{16} = 16.24 \text{ m / s}$$

   輸送之風量 $Q = 60 \times V \times L \times W = 60 \times 16.24 \times 0.4 \times 0.3 = 116.93 \text{ m}^3 / \text{min}$

例題 25

請回答下列有關通風換氣問題　　　　　　　　　　　　　　　　　　【96.7 甲衛】

1. 一有機溶劑作業設置局部排氣裝置為控制設備，在工作檯面上如使用側邊吸引式外裝型氣罩，其作業點與氣罩關係如下圖 (1) 所示，試計算該氣罩應吸引之風量為何？（請寫出計算式及過程）

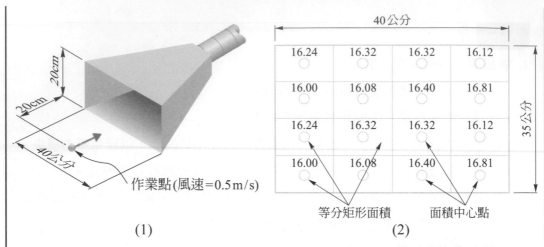

作業點(風速=0.5m/s)

等分矩形面積　　　　面積中心點

(1)　　　　　　　　　　　　　　　(2)

2. 一矩形風管大小如上圖 (2) 所示，實施定期自動檢查時於測定孔位置測得之動壓（mmH$_2$O）分別列於圖中，試計算其輸送之風量為多少（m³ / min）？

解答

1. 側邊吸引式外裝型氣罩通風量

$Q = 60V(10X^2 + A) = 60 \times 0.5(10 \times 0.2^2 + 0.2 \times 0.4)$
$= 60 \times 0.5 \times 0.48 = 14.4 \text{ m}^3 / \text{min}$

2. 計算各測定孔的平均風速

利用動壓轉換風速之公式 $V = 4.04\sqrt{P_V}$

可得各測點之風速為：

16.28	16.32	16.32	16.22
16.16	16.20	16.36	16.56
16.28	16.32	16.32	16.22
16.16	16.20	16.36	16.56

得平均風速

$V_a = \dfrac{16.28+16.32+16.32+16.22+16.16+16.20+16.36+16.56+16.28+16.32+16.32+16.22+16.16+16.20+16.36+16.56}{16}$

$= 16.30 \text{ m} / \text{s}$

輸送之風量 $Q = 60 \times V \times A = 60 \times 16.30 \times 0.4 \times 0.35 = 136.92 \text{ m}^3 / \text{min}$

(2) 圓形導管：圓形導管的測定點數量依據導管直徑大小而定，圓形導管直徑為 6~15 公分者測定 6 點，管徑 12~120 公分測定 10 點，管徑在 110 公分以上者，依照 CNS 2726 規定於導管中量取 20 點之風速，測定點選在管路之截面上互成直角之直徑上，測定時在導管外壁上開孔，插入熱線式風速計探頭或皮托管，直接測量風速，或藉由測量動壓，換算導管之風速，並求取導管之平均風速值。圓形導管之測定位置如圖 9.21。

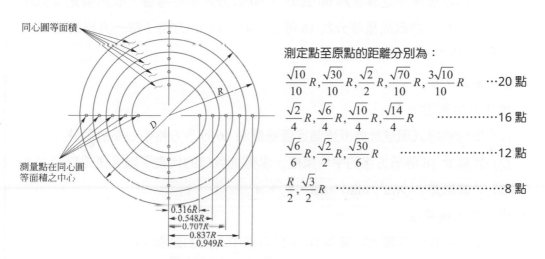

測定點至原點的距離分別為：

$$\frac{\sqrt{10}}{10}R, \frac{\sqrt{30}}{10}R, \frac{\sqrt{2}}{2}R, \frac{\sqrt{70}}{10}R, \frac{3\sqrt{10}}{10}R \quad \cdots 20\ 點$$

$$\frac{\sqrt{2}}{4}R, \frac{\sqrt{6}}{4}R, \frac{\sqrt{10}}{4}R, \frac{\sqrt{14}}{4}R \quad \cdots\cdots 16\ 點$$

$$\frac{\sqrt{6}}{6}R, \frac{\sqrt{2}}{2}R, \frac{\sqrt{30}}{6}R \quad \cdots\cdots\cdots 12\ 點$$

$$\frac{R}{2}, \frac{\sqrt{3}}{2}R \quad \cdots\cdots\cdots\cdots 8\ 點$$

圓管量測點示意圖（20 點之圖例）

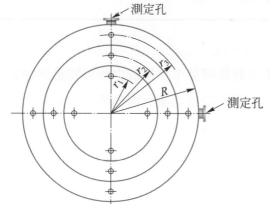

導管內之平均流速

$$V_a = \frac{\sum_{i=1}^{n} V_i}{n}$$

n：測定位置點數量
V_i：各測定點測得之流速（m^3/s）
通風量
$Q(m^3/min) = 60 \times V \times A = 60 \times V_a \times \pi R^2$

圓管量測點示意圖（12 點之圖例）

圖 9.21　圓形導管截面測定點圖例

例題 26

針對一般中央空調系統 60 公分 × 60 公分之進氣口（air supply），其風量之測定有 2 種方式，請簡述之。 【101.11 乙安】

解答

此中央空調系統使用之導管為 60 公分 × 60 公分之矩形導管，故必須先規劃進氣口之量測點，將截面積等分為 16 等分（4 × 4）的方格（每一方格的邊長需小於 15 公分）。

風量測量方法有二：

1. 風速直接測定法：
    (1) 使用熱線式風速計等風速測定儀器量測 16 等分方格中心點的風速
    (2) 計算此 16 等分方格的平均風速，求得進氣口的代表平均風速（V_a）
    (3) 計算風量，$Q(\text{m}^3 / \text{min}) = 60 \times V_a \times A$

2. 壓力測定換算法
    (1) 使用皮托管等壓力計量測 16 等分方格中心點的動壓（P_V）
    (2) 利用流速與動壓關係式 $V = 4.04\sqrt{P_V}$，計算各進氣口方格的風速
    (3) 計算此 16 等分方格的平均風速，求得進氣口的代表平均風速（V_a）
    (4) 計算風量，$Q(\text{m}^3 / \text{min}) = 60 \times V_a \times A$

三、空氣清淨裝置

污染源有害物控制工程藉由局部排氣裝置將發生源飛散之污染物透過抽氣系統，導引氣流排出，而為避免含有污染物的空氣污染大氣環境，於污染物排出前，利用物理或化學的處理方法，如除塵裝置與廢棄處理裝置，減少對環境空氣品質的衝擊。空氣清淨裝置亦可稱之為污染防治設備，大致可分為粒狀污染物及氣狀污染物處理設備兩種，其原理如下：

1. 粒狀污染物處理設備
    (1) 重力式集塵設備：將空氣導引至一個大空槽，利用重力使粒狀物質由氣流中沉降下來。

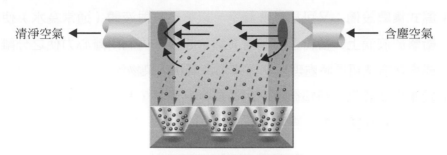

圖 9.22　重力除塵設備

(2) 慣性集塵設備：將帶有粉塵之空氣衝向衝擊面（檔板），使之因慣性力
與衝擊力失去速度後，自行沉降而被捕集。

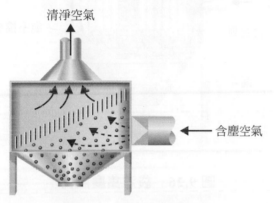

圖 9.23　慣性集塵設備

(3) 旋風式集塵設備：利用慣性力與離心力，使污染空氣中帶有之粉塵因離
心力作用撞擊圓錐體之管壁而分離，進而沿著圓錐壁掉到底部粉塵收集
袋中。

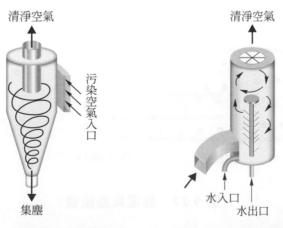

圖 9.24　旋風式集塵設備　　圖 9.25　濕式集塵設備

(4) 濕式集塵設備：又可稱為洗滌室，以噴嘴噴射液體（通常為水）使粉塵衝擊於液滴上，當粉塵濕潤並凝結一起後，再利用離心力使之分離，濕式處理方法可同時處理粒狀污染物及氣狀污染物。

(5) 袋濾集塵設備：粉塵微粒利用濾袋作為濾材，利用粉塵的慣性、靜電等特性，將粉塵收集於濾袋上。

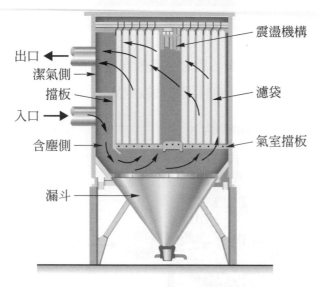

圖 9.26　袋濾集塵設備

(6) 靜電集塵設備：利用高壓電將通過除塵設備的粉塵微粒帶有負電粒子後，再讓粉塵微粒通過正負極板，帶有負電荷之粉塵微粒會朝向正極板移動、碰撞成中性微粒並收集於電極板。主要是利用異性電荷相吸的原理除去帶電微粒。

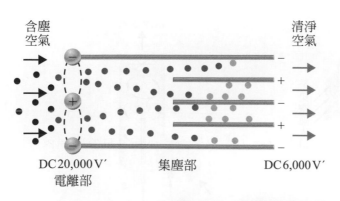

圖 9.27　靜電集塵設備

2. 氣狀污染物處理設備

    (1) 吸收塔：亦可稱為充填塔，於處理設備充填吸收劑（如活性炭）或吸收劑（如水、苛性鈉水溶液等），利用固體本身表面的作用力，將空氣污染物中之污染物質吸附並集中於固體表面，或利用液體與氣體接觸，使空氣污染物中之污染物溶解於液體吸收劑中，亦或使其發生化學反應，使氣體中某些成分移入液體，減少空氣中之污染物成分。

    (2) 焚化法：將空氣中之污染物，導入 700 ～ 950°C 的高溫環境下，使排氣中之有機物質完全燃燒並轉化為二氧化碳和水等無臭無害氣體。

四、排氣機

    局部排氣裝置中驅使氣流流動的動力來自於排氣機，其主要的原理為藉由風扇轉動，排除氣體使風扇前後產生壓力差，藉由高壓往低壓流動的特性，帶動導管內的流體流動。在局部排氣系統中，排氣機在上游處造成一個較大氣壓力低的低壓區，使得污染氣體經由氣罩引導，推入導管中，以進行後續的處理動作。

9-5　通風設備的管理與維護

    工作場所中控制污染物的方法中，通風換氣為常見的控制方法，由源頭處理的局部排氣，以及污染源逸散途徑處理的整體換氣，除了能夠控制污染物的濃度於法定的容許濃度以下外，亦能維持舒適的溫濕條件，提供新鮮的空氣以防止作業環境空氣的汙染及避免工作者的健康問題。作業環境通風換氣效能之優劣，攸關身處其中工作人員的健康，因此，國內職業安全衛生法規及其相關規章辦法，對於設置的通風換氣設備規定應實施自動檢查、重點檢查、檢點及現場巡視，且檢查結果均應記錄並予以保存。

一、裝設注意事項

1. 局部排氣裝置：局部排氣為於高濃度污染物未混合分散於周圍一般空氣之前，利用吹、吸氣流，使其在高濃度狀況下予以捕集、排除，且於清淨後排出至大氣中的裝置。局部排氣裝設上應注意事項如下：

    (1) 氣罩應儘可能接近污染發生源。

    (2) 氣罩若設置許可，優先選擇能將污染源包覆之包圍式或崗亭式氣罩。

(3) 氣罩位於中軸的風速最大,因此,氣罩儘可能正對污染物方向。

(4) 氣罩開口大小,應考量具有吸引全部污染物之大小,且氣罩排氣口設置位置應考量使吸氣氣流與污染物氣流方向一致之位置。

(5) 選取經濟有效的導管截面積大小配置,因小尺寸導管成本較低,但流速較快,壓力損失也大。反之,大尺寸導管的耗電力較大。

(6) 應儘量減少導管的長度,及避免彎曲,以避免過多的壓力損失。

(7) 導管應選用不易腐蝕之材質。

(8) 由於圓形導管較矩形導管能使流速均勻分布,選用時應儘可能使用圓形導管。

(9) 排氣機應儘量設置於空氣清淨裝置下游,以避免導管中之污染物腐蝕及損害排氣機。

(10) 排氣機應具有足夠之馬力,以提供足夠的排氣量。

(11) 排氣口應直接對大氣開放。若通風換氣系統未設置空氣清淨裝置時,應使排出的污染物不致回流至作業場所。

2. 整體換氣為利用置換或稀釋的原理,將有害氣體、蒸氣、粉塵等污染物質排出室外,或導入新鮮空氣,取代或稀釋作業環境內之污染物,使作業場所整體之污染物濃度降低至容許濃度以下者。此換氣法需要較多的換氣量,且對於有害物質的排除速率較慢。整體換氣裝設上應注意事項如下:

(1) 整體換氣裝置適用於低毒性有害物質之作業環境。

(2) 補充之新鮮空氣應足夠,以有效控制有害物質暴露濃度於容許濃度以下。另外,為維持作業的舒適度,於進氣時可調整新鮮空氣之溫度與濕度。

(3) 補充之新鮮空氣,應先行經過作業勞工的呼吸域,不宜先過污染源。

(4) 排氣機或排氣導管開口應儘量接近污染源。

(5) 作業場所應能維持供氣與排氣的有效運轉,務使新鮮空氣與室內空氣混合,避免新鮮空氣的路徑受到阻礙。

(6) 有害污染物的產生速率必須均勻,且濃度不能太大,以避免局部高濃度影響換氣效果。

(7) 針對高毒性物質或高污染作業場所最好與其他作業場所隔離或併用局部排氣裝置。

二、自動檢查

1. 定期檢查：依據「職業安全衛生管理辦法」第 40 條規定，雇主對局部排氣裝置、空氣清淨裝置及吹吸型換氣裝置應每年依下列規定定期實施檢查一次：如表 9.4 局部排氣裝置每年定期檢查表：

   (1) 氣罩、導管及排氣機之磨損、腐蝕、凹凸及其他損害之狀況及程度。

   (2) 導管或排氣機之塵埃聚積狀況。

   (3) 排氣機之注油潤滑狀況。

   (4) 導管接觸部分之狀況。

   (5) 連接電動機與排氣機之皮帶之鬆弛狀況。

   (6) 吸氣及排氣之能力。

   (7) 設置於排放導管上之採樣設施是否牢固、鏽蝕、損壞、崩塌或其他妨礙作業安全事項。

   (8) 其他保持性能之必要事項。

2. 重點檢查：依據「職業安全衛生管理辦法」第 47 條規定雇主對局部排氣裝置或除塵裝置，於開始使用、拆卸、改裝或修理時，應依下列規定實施重點檢查：

   (1) 導管或排氣機粉塵之聚積狀況。

   (2) 導管接合部分之狀況。

   (3) 吸氣及排氣之能力。

   (4) 其他保持性能之必要事項。

3. 檢點：工作者從事有機溶劑作業、粉塵作業、鉛作業、特定化學物質作業、缺氧作業等，應就作業有關項目進行檢點，確定通風設備有效運轉及空氣流通。

表 9.4　局部排氣裝置每年定期檢查表

單位名稱：吳秋敏研究中心

裝置編號：＿＿＿＿＿＿＿＿，裝置名稱：＿＿＿＿＿＿＿，檢查日期：＿＿ 年 ＿＿ 月 ＿＿ 日

項次	檢查項目	檢查方法	檢查結果
1	氣罩、導管及排氣機之磨損、腐蝕、凹凸及其他損害之狀況及程度		
2	導管或排氣機之塵埃聚積狀況		
3	排氣機之注油潤滑狀況		
4	導管接觸部分之狀況		
5	連接電動機與排氣機之皮帶之鬆弛狀況		
6	吸氣及排氣之能力		
7	設置於排放導管上之採樣設施是否牢固、鏽蝕、損壞、崩塌或其他妨礙作業安全事項		
8	其他保持性能之必要事項		

註：1. 本表格係依據「職業安全衛生管理辦法」第 40 條規定辦理。

2. 請依實驗室內之局部排氣裝置系統，分別實施檢查及紀錄。

3. 檢查結果：X 為有嚴重性危害；△ 為有可能性危害；✓ 為正常；－為無此項目。

4. 檢查記錄表格請放置於儀器旁或實驗室，本表格保存三年備查。

主管簽章：　　　　　安全衛生負責人簽章：　　　　　負責人簽章：　　　　　檢查人員簽章：

表 9.5 局部排氣裝置重點檢查紀錄表

單位名稱：吳秋敏研究中心

裝置編號：＿＿＿＿＿＿＿＿＿，裝置名稱：＿＿＿＿＿＿＿＿＿，檢查日期：＿＿ 年 ＿＿ 月 ＿＿ 日

日期		檢查人員		
處所		方法		
項目			檢點結果	處理情形
1. 導管或排氣之塵埃聚積狀況				
2. 導管接觸部分之狀況				
3. 吸氣及排氣之能力				

測定孔	氣罩之吸氣（排氣）能力測定				氣罩外應紀錄控制風速，導管應紀錄風速及風量。
	設計值		測定值		
	靜壓 (mmH$_2$O)	風量 (m^3 / min)	靜壓 (mmH$_2$O)	風量 (m^3 / min)	
1					
2					
3					

4. 其他保持性能之必要事項		
備註 （採取之措施）	（檢查結果：正常打 ✓，異常打 x）	

註：1. 本表格係依據「職業安全衛生管理辦法」規定辦理。

　　2. 每一局部排氣裝置於開始使用、拆卸、改裝或修理時均應實施重點檢查。

　　3. 本表格保存三年備查。

主管簽章：　　　　　安全衛生負責人簽章：　　　　　負責人簽章：　　　　　檢查人員簽章：

表 9.6　局部排氣裝置每次作業檢點表

單位名稱：吳秋敏研究中心

裝置編號：_____，裝置名稱：_____，檢查日期：____ 年 ____ 月 ____ 日

檢點項目	日期										
	1	2	3	4	5	6	7	8	9	10	11
排氣櫃：											
1. 排氣櫃拉門是否可正常使用											
2. 馬達及皮帶是否運轉正常（無異音）											
3. 空氣濾網是否完整（無污損）											
4. 其他											
氣罩：											
1. 簡易型外罩式氣罩是否在正確位置											
2. 氣罩是否有吸力											
3. 氣罩是否完整（無損壞情況）											
4. 其他											

註：1. 本表格係依據「職業安全衛生管理辦法」規定辦理。

　　2. 請依實驗室內之局部排氣裝置系統，分別實施檢查及紀錄。

　　3. 檢查結果：正常打 ✓；異常打 ×；無此項目則填寫 －。

　　4. 檢查記錄表格請放置於儀器旁。

主管簽章：　　　安全衛生負責人簽章：　　　負責人簽章：　　　檢查人員簽章：

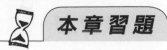

1. 試製作局部排氣裝置定期檢查表格及其檢查要項。　　　　　　　　　【101.11 乙安】

2. 請製作局部排氣裝置氣罩之吸氣能力測定紀錄表。　　　　　　　　　【100.3 乙安】

3. 工作場所每一勞工所佔立方公尺數在 5.7 至 14.2 之間時，每分鐘每一勞工所需之新鮮空氣應在 0.4 立方公尺以上。當每一勞工所佔立方公尺數為 8，請問該工作場所之新鮮空氣換氣率為每小時至少多少次？　　　　　　　　　【97.7 乙安】

4. (1)適合使用整體換氣裝置之場合有哪些？
   (2)某有機溶劑作業場所，勞工每天作業 3 小時，甲苯之消費量共為 9.6 公斤，若設置整體換氣裝置，依法令規定，其換氣能力應為多少？　　　　　【93.7 乙安】

5. 請說明局部排氣裝置之氣罩裝設凸緣之時機及目的。　　　　　　　　　【92.7 乙安】

6. 某一室內勞動場所工作者之二氧化碳產生率為 11 m^3 / hr，戶外二氧化碳濃度為 400 ppm，如欲使此室內勞動場所二氧化碳濃度不超過 1500 ppm，則戶外空氣之進氣量應至少為多少 m^3 / hr？（應列出計算式）　　　　　　　　　【103.07 乙安】

7. 某彩色印刷廠使用正己烷作業，該場所的長、寬、高分別為 15 公尺、6 公尺及 5 公尺，每日 8 小時作業之消費量為 30 kg，作業人數為 40 人。　　　【99.11 甲衛】
   試問：
   (1)為預防勞工遭受正己烷中毒之危害，其必要之最小換氣量為何？
   (2)依職業安全衛生設施規則規定，所必要提供之新鮮空氣量為何？
   已知：
   (1)該作業場所之溫度、壓力為 25°C、1atm
   (2)正己烷的分子量及火災（爆炸）範圍分別為 86；1.1% ～ 7.5%
   (3)正己烷之 8 小時日時量平均容許濃度為 50 ppm
   (4)依職業安全衛生設施規則規定，每人所佔氣積在 5.7 ～ 14.2 m^3 時，必要供應之新鮮空氣量為每人每分鐘 0.4 m^3 以上

8. 使用正己烷之作業場所，每天 8 小時消費量為 48 公斤，正己烷分子量為 86，爆炸範圍為 1.1 ～ 7.5%，其 8 小時日時量平均容許濃度為 50 ppm。
   (1)試求該作業場所，為避免火災爆炸之最小通風量為何？
   (2)為避免勞工中毒之必要換氣量為多少？
   (3)該作業場所大小 10 m × 6 m × 3.2 m，員工人數 15 人，法令規定每人佔氣積 5.7-14.2 立方公尺時，為避免 CO_2 超過容許濃度，必要供給新鮮空氣量為 0.4 m^3/ 人以上，應供應之必要新鮮空氣量？
   (4)說明該作業場所為保障勞工安全衛生應以何值為必要補充新鮮空氣量。

9. 有機溶劑作業環境改善常使用局部排氣裝置或整體換氣裝置，請回答下列問題：
   (1)依有機溶劑中毒預防規則規定，此二種裝置各以什麼代表其控制能力之大小？
   (2)局部排氣裝置之組成（構造）包括哪些部分？
   (3)為何說局部排氣裝置比整體換氣裝置好，試將其優點列出。　　　　【95.3 甲衛】

本章習題

10. 某廠商有粉塵作業,對於該粉塵作業設置局部排氣裝置,請問廠商主管如何對該局部排氣裝置實施自動檢查? 【89.8 甲衛】

11. 某一正常運轉之局部排氣系統,測得某一點之動壓為 16 mmH₂O,靜壓為 -10 mmH₂O。請回答下列問題:(應列出計算式) 【103.11 乙安】

(1) 此監測數值有何錯誤?

(2) 依動壓測值,該測點之流速為多少 m / s?(參考公式:$v = 4.04\sqrt{V_P}$)

12. 有甲苯自儲槽洩漏於一局限空間作業場所,其作業空間有效空氣換氣體積為 30 立方公尺,已知每小時甲苯(分子量:92)蒸發量為 3,500 g,甲苯爆炸範圍 1.2 ~ 7.1 %。請回答下列問題: 【107.07 甲衛】

(1) 若以新鮮空氣稀釋甲苯蒸氣,維持甲苯蒸氣濃度在爆炸下限百分三十以下(安全係數約等於 3),且達穩定狀態(steady state)時,請問每分鐘需多少立方公尺之換氣量?又每小時換氣次數為多少?

(2) 承上題,若安全係數設為 10,需每分鐘多少立方公尺之換氣量?

13. 根據下圖所示導管內風扇上下游不同位置測得之空氣壓力(不考慮摩擦損失),請依題意作答各小題:(提示:$V_a = 4.03\sqrt{P_v}$;$p_t = p_s + p_v$) 【109.11 甲衛】

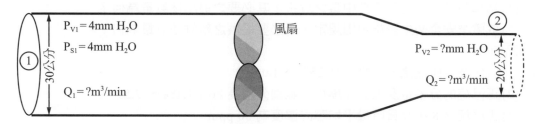

(1) 已知在①位置(圓管直徑為 30 公分)測得之動壓(P_{v1})與靜壓(P_{s1})均為 4 mmH2O:在①位置的全壓(P_{t1})是多少 mmH₂O?風速是每秒多少公尺(m/sec)?風量(Q_1)是每分鐘多少立方公尺(m³/min)?

(2) 已知在②位置(圓管直徑為 20 公分):動壓(P_{v2})是多少 mmH₂O?風速是每秒多少公尺(m/sec)?風量(Q_2)是每分鐘多少立方公尺(m³/min)?

(3) 哪一側(①或②位置)是屬於排氣側?

(提示:(2) 可運用 p9-36 的概念)

Chapter 10 | 噪音危害預防

10-1　前言

　　噪音，泛指人們對於會引起感官不舒服的聲音，從健康的角度來看，意指因其音量過大導致暴露者感到不舒適的聲音。工作場所中常因機械設備的震動、衝擊、研磨等動作產生令人不悅耳的高分貝噪音，對於身心健康產生影響，使工作者在心理層面引起緊張、煩躁、注意力不集中等症狀，在生理層面則可能因長期暴露導致高血壓與消化性潰瘍併發症，嚴重者可能造成聽力的損失。因此為有效預防噪音對於暴露者所產生的健康影響，從了解噪音的定義開始，進而評估作業環境的危害因子，並依法提出源頭管理策略。

10-2　噪音的定義

　　聲音是由物體震動所產生，一般人耳的聽力頻率範圍為 20 ～ 20,000 Hz，當聲音令人感到厭惡或煩躁時，常被歸類為噪音，因為判斷聲音是否為噪音，常因個人的主觀感受而有所差異，為有效定義噪音，並維護人們的健康與環境安寧，政府於 81 年 2 月公布噪音管制法，規定超過管制標準的聲音稱之為噪音。下列為界定之參考：

1. 依職業安全衛生法規定：噪音超過 90 分貝，且持續暴露 8 小時的聲音。
2. 美國職業安全衛生署的定義：聲音大到足以傷害聽力的聲音。

一、噪音的表示方法

　　聲音的表示方法有音壓、音功率及音強度三種，為有效使民眾了解噪音的大小區別，利用轉換將能量表示法調整為以分貝級數為單位，透過公式轉換，將聲音音壓轉換成音壓級，音功率轉換成音功率級，音強度轉換為音強度級，茲分述如下：

1. 音壓級數：聲音因物體震動而產生的空氣壓力變化，此種壓力變化稱為音壓，單位為 Pa（Pascal）1 Pa = 1 N / m^2，以 P 表示。為有效以尺度表達音壓的範圍，採用「音壓級」或稱「音壓位準」的尺度表達，其計算公式為：

$$L_p = 10 \log \left(\frac{p}{p_0} \right)^2 = 20 \log \frac{p}{p_0} \tag{1}$$

L_p：音壓級，dB

P：音壓，Pa (N / m^2)

P_0：基準音壓，2×10^{-5}，Pa (N / m^2)

2. 音強度級數：音場中，通過垂直於聲音行進方向上每單位面積的聲波能量，單位為瓦特 / 米 ^{2}（W/m^2），以 I 表示。由於人耳可以聽到的最小強度 10^{-12} W/m^2，所能忍受最大的強度為 10W/m^2，為避免評估的強度範圍過大，故轉換尺度，採用「音強度級」或稱「音強度位準」的尺度表達，其計算公式為：

$$L_I = 10 \log \frac{I}{I_0} \tag{2}$$

L_I：音強度級，dB

I：所測定之音強度，W/m^2

I_0：基準音強度 = 10^{-12}，W/m^2

3. 音功率級數：聲音源於單位時間內所釋放出的能量，稱為音功率，單位為瓦特 (W)（焦耳 / 秒），由於 $I = \frac{W}{A}$，且 I 與 I_0 有相同的垂直面積 A，所以「音功率級」或稱「音功率位準」的尺度表達如下：

$$L_W = 10 \log \frac{W}{W_0} \tag{3}$$

L_W：音功率級，dB

W：所測定之音功率，W

W_0：基準音功率 = 10^{-12}，W

例題 01

有一穩定性噪音源為點音源,其發出之功率為 0.1 瓦特(Watt),設該場所的基準音功率為 10^{-12} 瓦(Watt),試問該音源之音功率級(Sound power level)為多少分貝?(應列出計算式) 【94.11 甲衛】

解答

該音源之音功率級 $L_W = 10 \log \dfrac{W}{W_0} = 10 \log \dfrac{0.1}{10^{-12}} = 10 \log 10^{11}$

$$= 11 \times 10 \log 10 = 110 \text{ dB}$$

二、噪音的類型

噪音依音量對時間的變化,可區分成不同的噪音類型,包含變動性噪音、穩定性噪音及衝擊性噪音,為使噪音危害評估更貼近實場環境,對於不同噪音類型的作業環境監測需採取不同之採樣策略。

1. 穩定性噪音:噪音暴露期間其噪音值不變或變化性不大,如風管、泵浦及馬達等機械運轉作業區。

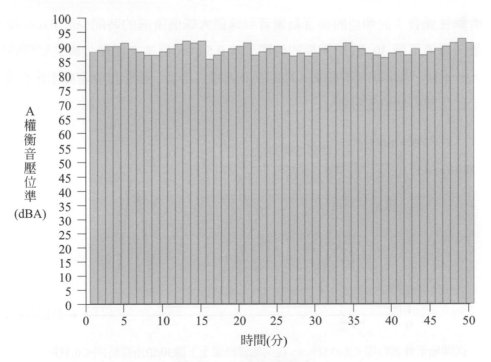

圖 10.1　穩定性噪音

2. 變動性噪音：噪音暴露期間其噪音隨時間呈現不規則變動，如壓縮機運轉、
   道路的交通噪音。

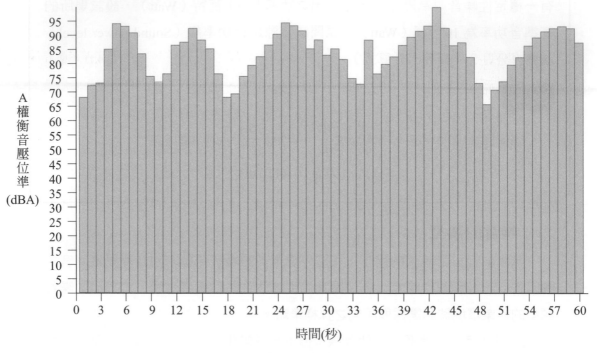

圖 10.2　變動性噪音

3. 衝擊性噪音：此類型的噪音為聲音到達最大峰值所需的時間少於 0.035 秒，
   最大峰值下降 30 dB 所需要的時間少於 0.5 秒，且兩次衝擊尖峰的間隔時間
   大於 1 秒，若間隔時間少於 1 秒則視為連續性噪音。衝擊性噪音如衝床作業、
   營建工程打地樁工程等。

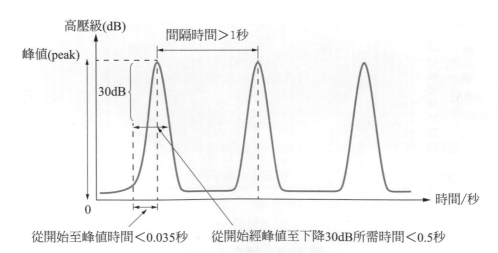

圖 10.3　衝擊性噪音

4. 八音幅頻帶（Octave Bands）：人的聽覺範圍為 20 到 20,000 Hz，聲音量測無法針對每一頻率進行，故將此頻率範圍區分為幾個頻帶以進行測定，所測定之頻率範圍稱為頻帶寬度。而頻帶的上限頻率為下限頻率的 2 倍即稱之為八音幅頻帶。在部分噪音測定時，八音幅頻帶的範圍仍太大時，則需要較小的頻帶，如測定背景噪音或特定音源時，可能會需要較窄的 1/2 八音幅頻帶或 1/3 八音幅頻帶，其上限頻率（f_2）與下限頻率（f_1）具下列關係式：

$f_2 = 2^n f_1$，n 為八音幅數目，$n = 1$ 為八音幅頻帶，$n = \dfrac{1}{3}$ 為 $\dfrac{1}{3}$ 八音幅頻帶（亦即 $f_2 = 2^{\frac{1}{3}} f_1 = 1.26 f_1$，其中心頻率與切斷頻率範圍如表 10.1 範例說明。若依八音幅頻帶的能量區分，可定義粉紅噪音及白噪音：

(1) 粉紅噪音（Pink noise）：意指一連續頻譜的噪音，雖然八音幅頻帶的各區段頻帶寬度並不相同，但每一個頻帶都具有相同的功率，此類型噪音稱為粉紅噪音。如 45-90 Hz 與 90-180 Hz 的頻帶寬度各為 45 及 90，雖然頻帶寬度不同，但具有相同的音功率輸出（能量假設為 1），此時，第一個頻帶寬度為 45 的平均每個 Hz 的刻度擁有 1/45 的單位能量，而第二個頻帶寬度為 90 的平均每個 Hz 的刻度擁有 1/90 的單位能量，因此頻率每多一倍，能量就變成一半，此即為粉紅噪音的定義。
利用公式（3），$L_W = 10 \log \dfrac{W}{W_0}$，可知當中心頻率每增加一倍時，頻帶每一單位頻率刻度所具有的功率減半，其對應之音壓位準降低 3 分貝。
舉例來說，假設中心頻率 63 與 125 的音功率輸出皆為 1，則中心頻率 63 的單位頻率刻度所具有的功率為 1/63，對應之音功率級為 102 分貝；中心頻率為 125 的單位頻率刻度所具有的功率為 1/125，對應之音功率級（L_W）為 99 分貝，顯示中心頻率加倍，音功率級減少 3 分貝。

(2) 白噪音（White noise）：意指在人耳可聽的聲音頻率範圍進行量測，在各個頻率具有相同的音功率（equal power on every frequency）。

三、其他名詞定義

1. 自由音場：音源之聲波可自由向四周傳遞，且聲波能量未受到反射波干擾之區域，稱之為自由音場。

   自由音場一點音源，發出之功率 W，於距離音源 r 處表面積為 S，測得音強度為 I，各參數間的關係為：

$$W = I \times A = I \times 4\pi r^2 \tag{4}$$

2. 半自由音場：意指於音場中，因有一半的空間具有反射面，而使聲波之傳遞受到影響，其具有下列能量之關係式：

$$W = I \times A = I \times 2\pi r^2 \tag{5}$$

3. 點音源（Point source）：音源發出之聲音，有如自一點輻射出來，如機械音響、喇叭等。

4. 線音源（Linear noise）：音源成一直線連續時稱為線音源，交通工具於道路上所形成之噪音可視為線音源。

5. 權衡電網：聲音能量為符合不同測定評估之目的，利用噪音測定計內建不同的計算迴路，以應用在不同條件設定情況下，修正噪音音壓級，例如為模擬人耳對噪音的主觀感受，於噪音測定計內部設計權衡電網計算電器迴路來修正頻率以達量測之需求，可得 A 權衡電網。因此，為因應不同測定評估目的，噪音測定儀器在設計時即設計不同的計算電器迴路，以應用於各種情況下修正不同頻率的噪音音壓級，常用權衡電網修正可分為 A、B、C、D、F 五種，其修正曲線如圖 10.4 所示。

   (1) A 權衡電網修正：因人耳對於低頻率聲音感知能力較差，中高頻感知能量較高，所以權衡電網對於高頻率權重加強，低頻率權重降低，其修正後較為接近人耳對於聲音的感受，以 dBA 表示，評估噪音對於人的影響主要以此為依據。

   (2) B 權衡電網修正：不常見於一般噪音測定。

   (3) C 權衡電網修正：接近於實際現場的噪音，頻率權重修正較少，主要用於機械設備之噪音量測。

   (4) D 權衡電網修正：主要使用於測量航空噪音。

(5) F 權衡電網修正：平坦特性，進行頻譜分析時，一般會將噪音計設定為
F 權衡電網修正。

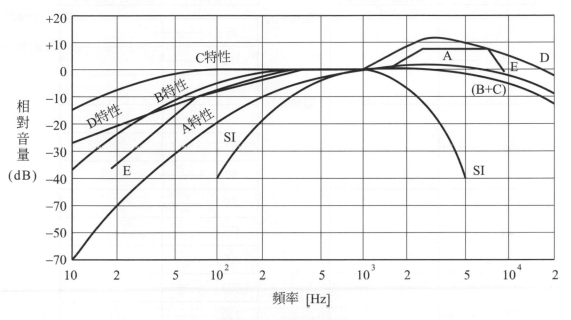

圖 10.4 權衡電網

表 10.1 八音幅頻帶與 1/3 八音幅頻帶頻率範圍之範例

八音幅頻帶		三分之一八音幅頻帶	
中心頻率	頻帶上下限頻率	中心頻率	頻帶上下限頻率
	下限頻率(f_1)	25	下限頻率(f_1)
31.5		31.5	上限頻率(f_2)
		40	f_3
	上限頻率(f_2)	50	f_4
63		63	
		80	
	f_3	100	
125		125	
		160	
	f_4	200	
250		250	
		315	
	f_5	400	
500		500	
		630	
	f_6	800	
1000		1000	
		1250	
	f_7	1600	
2000		2000	
		2500	
	f_8	3150	
4000		4000	
		5000	
	f_9		

例題 02

計算噪音計中心頻率為 2000 Hz 的八音度頻帶上、下限頻率。　　【107.11 甲衛】

解答

八音度頻帶的中心頻率 f_c 為上、下限頻率的幾何平均值，$f_c = \sqrt{f_1 \times f_2}$

八音度頻帶即表示頻帶的上限頻率 f_2 為下限頻率 f_1 的 2 倍，$f_2 = 2 \times f_1$

由上列二式可知，$f_c = \sqrt{f_1 \times f_2} = \sqrt{f_1 \times 2 \times f_1} = \sqrt{2 \times f_1^2} = \sqrt{2} \times f_1$

將題目中心頻率 2,000 帶入，$2,000 = \sqrt{2} \times f_1$

下限頻率 $f_1 = \dfrac{2,000}{\sqrt{2}} = 1,414$ Hz

上限頻率 $f_2 = 2 \times f_1 = 2 \times 1,414 = 2,828$ Hz

10-3　噪音造成的健康危害

　　工作者因職務上的接觸，長期暴露於噪音環境，可能導致生理與心理的傷害，人耳聽力閾值的損失約在 3,000 ～ 6,000 Hz，而一般日常交談的聲音頻率通常在 500 ～ 2,000 Hz，因此聽力損失的初期並不容易被發現，故由職業所造成的聽力損失，判斷應綜合頻率至少為 500、1,000、2,000、3,000、4,000、6,000、8,000 Hz 之純音聽力分貝值，建立聽力圖，以計算聽力損失程度，並及早預防。

　　聽力損失意指耳朵所能聽見最小聲音值的敏感度降低（即聽力閾值的提高），而影響聽力損失的原因有：

1. 暴露噪音量：工作者暴露環境的噪音音壓級越大，對於聽力所造成的損失影響越大。

2. 暴露時間：於噪音環境暴露的時間越長，暴露累積劑量越大，影響越嚴重。

3. 暴露頻率：人耳對於不同頻率的聲音敏感度各不相同，對於高頻音的聲音較敏感而對低頻音的聲音較不敏感，另外，高頻率的聲音聽起來愈發刺耳，危害性亦越高。

4. 個人差異性：性別、年齡及個人感受度等因素，都使得噪音對於個人的影響有所差異，即使對於相同噪音所引起的反應亦有差異。

分析噪音對於健康所造成的影響可分為聽覺性效應與非聽覺性效應兩種，茲分述如下：

1. 聽力的損失：勞工長期暴露於高噪音環境下，導致內耳耳蝸的聽力絨毛細胞受損，造成感覺神經性聽力損失，可能是暫時性的聽力損失，或是永久性的聽力損失。人耳最敏感的頻率範圍為 4,000 Hz，故永久性聽力損失會從 4,000 Hz 處開始產生，再由兩旁擴展出去，若長期暴露於噪音環境，聽力絨毛細胞因長期刺激而無法復原，聽力損失將由暫時性聽力損失轉變成永久性聽力損失；當連續暴露於強大噪音之下過久，永久性聽力損失便會逐漸顯現。

2. 生理的影響：長期噪音環境的暴露，可能導致勞工心跳脈搏加速、血壓升高、肌肉緊張、呼吸急促、食慾不佳、內分泌失調等症狀。

3. 心理的影響：噪音會對心理產生激發與干擾機制，影響勞工情緒、交談與訊息表達、產生學習不專心、心情煩躁、緊張、並阻礙思考學習及降低工作效率等。

10-4 職業安全衛生法規有關噪音之規定

一、職業安全衛生法

依據「職業安全衛生法」第 6 條第 1 項第 8 款規定，雇主對於輻射、高溫、低溫、超音波、噪音、振動或異常氣壓等引起之危害，應有符合規定之必要安全衛生設備級措施。

二、職業安全衛生設施規則

1. 本規則第 283 條規定，雇主為防止勞工暴露於強烈噪音之工作場所，應置備耳塞、耳罩等防護具，並使勞工確實戴用。

2. 本規則第 298 條規定，雇主對於處理有害物、或勞工暴露於強烈噪音、振動、超音波及紅外線、紫外線、微波、雷射、射頻波等非游離輻射或因生物病原體污染等之有害作業場所，應去除該危害因素，採取使用代替物、改善作業方法或工程控制等有效之設施。

3. 本規則第 300 條規定，雇主對於發生噪音之工作場所，應依下列規定辦理：

   (1) 勞工工作場所因機械設備所發生之聲音超過 90 分貝時，雇主應採取工程控制、減少勞工噪音暴露時間，使勞工噪音暴露工作日八小時日時量平

均不超過表 10.2 之規定值或相當之劑量值，且任何時間不得暴露於峰值超過 140 分貝之衝擊性噪音或 115 分貝之連續性噪音；對於勞工八小時日時量平均音壓級超過 85 分貝或暴露劑量超過 50% 時，雇主應使勞工戴用有效之耳塞、耳罩等防音防護具。

(2) 工作場所之傳動馬達、球磨機、空氣鑽等產生強烈噪音之機械，應予以適當隔離，並與一般工作場所分開為原則。

(3) 發生強烈振動及噪音之機械應採消音、密閉、振動隔離或使用緩衝阻尼、慣性塊、吸音材料等，以降低噪音之發生。

(4) 噪音超過 90 分貝之工作場所，應標示並公告噪音危害之預防事項，使勞工周知。

4. 本規則第 300-1 條規定，雇主對於勞工八小時日時量平均音壓級超過 85 分貝或暴露劑量超過 50% 工作場所，應採取下列聽力保護措施，作成執行紀錄並留存三年：

(1) 噪音監測及暴露評估。

(2) 噪音危害控制。

(3) 防音防護具之選用及佩戴。

(4) 聽力保護教育訓練。

(5) 健康檢查及管理。

(6) 成效評估及改善。

前項聽力保護措施，事業單位勞工人數達 100 人以上者，雇主應依作業環境特性，訂定聽力保護計畫據以執行；於勞工人數未滿 100 人者，得以執行紀錄或文件代替。

三、勞工作業環境監測實施辦法

於本辦法第 7 條第 3 款規定，勞工噪音暴露工作日八小時日時量平均音壓級在 85 分貝以上之作業場所，應每六個月測定噪音一次以上，監測結果應依規定記錄，並保存三年。

四、勞工健康保護規則

1. 依本規則第 2 條所稱之特別危害健康作業係指勞工噪音暴露工作日八小時日時量平均音壓級在 85 分貝以上之噪音作業。

2. 本規則第 12 條規定，雇主使勞工從事特別危害健康作業，應於其受僱或變更作業時，依規定實施各該特定項目之特殊體格檢查。並每年定期實施特殊健康檢查，健康檢查記錄至少保存 10 年。受檢員工於勞工健檢前，填妥基本資料、作業經歷、檢查時期、既往病史、生活習慣及自覺症狀六大項，再交由醫護人員作確認，進行聽力檢查、耳道理學檢查、健康追蹤檢查等，以有效篩檢出疾病。

10-5　噪音暴露之測定與評估

　　評估勞工於勞動場所中噪音暴露情形主要以噪音計進行量測，將穩定性噪音之音壓級利用五分貝原則換算勞工暴露劑量，或直接以噪音劑量累積計測得勞工八小時噪音暴露劑量，評估勞工暴露之合法性。

一、噪音測定

1. 穩定性噪音：噪音音量變化不大，可以噪音計測得音壓級，再計算暴露劑量，或以噪音劑量累積計直接測得暴露劑量，像風管或泵浦運轉環境的測定。

(1) 五分貝原則：勞工暴露於 90 dBA 的穩定噪音環境中，法規容許暴露時間 8 小時，當環境噪音增加 5 分貝時，容許暴露時間減半，相反地，若噪音減少 5 分貝，容許暴露時間加倍，稱之為五分貝原則，其評估公式如下：

$$暴露允許時間\ T = \frac{8}{2^{\left(\frac{L-90}{5}\right)}} \tag{6}$$

若音壓級 L 為 95 分貝，帶入上式，則容許暴露時間 T 為 4 小時，將 L 與 T 之關係彙整可得下表：

表 10.2　噪音音壓級及工作容許暴露時間

工作日容許暴露時間 (小時)	A 權噪音音壓級 (dBA)
32	80
16	85
8	90
6	92
4	95

工作日容許暴露時間 (小時)	A 權噪音音壓級 (dBA)
3	97
2	100
1	105
1/2	110
1/4	115

(2) 劑量計算：勞工暴露於穩定性噪音，可利用勞工實際噪音環境暴露時間（ t ）及法規容許暴露時間（ T ，由五分貝原則求得）求得，關係式如下：

$$D(\%) = \frac{t}{T} \times 100\% \tag{7}$$

2. 變動性噪音：環境噪音呈現不規則變化，且測得之音壓級起伏大，故原則上選用噪音劑量累積計測定勞工噪音暴露累積劑量，以評估勞工暴露情形。

二、暴露劑量評估

勞工工作日暴露於二種以上之連續性或間歇性音壓級之噪音時，其噪音暴露累積劑量（Dose）之計算方法如下：

$$\text{Dose} = \frac{\text{第一種噪音音壓級之暴露時間}}{\text{該噪音音壓級對應容許暴露時間}} + \frac{\text{第二種噪音音壓級之暴露時間}}{\text{該噪音音壓級對應容許暴露時間}} + \cdots \begin{matrix} > \\ = \\ < \end{matrix} 1 \tag{8}$$

1. 當勞工噪音暴露累積劑量大於 1 時，即屬超出容許暴露劑量。

2. 測定勞工八小時日時量平均音壓級時，應將 80 分貝以上之噪音以增加五分貝降低容許暴露時間一半之方式納入計算。

例題 03

假設某勞工暴露作業環境噪音 95 dBA 共 2 小時，90 dBA 共 4 小時，80 dBA 共 2 小時，試問其噪音暴露劑量是否符合勞工法令規定？

解答

噪音暴露累積劑量 $= \dfrac{\text{第一種噪音音壓級之暴露時間}}{\text{該噪音音壓級對應容許暴露時間}}$

$+ \dfrac{\text{第二種噪音音壓級之暴露時間}}{\text{該噪音音壓級對應容許暴露時間}} + \cdots = \dfrac{2}{4} + \dfrac{4}{8} + \dfrac{2}{32} = 1.0625 > 1$

所以勞工噪音暴露情形不符合法令規定。

例題 04

李小明在鐵工廠工作,該作業場所連續噪音量 8 時至 10 時為 90 分貝,10 時至 12 時為 95 分貝,12 時至 13 時為休息時間,13 時至 14 時為 100 分貝,14 時至 17 時為 90 分貝,請問李小明之噪音暴露是否符合法令規定?(請列出計算公式)

【100.3 乙安】

解答

噪音暴露累積劑量 $= \dfrac{\text{第一種噪音音壓級之暴露時間}}{\text{該噪音音壓級對應容許暴露時間}}$

$+ \dfrac{\text{第二種噪音音壓級之暴露時間}}{\text{該噪音音壓級對應容許暴露時間}} + \cdots = \dfrac{2}{8} + \dfrac{2}{4} + \dfrac{1}{2} + \dfrac{3}{8} = 1.625 > 1$

所以勞工噪音暴露情形不符合法令規定。

例題 05

有一勞工在下列噪音環境下工作,未帶噪音防護具,請問是否符合「職業安全衛生設施規則」之標準。

【82 乙安】

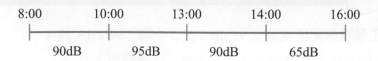

8:00　　　　10:00　　　　13:00　　　　14:00　　　　16:00

90dB　　　　95dB　　　　90dB　　　　65dB

解答

14：00 ～ 16：00 暴露於 65 dB，因低於 80 dB，其劑量不予計入

$$噪音暴露累積劑量 = \frac{第一種噪音音壓級之暴露時間}{該噪音音壓級對應容許暴露時間}$$

$$+ \frac{第二種噪音音壓級之暴露時間}{該噪音音壓級對應容許暴露時間} + \cdots$$

$$= \frac{2}{8} + \frac{3}{4} + \frac{1}{8} = 1.125 > 1$$

所以勞工噪音暴露情形不符合法令規定。

例題 06

1. 一勞工每工作時間 8 小時，其噪音之暴露在上午 8 時至 12 時為穩定性噪音，音壓級為 90 dBA；下午 1 時至 5 時為變動性噪音，此時段暴露累積劑量為 40%。試計算該勞工全程工作日之噪音暴露劑量，並說明該勞工噪音暴露是否合於法令規定？

2. 一噪音（純音）其頻率為 1,000 Hz，音量為 95 dBA，如該測定儀器無誤差，試將以 F 或 C 權衡電網測定時之結果列出，並說明之。 【95.3 乙安】

解答

1. 上午 08：00 ～ 12：00 暴露穩定性噪音 90 dB 共 4 小時，暴露劑量 Dose $= \frac{4}{8} = 0.5$

   下午 13：00 ～ 17：00 暴露變動性噪音共 4 小時，暴露劑量 Dose $= 40\% = 0.4$

   噪音暴露累積劑量 $= 0.5 + 0.4 = 0.9 < 1$

   所以勞工噪音暴露情形符合法令規定。

2. 依權衡電網的等感覺曲線，噪音在 1000 Hz 時，各權衡橫電網之測定音壓級皆相同，因此若條件不便，改以 C 及 F 權衡電網測定音壓級

   A 權衡電網（95 dBA）＝ C 權衡電網（95 dBC）＝ F 權衡電網（95 dBF）

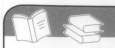

考試題型

1. 勞工若長期暴露於職場噪音與振動危害，可影響人體健康。請就噪音危害，
   列舉 3 項健康影響並說明之。 【101.11 甲衛】

2. 解釋名詞：

   (1) 衝擊性噪音（impact noise） 【98.3 甲衛】

   (2) 粉紅噪音（pink noise） 【95.3 甲衛】

3. 某一工廠勞工工作中的噪音暴露情形如下：8：00 ～ 10：00（90 分貝）、
   10：00 ～ 13：00（92 分貝）、13：00 ～ 15：00（95 分貝）、15：00 ～
   17：00（70 分貝）。請問，依我國法令規定，此名勞工噪音暴露是否超過標準？
   如何計算？此時，雇主依法應有的作為有哪些？ 【102 工安技師 - 工業衛生概論】

計算題分析

1. 劑量計算及暴露合法性評估流程：

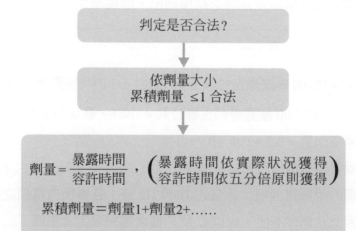

三、合成噪音

作業場所若同時具有 2 種或 2 種以上聲波在環境介質中傳遞，其聲音在相
遇區內的振幅將是 2 個或數個波所引起的振幅之和。一般來說，聲波的振幅、

頻率和位相不同的聲波，在計算合成波時過程較為複雜，但若假設 2 個波振動方向相同、頻率相同及移動位相相同時，則就波的干涉現象而言，2 個聲波的的振幅大小及方向相同時，會產生振幅加倍的效益。合成噪音音壓級可依下列公式法及估算法 2 種方法評估：

1. 公式法：

   作業場所中，假設有 L_1, L_2, ..., L_n 數個聲源同時出現於同一音場中，其合成音壓級可以下列公式評估：

   $$合成音壓 = 10 \times \log\left(10^{\frac{L_1}{10}} + 10^{\frac{L_2}{10}} + \cdots + 10^{\frac{L_n}{10}} \right) \qquad (9)$$

2. 估算法：

   同一音場中，若有 2 音源其音壓級各為 L_1 及 L_2，假設同時發出聲音，兩音源之大小關係為 $L_1 \geq L_2$，則合成噪音 L 為：

   $$L = L_1 + 修正值 \qquad (10)$$

   修正值的數值利用 2 個音源之音壓級差值（$L_1 - L_2$），帶入下表取得：

表 10.3 音壓級相加概算表

$L_1 - L_2$	0-1	2-4	5-9	10
修正值（dB）	3	2	1	0

例題 07

某一作業場所中有兩部機器，當機器單獨運轉時，其音壓級分別為 90，93dB，若兩台機器同時運轉，其合成音壓級為多少分貝？

解答

方法一：利用公式法

$$合成音壓 = 10 \times \log\left(10^{\frac{L_1}{10}} + 10^{\frac{L_2}{10}} + \cdots + 10^{\frac{L_n}{10}} \right)$$

$$= 10 \times \log\left(10^{\frac{90}{10}} + 10^{\frac{93}{10}} \right) = 94.8 \text{ dB}$$

方法二：估算法

$$90 \text{ dB} \begin{cases} \\ \\ 93 \text{ dB} \end{cases} \quad \begin{aligned} L_1 - L_2 &= 93 - 90 = 3 \\ \text{查表 10.3 修正值} &= 2 \end{aligned}$$

合成噪音 $L = L_1 + $ 修正值 $= 93 + 2 = 95$ dB

例題 08

某一作業場所三部機械置於同一處運轉，運轉時三部機械的音壓級分別 87, 87 及 89 dB，其合成音壓級為多少分貝？

解答

方法一：利用公式法

$$\text{合成音壓} = 10 \times \log \left(10^{\frac{L_1}{10}} + 10^{\frac{L_2}{10}} + \cdots + 10^{\frac{L_n}{10}} \right)$$

$$= 10 \times \log \left(10^{\frac{87}{10}} + 10^{\frac{87}{10}} + 10^{\frac{89}{10}} \right) = 92.5 \text{ dB}$$

方法二：估算法

$$\begin{array}{l} 87 \text{ dB} \\ \\ 87 \text{ dB} \\ \\ 89 \text{ dB} \end{array}$$

$L_1 - L_2 = 87 - 87 = 0$
查表 10.3 修正值 $= 3$
合成噪音 $= 87 + 3 = 90$ dB

$L_1 - L_2 = 90 - 89 = 1$
查表 10.3 修正值 $= 3$
合成噪音 $= 90 + 3 = 93$ dB

例題 09

某工作場所有機械 1 台，經於 4 公尺遠處測定噪音為 85 分貝，如另 1 台相同之機械噪音於 4 公尺處測定亦為 85 分貝，假設各機械皆視為點音源，試回答下列問題：（請列出計算過程）　　　　　　　　　　　　　　　　　【100.11 乙安】

1. 如二機械置於同一處，於 4 公尺遠處測定之音壓級應為多少？

2. 又若共 4 台同樣機械置於該處，測定結果應為若干？

　（提示：噪音值 $L_1 - L_2 = 0$ 分貝時，修正值 $L = 3$ 分貝）

解答

注意：題目已指示在 4 公尺處所測得噪音音壓級，故不再考慮 4 公尺處所距離外之噪音衰竭量

1. 二台機械

　　方法一：利用公式法

$$合成音壓 = 10 \times \log\left(10^{\frac{85}{10}} + 10^{\frac{85}{10}}\right) = 88 \text{ dB}$$

　　方法二：估算法

$\left.\begin{array}{l} 85 \text{ dB} \\ \\ 85 \text{ dB} \end{array}\right]$　$L_1 - L_2 = 85 - 85 = 0$

　　　　　　　査表 10.3 修正值 = 3

　　　　　　　合成噪音 = 85 + 3 = 88 dB

2. 四台機械

　　方法一：利用公式法

$$合成音壓 = 10 \times \log\left(10^{\frac{85}{10}} + 10^{\frac{85}{10}} + 10^{\frac{85}{10}} + 10^{\frac{85}{10}}\right) = 91 \text{ dB}$$

　　方法二：估算法

$\left.\begin{array}{l} 85 \text{ dB} \\ \\ 85 \text{ dB} \end{array}\right]$　$L_1 - L_2 = 85 - 85 = 0$

　　　　　　　査表 10.3 修正值 = 3

　　　　　　　合成噪音 = 85 + 3 = 88 dB

$\left.\begin{array}{l} 85 \text{ dB} \\ \\ 85 \text{ dB} \end{array}\right]$　$L_1 - L_2 = 85 - 85 = 0$

　　　　　　　査表 10.3 修正值 = 3

　　　　　　　合成噪音 = 85 + 3 = 88 dB

　　　　　　　　　　　　$L_1 - L_2 = 88 - 88 = 0$

　　　　　　　　　　　　査表 10.3 修正值 = 3

　　　　　　　　　　　　合成噪音 = 88 + 3 = 91 dB

例題 10

某工作場所噪音經頻譜分析儀測定結果如下：

八頻帶中心頻率（Hz）	31.5	63	125	250	500	1,000	2,000	4,000	8,000	16,000
音壓級（dB）	90	90	93	95	100	102	105	105	70	80
A 權衡校正	–39	–26	–16	–9	–3	0	1	1	–1	–7

試概算該場所之 A 權衡音壓級。 【100.7 甲衛】

提示：聲音級合成概算表

L_1-L_2	0～1	2～4	5～9	10
加值	3	2	1	0

解答

1. 利用權衡電網校正值，先行計算 A 權衡修正後之各中心頻率之音壓級：

八頻帶中心頻率（Hz）	31.5	63	125	250	500	1,000	2,000	4,000	8,000	16,000
音壓級（dB）	90	90	93	95	100	102	105	105	70	80
A 權衡校正	–39	–26	–16	–9	–3	0	1	1	–1	–7
A 權衡修正後 L_n（dBA）	51	64	77	86	97	102	106	106	69	73

2. 計算合成噪音

   方法一：利用公式法

   $$合成音壓 = 10 \times \log\left(10^{\frac{L_1}{10}} + 10^{\frac{L_2}{10}} + \cdots + 10^{\frac{L_n}{10}} \right)$$

   $$= 10 \times \log\left(10^{\frac{51}{10}} + 10^{\frac{64}{10}} + 10^{\frac{77}{10}} + 10^{\frac{86}{10}} + 10^{\frac{97}{10}} + 10^{\frac{102}{10}} + 10^{\frac{106}{10}} + 10^{\frac{106}{10}} + 10^{\frac{73}{10}} \right)$$

   $$= 110 \text{ dBA}$$

   經計算後可知該場所之 A 權衡音壓級為 110 dBA。

   方法二：估算法

   首先，找出 A 權衡修正後各中心頻率中音壓級最高者，此題最高者為 106 dBA，依據估算表修正概念，當兩聲音音壓級相差大於或等於 10 時，修正值皆為 0。舉例來說 106 dBA 與 51 dBA 合成噪音為 106 dBA。

故此題先將與中心頻率中音壓級最高值 106 dBA 相差大於或等於 10 的去除後，僅剩 97、102、106、106 四個音壓級，再進行合成噪音計算：

經計算後可知該場所之 A 權衡音壓級約為 110 dBA。

例題 11

某機械廠行政辦公室噪音頻譜（1/3 八音度頻帶）量測結果如下表，請求其低頻噪音音壓級。

中心頻率(Hz)	20.0	25.0	31.5	40.0	50.0	63.0	80.0	100	125	160
音壓 (dB)	62.2	55.8	61.5	68.0	58.9	57.8	66.3	61.0	62.3	59.8
中心頻率(Hz)	200	250	315	400	500	630	800	1,000	1,250	1,600
音壓 (dB)	62.0	65.4	66.5	67.2	67.8	70.2	71.5	72.3	71.5	74.4
中心頻率(Hz)	2,000	2,500	3,150	4,000	5,000	6,300	8,000	10,000	12,500	16,000
音壓 (dB)	78.0	77.3	75.6	79.0	80.1	78.9	77.5	76.5	76.1	74.8

解答

低頻噪音指的就是聲音的主要頻率位於可聽音頻率範圍的下限附近，也就是頻率比較低的範圍。國內噪音噪音管制標準將低頻噪音定義在 1/3 八音度中心頻率 20 Hz 至 200 Hz 範圍。

因此，該機械廠行政辦公室

$$合成音壓 = 10 \times \log \left(10^{\frac{L_1}{10}} + 10^{\frac{L_2}{10}} + \cdots + 10^{\frac{L_n}{10}} \right)$$

$$= 10 \times \log \left(10^{\frac{62.2}{10}} + 10^{\frac{55.8}{10}} + 10^{\frac{61.5}{10}} + 10^{\frac{68.0}{10}} + 10^{\frac{58.9}{10}} + 10^{\frac{57.8}{10}} + 10^{\frac{66.3}{10}} + 10^{\frac{61.0}{10}} + 10^{\frac{62.3}{10}} + 10^{\frac{59.8}{10}} + 10^{\frac{62.0}{10}} \right)$$

$$= 73.2 \text{ dB}$$

經計算後可知該場所之低頻噪音音壓級為 73.2 dB。

例題 12

有十三個喇叭，其音量分別為 48、120、74、36、127、73、52、90、93、120、123、74、63dBA 請問十三個喇叭一齊開時，總共音量是幾個 dBA？（可以不計算而解出答案，但要說明你解出答案的原委）

【103 年公務人員高考 - 人因工程】

解答

1. 首先將 13 個音壓級依大小排列

   可 得 順 序 為 36、48、52、63、73、74、74、90、93、120、120、123、127 dB，從排序可看出 36、48、52、63、73、74、74、90、93 dB 相對於 120 dB 皆超過 10 dB，依據估算法原則，其修正值皆為 0，因此 13 個合成音壓修正為針對 4 個音壓 120、120、123、127 dBA，進行合成噪音計算。

2. 依序進行估算法之合成噪音計算：

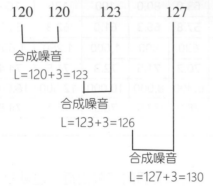

   計算後可知該場所 13 個喇叭一齊開時，總共音量為 130 dBA。

四、時量平均音壓級

勞工噪音暴露劑量可利用噪音劑量累積計測得，若暴露於穩定性噪音環境，則可利用噪音計測得音壓級，並利用該穩定噪音法規容許之暴露時間，換算暴露劑量。然而為提昇現場作業勞工對於音場暴露劑量的認知與危害預防，如勞工對於劑量 0.5 只知道合於法令，但卻未了解其已暴露於 85 dB 的作業環境（85 dB 暴露 8 小時，劑量 0.5），需要佩戴個人聽力防護具。因此藉由時量平均音

壓級的換算（將劑量轉換成音壓級）可有效提昇勞工對於噪音的認知。利用前述公式（6）與（7）換算整理可得劑量（D）與相對音壓級（L_A）換算公式：

工作日時量平均音壓級公式如下，t 為工作時間：

$$L_A = (16.61 \times \log \frac{100 \times D}{12.5 \times t}) + 90 \tag{11}$$

若將 $t = 8$ 小時代入，則可得八小時日時量平均值音壓級（TWA：time-weighted average）

$$L_{TWA} = (16.61 \times \log \frac{100 \times D}{12.5 \times 8}) + 90 = (16.61 \times \log D) + 90 \tag{12}$$

例題 13

某一作業場所勞工暴露於噪音之時間為下午 14 時至 16 時，以噪音劑量計測定結果為 50%，則該噪音作業時段之噪音音壓級為多少分貝？

如該日該勞工無其他時段有噪音暴露時，則該勞工噪音暴露之八小時日時量平均音壓級為何？ 【94.11 乙,安】

解答

工作日時量平均音壓級 $L_A = (16.61 \times \log \frac{100 \times D}{12.5 \times t}) + 90$

1. 劑量 $D = 0.5$，時間 $t = 2$ 代入

   可得工作日時量平均音壓級：

   $$L_A = 16.61 \times \log \frac{100 \times D}{12.5 \times t} + 90 = 16.61 \times \log \frac{100 \times 0.5}{12.5 \times 2} + 90 = 95 \text{ dB}$$

2. 劑量 $D = 0.5$，時間 $t = 8$ 代入

   可得八小時日時量平均音壓級：

   $$L_{TWA} = 16.61 \times \log \frac{100 \times D}{12.5 \times t} + 90 = 16.61 \times \log \frac{100 \times 0.5}{12.5 \times 8} + 90 = 85 \text{ dB}$$

例題 14

某一勞工暴露於噪音之測定結果如下：

08：00 ～ 12：00 穩定性噪音，$L_A = 90$ dBA

13：00 ～ 15：00 變動性噪音，噪音劑量 = 50%

15：00 ～ 17：00 穩定性噪音，$L_A = 85$ dBA

1. 試評估其暴露是否符合法令規定？

2. 暴露之八小時日時量平均音壓級為多少分貝？ 【97.3 乙安】

解答

1. 噪音暴露累積劑量 $= \dfrac{4}{8} + 0.5 + \dfrac{2}{16} = 1.125 > 1$

   所以勞工噪音暴露情形不符合法令規定

2. 八小時日時量平均音壓級 $L_A = (16.61 \times \log \dfrac{100 \times D}{12.5 \times t}) + 90$

   劑量 $D = 1.125$，時間 $t = 8$ 代入

   $L_{TWA} = (16.61 \times \log \dfrac{100 \times D}{12.5 \times t}) + 90 = (16.61 \times \log \dfrac{100 \times 1.125}{12.5 \times 8}) + 90 = 90.85$ dBA

例題 15

某勞工在工作場所從事作業，其作業時間噪音之暴露如下：

08：00 ～ 12：00 穩定性噪音，$L = 90$ dBA

13：00 ～ 14：00 變動性噪音，噪音劑量為 40%

14：00 ～ 18：00 穩定性噪音，$L = 85$ dBA

1. 該勞工噪音暴露八小時日時量平均音壓級為何？

2. 是否為特別危害健康作業（請敘明理由）？

3. 該勞工噪音暴露工作日時量平均音壓級為何？ 【98.7 乙安】

Chapter 10

噪音危害預防

解答

1. 噪音暴露累積劑量 = $\dfrac{\text{第一種噪音音壓級之暴露時間}}{\text{該噪音音壓級對應容許暴露時間}}$

   $+ \dfrac{\text{第二種噪音音壓級之暴露時間}}{\text{該噪音音壓級對應容許暴露時間}} + \cdots = \dfrac{4}{8} + 0.4 + \dfrac{4}{16} = 1.15 > 1$

   劑量 $D = 1.15$，時間 $t = 8$ 代入 $L_A = (16.61 \times \log \dfrac{100 \times D}{12.5 \times t}) + 90$

   可得八小時日時量平均音壓級：

   $L_{\text{TWA}} = 16.61 \times \log \dfrac{100 \times D}{12.5 \times t} + 90 = 16.61 \times \log \dfrac{100 \times 1.15}{12.5 \times 8} + 90 = 91.01 \text{ dBA}$

2. 因該勞工噪音暴露八小時日時量平均音壓級為 91.01 dBA >「勞工健康保護規則」所規定之 85 dBA，所以此作業為特別危害健康作業

3. 該勞工噪音暴露工作日時量平均音壓級

   劑量 $D = 1.15$，時間 $t = 9$ 代入 $L_A = (16.61 \times \log \dfrac{100 \times D}{12.5 \times t}) + 90$

   $L_A = 16.61 \times \log \dfrac{100 \times D}{12.5 \times t} + 90 = 16.61 \times \log \dfrac{100 \times 1.15}{12.5 \times 9} + 90 = 90.16 \text{ dBA}$

例題 16

某勞工在工作場所從事作業，其作業時間噪音之暴露如下：

08：00 ～ 12：00 穩定性噪音，$L_A = 90$ dBA

13：00 ～ 15：00 變動性噪音，噪音劑量 = 40%

15：00 ～ 18：00 穩定性噪音，$L_A = 85$d BA

試問：

1. 該勞工之噪音暴露是否符合法令規定？

2. 該勞工噪音暴露八小時日時量平均音壓級為何？

3. 該勞工噪音暴露工作日時量平均音壓級為何？　　　　　　【93.11 甲衛】

解答

1. 噪音暴露累積劑量 $=\dfrac{\text{第一種噪音音壓級之暴露時間}}{\text{該噪音音壓級對應容許暴露時間}}$

$+\dfrac{\text{第二種噪音音壓級之暴露時間}}{\text{該噪音音壓級對應容許暴露時間}}+\cdots=\dfrac{4}{8}+0.4+\dfrac{3}{16}=1.09>1$

所以勞工噪音暴露情形不符合法令規定。

2. 該勞工噪音暴露八小時日時量平均音壓級

$$L_{\text{TWA}}=16.61\times\log\dfrac{100\times D}{12.5\times t}+90=16.61\times\log\dfrac{100\times1.09}{12.5\times8}+90=90.62 \text{ dBA}$$

3. 該勞工噪音暴露工作日時量平均音壓級

$$L_A=16.61\times\log\dfrac{100\times D}{12.5\times t}+90=16.61\times\log\dfrac{100\times1.09}{12.5\times9}+90=89.77 \text{ dBA}$$

例題 17

某勞工在工作場所從事作業，其作業時間噪音之暴露如下：

08：00 ～ 11：00 穩定性噪音，$L_A=92$ dBA

11：00 ～ 12：00 衝擊性噪音，噪音劑量為 10%

13：00 ～ 15：00 變動性噪音，噪音劑量為 20%

15：00 ～ 19：00 穩定性噪音，$L_A=78$ dBA

1. 該勞工之噪音暴露是否符合法令規定？（需列出算式）

2. 該勞工噪音暴露八小時日時量平均音壓級為何？

3. 該作業是否屬特別危害健康作業？（需說明原因）

4. 該勞工噪音暴露工作日時量平均音壓級為何？（請列出算式）　　【97.3 甲衛】

解答

1. 依五分貝原則

穩定性噪音 92 dBA，暴露允許時間 $T=\dfrac{8}{2^{\left(\frac{L-90}{5}\right)}}=\dfrac{8}{2^{\left(\frac{92-90}{5}\right)}}=6$ 小時

穩定性噪音 78 dBA 因音壓級低於 80 dBA，故其劑量不予計入。

$$噪音暴露累積劑量 = \frac{第一種噪音音壓級之暴露時間}{該噪音音壓級對應容許暴露時間}$$

$$+ \frac{第二種噪音音壓級之暴露時間}{該噪音音壓級對應容許暴露時間} + \cdots = \frac{3}{6} + 0.1 + 0.2 = 0.8 < 1$$

所以勞工噪音暴露情形符合法令規定。

2. 該勞工噪音暴露八小時日時量平均音壓級

$$L_{\text{TWA}} = 16.61 \times \log \frac{100 \times D}{12.5 \times t} + 90 = 16.61 \times \log \frac{100 \times 0.8}{12.5 \times 8} + 90 = 88.39 \text{ dBA}$$

3. 因該勞工噪音暴露八小時口時量平均音壓級為 88.39 dBA >「勞工健康保護規則」所規定之 85 dBA，所以此作業為特別危害健康作業。

4. 該勞工噪音暴露工作日時量平均音壓級

$$L_A = 16.61 \times \log \frac{100 \times D}{12.5 \times t} + 90 = 16.61 \times \log \frac{100 \times 0.8}{12.5 \times 10} + 90 = 86.78 \text{ dBA}$$

例題 18

某作業場所勞工暴露情形如下：

時間	噪音別	音壓級 (dBA)	累積暴露劑量 (%)
08：00 ~ 10：00	無暴露		
10：00 ~ 12：00	穩定性	90	
13：30 ~ 16：30	變動性		75
16:30 ~ 17:30	無暴露		

試回答下列問題：

1. 該勞工全程工作日之噪音暴露劑量為何？

2. 該勞工噪音暴露之 8 小時日時量平均音壓級為多少分貝？

3. 該勞工有噪音暴露時間內之時量平均音壓級為多少分貝？

4. 依法令規定，雇主是否應對在此作業場所工作之勞工，提供有效之耳塞、耳罩等防音防護具使其佩戴？（請說明理由）

解答

1. 勞工於 08：00～10：00 及 16：30～17：30 兩段時間無暴露，表示無劑量之累積

勞工全程工作日噪音暴露累積劑量 $= \dfrac{2}{8} + 0.75 = 0.25 + 0.75 = 1$

2. 該勞工噪音暴露八小時日時量平均音壓級

$$L_{TWA} = 16.61 \times \log \dfrac{100 \times D}{12.5 \times t} + 90 = 16.61 \times \log \dfrac{100 \times 1}{12.5 \times 8} + 90 = 90 \text{ dBA}$$

3. 該勞工有噪音暴露時間內之時量平均音壓級（工作日時間為 5 小時）

$$L_A = 16.61 \times \log \dfrac{100 \times D}{12.5 \times t} + 90 = 16.61 \times \log \dfrac{100 \times 1}{12.5 \times 5} + 90 = 93.4 \text{ dBA}$$

4. 依據「職業安全衛生設施規則」第 300 條規定，對於勞工八小時日時量平均音壓級超過 85 分貝或暴露劑量超過百分之五十時，雇主應使勞工戴用有效之耳塞、耳罩等防音防護具。

本題型勞工暴露情形八小時日時量平均音壓級已達 90 dBA，故雇主應使勞工戴用有效之耳塞、耳罩等防音防護具。

例題 19

某食品廠屬穩定性噪音場所，廠內監測人員以噪音劑量計針對甲勞工進行 3 小時量測，得到劑量值 43%，請以此推估 8 小時日時量平均音壓級。

【103 年工礦衛生技師 - 作業環境測定】

解答

該勞工噪音暴露之工作日時量平均音壓級（3 小時暴露）

$$L_{TWA} = 16.61 \times \log \dfrac{100 \times D}{12.5 \times t} + 90 = 16.61 \times \log \dfrac{100 \times 0.43}{12.5 \times 3} + 90$$

$$= 90.99 \text{ dBA} ≒ 91.0 \text{ dBA}$$

因該食品廠屬於穩定性噪音，故 3 小時測得之工作日時量音壓級與八小時日時量音壓級相同，皆為 91.0 dBA。

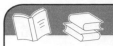

考試題型

1. 某一勞工每日工作 8 小時,其噪音暴露如下:

時間	噪音類型	暴露量
08：00～12：00	穩定性噪音	音壓級 90 dBA
13：00～16：00	變動性噪音	暴露劑量 60%
16：00～17：00		未暴露

試回答下列問題:

(1) 該勞工全程工作日之噪音暴露劑量為何?

(2) 相當之音壓級為何?

(3) 該勞工在有噪音暴露時間內之時量平均音壓級為多少分貝?

2. 今以一校正無誤差之噪音測定儀測得某純音(頻率為 1,000 Hz)之音量為 95 dBA,試分別列出以 F 及 C 權衡電網所測得之結果,並說明之。 【99.7 甲衛】

計算題分析

1. 劑量轉換音壓級(分貝),可稱之為有感噪音(因勞工對於噪音值(分貝)較劑量值有直接之感受)計算流程:

> 依五分貝原則或測量儀器求得劑量

> 依工作時間或八小時日時量平均要求,將劑量與時間帶入式子

$$LA = (16.61 \times \log \frac{100 \times D}{12.5 \times t}) + 90$$
可求得劑量平均於所要求時間的平均音壓

五、聲音衰減

聲音在空間中傳遞會隨著距離的增加而有衰減的情形，以點音源為例，當聲音在自由音場中向四面八方傳播，利用公式 (4) 可推導出距離音源距離 r 的音壓級：

自由音場中 $W = I \times A = I \times 4\pi r^2$

兩邊同除 10^{-12}

$$\frac{W}{10^{-12}} = 4\pi r^2 \times \frac{I}{10^{-12}}$$

兩邊同取 log

$$\log \frac{W}{10^{-12}} = \log \left(4\pi r^2 \times \frac{I}{10^{-12}} \right)$$

$$\log \frac{W}{10^{-12}} = \log 4\pi + \log r^2 + \log \frac{I}{10^{-12}}$$

兩邊同乘 10

$$10 \log \frac{W}{10^{-12}} = 10 \log 4\pi + 20 \log r + 10 \log \frac{I}{10^{-12}}$$

將公式 (3) $L_W = 10 \log \dfrac{W}{10^{-12}}$ 及公式 (2) $L_I = 10 \log \dfrac{I}{10^{-12}}$ 代入上式

$$L_W = 10 \log 4\pi + 20 \log r + L_I$$

$$L_I = L_W - 20 \log r - 11$$

常溫常壓下（20°C, 760 mmHg）音壓級（L_p）之值相近於音強度級（L_I）

因此，

$$L_I \approx L_p = L_W - 20 \log r - 11 \tag{13}$$

半自由音場中，$W = I \times A = I \times 2\pi r^2$，同上推導方式

若音場環境為常溫常壓則可得：

$$L_I \approx L_p = L_W - 20 \log r - 8 \tag{14}$$

例題 20

常溫常壓下，於自由音場中測得點音源之音功率級為 95 分貝，則距離音源 4 公尺處之音壓級為多少？

解答

常溫常壓下，$L_I \approx L_p$

所以音壓級 $L_p = L_W - 20 \log r - 11$

$\qquad\qquad = 95 - 20 \log 4 - 11$

$\qquad\qquad = 72 \text{ dB}$

例題 21

設某作業場所有一穩定性噪音源（為點音源）。該場所為半自由音場，且音源發出之功率為 0.1 瓦（watt）。試回答下列問題。

1. 該音源之音功率級（Sound power level, Lw）為多少分貝？（請列出計算過程）

2. 有一勞工在距離音源 4 公尺處作業？則在常溫常壓下，理論上的音壓級（Sound pressure level, Lp）為多少分貝？（請列出計算過程）

3. 若該勞工每日在該處作業 8 小時，則其暴露劑量為多少？（請列出計算過程）

4. 承上題，依相關法令規定，雇主應採取哪些管理措施？

    提示：$\log 2 = 0.3$；基準音功率為 10^{-12} 瓦（watt） 【101.7 甲衛】

解答

1. 音源之音功率級 $L_W = 10 \log \dfrac{W}{W_0} = 10 \log \dfrac{0.1}{10^{-12}} = 10 \log 10^{11} = 110$ dB

2. 假設為常溫常壓環境，則點音源在半自由音場中距離 4 公尺處之音壓級為：

$L_p = L_W - 20 \log r - 8$

$\quad = 110 \text{ dB} - 20 \log 4 - 8$

$\quad = 90 \text{ dB}$

3. 依據五分貝原則，90 dB 容許暴露時間為 8 小時，若該勞工每日在該處作業 8 小時，則暴露劑量

$$D(\%) = \frac{t}{T} \times 100\% = \frac{8}{8} \times 100\% = 100\%$$

4. 雇主應採取下列保護措施
   (1) 標示及公告噪音危害之預防措施事項。
   (2) 採取工程控制措施，包括隔離、消音、密閉、減振等。
   (3) 採取行政管理措施，包括減少勞工噪音暴露時間。
   (4) 使勞工佩戴防音防護具，如耳塞、耳罩等。

例題 22

某工廠內安裝之機器，一部機器之噪音量為 83 分貝，若安裝二部相同之機器並同時開動，在五米處所測得噪音音壓級為何？若安裝四部相同之機器，並同時開動其值又為何？ 【91.5 乙安】

解答

假設於常溫常壓下，半自由音場環境

$L_p = L_W - 20 \log r - 8$

$L_p = 83 - 20 \log 5 - 8$

開動一部機器時，在 5 米處測得之音壓級 $L = 61$ 分貝

二部機器同時開動時合成音壓 $= 10 \times \log \left(10^{\frac{61}{10}} + 10^{\frac{61}{10}} \right) = 64$ dB

四部機器同時開動時噪音音壓級

合成音壓 $= 10 \times \log \left(10^{\frac{61}{10}} + 10^{\frac{61}{10}} + 10^{\frac{61}{10}} + 10^{\frac{61}{10}} \right) = 67$ dB

例題 23

說明距離線噪音源 4 公尺時之噪音,較距離相同音源 2 公尺時之噪音會減少多少 dB ?若為點噪音源,則距離由 2 公尺變為 8 公尺時,噪音會減少多少 dB ?

【107.11 甲衛】

解答

線音源 $SPL_1 - SPL_2 = 10 \log \dfrac{r_2}{r_1}$;點音源 $SPL_1 - SPL_2 = 20 \log \dfrac{r_2}{r_1}$

1. 線音源距離由 4 公尺變為 2 公尺時

   $SPL_1 - SPL_2 = 10 \log \dfrac{r_2}{r_1} = 10 \log \dfrac{4}{2} = 3$ dB

   故 2 公尺處之噪音分貝為 4 公尺處增加 3 dB。

2. 點音源距離由 2 公尺變為 8 公尺時

   $SPL_1 - SPL_2 = 20 \log \dfrac{r_2}{r_1} = 20 \log \dfrac{8}{2} = 12$ dB

   故 8 公尺處之噪音分貝為 2 公尺處減少 12 dB。

例題 24

自由音場下,某勞工上午 8:00 ~ 12:00,於 85.0 dB 穩定性噪音環境暴露,另當日於距離穩定性線音源 5.0 公尺處,先以噪音計測得噪音音壓級為 98.0 分貝,而勞工於距離該穩定性線音源 6.0 公尺處工作 240 分鐘,試計算該名勞工之噪音暴露總劑量及八小時日時量平均音壓級。

【101 年工礦衛生技師 - 作業環境測定】

解答

常溫常壓下, $L_I \approx L_p$

線音源之音壓級 $L_p = L_W - 10 \log r - 8$

假設距音源 r_1 及 r_2 位置之音壓級 L_1 及 L_2 ,

則可得下列之關係式

$$L_1 - L_2 = 10 \log \dfrac{r_2}{r_1}$$

備註:

若為點音源,

$L_p = L_w - 20 \log r - 11$

$L_1 - L_2 = 20 \log \dfrac{r_2}{r_1}$

1. 將題目之條件帶入可得 $98 - L_2 = 10 \log \dfrac{6}{5}$

   6 公尺處之音壓級 $L_2 = 98 - 10 \log \dfrac{6}{5} = 98 - 0.79 = 97.2 \text{ dB}$

2. 因此,勞工暴露情形整理如下

暴露時間	暴露量	暴露允許時間 $T = \dfrac{8}{2^{\left(\frac{L-90}{5}\right)}}$
8：00 - 12：00	85.0 dB	16 h
240 分鐘	97.2 dB	$T = \dfrac{8}{2^{\left(\frac{97.2-90}{5}\right)}} = 2.94 h$

3. 該勞工噪音暴露總劑量 $= \dfrac{4}{16} + \dfrac{4}{2.94} = 0.25 + 1.36 = 1.61$

4. 該勞工噪音暴露八小時日時量平均音壓級

   $L_{\text{TWA}} = 16.61 \times \log \dfrac{100 \times D}{12.5 \times t} + 90 = 16.61 \times \log \dfrac{100 \times 1.61}{12.5 \times 8} + 90 = 93.44 \text{ dB}$

例題 25

1. 試推導於半自由音場情況中一音源(聲音功率為 W)的聲音功率位準(L_w)與聲音強度位準(L_I)的關係。

2. 張三站立於某處,其前方 4 公尺、後方 2 公尺、左方 3 公尺、右方 1 公尺處各有一音源,聲音功率分別為 0.01 W、0.02 W、0.016 W、0.012 W,若不考慮任何干擾或吸收等因素,張三站立處之總音壓位準(L_p)理論值為多少分貝?(請利用第一小題推導之公式,假設常溫常壓下 $L_I \fallingdotseq L_p$,答案請取至小數點下一位)

3. 為符合臺灣現行「職業安全衛生設施規則」第 300 條有關噪音音壓位準與工作日容許暴露時間之關係的規定,張三在此處最長可以工作多少時間?

【104 工礦衛生技師 - 作業環境測定】

解答

1. 半自由音場中，$W = I \times A = I \times 2\pi r^2$，

   兩邊同除 10^{-12}

   $$\frac{W}{10^{-12}} = 2\pi r^2 \times \frac{I}{10^{-12}}$$

   兩邊同取 $\log$

   $$\log \frac{W}{10^{-12}} = \log \left(2\pi r^2 \times \frac{I}{10^{-12}} \right)$$

   $$\log \frac{W}{10^{-12}} = \log 2\pi + \log r^2 + \log \frac{I}{10^{-12}}$$

   兩邊同乘 10

   $$10 \log \frac{W}{10^{-12}} = 10 \log 2\pi + 20 \log r + 10 \log \frac{I}{10^{-12}}$$

   將音功率位準 $L_W = 10 \log \dfrac{W}{10^{-12}}$ 及音強度位準 $L_I = 10 \log \dfrac{I}{10^{-12}}$ 代入上式

   可得半自由音場中，聲音功率位準（L_w）與聲音強度位準（L_I）的關係

   $$L_W = 10 \log 2\pi + 20 \log r + L_I$$

   $$L_I = L_W - 20 \log r - 8$$

2. 假設常溫常壓下，$L_I \fallingdotseq L_p$

   因此，$L_I \approx L_p = L_W - 20 \log - 8$

   張三距離四個音源的距離、音功率與音壓的關係如下

音源	張三與音源距離 (m)	音源的聲音功率 (W)	音源的音功率位準 (dB) $L_W = 10 \log \dfrac{W}{10^{-12}}$	張三站立處接收的音壓位準 (dB) $L_p = L_W - 20 \log r - 8$
1	4	0.01	100.0	80.0
2	2	0.02	103.0	89.0
3	3	0.016	102.0	84.5
4	1	0.012	100.8	92.8

計算四個音源的合成噪音，可得張三站立處之總音壓位準（L_p）

$$L_p = 10 \times \log\left(10^{\frac{L_1}{10}} + 10^{\frac{L_2}{10}} + \cdots + 10^{\frac{L_n}{10}} \right)$$

$$= 10 \times \log\left(10^{\frac{80.0}{10}} + 10^{\frac{90.0}{10}} + 10^{\frac{84.5}{10}} + 10^{\frac{92.8}{10}} \right) = 94.9 \text{ dB}$$

3. 「職業安全衛生設施規則」第 300 條有關噪音音壓位準與工作日容許暴露時間之關係的規定，依據五分貝原則，穩定性噪音 94.9 dBA，暴露允許時間

$$T = \frac{8}{2^{\left(\frac{L-90}{5}\right)}} = \frac{8}{2^{\left(\frac{95.2-90}{5}\right)}} = 4.1 \text{ 小時}$$

所以張三在此處最長可以工作 4.1 小時。

10-6　危害預防管理

　　經常暴露於噪音環境下，除了造成談話干擾令人厭煩外，在生理上，會使人因內分泌異常而引發頭痛、高血壓、及疲勞、易怒的情緒反應，並且會降低工作效率，而最主要且直接的危害就是導致聽力損失。事業單位為保護噪音作業勞工免於聽力損失的危害，實施聽力保護計畫可有效控制噪音危害，避免噪音引起之聽力損失。

一、聽力保護計畫

　　勞工長期暴露於噪音環境下將造成聽力的損失，為避免勞工因職業暴露而導致聽力損失，於噪音作業場所執行聽力保護計畫為推動安全衛生管理重要課題之一，主要目的在於「控制噪音危害，避免噪音造成勞工聽力的損失，以維護勞工健康」。

(一) 應實施聽力保護計畫的時機

1. 依作業人員感受：勞工於作業場所中，溝通與交談不易，需大聲喊話常能使對方聽見，或部分勞工出現不滿聲音，提出申訴時，必須針對此作業區域進行噪音測定，了解是否為噪音場所。

2. 依「職業安全衛生設施規則」第 300-1 條規定：作業勞工於作業場所中暴露之八小時日時量平均音壓級超過 85 分貝或暴露劑量超過 50% 之工作場所，應立即執行聽力保護措施，作成記錄並保留三年。

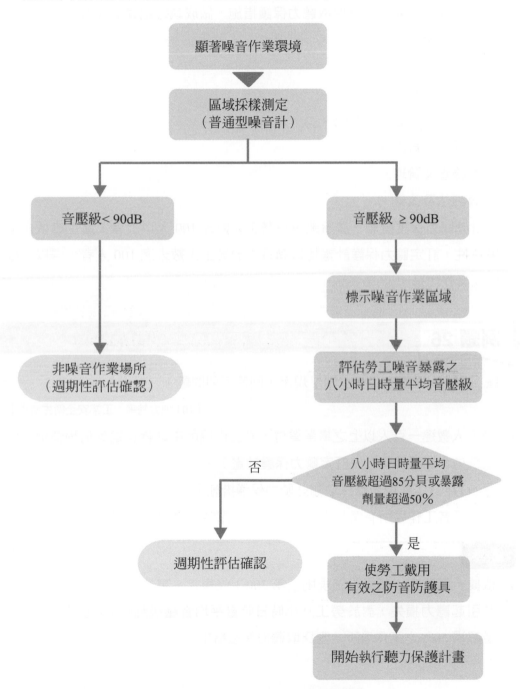

圖 10.5 聽力保護評估程序圖

(二) 聽力保護計畫要項

　　依據「職業安全衛生設施規則」第 300-1 條規定，事業單位要避免勞工因噪音引起聽力損失，對於勞工八小時日時量平均音壓級超過 85 分貝或暴露劑量超過 50% 之工作場所，應採取聽力保護措施，做成執行記錄並保留三年，其聽力保護措施包含：

1. 噪音監測及暴露評估。
2. 噪音危害控制。
3. 防音防護具之選用及佩戴。
4. 聽力保護教育訓練。
5. 健康檢查及管理。
6. 成效評估及改善。

　　對於聽力保護措施，當事業單位勞工人數達 100 人以上者，雇主應依作業環境特性，訂定聽力保護計畫據以執行；於勞工人數未滿 100 人者，得以執行紀錄或文件代替。

例題 26

依據「職業安全衛生設施規則」規定，回答下列問題：

【104 地方特考 - 工業安全衛生法規】

1. 勞工人數達一百人以上之事業單位，其工作場所中之噪音達到何種情況，雇主應依作業環境特性，訂定聽力保護計畫？
2. 題 (1) 中之工作場所應採取哪些聽力保護措施？
3. 上述噪音工作場所有關勞工工作日容許暴露時間之規定為何？

解答

1. 依據「職業安全衛生設施規則」第 300-1 條規定，事業單位為避免勞工因噪音引起聽力損失，對於勞工八小時日時量平均音壓級超過 85 分貝或暴露劑量超過 50% 之工作場所，應採取聽力保護措施。

2. 其聽力保護措施包含：

    (1) 噪音監測及暴露評估

    (2) 噪音危害控制

    (3) 防音防護具之選用及佩戴

    (4) 聽力保護教育訓練

    (5) 健康檢查及管理

    (6) 成效評估及改善

3. 評估勞工於勞動場所中工作日容許暴露時間，可利用五分貝原則評估勞工暴露之合法性，其評估公式如下：

暴露允許時間 $T = \dfrac{8}{2^{\left(\frac{L-90}{5}\right)}}$

噪音音壓級及工作容許暴露時間

工作日容許暴露時間 (小時)	A 權噪音音壓級 (dBA)
16	85
8	90
4	95
2	100
1	105
1/2	110
1/4	115

概念 補帖

聽力保護措施：

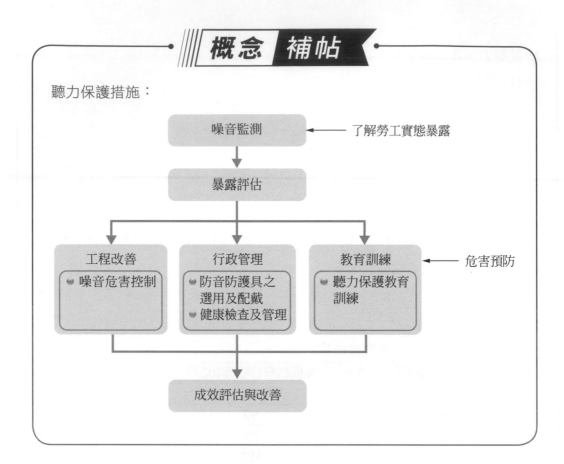

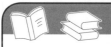

考試 題型

1. 試簡述聽力保護計畫以及其要領與判斷流程。　　【101 地方特考 - 工業衛生概要】

2. 雇主於何種情況下應對其勞工採行聽力保護措施？並請寫出 5 種聽力保護措施應有之內容。　　　　　　　　　　　　　　　　　【103.11 甲衛】

3. 職業安全衛生設施規則要求事業單位的雇主，如勞工 8 小時日時量平均音壓級超過 85 分貝時，應採取的聽力保護措施為何？又勞工人數達 100 人以上和未達 100 人在執行上有何不同？　　【103 工業安全技師 - 勞工安全衛生法規】

4. 請以流程圖方式說明聽力保護計畫各子項目間之關係。

【103 工業安全技師 - 工業衛生概論】

二、危害預防措施

　　當勞工於作業環境中暴露噪音危害，經評估發現達到可能造成勞工健康危害時，必須採取危害控制措施，應採取何種管理及控制措施，依源頭管理、傳播途徑改善及接受者暴露預防，可分為工程控制、行政管理與健康管理等三種。

(一) 工程改善策略

　　所謂工程管理即利用工程的方法來控制危害，由源頭改善，根本解決危害因子，降低勞工於職場危害暴露的風險，其常用之策略有：

1. 噪音來源的減少：原理以減少摩擦、振動、撞擊為主，可使用之方法如消除機械鬆動現象、減少物料之摩擦、衝擊與碰撞、降低流體流速、降低物體落下高度、以皮帶輸送帶取代滾筒輸送帶、採個別機械基礎或裝置獨立地板將地板與機械振動隔離、使用軟式橡膠或塑膠承受物體衝擊或碰撞、安裝消音器或滅音器控制機械噪音等措施，並定期保養維護機械設備及汰換老舊設備，以降低噪音的產生強度。

2. 噪音傳播途徑的防治：於傳播途徑中設置隔音設施或吸音設施等，減少噪音傳遞。主要方法如隔離噪音發生源，對於傳動馬達、球磨機、空氣鑽等產生強烈噪音之機械，予以適當隔離；採用自動化製程，並將隔離室之對外開口儘量封閉，以減少噪音之傳出；密閉噪音發生源，以密度較大之材料包覆於外部，包覆之內部並配合使用吸音材料以降低噪音傳出或於隔離之控制室控制等措施。

(二) 行政管理

　　當作業環境中的危害因素，因技術或經濟因素導致無法採用適當之工程改善，降低勞工暴露的危害風險，亦或勞工經健康檢查後，需以行政管理措施改善勞工暴露情形，以避免勞工造成永久性健康傷害。

1. 勞工暴露時間管理：當勞工於噪音作業場所中，若工程控制技術上難以克服或成本太高無法承擔時，可利用噪音作業勞工暴露時間管理來改變勞工的作業時間或程序，如採輪班制、減少暴露時間，以減少勞工噪音暴露劑量。

2. 個人防音防護：聽力防護具必須無償提供，員工可依需要隨時更換合適的聽力防護具，如耳塞、耳罩等。聽力防護具須參考產品上的 NRR（Noise Reduction Rating）值，並評估員工佩戴之後是否以降低其實際的噪音暴露值

在 85 分貝以下，噪音愈大 NRR 值須更高以保護員工聽力，每一噪音區都需有專人負責評估及確保員工都已佩戴合適的聽力防護具。下列幾種情況下的員工皆應有上述權益佩戴聽力防護具

(1) 噪音暴露八小時日時量超過 85 分貝或噪音暴露劑量大於 50%。

(2) 有短暫性的聽力閾值變化員工。

(3) 主動想佩戴聽力防護具的員工。

3. 實施作業環境監測：定期進行作業環境監測，持續掌握勞工作業環境實態暴露及評估勞工暴露狀況，進而採取與調整應對措施，若噪音暴露超過法令規定標準時，應調整噪音暴露時間。

(三) 健康管理

1. 勞工健康教育：利用健康教育促使勞工認知可能的危害，進而養成合乎安全衛生的工作習慣。教育的內容包含危害認知的建立、防護器具的選擇及佩戴方法，亦或健康檢查發現勞工有聽力上的損害，無論是否與職業有關，均應予以適當的健康指導。

2. 健康管理分級：依「勞工健康保護規則規定」，噪音在 85 分貝以上之作業場所，屬於特別危害健康作業，雇主對所僱用之勞工應於其受僱或變更具作業時，實施特定項目之特殊體格檢查，每年應實施特殊健康檢查，並依規定應建立健康管理資料，將健康檢查之結果，實施健康分級管理，並採取適當之措施，其紀錄應至少保存十年。對於特殊體格檢查、特殊健康檢查結果有罹患心血管疾病、聽力異常之作業勞工，應考量不適合從事噪音作業。

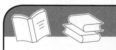 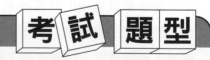

1. 某場所屬於噪音作業場所，勞工 8 小時日時量平均音壓級為 95 dBA，試問該事業單位應採取之管理對策為何？ 【100.7 甲衛】

2. 試從作業環境工程管理與作業管理等面向，說明預防噪音危害之基本原則或方法？ 【100.3 甲衛】

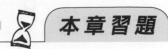

1. 李小明在鐵工廠工作，該作業場所連續噪音量 8 時至 10 時為 90 分貝，10 時至 12 時為 95 分貝，12 時至 13 時為休息時間，13 時至 14 時為 100 分貝，14 時至 17 時為 90 分貝，請問李小明之噪音暴露是否符合法令規定？（請列出計算公式）

【100.03 乙安】

2. 一勞工之噪音暴露經測定結果如下，試回答下列問題：　　　　　　　【99.11 乙安】

   08：00 ～ 12：00　穩定性噪音　90 dBA

   15：00 ～ 16：00　變動性噪音　$D = 20\%$

   16：00 ～ 17：00　穩定性噪音　95 dBA

   17：00 ～ 19：00　衝擊性噪音　$D = 10\%$

   (1) 該勞工之噪音暴露劑量為多少 %？

   (2) 該作業是否屬於特別危害健康作業？

   (3) 依職業安全衛生設施規則規定，請列出雇主應採取之三項措施？

3. 某工廠之生產線配置有空壓機、傳動馬達、傳動鏈條等，屬於會產生噪音之工作場所。請依職業安全衛生設施規則規定，回答下述問題：

   (1) 若勞工 8 小時日時量平均音壓級超過 85 分貝，雇主應採取何種措施？

   (2) 若噪音超過 90 分只，雇主應採取何種措拖？　　　　　　　　　【102.3 乙安】

4. 勞工在工作場所從事作業，其作業時間噪言之暴露如下：

   08：00 ～ 12：00　85 dBA

   13：00 ～ 15：00　95 dBA

   15：00 ～ 18：00　90 dBA

   (1) 試評估該勞工之噪音暴露是否超過職業安全衛生設施規則規定？

   (2) 該勞工之工作日全程（九小時）噪音暴露之時量平均音壓級為何？

   (3) 試將影響噪音引起聽力損失之因素列出。　　　　　　　　　　　【99.3 甲衛】

5. 室內作業場所機械設備所發生之噪音超過九十分貝時，依據職業安全衛生法令，事業單位應、採取哪些措施以預防噪音危害勞工健康？　　　　　　　　【94.3 乙安】

6. (1) 何謂 A 特性權衡音壓級（dBA）？　　　　　【102 年工礦衛生技師 - 作業環境測定】

   (2) 某工人暴露於三個獨立音源，強度分別為 80 分貝、80 分貝、78 分貝，此三個獨立音源同時響起時，該工人暴露到的總聲音強度為若干？

7. 某工廠八小時噪音監測結果顯示如下：

時間	該時段時量平均音壓級，TWA
第 0 ～ 1 小時	TWA = 90 dBA
第 1 ～ 4 小時	TWA = 95 dBA
第 4 ～ 8 小時	TWA = 85 dBA

   請考慮各時量平均音壓級（TWA）相對應之容許暴露時間來計算噪音暴露劑量（D）為多少？（請列式計算、說明）

8. 某一工廠勞工工作中的噪音暴露情形如下：8：00～10：00（90 分貝）、10：00～13：00（92 分貝）、13：00～15：00（95 分貝）、15：00～17：00（70 分貝）。請問，依我國法令規定，此名勞工噪音暴露是否超過標準？如何計算？此時，雇主依法應有的作為有哪些？　　　　　　　　　　【102 年工安技師 - 工業衛生概論】

9. 有一勞工在噪音為 88 dB 的環境工作了 1.5 小時後，噪音變為 100 dB。該工人還必須工作 6 小時才下班。如果他要符合 ISO 的標準，至少必須佩戴遮音效果為 25dB 的耳塞多少小時？　　　　　　　　　　　　【100 年工安技師 - 工業衛生概論】

10.(1) 請簡要說明衝擊性噪音（impulsive noise）定義，以及 A 特性權衡音壓級（dBA）的意義與使用此項指標的目的。

　(2) 設若某一工作地點測得兩個噪音源，其綜合總音壓級為 90 dB。若已知其中一音源之音壓級值為 80 dB，試計算另一音源之音壓級為多少 dB？（請列式計算、說明）　　　　　　　　　　　　　　　【100 年工礦衛生技師 - 作業環境測定】

11. 依據勞工健康保護規則，噪音達到多高時，稱為特別危害健康作業？噪音造成的聽力損失有那兩種？如何區別之？　　　　　　　【101 年地方特考 - 工業衛生概論】

12. 勞工在工作場所從事作業，其作業時間噪音之暴露如下：08：00～12：00 85 dBA 13：00～15：00 95 dBA 15：00～17：00 90 dBA 試評估該勞工之噪音暴露是否符合職業安全衛生設施規則規定？　　　　　　　　　　　　　【107.07 乙安】

13.(一) 某工廠有一固定噪音源，在距離其 0.8 公尺處量測得音壓位準為 105 dB，而甲員工在距離此噪音源 8 公尺處之工作台，試計算下列問題：　【110.11 甲衛】

　(1) 若單純考慮距離所造成之聲音衰減，則甲員工可能接受此固定噪音源之音壓位準為多少 dB？

　(2) 承上題，若此員工同步在工作台進行石材研磨，測得研磨所產生之噪音為 87 dB，若單純考慮兩噪音源之合併影響，請問甲員工在工作台接受到兩噪音源之總音壓位準為多少 dB？

(二) 某勞工於穩定性音源工作場所工作 10 小時，經戴用噪音劑量計測得噪音暴露 2 小時的劑量為 20%。請回答下列問題：

　(1) 該勞工工作日 8 小時日時量平均音壓級為多少分貝？

　(2) 該作業是否屬於勞工健康保護規則所稱之特別危害健康作業？（請說明理由，否則不予計分）

　(3) 依職業安全衛生設施規則規定，請列出此勞工之雇主對於相似作業之勞工，應採取之 4 項措施。

14. 依職業安全衛生設施規則第 300 條之 1 條規定，雇主對於勞工 8 小時日時量平均音壓級超過 85 分貝（dB）或暴露劑量超過 50% 之工作場所，應採取聽力保護措施，為評估下列情境之勞工聽力保護是否足夠，試依下表完成相關計算及評估。（列出至小數點後 1 位）　　　　　　　　　　　　　　　　　　　【108.11 甲衛】

（參考公式，TWA $= 16.61 \times \log(D / 100) + 90$，複音源 $10 \times \log(10^{L_1/10}+10^{L_2/10}+\cdots 10^{L_n/10})$）

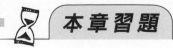
(1) 試計算 A 權衡電網 8 音度頻帶音壓階總和。

(2) 試計算 A 權衡電網 8 音度頻帶耳內音壓階總和。

(3) 評估聽力保護是否足夠？

(4) 若勞工未戴聽力防護具暴露於 100 dBA 噪音環境下 1 小時，暴露於 92 dBA 環境下 3 小時，97 dBA 環境下 3 小時，95 dBA 環境下 1 小時，8 小時時量平均音壓級為何？

8 音度頻帶中心頻率（赫茲）	63	125	250	500	1,000	2,000	4,000	8,000
工作環境噪音音壓級	95	92	95	97	97	102	97	92
A 權衡電網校正值	-26	-16	-9	-3	0	1	1	-1
A 權衡電網校正 8 音度頻帶音壓階	-		-	-	-	-	-	-
聽力防護具平均聲音衰減值（dB）	9	10	14	19	22	28	37	34
聽力防護具標準差（dB）	4	3	3	3	3	4	4	4
聽力防護具假設保護值（dB）	5	7	11	16	19	24	33	30
假設 8 音度頻帶耳內音壓階	-	-	-	-	-	-	-	-

Chapter *11* | 個人防護具

11-1　前言

　　現今產業製程趨向機械化、科技化，使用之化學品亦因製程效率之所需，操作濃度及其危害性不斷增加，導致於現場必須面對機械、設備、器具與化學品的工作者相對的危害風險提高，人們因使用機械、設備、器具與化學品，也使人類在工作時暴露在身體無法忍受的各種不同能量（諸如動能、電能、化學能等等），一般而言，要避免工作環境中的傷害，首應者重於能量發生源的改進，使危害的能量不存在於環境中（如密閉化學清洗槽），或使工作者無法進入危害源（如以機械之防護網使工作者之手指無法進入危害點）。當無法改善發生源時，則應試圖改善能量散佈的環境（如使用整體換氣，使環境中之危害濃度降低；或設法在發生源與工作者間設屏敝）。最後才考慮使用個人防護具，所以個人防護具的使用是工作者的最後一道防線，只要防護一失效，人體立即受到危害能量的迫害。因此，慎選並正確使用適當的個人防護具，才能真正的預防傷害。

　　另外個人防護具並不能取代其他安全衛生管理，例如安全衛生教育訓練、工程改善、健康檢查；改善工作環境的方法比個人防護具優先，效果為佳，主要原因為工作者在使用防護具時難免會覺得不舒服，所以工作者佩戴個人防護具的意願較低，且可能因自行改變佩戴方法而降低防護具的防護效能，導致工作者仍暴露在危害之中。當危害無法使用其他安全管理消除或隔離等，個人防護具就成為保護工作者最重要的措施，所以必須選用合適的防護器具、通過標準檢驗合格之防護具、個人防護具之管理及指導工作者正確的佩戴方法，而達到個人防護具的最大效能。

11-2　個人防護具使用時機

　　個人防護具提供在危害作業環境中之工作者佩戴，以直接保護工作者身體上之全部或某些部位，使其免於與危害因子接觸，一般而言，使用個人防護具前應先考量現場作業環境中存在的危害因子，以及目前已針對危害源頭、傳播路徑與接受者所進行之工程改善與行政管理措施，當防護有所不足，無法完全避免工作者的危害暴露時，依作業場所出現的危害性採取佩戴必要之個人防護具：

1. 物理性危害：如墜落、切割、穿刺、物體飛濺、噪音、輻射等危害因子，需使用安全帽、安全帶、安全手套、安全鞋、安全眼鏡、耳塞、防護衣。

2. 化學性危害：如腐蝕、化學噴濺、危害物洩漏等危害因子，需使用安全手套、安全眼鏡、穿著適當防護衣、佩戴呼吸防護器具等必要之防護具。

3. 生物性危害：如生物性暴露、生物性污染等生物性危害狀況，需使用安全手套、穿著防護衣、佩戴防止細菌感染之口罩、面罩等必要之防護具。

4. 意外事故處理：如大量桶槽危害物，油罐車、化學運輸車洩漏或翻覆，需穿戴全身氣密式防護衣、自給式供氣設備（SCBA）等必要之防護具。

11-3　個人防護具選用原則

　　每一種防護具都具有不同的防護功能與防護等級，所以在選用防護具時，必須經過慎重評估危害的種類及強度後，再選擇該作業環境適當的防護具，才能達到防護的最大效能。除此之外，個人防護具選用原則包括下列事項：

1. 有效防止危害，並符合國家標準認證之事項：個人防護具的使用代表危害空間的暴露，因此必須選用經國家合格認證，且具有充分防止作業危害的性能。

2. 穿戴方便且不妨礙作業：個人防護具的穿戴方式越簡單，越容易為工作者所接受；另外，穿戴後應能使工作者靈活作業，不影響生產能力。

3. 選用適當之防護器具。例如：噪音場所佩戴耳塞或耳罩、生物性感染之場所佩戴有效隔離病菌之口罩。

4. 使用之材質具有良好的品質：材質選用重量越輕，對於工作者的束縛感越小；材質應選用舒適不使人受傷或傷害皮膚者；另外，防護具材質不因選用受太陽光線或環境條件的影響而易於劣化者。

5. 人員使用時符合美觀及舒適：優美外觀的整體設計，可使工作者喜歡穿戴，不會有排斥感。

　　依據「職業安全衛生設施規則」第 277 條之規定雇主供給勞工使用之個人防護具或防護器具，應依規定辦理之項目：

1. 保持清潔，並予必要之消毒。

2. 經常檢查，保持其性能，不用時並妥予保存。

3. 防護具或防護器具應準備足夠使用之數量，個人使用之防護具應置備與作業勞工人數相同或以上之數量，並以個人專用為原則。

4. 對勞工有感染疾病之虞時，應置備個人專用防護器具，或作預防感染疾病之措施。

11-4　個人防護具的分類、用途與注意事項

　　個人防護具為供給在危害作業環境中的工作者佩戴，直接保護勞工身體免於受到危害因素的影響，消除或盡量降低其可能的傷害程度，同時亦可增進工作者心理上之安全感。通常在比較危險的作業環境中，工作者心理上難免會產生恐懼感，如能使用適當之個人防護具，必然會提高其安全感，提升工作效率及作業安全。個人防護具從頭部到腳部依種類及使用方法可分為頭部防護具、眼部防護具、呼吸防護具、聽力防護具、安全防護手套、安全帶及防護衣等。為了能夠有效阻隔人體暴露在各種危害因子而造成傷害，應依照人體不同的部位選用適合防護功能的防護具，一般可將個人防護器具依順序分為下列幾類：

1. 頭部防護具：防止頭部遭受撞擊、落物擊中、感電。例如安全帽、鋼盔。

2. 臉部與眼睛防護具：避免遭受機械產生飛濺之顆粒、化學物質之噴濺以及輻射之紅外線、紫外線、強光等。例如防護面具、安全眼鏡。

3. 聽力防護具：防止噪音之暴露。例如耳塞、耳罩。

4. 呼吸防護具：防止有害物經呼吸道進入人體。例如口罩、輸氣管面罩、防毒面具、自給式呼吸防護具。

5. 全身式防護具：避免遭受危害物經由皮膚吸收、腐蝕或灼傷、穿刺等危害。例如安全防護衣、消防衣。

6. 手部防護具：防止感電及遭受危害物經由皮膚吸收、腐蝕或灼傷、割傷之危害。例如：防化學手套、耐切割手套。

7. 腳部防護具：防止腳部遭受穿刺、滑倒、感電及化學腐蝕到導致皮膚吸收。例如安全鞋、安全靴。

8. 其他：防止人體墜落。例如安全帶、安全繩索。

　　防護具的定義為：防止災害或保護勞工健康為目的，由工作者直接用在身上從事工作之防護器具，避免造成工作者的損傷。個人防護具在作業上主要包括防護頭部、眼睛、臉部、耳朵、身軀及四肢的防護設備，如安全帽、安全眼鏡、防護面罩、耳塞耳罩、防護衣、防護手套及防護鞋等，茲將常用之各項個人防護具依序說明之：

一、頭部防護具

　　頭部防護具主要功能在於減緩頭部之衝擊、防止頭部感電災害、有害液體噴濺造成頭髮與頭皮之傷害、避免頭髮遭機器捲入以及保護頭部受高溫直接燒傷之作用等，一般依種類可分為工地用安全帽、電工安全帽、耐熱安全帽及可通風之安全帽，安全帽基本構成包括帽殼、帽襯、頤帶，如圖 11.1 所示。各部位功能說明如下：

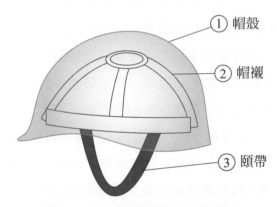

① 帽殼

② 帽襯

③ 頤帶

圖 11.1　安全帽構成零件圖

（一）帽殼

1. 保護頭部受物體撞擊時，避免直接與頭皮及頭骨蓋接觸，而造成頭部傷害。

2. 隔離頭部遭感電時，避免電線直接與頭部接觸。

3. 避免毒性液體直接傷害頭髮與頭皮。

4. 可保護頭部受火焰（工作時或發生火災時）的直接燒傷。

(二) 帽襯

1. 受撞擊時具有吸收與緩衝撞擊物體的衝力，減少撞擊時所受到的傷害。

2. 帽襯因直接與頭部接觸，具有戴安全帽時之舒適性功能。

3. 具有戴安全帽時的穩固作用，可加防汗帶以吸收頭部的汗水，增加舒適性。

(三) 頤帶

1. 頤帶具有固定安全帽在頭部的作用，並有防止帽子受物體撞擊或人員自高處墜落時帽子脫落的功能。

2. 防止受二次撞擊時，因帽子脫落而致使頭部受傷。

　　頭部傷害係因物體衝擊所傷，亦或頭部撞上物體而受傷，因此頭部防護具主要功能為防止衝擊並吸收衝擊的能量。故選用及佩戴時應注意事項：

1. 選用安全帽之注意事項

　　(1) 重量要輕。

　　(2) 適用於工作性質。

　　(3) 符合頭部形狀。

　　(4) 應經檢驗測試合格。

2. 佩戴安全帽之注意事項

　　(1) 安全帽佩戴須確實，頤帶需緊扣於下顎，不可放置於帽緣上。

　　(2) 不可在安全帽殼上任意鑽孔或加熱烙印標誌。

　　(3) 塑膠系材質之安全帽，正常使用情況下，應以二年為更換期限。

　　(4) 帽殼、帽襯、頤帶等應經常清洗，保持清潔，適當時期應更換新品。

　　(5) 不要不正當的使用安全帽（如坐在帽殼上、在帽殼上噴漆等等）。

　　(6) 經過重大衝擊之安全帽，雖然外觀良好，仍應廢棄避免再度使用。

　　(7) 帽襯應依廠商規定，確實裝入或嵌入接合處，不可前後或左右錯誤接合。

　　(8) 帽襯帶與帽殼中，不可填入或塞入任何異物，應使頭部直接接觸帽襯。

　　(9) 安全帽必須正戴不可反戴，因反戴會影響受衝擊時之保護功能。

　　(10) 若工作場所溫度較高，或直接曝曬在太陽下，為避免因佩戴安全帽後太熱而影響工作，宜採用顏色較淺的安全帽或通風式安全帽。

　　(11) 為有效達到安全帽保護功能，帽殼與帽襯之間應保持一定的間隙。

　　(12) 選擇重量較輕且適用於作業場所和頭部形狀的安全帽。

二、臉部與眼睛防護具

　　眼球是所有器官中最脆弱的一環，外來的危害物質一經碰觸後，多少都會對眼球產生傷害，為防止工作者於勞動場所中，遭飛擊物、強光、噴濺、輻射或相關之危險，應佩戴適當的護目鏡。如焊接用的防護面罩、雷射用的防護眼鏡等。臉部與眼睛防護具的主要功能在於保護臉部或眼睛，避免受到傷害，依不同的勞動場所中的各項危害因子，選擇適用的臉部與眼睛防護具，分類表如表 11.1。工作場所中主要會造成臉部及眼睛之危害為：

1. 有毒性、刺激性或腐蝕性之危害物質噴濺造成臉部及眼睛傷害。
2. 銳利物體飛擊（鐵屑、刀片）。
3. 粉塵、霧滴（研磨）。
4. 有害性的輻射或強光（焊接、紫外光、雷射）。

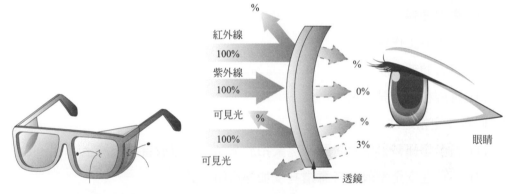

圖 11.2　物體飛濺防護圖　　　　圖 11.3　有害光防護

表 11.1　臉部與眼睛防護具功能分類表

種類名稱	防護功能	適用場所	圖示
1. 安全面罩	防止粉塵、液體飛濺、眼部臉部及頭部之保護	粉塵作業場所 化學作業場所 研磨作業等	安全面罩
2. 焊接用防護面具	防止強光、火花噴濺、金屬噴濺	焊接作業 熔接作業	焊接面罩

種類名稱	防護功能	適用場所	圖示
3. 一般用安全眼鏡	耐一般物體衝擊噴濺	切削作業 輕研磨作業	平光眼鏡
4. 眼罩式護目鏡	防化學、耐酸、耐腐蝕	化學品作業	化學護目鏡
5. 強化玻璃眼鏡、硬質塑膠眼鏡	防止衝擊危險和噴濺微粒、塵土	研磨作業 機械操作作業	PC 耐衝擊安全眼鏡
6. 輻射防護眼鏡	抗強光、輻射、紫外線	加熱爐操作作業 熔融金屬作業 電銲作業	可掀式電銲安全眼鏡

註：臉部與眼睛防護具相片由Xinlinya公司提供

1. 選用臉部與眼睛防護具之注意事項
   (1) 戴用時不得有使人不舒服之感覺。
   (2) 戴用方便且不容易破損。
   (3) 護眼組件不得容易自框架上脫落。
   (4) 各部位不得存有尖銳稜角或凹凸，致使戴用者可能遭受刮傷或擦傷之虞。
   (5) 各部零件能容易更換之構造。
   (6) 應經檢驗測試合格。

2. 佩戴臉部與眼睛防護具之注意事項
   (1) 確認是否適用於該作業場所。
   (2) 調整適當之鬆緊度。
   (3) 檢查是否有腐蝕、刮傷或其他變形之狀況。
   (4) 佩戴或拿取眼鏡請使用雙手，以免鏡框變形。
   (5) 近視者須佩戴安全眼鏡時，可選擇可戴近視眼鏡之功能。
   (6) 鏡片應隨時保持清潔，必要時使用中性清潔劑清洗。
   (7) 明顯刮傷、腐蝕或變形應更換防護器具。

三、聽力防護具

　　暴露於高噪音環境可能導致聽力損失或障礙，亦可能引起身體或心理上的壓力，由噪音所引起的聽力損失無法恢復，因此應儘量避免暴露於高噪音的環境。依據「勞工健康保護規則」之規定，勞工於 85 分貝以上之作業場所為特別危害健康作業，經由工程改善或行政管理措施若無法改善勞工暴露狀況，則需佩戴防音護具。防音護具其主要功能為避免或減少聽力損失的個人保護裝備，主要利用聲音衰減性能來減低噪音對聽力的影響，防音護具的選用須配合每年實施的聽力檢查、定期噪音作業環境監測、現場環境狀況、員工教育訓練等資料統計分析，了解工作者暴露情況以選用適當的防音護具，使工作者免於聽力損失及其他健康危害。

(一) 防音護具之種類

　　就目前在市面上所使用的防音護具，雖然種類繁多，但其基本性能可概分三大類，耳罩（Ear Muffs）、耳塞（Ear Plugs）與特殊型防音護具（Special Types），如表 11.2 所示。依環境的需要而選擇不同的防音護具或其他組合來使用。

表 11.2　防音護具之種類

種類	構造與說明	圖示
耳罩 （Ear Muffs）	1. 外表具有包覆外耳朵的硬質護蓋。 2. 有與耳朵密合的軟墊內襯有吸音材料以吸收聲音。 3. 兩個耳護蓋由一具有彈性的金屬或者是塑膠製的頭帶互相連接以利用夾緊的力量，使軟墊與耳廓四周密合以阻絕與外界聲音的傳遞。 4. 可重複使用。	
耳塞 （Ear Plugs）	1. 佩戴方式為經由外耳道入口，進入內耳道。 2. 耳塞之種類可分成三種：模壓型耳塞、可壓縮耳塞、個人模壓型耳塞。 3. 有時會用頭帶或者是繩子互相連接，可防止耳塞掉落或遺失。 4. 基本上可分為丟棄型與重複使用型。	
特殊型防音防護具（Special Types）	依上述所介紹的耳罩、耳塞防音護具，尚有以下數種特殊目的與功能的防音護具。 1. 具調頻式防音護具。 2. 主動噪音抑制耳罩。 3. 通訊用耳罩。 4. 防音頭盔。	

註：防音護具相片由Xinlinya公司提供

(二) 防音護具之選用

選用防音防護具除了具有方便、佩戴舒適、不刺激皮膚等基本性質外,耳塞與耳罩皆有不同的優點(表 11.3),依不同的工作環境選擇適當的防音護具,是有其必要的。選用方法可參考以下項目:

1. 選用適當聲音衰減量之防音護具,應避免音量過度衰減或未達聲音必要之衰減量。

   聲音衰減值為於實驗室中依標準程序測試佩戴防音護具後,環境噪音與耳內聽取聲音音壓級之差值,聲音衰減的功能為選擇防音護具時之重要考量參數;當工作環境中的噪音超過法令規定,勞工必須佩戴防音護具來保護聽力,防音護具的聲衰減值是否恰當,關係勞工是否可有效防止噪音危害,免於聽力損失。

   單一評估法(Single Number Rating, SNR 法)及噪音減低評估法(Noise-Reduction Rating, NRR 法)為歐美系統常使用的簡化指標,SNR 法中所使用的聲音衰減值是依據 ISO4869-1(主觀法)所測試得到的,而 NRR 法中的聲音衰減值則依據 ANSIS12.6(主觀法)測試而得的。在使用這些簡化指標時,基本上是以經驗公式來決定,在此一經驗公式中考慮了防音護具在不同噪音頻譜下的性能差異、使用中的配合性差異、以及聲音衰減的平均值及標準差等。

   舉例來說:當環境為 100 dBA 時,選用 NRR 為 25 dBA,耳內聲音音壓級預估為 82 dBA

$$100 - (25 - 7) = 82 (7 分貝的扣除為使用之安全考量)$$

   再者,噪音對聽力的損傷具有累積性,因此如在高噪音區域時,切莫貪圖一時之方便或疏忽而未佩戴防音護具,因防音護具的遮音性能會因未佩戴時間的增加而快速地降低(佩戴時間與防音護具有效聲衰減值變化情形見圖 11.4),只要防音護具佩戴的時間稍有減少,其有效聲衰減值(遮音效果)即大幅降低。故為避免工作者因不舒適等因素減少佩戴的時間,宜儘可能提供多種防音護具供使用者選擇,增加其佩戴意願。

   舉例來說:防音護具如其聲衰減值為 25 dB 時,若在工作八小時內 15 分鐘未佩戴防音護具,其效果僅等同於聲音衰減值為 20 dB 佩戴八小時。

表 11.3　防音防護具的優缺點比較

防音護具	使用優點	使用缺點
耳罩	1. 可重複使用。 2. 保養清潔容易。 3. 耳道疾病患者可使用。 4. 體積大，不易遺失。 5. 可阻絕氣導噪音外，亦可以隔絕部分的骨導音，獲得較高的隔音值。 6. 不易造成內耳道感染。	1. 使用時容易脫落。 2. 成本較高。 3. 太多重量，佩戴時感覺不舒適。 4. 夾緊力太強，容易感到不適。
耳塞	1. 有較佳的氣密功能，且不易脫落。 2. 使用中較不易干擾作業。 3. 重量較輕。 4. 成本較低。	1. 可使用次數較少。 2. 產生廢棄物。 3. 不可與他人分享使用。 4. 容易引起內耳道感染。

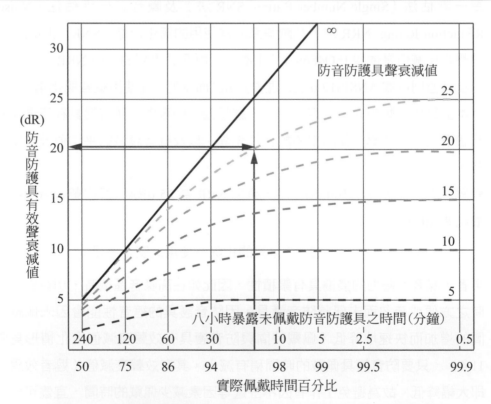

圖 11.4　防音護具實際佩戴時間與有效聲衰減值之變化情形

2. 考量使用者之身體狀況、舒適性與接受性，使用者如有耳朵的疾病，應尋求有關專家對醫療的指示，再進行挑選適合的防音護具。

3. 考量工作環境狀況：例如

(1) 高溫、高濕作業環境：宜使用耳塞、或耳罩軟墊內有冷卻液體裝置者、或使用易吸汗的軟墊套子。

(2) 塵土較多的環境：宜使用後即丟棄式耳塞、或使用附有可更換軟墊套子的耳罩。

(3) 常常進出高噪音環境：宜使用易脫戴的耳罩或附有頸帶的耳塞。

4. 應經檢驗測試合格。

(三) 防音護具的佩戴方式

聽力護具必須確實正確佩戴，方可發揮應有之功效，以下分別介紹泡棉式（發泡式）耳塞及耳罩之佩戴方法。

1. 耳塞（Ear Plug）

(1) 如果耳塞為可壓縮型，將其柔捏成細長條狀。

(2) 另一手繞過頭部，將耳朵向外向上拉高，使得外耳道被拉直。

(3) 將耳塞插入耳道中，並由外往內壓住數秒（待耳塞確實與耳道密合後放開，以防止耳塞被擠壓出來）。

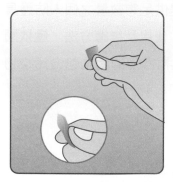 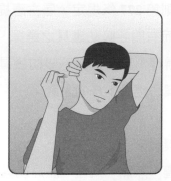 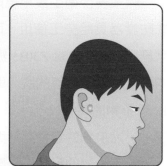

1. 將耳塞壓扁　　2. 一手繞到腦後提起外耳　　3. 泡棉回彈恢復至充滿耳道

圖 11.5　泡棉式耳塞之佩戴要點

2. 耳罩（Ear Muff）：在使用耳罩時，基本上我們必須使用符合個人頭型的耳罩，且頭帶的夾緊力必須鬆緊適中，因為夾緊力太鬆，耳罩易在工作中鬆脫，防音效果不佳；夾緊力太強，雖然可減少噪音藉由空隙導入，但是在佩戴時會令人感覺不舒適。如果適當的增加耳護蓋的厚度，可以減少材料的洩漏，增加耳罩的隔音值，但是亦不可以增加太多重量，以免佩戴時感覺不舒適。

四、呼吸防護具

呼吸防護具為防護有害物對人體造成危害的最後一道關卡，當工作環境中有害物質的濃度過高時，工程改善不適用或無法將危害濃度降低至容許濃度標準以下時，必須使用呼吸防護具來防止有害物經呼吸系統進入人體。呼吸防護具在選擇上若稍有不慎選擇錯誤或使用期限過期等因素，不但不能達到防護效果，反而會帶來更大的危害。

從過去所發生的相關職災案例來看，下列情況包括，均會造成人員生命財產損失：

1. 該使用而未使用。

2. 使用了錯誤類型的呼吸防護具。

3. 使用方式不正確。

4. 呼吸防護具等級不足。

職業安全衛生設施規則第 277 條規定，雇主應提供足夠數量之個人防護具或防護器具給勞工使用，而有關呼吸防護具之選擇、使用及維護方法，應依國家標準 CNS14258 Z3035 辦理。正確選用呼吸防護具需考量的因素包含污染物的特性、暴露環境的狀況與防護具本身的因素：

1. 污染物的特性

   (1) 污染物的毒性類別與強度。

   (2) 污染物的形態：粉塵、蒸氣、氣體、燻煙或霧滴。

   (3) 污染物濃度高於防護具最高使用濃度，不適合使用過濾式呼吸防護具。

2. 暴露環境的狀況

   (1) 缺氧：當氧濃度低於 18% 時，不適用過濾式呼吸防護具。

   (2) 當無法確認污染物種類或存在多種污染物時，不適用過濾式呼吸防護具。

(3) 環境屬於高溫、高濕度時,可能影響濾毒罐之效用,建議使用供氣式呼吸防護具。

(4) 可能引起火災爆炸之作業場所,不可使用供氣式呼吸防護具。

3. 防護具本身的因素

(1) 防護具的有效期限。

(2) 防護具的防護係數。

(3) 防護具確實能有效防止危害。

(4) 防護具穿戴方便且不妨礙作業。

(5) 防護具易於保養與更換零件。

(6) 防護具的重量。

所以,呼吸防護具的使用固然重要,但正確地選用才是呼吸防護具發揮保障生命安全的關鍵。呼吸防護具的使用必須依據危害風險的高低來選擇不同等級,等級不足,將無法提供有效的防護;相反地,若等級過高雖然能達到保護人員的目的,但是從經濟成本、使用者配合意願等方面的考量之下,並不是一個「有效」的作法。呼吸防護具之功能種類相當多,可依功能型式、面體型式或面體內壓力大小作為呼吸防護具的分類方法來選擇各種呼吸危害所需的呼吸防護具之型式。

(一) 呼吸防護具之分類

一般以功能分類可分類成「淨氣式」(過濾式)(Airpurifying)、「供氣式」(Air-supplying)、與「複合式」(Combination)三大類型,如圖 11.6 呼吸防護具的功能分類系統。

1. 淨氣式(過濾式):利用濾材之吸附或過濾的功能阻絕危害物進入呼吸系統中。如防塵口罩、防毒面具及濾毒罐等。

2. 供氣式:是另外提供乾淨安全的空氣給予佩戴者之使用,如自給式空氣呼吸器(Self-Contained Breathing Apparatus, SCBA)、輸氣管面罩(Airline Respirator)。

3. 複合式:以上兩種功能同時兼具之型式。如輸氣管面罩與無動力淨氣式呼吸防護具的組合或者輸氣管面罩與輔助自攜呼吸器的複合。

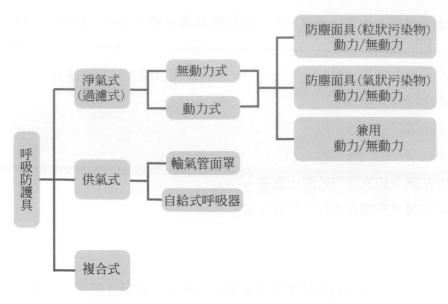

圖 11.6　呼吸防護具的功能分類系統

　　呼吸防護器具以面體分類可分類成四種形式：緊貼式（密閉式）、寬鬆式、丟棄式、口片；依緊貼式面體還可依面體覆蓋範圍分成全面體、半面體及四分之一面體，如圖 11.9 所示。

1. 緊貼式面體：以面體本身材質（矽膠、橡膠或 PVC）所具有的彈性配合頭部繫帶等所施予的壓力將佩戴者的口鼻部密閉包覆於面體之內，面體邊緣與佩戴者頭臉部緊密接觸，依覆蓋的範圍又有可分成下列型式：

   (1) 全面體：包覆範圍涵蓋眼、鼻、口與下巴，面體上有防護鏡供佩戴者目視，除了防護呼吸有害物外，全面體還可防止眼部或臉部受刺激性或侵蝕性污染物的危害。

   (2) 半面體：包覆範圍包括口、鼻與下巴；而四分之一面體的包覆範圍僅及於口鼻部。一般而言，全面體的防護效果高於半面體；而半面體的防護效果又高於四分之一面體。

   (3) 四分之一面體：稱呼一般僅適用於美國，其他地區通常將四分之一面體與半面體一併歸類為半面體。

2. 寬鬆式面體：則僅將佩戴者的頭臉部予以寬鬆包覆，面體不與頭臉部緊密接觸；依外形可分為頭盔、頭罩、面罩與防護衣等型式。

3. 丟棄式面體：是由紡織物所編織而成，面體本身即兼具濾材功能；此類呼吸防護具價格低廉、構造簡單、對作業活動妨礙較少，故事業單位使用甚為普遍。

4. 口片在使用時含於口中，且使用者的鼻部須以鼻夾夾住，僅見於緊急逃生用途。

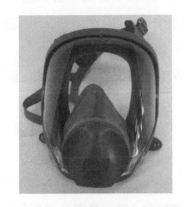

圖 11.7　全面體式面具圖

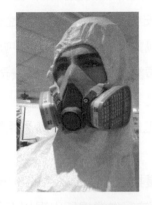

11.8　半面體式面具

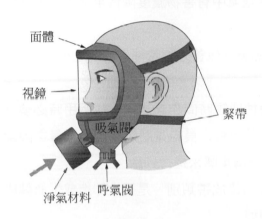

全面體

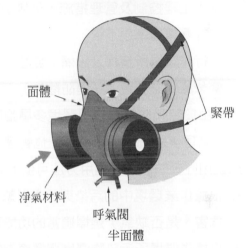

半面體

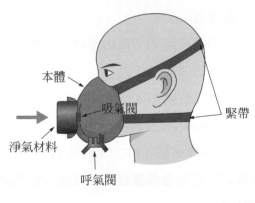

四分之一面體

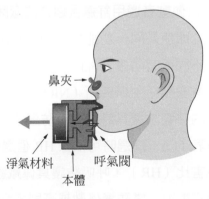

口片

圖 11.9　各種面體的淨氣式呼吸防護具

(二) 呼吸防護具選用原則

1. 使勞工使用呼吸防護具前，必須先完成作業場所勞工危害暴露評估（可參考有害物安全資料表，依危害性化學品評估及分級管理辦法規定辦理暴露評估）及佩戴人員生理狀況或呼吸功能等條件之評估。

2. 參考前項評估結果並依職業安全衛生專業人員之建議，選擇適當及有效之呼吸防護具。

3. 作業勞工應受過呼吸防護具相關訓練，並在作業主管監督下使用呼吸防護具。

4. 呼吸防護具應定期及妥善的實施清潔、儲存及檢查，以確保其有效性。

　　一般而言，作業場所出現以下狀況（或條件）時，便需考慮採用呼吸防護具：

1. 採用工程控制及管理措施，仍無法將空氣中有害物濃度降低至勞工作業場所容許暴露標準之下。

2. 進行作業場所清掃及設備（裝置）之維修、保養等臨時性作業或短暫性作業。

3. 緊急應變之處置。（消防除外）

　　由於呼吸防護具使用環境多屬臨時性或短時間作業居多，故選用時必須針對現場環境狀況、危害種類、危害濃度及佩戴人員自身狀況等其他考量之因素來選用呼吸防護具，選用方法可依下列三個步驟來進行判斷：

1. 根據作業環境中的污染與危害形態（污染危害類別、是否立即造成生命健康危害、是否缺氧）選擇適當的功能類型。

2. 根據作業場所污染物濃度選擇適當的面體與濾淨材料等級。

3. 由佩戴者選用舒適且適合的廠牌、型號與規格。

　　即使是同一功能類型的呼吸防護具也會因所採用的面體與濾材（淨氣式）的不同而有防護功能的差異。我國訂定之呼吸防護具選用參考原則與美國國家職業安全衛生研究所（NIOSH）的概念相同，即針對不同型式、面體、淨氣材料的呼吸防護具訂定指定防護係數（Assigned Protection Factor, APF），表 11.5 與表 11.6；挑選時可依據 HR 值選擇具有適當防護係數（PF），亦即 PF 須大於危害比（HR），呼吸防護具佩戴經過適當訓練且密合程度良好，可達到較高之保護能力，當防護係數越高則表示保護效果越好。

概念 補帖

1. 防護係數（PF）：用以表示呼吸防護具防護性能之係數，而防護係數會隨佩戴者、呼吸防護具種類、環境不同而所有不同。

   $$防護係數 (PF) = \frac{1}{L} = \frac{1}{L_1 + L_2} 或 \frac{1}{L_1 + L_2 + L_3}$$

   L：總洩漏率 %

   L_1：面體洩漏率 %（自佩戴者面部與呼吸防護具之間隙所造成之洩漏率）

   L_2：濾材洩漏濾 %（由排氣閥、閥座部及其他部位間隙所造成之洩漏率）

   L_3：濾材或吸收罐所造成之洩漏率 %

2. 危害比（Hazard Ratio, HR）：指空氣中污染物濃度高於容許暴露標準的倍數，可代表選擇呼吸防護具需具有最低的防護係數值。

   $$危害比 \ HR = \frac{空氣中污染物濃度}{該污染物之容許暴露標準}$$

例題 01

假設空氣中污染物濃度為 100 ppm，而該物質容許暴露濃度為 5 ppm，佩戴者應選擇多少 PF 值之防護具？

解答

Hazard Ratio（HR）= 100 ÷ 5 = 20

故呼吸防護具須選擇 PF 值 > 20 以上之呼吸防護具

例題 02

勞工作業時間 8 小時，於作業場所須同時暴露二氧化硫（SO_2）及甲苯，佩戴者應選擇多少 PF 值之防護具，暴露情形如下表，

汙染物	現場暴露濃度	容許暴露濃度
二氧化硫（SO_2）	4 ppm	2 ppm
甲苯（Toluene）	1200 ppm	100 ppm

解答

Step1　酸性氣體二氧化硫 HR = 4/2 = 2

　　　　有機蒸氣甲苯　　HR = 1200 / 100 = 12

Step2　二氧化硫所需呼吸防護具之 PF 值須大於 2

　　　　甲苯所需呼吸防護具之 PF 值須大於 12

Step3　綜合以上結果，因同時暴露於兩種物質，建議 PF 值須大於 12，且具同時過濾酸性及有機蒸氣之濾材。

若可於作業前了解有害物之容許濃度值（Permissible Exposure Limit, PEL），則可利用指定防護係數 APF 與 PEL 獲得該呼吸防護具於作業環境的最大使用濃度（Maximum Use Concentration, MUC）。

MUC = APF×PEL

例如：使用 APF = 10 之濾毒罐，防護對象為二甲苯（PEL=100 ppm），

MUC = APF × PEL = 10 × 100 = 1000，其可適用之工作環境濃度為 1,000 ppm 以下

表 11.4　淨氣式呼吸防護具建議防護係數（PF）表

防護具型式	防護係數 (PF) 建議值
簡易型口罩 + 二級濾材 (洩漏率 5%)	5
簡易型口罩 + 一級濾材 (洩漏率 1%)	10
簡易型口罩 + 特級濾材 (洩漏率 0.1%)	10
半面體 + 二級濾材 (洩漏率 5%)	10
半面體 + 一級濾材 (洩漏率 1%)	15
半面體 + 特級濾材 (洩漏率 0.1%)	20
全面體 + 二級濾材 (洩漏率 5%)	15
全面體 + 一級濾材 (洩漏率 1%)	50
全面體 + 特級濾材 (洩漏率 0.1%)	100
動力 + 非頭罩寬鬆面體 + 二級濾材 (洩漏率 5%)	15
動力 + 非頭罩寬鬆面體 + 一級濾材 (洩漏率 1%)	30

防護具型式	防護係數 (PF) 建議值
動力 + 非頭罩寬鬆面體 + 特級濾材 (洩漏率 0.1%)	50
動力 + 頭罩 + 二級濾材 (洩漏率 5%)	20
動力 + 頭罩 + 一級濾材 (洩漏率 1%)	100
動力 + 頭罩 + 特級濾材 (洩漏率 0.1%)	500
動力 + 緊貼型面體 + 二級濾材 (洩漏率 5%)	20
動力 + 緊貼型面體 + 一級濾材 (洩漏率 1%)	100
動力 + 緊貼型面體 + 特級濾材 (洩漏率 0.1%)	1,000
氣狀物防護呼吸防護具	
半面體 (以濾罐洩漏 1% 計算)	15
全面體 (以濾罐洩漏 1% 計算)	50
動力 + 非頭罩寬鬆面體 (以濾罐洩漏 1% 計算)	30
動力 + 頭罩 (以濾罐洩漏 1% 計算)	100
動力 + 緊貼型面體 (以濾罐洩漏 1% 計算)	100

表 11.5　美國國家職業安全衛生研究所（NIOSH）訂定之
呼吸防護器具指定防護係數

呼吸防護具型式	面體內壓力	防護係數 APF
1. 淨氣式		
使用淨氣材料	-	5
四分面體	-	5
半面體 + 非單次使用粒狀物防護濾材 (高效率濾材除外)	-	10
全面體 + 粒狀物防護濾材 (高效率濾材除外)	-	10
動力 + 寬鬆面體	+	25
全面體 + 高效率粒狀物防護濾材	-	50
動力 + 高效率粒狀物防護濾材 + 緊貼面體	+	50
半面體 + 氣態物吸收劑 + 粒狀物防護濾材	-	10
全面體 + 氣態物吸收劑 + 粉塵、燻煙或霧滴用濾材	-	10

呼吸防護具型式	面體內壓力	防護係數 APF
全面體＋氣態物吸收劑＋高效率粒狀物防護濾材	-	50
動力＋緊貼面體＋氣態物吸收劑＋高效率粒狀物防護濾材	-	50
2. 供氣式		
A. 輸氣管面罩		
需求式＋半面體	-	10
定流量＋寬鬆面體	+	25
需求式＋全面體	-	50
定流量＋緊貼面體	+	50
壓力需求式＋半面體	+	1,000
壓力需求式＋全面體	+	2,000
B. 自攜式呼吸器		
需求式＋全面體	-	50
壓力需求式＋全面體	+	10,000
3. 複合式		
全面體壓力需求式輸氣管面罩＋壓力需求輔助自攜呼吸器	+	10,000

(三) 建立呼吸防護計畫

依呼吸防護計畫及採行措施指引，雇主使勞工於有害環境作業需使用呼吸防護具時，應依其作業環境空氣中有害物之特性，採取適當之呼吸防護措施，訂定呼吸防護計畫據以推動，並指派具有呼吸防護相關知能之專人負責執行。所稱有害環境是指無法以工程控制或行政管理有效控制空氣中之有害氣體、蒸氣及粉塵之濃度，且符合下列情形之一：

1. 作業場所之有害物濃度超過八小時日時量平均容許濃度之二分之一。
2. 作業性質具有臨時性、緊急性，其有害物濃度有超過容許暴露濃度之虞，或無法確認有害物及其濃度之環境。

氧氣濃度未達 18% 之缺氧環境，或其他對勞工生命、健康有立即危害之虞環境。

　　呼吸防護具是保護勞工的最後一道防線，使用錯誤可能比不使用的結果更為嚴重，在提供勞工使用前，雇主應系統性地將相關因素予以檢視與評估，職業安全衛生設施規則第 277-1 條規定，雇主使勞工使用呼吸防護具時，應指派專人，採取下列呼吸防護措施，作成執行紀錄並留存三年。

1. 危害辨識及暴露評估

　　(1) 危害辨識：工作場所可能潛在的呼吸危害包括：粉塵、纖維、生物性危害、燻煙、霧滴、氣體、蒸氣等，應考量有害物之物化性質，以及是否存在人員呼吸暴露會對生命、健康造成立即危害之有害物與環境。

　　(2) 暴露評估：評估作業場所呼吸危害之暴露，依下列原則辦理：

　　　　A. 應視勞工所從事之例行性作業、臨時性作業、緊急應變（搶救／逃生）等不同環境與作業狀況，考量各該狀況之最嚴重的暴露情形，以確保依各狀況所選用之防護具可提供作業人員充分之防護。

　　　　B. 依危害環境及有害物屬性，參考國內外文獻或安全資料表等相關危害資訊，實施暴露評估；符合國家標準 CNS 15030 化學品分類，具有健康危害之化學品者，應依「危害性化學品評估及分級管理辦法」規定辦理暴露評估。

2. 防護具之選擇

　　(1) 決定呼吸防護具之類型

　　　　A. 存在對生命、健康造成立即危害之環境：對於人員暴露於可能會對生命、健康造成立即危害之有害物濃度或缺氧環境（氧氣濃度未達 18%）等，雇主應提供供氣式呼吸防護具使作業人員使用。

概念 補帖

立即致危濃度（Immediately Dangerous to Life or Health Concentration, IDLH）：

在未使用呼吸防護具狀況下，暴露不逾 30 分鐘，不致引起不可恢復健康效應之最大濃度，特別針對急性呼吸危害之暴露而定，達此濃度可能造成生命喪失、不可逆的健康效應及建降低逃生能力。

B. 非屬對生命、健康造成立即危害之環境：對於粒狀物或氣狀物之防護，雇主須提供供氣式或淨氣式呼吸防護具，依暴露有害物之種類、濃度及防護具之防護效能等資料，選用適當呼吸防護具。

C. 前述兩者均需考量工作類型、作業及場所等特性，如：

a. 工作負荷程度。

b. 穿戴時間。

c. 異常之溫度或濕度。

d. 溝通、視野及是否穿戴眼鏡。

e. 供氣方式。

f. 活動情形。

g. 如需其他個人防護具（如護目鏡或防護衣等），不同防護具之相容性。

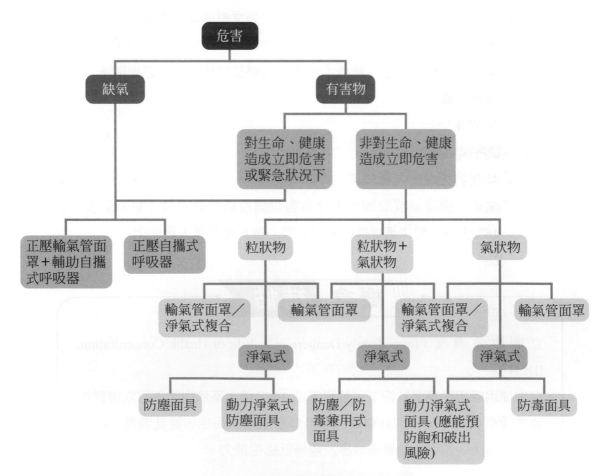

圖 11.10　呼吸防護具選用步驟

(2) 生理評估：使用呼吸防護具可能會對作業人員造成額外的生理負擔，雇主須於選擇呼吸防護具進行密合度測試前，對使用者本身生理狀況進行評估，以確認作業人員使用呼吸防護具的能力，及避免因使用呼吸防護具而造成傷害。

　　A. 適用生理評估之事業單位：事業單位依勞工健康保護規則規定應僱用或特約醫護人員者，需針對呼吸防護具使用者，由從事勞工健康服務之醫護人員參與實施生理評估。

　　B. 實施方法：事業單位應請從事勞工健康服務醫護人員、職業安全衛生管理等人員，共同訂定適合其作業型態之生理評估方法、內容（如調查問卷等）及需進一步轉介醫師進行醫學評估之機制，並據以實施。雇主應提供醫護人員實施生理或醫學評估所需資訊，並須保護受評估者的個人隱私。

(3) 密合度測試：密合度測試（Fit Test）主要是判定呼吸防護具和使用者面部的密合程度，以確保防護效能，雇主對於需佩戴緊密貼合型呼吸防護具（如半面體或全面體之呼吸防護具）之作業人員，應指派專人或委託專業人員進行密合度測試。

　　A. 測試時機與頻率

　　　a. 每次選擇呼吸防護具時。

　　　b. 至少每年測試一次。

　　　c. 當使用者之生理變化會影響面體密合時（佩戴者體重變化大、面體變化如失去牙齒、裝置假牙、牙齒矯正或顏面產生疤痕）。

　　　d. 當使用者反應密合有問題時。

　　B. 實施方法

　　　a. 定性密合度測試係利用受測者嗅覺或味覺主觀判斷是否有測試氣體洩漏進入面體內，定性密合度測試僅適用於密合係數等於或小於100之防護具。

　　　b. 定量密合度測試係利用儀器量測呼吸防護具面體內外之洩漏情形，使用定量密合度測試時，半面體及全面體之密合係數需分別達100與500以上才算通過測試。

概念 補帖

1. 密合係數（Fit Factor, FF）

$$密合係數（FF）= \frac{環境中之試驗物質濃度 (Co)}{呼吸防護具面體內之試驗物質濃度 (Ci)}$$

$$整體密合係數（Overall\ FF）= \frac{n}{\frac{1}{FF_1} + \frac{1}{FF_2} + \frac{1}{FF_3} + \ldots + \frac{1}{FFn} - 1 + \frac{1}{FFn}}$$

n 為測試動作數（Number of exercises）

$FF_1, FF_2, FF_3, \cdots, FF_{n-1}, FF_n$ 為每個動作之個別密合係數。（包含正常呼吸、深呼吸、頭部左右移動、頭部上下移動、說話、彎腰等動作。）

呼吸防護具選用參考案例：

例一：在某作業場所中，存在氧化鐵燻煙濃度為 25mg／m³，氧氣濃度為 20%。

步驟：

(1) 由於氧化鐵燻煙是屬於非油性之粒狀污染物，其立即致危（IDLH）濃度為 2500 mg／m³，而且該場所並非屬於缺氧環境，因此淨氣式防塵口罩應該可以使用。

(2) 根據我國勞工作業場所容許暴露標準，氧化鐵燻煙之限值為 10 mg／m³，因此該危害物之 HR 值為 25／10 = 2.5。

(3) 查表 11.5 之 PF 值，簡易型口罩 + 二級濾材（洩漏率 5%）為最基本的選擇（PF 須大於 HR）。因氧化鐵燻煙屬於非油性粒狀汙染物，故可選擇 N95 口罩在正確的佩戴下即可達到防護的目的。

防護具型式	防護係數（PF）建議值
簡易型口罩 + 二級濾材（洩漏率 5%）	5

例二：作業環境空氣中同時存在銅粉塵（22 mg／m³）與油霧滴（8 mg／m³），氧氣濃度為 20%。

步驟：

(1) 由於銅粉塵與油霧滴之 IDLH 濃度分別為 100 mg/m³ 與 2500 mg／m³，而且該場所並非屬於缺氧環境，因此淨氣式防塵口罩是可以使用的。

(2) 根據我國勞工作業場所容許暴露標準，銅粉塵與油霧滴之限值分別為 1 mg／m³ 與 5 mg／m³，因此其 HR 值則為 22 與 1.6。

(3) 由於銅粉塵與油霧滴均屬於粒狀污染物，其中又以銅粉塵之 HR 值較大，因此以銅粉塵之 HR 值作為防護具等級選擇之依據。依據查表 11.5 之結果將選擇「全面體 + 一級濾材」以上之防護具。因油霧滴屬於油性粒狀污染物則全面體搭配 R95 或 P95 之濾材為最基本的選擇。

防護具型式	防護係數 (PF) 建議值
全面體 + 一級濾材 (洩漏率 1%)	50

3. 防護具之使用

(1) 密合檢點（Fit Check）：作業人員佩戴呼吸防護具進入作業區域前，應調整好佩戴之面體，檢點面體與顏面之間密合情形，確認處於良好狀況，才可使用。密合檢點包含正壓及負壓檢點兩種方式，兩者於檢點時均需進行。測試方法如下：

A. 正壓檢點：佩戴者將出氣閥以手掌或其他適當方式封閉後，再緩慢吐氣，若面體內的壓力能達到並維持正壓，空氣無向外洩漏的現象，即表示面體與臉頰密合度良好，如圖 11.11 所示。

B. 負壓檢點：佩戴者使用適當的方式阻斷進氣（可使用手掌遮蓋吸收罐或濾材進氣位置，或取下吸收罐再遮蓋進氣口，也可使用不透氣的專用罐取代正常使用的吸收罐）如圖 11.11 所示，再緩慢吸氣，使得面體輕微凹陷。若在十秒鐘內面體仍保持輕微凹陷，且無空氣內洩的跡象，即可判定防護具通過檢點。

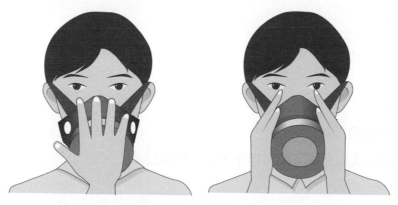

圖 11.11　密合檢點

在測試呼吸防護具是否佩戴正確或是否確實防護，可用密合度檢點及密合度測試來發現，並解決密合不良的問題。

(2) 使用時應排除可能引起洩漏之因素，避免面體洩漏：最適當的呼吸防護具必須在佩戴時能使佩戴者感到舒適且能達到密合要求的呼吸防護具。而每個呼吸防護具廠牌型式都有多種不同的尺寸與外形可供選用。因此，密合度是決定防護具（特別是負壓操作的無動力過濾防護具）是否發揮防護功能的關鍵因素。若使用密合度不良的呼吸防護具，即使使用再好的淨氣材料過濾吸收也是徒勞無功的。下列是破壞呼吸防護具的密合度的主要因素：

A. 面體與佩戴者面部無法密合。

B. 進排氣閥洩漏。

C. 面體或其他部位破損。

D. 配件連結不當。

(3) 淨氣式呼吸防護具之濾材、濾匣或濾罐注意事項：使用淨氣式呼吸防護具應確認所使用的濾材、濾匣與濾罐之有效性，相關標示必須清楚，不可被移除。

(4) 供氣式呼吸防護具之供氣品質：使用供氣式呼吸防護具時，應確保供應氣體之品質無危害勞工之虞。

4. 防護具之維護與管理：雇主對於所置備之呼吸防護具，應就以下管理項目訂定實施方式並據以執行，以維護呼吸防護具之防護效能：

(1) 清潔與消毒。

(2) 儲存。

(3) 檢查。

(4) 維修。

(5) 領用。

(6) 廢棄。

5. 呼吸防護教育訓練

(1) 擬訂防護具穿戴時機與程序，並做好管制。

(2) 實施教育訓練：教育訓練內容應包含危害確認、呼吸防護具選擇、穿戴動作等、密合度檢點、密合度測試、緊急狀況認知及處理及清潔、保養及維護等相關之內容。

(3) 要求正確之佩戴。

(4) 建立呼吸防護具更換時機。

(5) 實施查核管理。

6. 成效評估及改善：雇主應定期每年至少 1 次評估呼吸防護計畫之執行成效，適時檢討及改善，並訪視佩戴呼吸防護具之人員，以確認計畫有效執行並符合實際需求。前項呼吸防護措施，事業單位勞工人數達二百人以上者，雇主應依中央主管機關公告之相關指引，訂定呼吸防護計畫，並據以執行；於勞工人數未滿二百人者，得以執行紀錄或文件代替。

例題 03

試列舉五項選擇呼吸防護具應先確認之事項。 　　　　　　　　【95.11 乙安】

解答

1. 有害物質之種類。
2. 是否有缺氧之可能。
3. 是否會立即危及生命或健康。
4. 有害物在空氣中之濃度為何？
5. 有害物之物性、化性及毒性。
6. 是否具刺激性作用，如對眼、鼻、皮膚等。
7. 是否會引起火災、爆炸。
8. 是否有設置必要之工程控制設備。
9. 是否有令人憎惡之味道存在，或其他物理條件。
10.是否需佩戴其他的防護具如安全眼鏡、防護依等。
11.工作者工作進行速度、工作範圍、移動情形。
12.各項呼吸防護具之特性及限制。

淨氣式的呼吸防護具材料可分為 N、R 與 P 三種，分別代表非抗油（not resistant to oil）、抗油（resisant to oil）與耐油（oil proof），其中 N 型濾材可用來防護非油性懸浮微粒，R 型與 P 型可同時防護非油性及含油性懸浮微粒。而 R 型與 P 型濾材的差異在，R 型最長佩戴時間為 8 小時，就要丟棄，P 型可長時效防護，但應於累計使用四十小時至三十天後更換。

各型濾材又依防護效果分為 100、99 與 95 三個等級，其定義為利用氣膠進行捕集測試，測試結果顯示防護濾材的捕集效能分別為 99.97%、99% 與 95%，如表 11.6 所示。以 N95 口罩為例，其對於 NaCl 微粒的捕集效率為 95% 以上。

表 11.6　防塵口罩標準

測試氣膠 除塵效率	NaCl	DOP	DOP
99.97%	N100	P100	P100
99%	N99	P99	R99
95%	N95	P95	R95

1. 測試用懸浮微粒[aerosol]選用大小為0.3μm [Mass Median aerodynamic diameter]的最易穿透粒徑。
2. NaCl = Sodium Chloride
3. DOP = Dioetyl Phthalate

例題 04

假設某作業環境中粒徑 10 微米及粒徑 0.3 微米之厭惡性粉塵濃度分別為 50 mg / m^3 及 100 mg / m^3，今有一勞工佩戴密合度 100% 之 N95 口罩，請計算該勞工對此兩種粉塵之暴露濃度。　　　　　　　　　　　　　　　　　　　　【99.03 乙安】

解答

N95 口罩是以 0.3 微米氯化鈉微粒進行測試，阻隔效率達 95% 以上，並經密合度測試的認證。針對勞工佩戴 N95，暴露不同粒徑的環境計算暴露濃度：

1. 勞工暴露於粒徑 10 微米的微粒時，因 N95 可以有效補集 0.3 微米以上之微粒，且佩戴密合度 100%，故 N95 口罩的捕集率將達 100%，亦即穿透率為 0，該作業環境勞工暴露濃度為 0。

2. 勞工暴露於粒徑 0.3 微米的微粒時，因粉塵粒徑為 0.3 微米，佩戴密合度 100%，故 N95 口罩的捕集率為 95%，亦即穿透率為 5，該作業環境勞工暴露濃度為 $100 \text{ mg} / \text{m}^3 \times 5\% = 5 \text{ mg} / \text{m}^3$。

例題 05

呼吸防護具的使用時機為何？並請分別說明防塵與防毒呼吸防護具去除有害物質之機制。

【103.11 甲衛】

解答

1. 一般而言，作業場所出現以下狀況（或條件）時，便需考慮採用呼吸防護具：
   (1) 採用工程控制及管理措施，仍無法將空氣中有害物濃度降低至勞工作業場所容許暴露標準之下。
   (2) 進行作業場所清掃及設備（裝置）之維修、保養等臨時性作業或短暫性作業。
   (3) 緊急應變之處置。（消防除外）

2. 防塵與防毒呼吸防護具去除有害物質之機制說明如下：
   (1) 防塵呼吸防護具：防塵呼吸防護具去除有害物之機制主要針對粒狀汙染物，利用攔截、慣性衝擊、重力沉降、擴散作用、靜電吸引等作用，去除過濾粉塵、金屬燻煙等粒狀污染物。如圖 11-12 粒狀物染物之去除機制所示。
   (2) 防毒呼吸防護具：防毒呼吸防護具去除有害物之機制主要針對氣狀污染物，利用濾毒罐中裝填之活性碳、特殊化學品等吸附材料，利用吸收作用、吸附作用或觸媒反應，去除過濾之氣狀污染物。

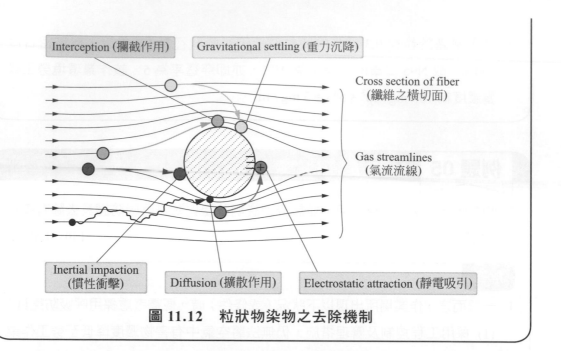

圖 11.12　粒狀物染物之去除機制

例題 06

試列出 5 種濾材對粒狀汙染物的去除機制；並簡要說明。　　　　【107.11 甲衛】

解答

1. **攔截作用**：當顆粒沿氣流的方向前進，使汙染物無法通過而被接觸表面截留，而汙染物會隨著濾材孔徑大小不同而攔截到不同的汙染物。
2. **慣性衝擊**：顆粒本身具有慣性存在，當粒子隨著氣流時方向突然改變後，較大的粒子可衝擊在濾材上，而小小的粒子則會繼續隨的氣流抵達沉積位置。
3. **重力沉降**：塵粒因受到地球引力的作用，較大的顆粒因沉降的速度較快或無法透過氣流捕集，可透過直接沉降於濾材位置。
4. **擴散作用**：當顆粒較微小時，形成布朗運動，使顆粒在流體當中呈現不規則運動，進而利用擴散直接吸附於濾料上，此作用通常針對 0.001 ～ 0.5mm 之微粒較有效。
5. **靜電吸引**：使粒子與濾材呈現相反的電荷，透過氣流中的粒子與濾材纖維間的靜電吸引力，此作用對越小越輕的粒子越明顯。

例題 07

請說明粉塵經口鼻吸入後在人體呼吸道三個解剖區的宿命與沉積機制。

【105 年工礦衛生技師 - 工業衛生】

解答

粉塵會隨呼吸進入呼吸道,而影響粉塵會在不同部位沉積的主要因素是粒子的物理特性(如形狀、粒徑的大小及密度等),以及與呼吸有關的空氣動力學(如流速、流動方向等),不同粒徑的粉塵在呼吸道不同部位沉積的比例也不同,沉積位置可分為三個區域,分別為:

1. 上呼吸道區(鼻、口、咽喉);

2. 氣管、支氣管區;

3. 肺泡區(細支氣管及肺泡)。

一般認為粒徑在 10 mm 以上的塵粒大部分沉積在上呼吸道區,又稱吸入性粉塵;粒徑在 5-10 mm 之粉塵則容易沉積在氣管、支氣管區,又稱胸腔性粉塵;粒徑在 2 mm 以下之粉塵則可進入肺泡而引起塵肺病,稱為呼吸性粉塵。粉塵沉積位置如圖 6-9 粒狀污染物粒徑與進入人體呼吸道不同部位示意圖。

(四) 呼吸防護具使用注意事項及檢點

1. 防塵面具的注意事項:

 (1) 不得使用於立即危險或缺氧場所。

 (2) 對於高毒性粒狀物質、石綿與輻射核種應使用高效率濾材。

 (3) 若氣體、蒸氣有害物與粒狀污染物共同存在時,必須使用兩者兼用呼吸防護具。

 (4) 當作業場所中含有對眼睛具刺激、危害等物質時,應使用全面體。

 (5) 根據作業場所有害物濃度選擇面體與濾材等級。

 (6) 呼吸防護具在使用前應先實施密合度測試。

 (7) 若使用四分之一面體、半面體與全面體,濾材可繼續重複使用,但是當濾材上所累積的粒狀物使呼吸阻抗增加至不能舒適佩戴的程度時,應更換濾材。

(8) 丟棄式面體在工作結束後應立即拋棄更新，不應於下次工作時繼續使用。必要時（如濾材上的負荷量增加過快時），應增加更換頻率。

(9) 防護具應勤於檢查、清潔與保養。

2. 防毒面具的注意事項：

(1) 確認環境中氧氣濃度在 18% 以上。

(2) 裝置適合對象氣體的吸收罐。此外應多準備備用吸收罐，一旦吸收罐失效時可立即更換。

(3) 不可在超過使用範圍濃度的場所使用。

(4) 如毒性氣體的種類、濃度或吸收罐的有效期間不明時，或有缺氧之虞時，應改用輸氣管面罩或自救呼吸器。

(5) 使用時應確實保持充分氣密。

(6) 切勿忘記拔除吸收罐的底蓋。

(7) 不要使吸收罐掉落或加以衝擊。

3. 動力淨氣式呼吸防護面罩的注意事項：

(1) 不得使用於立即危險或缺氧場所，但若使用緊貼面體，可供立即致危狀況突發時緊急撤離用。

(2) 如淨氣式呼吸防護具一般，必須針對污染物的特性選擇濾淨材料。

(3) 與防毒面具一般，不宜使用於無警告性質的有害氣體與蒸氣。

(4) 對於高毒性粒狀物質、石綿與輻射核種應使用高效率濾材。

(5) 使用寬鬆面體應注意在故障與流量降低時完全喪失防護功能。

(6) 在高溫與重體力作業場所，當佩戴者呼吸量增加時，可能無法提供足夠的呼吸空氣量，而使面體內的壓力在吸氣時無法保持正壓狀態。

(7) 防護具應附設空氣流量警告裝置，或者根據製造商所提供的使用指引檢查空氣流量。

(8) 由於電池、風扇等元件可能在操作運轉期間產生火花，故不宜使用於有火災、爆炸之虞的場所，特別是危險物濃度接近或超過爆炸下限的狀況。

4. 輸氣管面罩的注意事項：

(1) 輸氣管面罩在使用上供氣是否能正常維持。若確定輸氣管面罩能持續正常運作，應可使用於缺氧與立即危險場所。然而一旦發生故障就會使佩戴者暴露於危險之下。

(2) 在使用空氣壓縮機供氣時應注意空氣入口或壓縮機放置位置，確定該處的空氣未被污染，必要時應檢查供氣品質。

(3) 若使用固定式大型空氣壓縮機供氣，應設置：

　A. 濾材與過濾器排除供氣中的油水、氣味、雜質等。

　B. 在壓縮機過熱時能關機或發出警告的自動控制裝置。

(4) 除了使用空氣壓縮機外，也可使用高壓空氣瓶供氣，但空氣瓶必須明顯標示呼吸用空氣，以免在使用時混淆錯接。高壓空氣瓶不宜使用於耗氣量較大的定流量防護具。

(5) 避免使用純氧供氣時因為當高壓純氧與灰塵、油污接觸時會發生爆炸。

(6) 對定流量輸氣管面罩而言，每具面體供氣量應維持在每分鐘 0.17（半面體與全面體）至 0.23（寬鬆面體）立方米以上。在高溫作業或重體力勞動時應酌予增加；但每具面體供氣量不宜超過每分鐘 0.42 立方米。

(7) 當多人同時由一空氣源供氣時，應注意維持穩定的供氣量。

(8) 使用軟管面罩時，供氣軟管長度不宜超過 10 公尺；若使用壓縮空氣供氣，輸氣管的長度亦不宜超過 90 公尺。

(9) 輸氣管與面體避免使用不同廠商的產品。

(10)佩戴者不得連續使用輸氣管面罩一小時以上。

(11)雇主使勞工使用輸氣管面罩呼吸防護具時，應確保其供氣及性能維持正常運作，並避免使用純氧供氣。若使用空氣壓縮機供氣者，其與面罩連結之輸氣管線及接頭，應明顯標示其種類及用途；相鄰管線之接頭，應以不同規格予以區隔。

5. 自給式呼吸器的注意事項：

(1) 人員需較長時間的訓練方能正確使用。

(2) 需考量佩戴者的體力負荷（特別是高溫作業、重體力勞動）。

(3) 有效使用時間低於 15 分鐘的自攜呼吸器僅適用於緊急逃生。

(4) 當使用時間僅剩下 20-25% 時須提醒佩戴者注意。

(5) 使用者呼吸量的增加也會使使用時間縮短。因此，在高壓作業、重體力勞動、高溫作業時，使用時間都會較預期短。

(6) 佩戴時間不可超過 1 個小時。

(7) 循環式呼吸器操作溫度較高，可能造成佩戴者不適。

(8) 負壓操作的呼吸器面體應通過密合度測試。

(9) 不同廠牌與型式自攜呼吸器之間的零件不可互換使用。

(10) 開放式自攜呼吸器不宜使用純氧。

(11) 空氣瓶內所填充之空氣品質應合乎一定的標準。

(12) 在使用與填充空氣瓶時應嚴格遵循廠商的技術指導。

6. 呼吸防護具平時檢點與檢點要項

(1) 確認面體是否劣化、龜裂、裂損或污穢。

(2) 確認頭帶是否有彈性，長度是否適當。

(3) 確認排氣閥的動作是否正常，有否脫落、鬆懈、破損。

(4) 確認連續管是否劣化、龜裂、破損或阻塞。

(5) 供氣系統是否正常。

(6) 確認吸收罐是否適合對應之氣體、是否有效。

(7) 確認呼吸防護具使用濾材之時間並記錄。

(8) 確認空氣壓縮瓶之剩餘量是否充足及壓力表是否正常。

例題 08

依職業安全衛主設施規則規定，雇主供給勞工使用之呼吸防護具，其選擇與使用應依國家標準 CNS 14258 23035 辦理。請回答在下表所列條件時，是否可使用列舉之呼吸防護具，可使用者請答○，不可使用者請答 ×。（答題方式：（一）○、（二）○...） 【105.03 乙安】

作業環境污染危害型態與程度	呼吸式防護具功能分類		
	無動力淨氣式呼吸防護具		供氧式呼吸防護具
	防塵面具	防毒面具	正壓壓縮空氣開放式自攜呼吸器
氧含量高於 18%，粒狀污染物濃度不致立即對生命健康造成危害	（一）	（二）	（三）
氧含量不明或低於 18%，且有害物濃度不明或可能立即對生命健康造成危害	（四）		（五）

解答

（一）○、（二）×、（三）○、（四）×、（五）○

例題 09

依勞動部公告之呼吸防護具選用參考原則試回答下列問題：

1. 名詞說明：

   (1) 危害比（HR）。

   (2) 防護係數（PF，並列出計算式）。

2. 呼吸防護具之選用首重工作環境之「危害辨識」，請列舉 4 項危害辨識之內容。

【106.11 甲衛】

解答

依據「呼吸防護具選用參考原則」規定：

1. 名詞說明：

   (1) 危害比（HR）：指空氣中污染物濃度高於容許暴露標準的倍數，可代表選擇的呼吸防護具需具有最低的防護係數值。

   $$HR = \frac{空氣中污染物濃度}{該污染物之容許暴露標準}$$

   (2) 防護係數（PF）：用以表示呼吸防護具防護性能之係數，而防護係數會隨佩戴者、呼吸防護具種類、環境不同而所有不同。

   $$防護係數（PF）= \frac{1}{L（總洩漏率 \%）}$$

2. 危害辨識主要為確認工作環境中有無污染物的存在與危害性及工作環境條件等，危害辨識內容如下列：

   (1) 暴露空氣中有害物之名稱及濃度。

   (2) 該有害物在空氣中之狀態。（粒狀或氣狀）

   (3) 作業型態及內容。

   (4) 其他狀況（例如：作業環境中是否有易燃、易爆氣體、不同大氣壓力或高低溫影響）。

五、全身式防護具

全身式防護衣主要的防護功能有防火、防電、防腐蝕、防高溫及防輻射等功能，整個全身式防護器具不單單只是包含防護衣，其中還包含了頭部防護具、臉部防護具、呼吸防護具、手部防護具、足部防護具、無線電通訊設備或依其他危害狀況佩戴其他防護器具，除最基本的必備防護身體的性能外，也須穿脫容易，重量不宜過於笨重，而影響作業的靈活性、穿著時間太長容易導致救災時間延誤或降低人員著用的意願。

(一) 全身式防護具之種類

身體防護具之種類可依照材質、功能、環境與使用時機來區分。材質一般以 PVC、丁基橡膠（Butyl Rubber）或新平橡膠（Neoprene）來作為防護衣，依功能分類可依據美國環保署之分類，對於不同危害等級應對應使用之防護裝備，可參考表 11.7 美國環保署對防護衣之分類，其他全身式防護具還包含防濺圍裙、防火消防衣、連身工作服等。

表 11.7　美國環保署對防護衣之分類

防護等級	危害狀況	防護設備需求
A 級防護	劇毒化學物質、化學液體或氣體傷皮膚，現場含氧量低於 19.5%。 所有濃度未知之狀況下，物質其濃度經偵測超過立即致危濃度。	1. 氣密式連身防護衣 2. 化學防護靴 3. 自給式呼吸防護器具（SCBA） 4. 無線電通訊設備 5. 其他必備之防護器具
B 級防護	現場含有導致呼吸危害之化學物質、化學氣體，但不傷皮膚，以及現場含氧量低於 19.5%。	1. 非氣密式連身防護衣 2. 化學防護手套 3. 化學防護靴 4. 自給式呼吸防護器具（SCBA） 5. 無線電通訊設備 6. 其他必備之防護器具
C 級防護	已知現場的空氣污染物且可使用淨氣式呼吸防護具去除呼吸危害。	1. 連身防護衣 2. 化學防護手套 3. 化學防護靴 4. 淨氣式呼吸防護具 5. 無線電通訊設備 6. 其他必備之防護器具
D 級防護	工作環境已確定無危害，只需輕微的皮膚防護即可。	1. 連身防護衣 2. 化學防護手套 3. 化學防護靴 4. 其他必備之防護器具

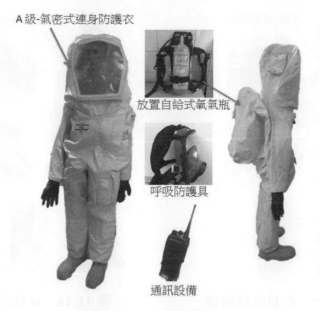

A級-氣密式連身防護衣

放置自給式氧氣瓶

呼吸防護具

通訊設備

圖 11.13　A 級防護裝備

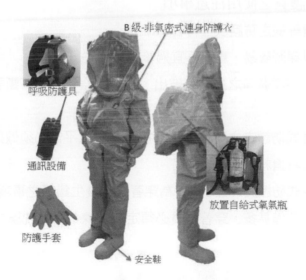

B級-非氣密式連身防護衣

呼吸防護具

通訊設備

防護手套

安全鞋

放置自給式氧氣瓶

圖 11.14　B 級防護裝備

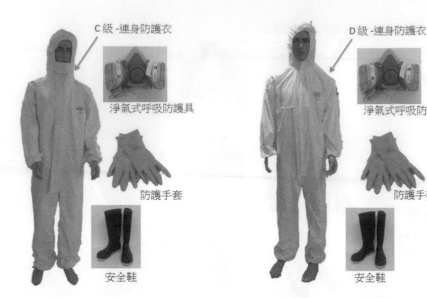

圖 11.15　C 級防護裝備　　　　圖 11.16　D 級防護裝備

(二) 全身式防護具之使用注意事項

1. 選擇適當防護等級之防護衣並符合標準。

2. 選擇防護衣以穿脫容易，重量不宜過笨重為優先。

3. 防護衣或其他防護裝備之損壞、破出、滲透或空氣連接管斷裂等狀況不得使用。

4. 由於穿著全身式防護衣之時機大多為搶救，所以平常必須做好檢點及維護，避免緊急狀況時搶救人員發生危害。

5. 正確穿著全身式防護具，圖 11.17 為穿著經常發生錯誤之事項。

6. 全身式防護具裝備甚多，穿著人員必須定期演練，以免耽誤救援時間。

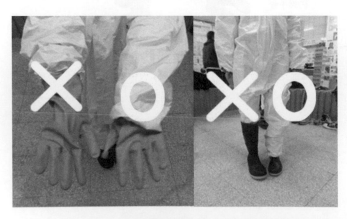

圖 11.17　手套及安全鞋需置於防護衣內避免異物流進防護衣

六、手部防護具

手部防護具之功用為防止手部觸碰帶電體而發生感電、危害物經由手部皮膚吸收或腐蝕、人員操作銲接熔接時遭火花高溫而導致灼傷、割傷或防止可能經由手部引起工作者之危害。

(一) 手部防護具之種類

手部防護具可依用途、材質、厚度作為分類方法，一般手部防護具以操作作業時暴露的危害作為分類，防護手套使用的材質也相當多樣性，如橡膠、PE、PVC、皮革、金屬、玻璃纖維、樹酯纖維、棉紗等。表 11.8 為手部防護具的種類及適用行業。

表 11.8　手部防護具的種類及適用行業

類別	使用材質	適用行業	圖片
職業衛生防護手套 防溶劑 防酸鹼	PVC、PE、橡膠、合成橡膠等	食品業、醫院、實驗室、清潔業或操作操作酸、鹼、礦植物油、有機溶劑等。	
電氣用手套 防弱電 防高壓電	橡膠、皮革	適用於一般電氣作業或活線近接作業時用，例如家電業、電信業、台電等。	
註：防護手套相片由莘環實業提供			
防靜電手套	聚酯胺、碳纖維材質	噴漆、化學工業上使用。	
熔接用手套 電銲或氬銲材質有分	皮革	氣體熔接熔斷、電弧熔接。	

類別	使用材質	適用行業	圖片
工地手套	棉紗	礦業、土木建築業等。	
耐熱用手套有分溫度或耐火型	玻璃纖維、樹酯纖維	鋼鐵業、金屬熔鑄業等高溫作業。	
防切割手套	玻璃纖維、聚脂材料、不鏽鋼	製造工業、機械工業、自動化相關工業、土木建築業、食品業。	
防震手套	使用彈性伸縮性佳的材料來吸收衝擊能量	礦業、土木建築業等。	
防寒手套	內層棉布刷毛、外層一般多半用天然橡膠、聚氯乙烯等為材料	冷凍、冷藏作業、雪地外出作業。	
醫用X射線防護手套	含鉛的橡膠或聚氯乙烯為主	核電廠、醫院。	

註：手部防護具相片由Xinlinya公司提供

(二) 手部防護具之選用

在工作場所接觸的物體能量不同或接觸到酸、鹼、溶劑等化學物質具有的毒性、腐蝕性等危害性物質，而且各種防護手套之材質也都不相同，即使主要材質相同，也會因成分、厚度、結構、製造的不同，而有不同的防護效果，因此在選用時得考慮下列要點：

1. 危害辨識：應先評估佩戴人員接觸的危害物質之情形、濃度及暴露時間的長短或人員接觸的物理能量。

2. 選擇合適的手套材質：針對不同手套材質所屬的化學或物理特性須先行瞭解後，方能做合適的選擇。

3. 舒適度與靈活度：選擇的防護手套除了達到防護效能外，應配合作業內容，使佩戴人員感到舒適及保持作業時的靈活度。

4. 現場環境狀況：作業現場是否有其他影響手套之防護功能，例如現場溫度愈高愈容易使手套吸附有毒物質進入材質內，應選擇較高級防護效能之手套。

5. 機械性強度：手套不只是要能防化學品的浸滲，其強度亦須達一定水準，以免穿戴時因強度不夠而破裂，完全失去保護的作用。

6. 工作電壓等級：先決定工作現場電路電壓等級，再找適合之耐電壓等級。另外在購買高電壓用手套時，應附加羊皮保護手套。

(三) 手部防護具之檢點與維護

1. 安全手套的檢查

   (1) 檢查手套外觀有無破洞、龜裂、剝落、熔融、傷痕、氣泡、斑點、污穢、膨脹、收縮、硬化及其他異常現象或有礙使用上之缺陷。

   (2) 職業衛生防護手套充入空氣，並封閉腕部末端，浸入 0.01% 之界面活性劑溶液，白手掌部捋至手指部檢查是否有氣泡發生。

   (3) 電用橡膠手套翻面，使空氣充填於手套內並將開口處捏緊，並用力壓手掌部位，靠近鼻子感覺有無漏氣。

   (4) 電用橡膠手套應每六個月內做一次絕緣性能檢測。

2. 安全手套的保養維護

   (1) 保存的地方應避免高溫高溼的場所及避免太陽直接之照射。

   (2) 有些材質的手套不適合與空氣接觸，應用塑膠袋等保存較好。

   (3) 熔接用防護皮手套不能洗，並且不要密封在塑膠袋內以免變質或發霉。

   (4) 電用橡膠手套若有接觸油污、應立即以酒精清洗。若以水清洗時，要立即用乾布擦拭，並放陰涼處風乾。

   (5) 電用橡膠手套洗濯時不要使用含油性強的溶劑系列。

   (6) 各種手套應配合說明書進行保養與維護。

七、足部防護具

所謂的足部防護具一般係指安全鞋，防護範圍為小腿至足部，主要為防止足部受到穿刺、重物墜落、滑倒、化學危害、熱危害及感電危害等其他經由足部影響人員健康之危害。

(一) 足部防護具之種類

足部防護具依不同的作業別，而有不同防護型式的鞋具，其分類如下表11.9：

表 11.9　各式安全鞋之種類及適用範圍

名稱	適用範圍	圖片
一般安全鞋	具備護趾鋼頭以保護腳趾，防穿刺底板以保護腳底，適用於製造業、礦業、營造業、運輸業、貨運搬運業、林業等事業場所使用之安全鞋。	
防滑安全鞋	適用於各行業作業人員穿著時腳底能防止滑倒並能保護腳趾之安全鞋。	
絕緣安全鞋	當人員於高壓電區域作業時，可絕緣高壓電，防止鞋底經導電至身體，避免人員足部發生感電危害。	
導電用安全鞋、工作鞋（抗靜電安全鞋）	人體所產生的靜電而有可能發生氣爆、火災、經由靜電所產生的事故、災害。可適用於操作可燃性物質（氣體、蒸氣、液體、粉體等），薄膜、各種噴漆裝置、電子零件工作場所。	
職業衛生用長統靴（安全雨鞋）	適用於在工作場所內從事於有可能受到酸、鹼、化學藥品傷害皮膚或經由皮膚吸入人體之作業人員所穿用之保護職業衛生用長統鞋。	
腳背安全鞋	從事搬上、卸下重量物體工作人員之防護腳趾、腳背為目的而使用之護腳背安全鞋。適用於鋼鐵業、造船業、礦業、營造業、運輸業、物品起重搬運業、林業、鋼鐵加工業、鍛造業、窯業、物流業工作場所。	

名稱	適用範圍	圖片
耐熱安全鞋	以耐熱阻燃鞋底材料，以隔絕地熱傳至腳底。一般用於救火員、石油精煉廠、鋼鐵業或鎔鑄業、焊接工程等。	

註：足部防護具相片由Xinlinya公司提供

(二) 足部防護具之使用注意事項

1. 是否有針對現場環境危害選擇適當的安全鞋。
2. 應要有兩雙鞋子交替穿，維持安全鞋的耐久性，並保存在乾燥的地方。
3. 新品時，應要加以整修，當天的髒污（油污等）要當天清除，同時要防止損傷或髒污，並且在新鞋上擦拭保皮油。
4. 穿著皮革製的安全鞋需加強防水要經常擦保皮油等，因為皮革含水後會變硬，使安全鞋壽命減短。
5. 當共同使用一雙安全鞋時，應當定期消毒、清潔，以免傳染疾病。
6. 注意穿著安全鞋時是否太重或太緊，太重或太緊容易流腳汗，易使腳部孳生黴菌如香港腳等。

(三) 足部防護具之檢點與維護

　　安全鞋應該維持於良好狀況，並且要定期檢查，若發現有磨損或劣化現象，則應該予以丟棄。鞋帶應該時常檢查，若必要的話，應該予以置換。若有物體穿刺入鞋底內，必須予以除去。縫合線應該檢查是否鬆動、磨損或斷裂。對於新購安全鞋上層部分噴塗矽樹脂或噴塗保護蠟將能促進防濕功能。

11-5 結語

　　職業災害的防止應藉由職業災害防止計畫，採取各項管理計畫、因應對策並實施自動檢查等，由源頭與發生途徑中，避免職業災害的發生，保障工作者的安全與健康。但再縝密的計畫與規劃，仍然無法完全避免災害的發生，而個人防護具則在此時發揮其效用，有效降低災害的影響程度，因此，個人防護具是事故發生時，工作者的最後一道防線，必須審慎使用與有效管理。

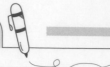

本章習題

1. 依「職業安全衛生設施規則」之規定，雇主供給勞工使用之個人防護具或防護器具，應依規定辦理之項目為何？ 【96.11 甲衛】

2. 正確選擇呼吸防護具需考量哪些因素？試論之。

3. 個人防護具有哪些種類？何以在職業暴露預防策略上，個人防護具是最後考量的方法？ 【98 年工礦衛生技師 - 衛生管理實務】

4. 請寫出呼吸防護具的種類與使用時機和使用注意事項。

【96 年工礦衛生技師 - 衛生管理實務】

5. 請列舉五項戴用工地安全帽時應遵守之事項。 【96.08 乙安】

6. 請問 N95 防塵口罩所稱之「N」及「95」各代表何種意義？ 【97.11 乙安】

7. 試列舉五種應考慮使用呼吸防護具之場合。 【98.07, 96.03 乙安】

   (1) 至少列出 5 種不同防護類型之手套。

   (2) 作業環境有使用氫氣酸、硝酸、硫酸，某作業人員感覺手指疼痛，並發現手套疑似有裂縫。您如何對該傷患做緊急處置？（提示：燒燙傷處理）【101.07 乙安】

8. 某一化學工廠使用特定化學物質為製造原料，一特定化學物質危害預防標準之規定，應由特定化學物質作業主管從事監督作業。試問，依該物質 SDS 查得其可經由吸入、皮膚吸收及對眼睛造成健康，試問工廠應置備哪些必要之防護具？

【100.03 甲衛】

9. 勞工使用適當的耳塞或耳罩，可降低噪音暴露。相較於耳塞，在選用上，耳罩具有哪些優點？ 【102.11 甲衛】

10. 使用適當之防護具可降低勞工吸入有害物質與噪音暴露。 【105.03 甲衛】

    (1) 試列舉 4 種應考慮使用呼吸防護具之場合。

    (2) 試列舉 3 項在選用呼吸護具時應先確認之事項。

    (3) 耳塞與耳罩各有其優缺點，相較於耳塞，試列舉 3 項耳罩之優點。

Chapter 11

個人防護具

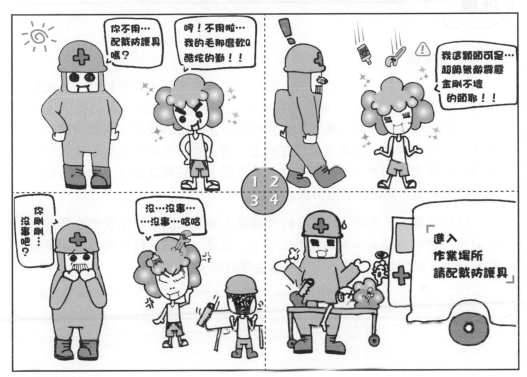

 真有此事

　　2006年5月22日台北縣新莊一間電鍍工廠突然發生火警，警消人員全員出動搶救，但因為工廠裡都是硝酸跟鹽酸，強酸滲透到消防隊員的防護衣裡面，造成十五名隊員被灼傷，誇張的是，原本應該是保護消防隊員的防護衣，對於強酸竟然一點抵抗力也沒有。

真有
此事

我倆划著澡桶

　　十年前，一對十七歲的朋友，隆尼與史提夫，兩人閒極無聊，想找些事情來打發時間，他們注意到史提夫的父親將他家舊的熱水澡桶扔了出來，好騰出空間給新的澡桶，兩名少年就決定駕著澡桶橫越附近的運河。兩人放下熱水澡桶，見著澡桶浮在水上，兩人就歡天喜地起來，他們爬進澡桶，試著划槳前進，滑到四分之一的河面上，只見澡桶進了點水，他們商討之下決定，應該把水舀出去。

　　他們推想：「既然，河水是從澡桶邊上湧進來的，要是我們拉開排水的塞子，水就會順著排水孔流出去了。」於是，兩個人就把澡桶的塞子拔開，接下來發生什麼事情，你用膝蓋也想的到。

　　　　　　　~溫蒂。諾斯喀特，豬頭滿天下-達爾文獎的蠢人蠢事，遠流出版事業股份有限公司。

Chapter 12 | 健康管理與健康促進

12-1 前言

近年來由於產業結構與社會型態丕變，我國產業型態轉為高科技及服務業為主，工作場所除傳統之職業危害外，勞工尚面臨績效壓力、工時過長、輪班、心理壓力等健康危害，根據調查，國內產業經濟的基礎與競爭力來自於優質的勞工，然而國內勞工因應生活之必須，每年的平均工時名列世界前茅，再加上超時的工作條件影響勞工健康的案例時有所聞，為有效落實職業病預防，健康管理是不可或缺的，因為健康是避免各種職業傷病的源頭管理方法。1978 年世界衛生組織（WHO）於阿瑪阿塔宣言（Declaration of Alma-Ata）中提倡健康是人類最基本的權利、健康不僅只是沒有疾病，且政府和人民應共同負起健康責任等，藉由規劃完善的健康管理策略，搭配有效的健康促進計畫，建立友善職場環境。政府為健全職業病預防體系，擴大施行事業單位勞工人數五十人以上者，辦理勞工健康保護事宜，強化勞工身心健康保護，避免長時間工作造成的過勞預防與肌肉骨骼傷害，於勞工健康保護規則中指出特別危害健康作業類別、健康檢查種類及健康管理分級、並規範醫護人員健康服務項目與頻率等，希冀藉由健全醫護人員或勞工健康服務相關人員從事勞工健康服務之制度，落實職業病預防及提升我國勞工健康照護率，使勞工達成良好工作績效與建立舒適的作業環境目標。

健康管理與健康促進為做好職業病預防工作的重點，健康管理的目的為發現勞工身體狀況之變化、使雇主適當分配勞工工作、針對健康檢查結果了解作業環境之危害並施以工程改善與行政管理策略以達預防職業病發生之目標。而健康促進與健康體適能活動為健康管理之手段，目的為減少勞工工作壓力、提高工作效力、增進勞工對事業單位之向心力。

12-2　健康管理

　　目前國內健康管理主要依據「勞工健康保護規則」辦理，雇主針對新進及在職勞工必須透過體格、健康檢查或健康追蹤複查，了解勞工之健康情形，作為選派工作之依據。依據「職業安全衛生法」第 20 條規定雇主於僱用勞工時，應施行體格檢查；在職勞工應施行定期健康檢查；而從事特別危害健康作業者，應定期施行特定項目之健康檢查，並依規定分級實施管理。其檢查之目的如下：

1. 體格檢查目的：正確分配工作、保護勞工本人健康及避免危害他人、建立勞工基本健康資料。

2. 定期健康檢查及特殊健康檢查目的：

    (1) 評估環境管理之效果。

    (2) 早期診斷職業病。

    (3) 有助於鑑定感受性高的勞工。

    (4) 使有病之勞工接受治療。

一、一般體格檢查

　　為正確選派工作內容、保護勞工本人健康及避免危害他人、建立勞工基本健康資料，依法勞工有接受檢查之義務，依「勞工健康保護規則」規定，雇主僱用勞工時，應就下列規定項目實施一般體格檢查，相關記錄應至少保存七年：

1. 作業經歷、既往病史、生活習慣及自覺症狀之調查。

2. 身高、體重、腰圍、視力、辨色力、聽力、血壓及身體各系統或部位之理學檢查。

3. 胸部 X 光（大片）攝影檢查。

4. 尿蛋白及尿潛血之檢查。

5. 血色素及白血球數檢查。

6. 血糖、血清丙胺酸轉胺酶（ALT）、肌酸酐（creatinine）、膽固醇、三酸甘油酯、高密度脂蛋白膽固醇之檢查。

7. 其他經中央主管機關指定之檢查。

　　有下列情形之一者，得免實施前項一般體格檢查：

1. 非繼續性之臨時或短期性工作，其工作期間在六個月以內。

2. 其他法規已有體格或健康檢查之規定。

3. 其他經中央主管機關指定公告。

　　檢查距勞工前次檢查未逾規定之定期檢查期限，經勞工提出證明者，得免實施。

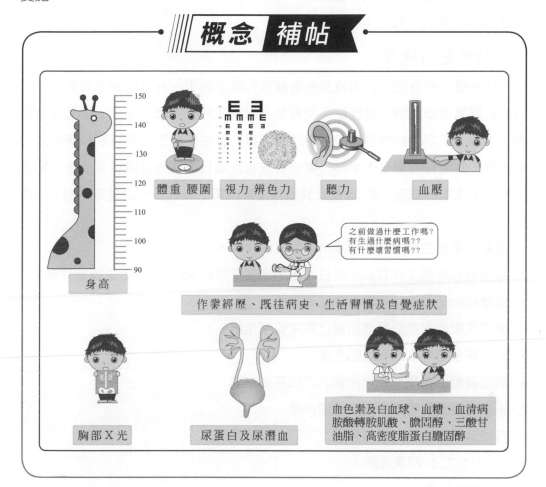

二、一般健康檢查

　　健康檢查指雇主對在職勞工，為發現健康有無異常，以提供適當健康指導、適性配工等健康管理措施，依其年齡於一定期間或變更其工作時所實施者。依據「勞工健康保護規則」第 17 條規定，雇主對於在職勞工應依其年齡層，定期實施一般健康檢查，及早鑑定職業病、了解現場作業環境之危害，定期健康檢查可鑑定出感受性較高之勞工，提早使勞工接受治療。其檢查檢查項目及檢查記錄，與一般體格檢查相同。

雇主對在職勞工,應依下列規定,定期實施一般健康檢查:

1. 年滿六十五歲以上者,每年檢查一次。
2. 年滿四十歲以上未滿六十五歲者,每三年檢查一次。
3. 未滿四十歲者,每五年檢查一次。

三、特殊健康檢查

特殊健康檢查指對從事特別危害健康作業之勞工,為發現健康有無異常,以提供適當健康指導、適性配工及實施分級管理等健康管理措施,依其作業危害性,於一定期間或變更其工作時所實施者。雇主使勞工從事特別危害健康作業,應於其受僱或變更作業時,實施各該特定項目之特殊健康檢查。依「職業安全衛生法施行細則」第 28 條及健康保護規則第 2 條附表一之規定,指下列作業:

1. 高溫作業勞工作息時間標準所稱之高溫作業。
2. 勞工噪音暴露工作日八小時日時量平均音壓級在 85 分貝以上之噪音作業。
3. 游離輻射防護法所稱之游離輻射作業。
4. 異常氣壓危害預防標準所稱之異常氣壓作業。
5. 鉛中毒預防規則所稱之鉛作業。
6. 四烷基鉛中毒預防規則所稱之四烷基鉛作業。
7. 粉塵危害預防標準所稱之粉塵作業。
8. 有機溶劑中毒預防規則所稱之下列有機溶劑作業:

    (1) 1, 1, 2, 2- 四氯乙烷。

    (2) 四氯化碳。

    (3) 二硫化碳。

    (4) 三氯乙烯。

    (5) 四氯乙烯。

    (6) 二甲基甲醯胺。

    (7) 正己烷。

9. 製造、處置或使用下列特定化學物質或其重量比(苯為體積比)超過百分之一之混合物之作業:

    (1) 聯苯胺及其鹽類。

(2) 4- 胺基聯苯及其鹽類。

(3) 4- 硝基聯苯及其鹽類。

(4) β- 萘胺及其鹽類。

(5) 二氯聯苯胺及其鹽類。

(6) α- 萘胺及其鹽類。

(7) 鈹及其化合物（鈹合金時，以鈹之重量比超過百分之三者為限）。

(8) 氯乙烯。

(9) 2, 4- 二異氰酸甲苯或 2, 6- 二異氰酸甲苯。

(10) 4, 4- 二異氰酸二苯甲烷。

(11) 二異氰酸異佛爾酮。

(12) 苯。

(13) 石綿（以處置或使用作業為限）。

(14) 鉻酸及其鹽類或重鉻酸及其鹽類。

(15) 砷及其化合物。

(16) 鎘及其化合物。

(17) 錳及其化合物（一氧化錳及三氧化錳除外）。

(18) 乙基汞化合物。

(19) 汞及其無機化合物。

(20) 鎳及其化合物。

(21) 甲醛。

(22) 1,3- 丁二烯。

(23) 銦及其化合物。

10.黃磷之製造、處置或使用作業。

11.聯吡啶或巴拉刈之製造作業。

12.其他經中央主管機關指定公告之作業：

製造、處置或使用下列化學物質或其重量比超過百分之五之混合物之作業：
溴丙烷。

另外，基於健康管理分級之需要，雇主使勞工接受特殊健康檢查時，應將勞工作業內容、最近一次之作業環境監測記錄及暴露情形等作業經歷資料交予醫師，提供醫師作為評估之依據。

概念 補帖

職業安全衛生法規定之特別危害健康作業：

口訣：氣溫遊玩造成鉛粉中毒

| 異常氣壓 | 高溫 | 游離輻射 | 四烷基鉛 | 噪音 | 鉛 | 粉塵 | 有機溶劑(7種)
特定化學物質(23種)
黃磷
聯吡啶或巴拉刈
其他 |

特殊健康檢查項目應依表 12.1 特殊健康檢查項目表，針對特別危害健康作業類別，定期實施規定之檢查項目、記錄，並保存十年以上。但游離輻射、粉塵、三氯乙烯、四氯乙烯作業之勞工及聯苯胺及其鹽類、4- 胺基聯苯及其鹽類、4- 硝基聯苯及其鹽類、β- 萘胺及其鹽類、二氯聯苯胺及其鹽類、α- 萘胺及其鹽類、鈹及其化合物、氯乙烯、苯、鉻酸及其鹽類、重鉻酸及其鹽類、砷及其化合物、鎳及其化合物、1,3 - 丁二烯、甲醛、銦及其化合物等之製造、處置或使用及石綿之處置或使用作業之勞工，其紀錄應保存三十年。

依據「勞工健康保護規則」第 23 條規定，雇主於勞工經體格檢查、健康檢查或健康追蹤檢查後，應採取下列措施：

(1) 參照醫師之建議（表 12.2），告知勞工並適當配置勞工於工作場所作業。
(2) 對檢查結果異常之勞工，應由醫護人員提供其健康指導；其經醫師健康評估的結果，不能適應原有工作者，應參採醫師之建議，變更其作業場所、更換工作或縮短工作時間，並採取健康管理措施。
(3) 將檢查結果發給受檢勞工。
(4) 將受檢勞工之健康檢查紀錄彙整成健康檢查手冊。
(5) 勞工體格及健康檢查紀錄、健康指導與評估等勞工醫療資料之保存及管理，應保障勞工隱私權。

　　另外，考量高溫、異常氣壓、高架、精密及重體力勞動作業具特殊危害，其連續工作時間與休息時間，應視為勞工個別健康狀態與作業內容配適之，基於從事勞工健康服務之醫生具職業衛生、職業醫學等相關訓練，於「勞工健康保護規則」第 24 條規定，雇主使勞工從事高溫、異常氣壓、高架、精密或重體力勞動作業時，應由從事勞工健康服務之醫師，綜合評估勞工之體格或健康檢查結果與作業內容，適當配置勞工之工作時間及休息時間。若公司規模屬免雇用或特約從事勞工健康服務之醫師者，得由辦理勞工體格及健康檢查之醫師為之。

四、健康分級管理

　　雇主使勞工從事特別危害健康作業時，依規定應建立健康管理資料，將健康檢查之結果，實施健康分級管理，並採取適當之措施：

1. 第一級管理：特殊健康檢查或健康追蹤檢查結果，全部項目正常，或部分項目異常，而經醫師綜合判定為無異常者。
2. 第二級管理：特殊健康檢查或健康追蹤檢查結果，部分或全部項目異常，經醫師綜合判定為異常，而與工作無關者。
3. 第三級管理：特殊健康檢查或健康追蹤檢查結果，部分或全部項目異常，經醫師綜合判定為異常，而無法確定此異常與工作之相關性，應進一步請職業醫學科專科醫師評估者。
4. 第四級管理：特殊健康檢查或健康追蹤檢查結果，部分或全部項目異常，經醫師綜合判定為異常，且與工作有關者。

概念 補帖

健康分級管理：

管理等級	特殊健康檢查或追蹤檢查結果		醫師綜合判定	工作相關
	全部項目	部分項目		
第一級管理	正常	異常	正常	—
第二級管理	異常	異常	異常	無關
第三級管理	異常	異常	異常	可能相關
第四級管理	異常	異常	異常	相關

根據健康管理分級結果，依下列規定處置：

(1) 健康檢查或健康追蹤結果屬於第二級管理以上者，應由醫師註明其不適宜從事之作業與其他應處理及注意事項。

(2) 屬於第三級管理者，應請職業醫學科專科醫師實施健康追蹤檢查，必要時應實施疑似工作相關疾病之現場評估，且應依評估結果重新分級，並將分級結果及採行措施依中央主管機關公告之方式通報。

(3) 屬於第二級管理者，雇主應提供勞工個人健康指導。

(4) 屬於第三級管理或第四級管理者，並應由醫師註明臨床診斷。

(5) 屬於第四級管理者，經職業醫學科專科醫師評估現場仍有工作危害因子之暴露者，應採取危害控制及相關管理措施。

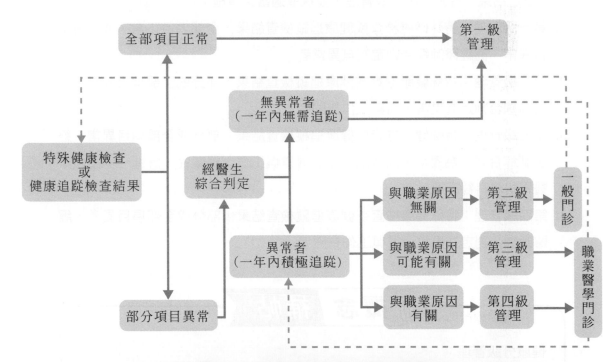

圖 12.1 健康管理分級流程示意圖

　　為提升特別危害健康作業之健康檢查品質，及建立健康管理分級之標準化，行政院衛生署國民健康局於 96 年訂定之特別危害健康作業健康檢查指引，作為協助從事勞工健康檢查業務之醫師及相關醫事人員，明瞭特殊健檢結果之分級健康管理的界定及判讀，依據「職業安全衛生法」第 21 條規定，體格檢查發現應僱勞工不適於從事某種工作，不得僱用其從事該項工作。健康檢查發現勞工有異常情形者，應由醫護人員提供其健康指導；其經醫師健康評估結果，不能適應原有工作者，應參採醫師之建議，變更其作業場所、更換工作或縮短工作時間，並採取健康管理措施。表 12.2 列出不適合從事作業之疾病建議，舉例來說，高溫作業應考量不適合從事作業之疾病：如高血壓、心臟病、呼吸系統疾病、內分泌系統疾病、無汗症、腎臟疾病、廣泛性皮膚疾病等，應審慎評估配工之適當性及進行密切的健康狀況評估追蹤。

　　倘若進行高溫作業之理學檢查時，出現皮膚紅斑、甲狀腺腫大、高血壓、喘鳴、肌力異常、生殖器異常，可暫時判為第二級；若經綜合判定為異常，且可能與職業原因有關者則判定為第三級；與職業原因有關者，則判定為第四級。若需進一步澄清與職業相關者，宜轉介至職業醫學專科醫師門診做進一步追蹤檢查。若經專科醫師判定異常結果與工作暴露可能有關，則判定為第三級。若經專科醫師判定異常結果與工作暴露有關，則判定為第四級。若異常結果與工作暴露無關，但仍需持續追蹤者判定為第二級。若異常結果經追蹤檢查已恢復正常或不需再追蹤者則判定為第一級。常見之高溫熱及噪音危害之檢查結果分級管理建議茲分列如表 12.3 及 12.4。

Chapter 12

健康管理與健康促進

表 12.1　特殊健康檢查項目表

編號	檢查對象	特殊健康檢查項目	定期檢查期限
1	從事高溫作業勞工工作息時間標準所稱高溫作業	作業經歷、生活習慣及自覺症狀之調查。 高血壓、冠狀動脈疾病、肺部疾病、糖尿病、腎臟病、皮膚病、內分泌疾病、膠原病及生育能力既往病史之調查。 目前服用之藥物，尤其著重利尿劑、降血壓藥物、鎮定劑、抗痙攣劑、抗血液凝固劑及抗膽鹼激素劑之調查。 心臟血管、呼吸、神經、肌肉骨骼及皮膚系統之理學檢查。 飯前血糖（sugar AC）、血中尿素氮（BUN）、肌酸酐（creatinine）與鈉、鉀及氯電解質之檢查。 血色素檢查。 尿蛋白及尿潛血之檢查。 肺功能檢查（包括用力肺活量（FVC）、一秒最大呼氣量（FEV 1.0）及 FEV1.0/ FVC）。 心電圖檢查。	一年
2	從事噪音暴露工作日八小時日時量平均音壓級在八十五分貝以上作業	作業經歷、生活習慣及自覺症狀之調查。 服用傷害聽覺神經藥物（如水楊酸或鏈黴素類）、外傷、耳部感染及遺傳所引起之聽力障礙等既往病史之調查。 耳道理學檢查。 聽力檢查（audiometry）。（測試頻率至少為五百、一千、二千、三千、四千、六千及八千赫之純音，並建立聽力圖）。	一年
3	從事游離輻射作業	作業經歷、生活習慣及自覺症狀之調查。 血液、皮膚、胃腸、肺臟、眼睛、內分泌及生殖系統疾病既往病史之調查。 頭、頸部、眼睛（含白內障）、皮膚、心臟、肺臟、甲狀腺、神經系統、消化系統、泌尿系統、骨、關節及肌肉系統之理學檢查。 心智及精神檢查。 胸部X光（大片）攝影檢查。 甲狀腺功能檢查（T3、T4、TSH）。 肺功能檢查（包括用力肺活量（FVC）、一秒最大呼氣量（FEV1.0）。 血清丙胺酸轉胺酶（ALT）及肌酸酐（Creatinine）之檢查。 紅血球數、血色素、血球比容值、白血球數、白血球分類及血小板數之檢查。 尿蛋白、尿糖、尿潛血及尿沉渣鏡檢。	一年

詳細表格請見 QR code

表 12.2　不適合從事作業之疾病建議表

作業名稱	考量不適合從事作業之疾病
高溫作業	高血壓、心臟病、呼吸系統疾病、內分泌系統疾病、無汗症、腎臟疾病、廣泛性皮膚疾病。
低溫作業	高血壓、風濕症、支氣管炎、腎臟疾病、心臟病、周邊循環系統疾病、寒冷性蕁麻疹、寒冷血色素尿症、內分泌系統疾病、神經肌肉系統疾病、膠原性疾病。
噪音作業	心血管疾病、聽力異常。
振動作業	周邊神經系統疾病、周邊循環系統疾病、骨骼肌肉系統疾病。
精密作業	矯正後視力零點八以下或其他嚴重之眼睛疾病。
游離輻射作業	血液疾病、內分泌疾病、精神與神經異常、眼睛疾病、惡性腫瘤。
非游離輻射作業	眼睛疾病、內分泌系統疾病。
異常氣壓作業	呼吸系統疾病、高血壓、心血管疾病、精神或神經系統疾病、耳鼻科疾病、過敏性疾病、內分泌系統疾病、肥胖症、疝氣、骨骼肌肉系統疾病、貧血、眼睛疾病、消化道疾病。
高架作業	癲癇、精神或神經系統疾病、高血壓、心血管疾病、貧血、平衡機能失常、呼吸系統疾病、色盲、視力不良、聽力障礙、肢體殘障。

詳細表格請見 QR code

表 12.3　高溫作業管理分級參考表

一、主要健康危害（資料來源：行政院衛生署國民健康局 BHP94-CH3-002 研究計畫）	
急性	1. 循環及神經調節系統危害：中暑、熱衰竭、熱痙攣。 2. 氣喘誘發。 3. 心血管疾病惡化、糖尿病、腎臟病惡化。
慢性	1. 皮膚出現熱紅疹。 2. 眼睛角膜、晶體的灼傷。 3. 其他如不孕症、低血鉀、低血鈉、腎結石等。
備註	請參考職業安全衛生法－高溫作業勞工作息時間標準

二、法定健康檢查項目（資料來源：勞工健康保護規則附表十）

特殊體格檢查項目	定期檢查期限	特殊健康檢查項目
1. 作業經歷、生活習慣及自覺症狀之調查。 2. 高血壓、冠狀動脈疾病、肺部疾病、糖尿病、腎臟病、皮膚病、內分泌疾病、膠原病及生育能力既往病史之調查。 3. 目前服用之藥物，尤其著重利尿劑、降血壓藥物、鎮定劑、抗痙攣劑、抗血液凝固劑及抗膽鹼激素劑之調查。 4. 心臟血管、呼吸、神經、肌肉骨骼及皮膚系統（男性加做睪丸）之理學檢查。 5. 飯前血糖（sugar AC）、血中尿素氮（BUN）、肌酸酐（creatinine）與鈉、鉀及氯電解質之檢查。 6. 血色素檢查。 7. 尿蛋白及尿潛血之檢查。 8. 肺功能檢查（包括用力肺活量（FVC）、一秒最大呼氣量（FEV 1.0)及 FEV1.0 / FVC） 9. 心電圖檢查。	一年	1. 作業經歷、生活習慣及自覺症狀之調查。 2. 高血壓、冠狀動脈疾病、肺部疾病、糖尿病、腎臟病、皮膚病、內分泌疾病、膠原病及生育能力既往病史之調查。 3. 目前服用之藥物，尤其著重利尿劑、降血壓藥物、鎮定劑、抗痙攣劑、抗血液凝固劑及抗膽鹼激素劑之調查。 4. 心臟血管、呼吸、神經、肌肉骨骼及皮膚系統（男性加做睪丸）之理學檢查。 5. 飯前血糖（sugar AC）、血中尿素氮（BUN）、肌酸酐（creatinine）與鈉、鉀及氯電解質之檢查。 6. 血色素檢查。 7. 尿蛋白及尿潛血之檢查。 8. 肺功能檢查（包括用力肺活量（FVC）、一秒最大呼氣量（FEV 1.0）及 FEV1.0 / FVC） 9. 心電圖檢查。

三、管理分級建議（資料來源：中華民國環境職業醫學會專家會議）

管理分級定義	健康檢查結果管理分級建議
第一級管理 特殊健康檢查或健康追蹤檢查結果，全部項目正常，或部分項目異常，而經醫師綜合判定為無異常者。	1. 檢查結果符合下列條件之一： 　(1) 自覺症狀、理學檢查和法定健康檢查項目正常者。 　(2) 檢查結果部份項目輕度異常，經醫師認定不需實施健康追蹤檢查者。 　(3) 異常結果實施追蹤檢查後恢復正常者。

第二級管理 特殊健康檢查或健康追蹤檢查結果，部分或全部項目異常，經醫師綜合判定為異常，而與工作無關者。	1. 法定健康檢查項目或健康追蹤檢查結果部分或全部項目異常，如缺鐵性貧血、泌尿道感染造成之血尿或蛋白尿等，經醫師綜合判定需繼續追蹤檢查者。 2. 異常項目可由工作以外的原因解釋。
第三級管理 特殊健康檢查或健康追蹤檢查結果，部分或全部項目異常，經醫師綜合判定為異常，而無法確定此異常與工作之相關性，應進一步請職業醫學科專科醫師評估者。	1. 法定健康檢查項目或健康追蹤檢查結果全部或部分異常，且異常項目符合高溫作業的健康危害表現，如熱紅疹、高血中尿素氮、血鈉或血鉀值異常、蛋白尿達二價（≧ 100 mg／dL）、高血色素值等，經醫師綜合判定需繼續追蹤檢查以確定原因者。 2. 異常結果無法由工作以外的原因解釋，或事業單位未提供足以判定之作業環境測定記錄，應進一步請職業醫學科專科醫師評估者。 3. 經職業醫學科專科醫師實施追蹤複檢後，不宜再維持第三級管理之判定。
第四級管理 特殊健康檢查或健康追蹤檢查結果，部分或全部項目異常，經醫師綜合判定為異常，且與工作有關者。	1. 法定健康檢查項目或健康追蹤檢查結果全部或部分異常，且異常項目符合高溫作業的健康危害表現，如反覆發作之熱紅疹、高血中尿素氮、血鈉或血鉀值異常、蛋白尿達二價（≧ 100 mg／dL）、高血色素值等。 2. 異常結果可由工作相關原因解釋。

表 12.4 噪音作業管理分級參考表

一、主要健康危害（資料來源：行政院衛生署國民健康局 DOH93-HP-1409 研究計畫）	
急性	噪音的強度超過 140 分貝 (dB) 以上時，音壓所產生的能量能在瞬間使耳蝸的高氏器官（organ of Corti）與基底膜（basilar membrane）產生撕裂性傷害而造成永久性的聽力損失，此種聽力損失常伴隨有耳鳴，通常發生在與爆破有關之作業。
慢性	1. 噪音引起的聽力損失，特徵為漸進性，感覺神經性的聽力損失（sensorineural hearing loss）。 2. 噪音引起的聽力損失通常是對稱性的，左右耳聽力損失相差 10 分貝以內。 3. 噪音引起的聽力損失通常由高音頻開始（3,000-6,000 Hz），再擴散到低音頻（500-2,000 Hz）。 4. 典型的噪音性聽力損失在 3,000-6,000 Hz 最為嚴重，在聽力圖上會出現 4 K 或 6 K 凹陷，並在 6 K 或 8 K 的聽力損失較輕，出現向上轉移（upturn）的現象。
備註	工作環境在 85 分貝以上時須接受噪音作業特殊健康檢查，達 90 分貝以上須規範噪音作業的暴露時間。

二、法定健康檢查項目（資料來源：勞工健康保護規則附表十）

特殊體格檢查項目	定期檢查期限	特殊健康檢查項目
1. 作業經歷、生活習慣及自覺症狀之調查。 2. 服用傷害聽覺神經藥物（如水楊酸或鏈黴素類）、外傷、耳部感染及遺傳所引起之聽力障礙等既往病史之調查。 3. 耳道理學檢查。 4 聽力檢查（audiometry）：測試頻率至少為五百、一千、二千、三千、四千、六千及八千赫之純音，並建立聽力圖）。	一年	1. 作業經歷、生活習慣及自覺症狀之調查。 2. 服用傷害聽覺神經藥物（如水楊酸或鏈黴素類）、外傷、耳部感染及遺傳所引起之聽力障礙等既往病史之調查。 3. 耳道理學檢查。 4. 聽力檢查：測試頻率至少為五百、一千、二千、三千、四千、六千及八千赫之純音，並建立聽力圖）。

三、管理分級建議（資料來源：中華民國環境職業醫學會專家會議）

管理分級定義	健康檢查結果管理分級建議
第一級管理 特殊健康檢查或健康追蹤檢查結果，全部項目正常，或部分項目異常，而經醫師綜合判定為無異常者。	1. 檢查結果符合下列條件之一： (1) 自覺症狀、理學檢查和法定健康檢查項目正常者。 (2) 檢查結果部份項目輕度異常，經醫師認定不需實施健康追蹤檢查者。 (3) 異常結果實施追蹤檢查後恢復正常者。

第二級管理 特殊健康檢查或健康追蹤檢查結果，部分或全部項目異常，經醫師綜合判定為異常，而與工作無關者。	1. 聽力檢查結果三分法〔(0.5 K＋1 K+2 K)/3〕平均聽力損失大於 25 分貝，經醫師判定為非職業性聽力損失（如中耳炎、藥物或外傷引起之聽力損失）。 2. 異常項目可由工作以外的原因解釋。
第三級管理 特殊健康檢查或健康追蹤檢查結果，部分或全部項目異常，經醫師綜合判定為異常，而無法確定此異常與工作之相關性，應進一步請職業醫學科專科醫師評估者。	1. 法定健康檢查項目或健康追蹤檢查結果全部或部分異常，且異常項目符合噪音作業的健康危害表現。 2. 聽力檢查呈現 4 或 6 K 凹陷，4 K 或 6 K 聽力損失大於 40 分貝以上或高音頻平均聽力〔(3 K＋4 K＋6 K)／3〕比低音頻平均聽力〔(0.5 K＋1 K＋2 K)/3〕損失大於 10 分貝以上。 3. 聽力損失為兩耳對稱性、以高頻區為主之感覺神經性聽力損失；若雙耳非對稱性聽力損失，應評估是否有單側中耳或內耳病變等複合性成因。 4. 異常結果無法由工作以外的原因解釋，或事業單位未提供足以判定之作業環境測定記錄，應進一步請職業醫學科專科醫師評估者。 5. 經職業醫學科專科醫師實施追蹤複檢後，不宜再維持第三級管理之判定。
第四級管理 特殊健康檢查或健康追蹤檢查結果，部分或全部項目異常，經醫師綜合判定為異常，且與工作有關者。	1. 法定健康檢查項目或健康追蹤檢查結果全部或部分異常，且異常項目符合噪音作業的健康危害表現。 2. (1) 聽力檢查結果三分法〔(0.5 K＋1 K+2 K)/3〕平均聽力損失小於 25 分貝，且出現 4 K 或 6 K 凹陷（聽力損失大於 40 分貝以上），加註可能為早期噪音性聽力損失，事業單位須進行聽力防護計劃。 (2) 聽力檢查結果三分法〔(0.5 K＋1 K＋2 K)/3〕平均聽力損失大於或等於 25 分貝，且出現 4 K 或 6 K 凹陷。高音頻平均聽力〔(3 K＋4 K＋6 K)/3〕損失大於低音頻平均聽力〔(0.5 K＋1 K＋2 K)/3〕損失 10 分貝以上。加註為噪音性聽力損失，事業單位須進行聽力防護及配工計劃。 3. 聽力損失為兩耳對稱性、以高頻區為主之感覺神經性聽力損失；若雙耳非對稱性聽力損失，應評估是否有單側中耳或內耳病變等複合性成因。 4. 異常結果可由工作相關原因解釋。 5. 事業單位提供足以判定之作業環境測定記錄、於合格之無響室接受檢查且檢查結果由職業醫學科專科醫師判定，三分法〔(0.5 K＋1 K＋2 K)/3〕平均聽力損失與前一年度檢查結果比較變化少於 10 分貝，可每年實施健康檢查或追蹤檢查，但事業單位須進行聽力防護計劃。

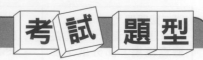

1. 依勞工健康保護規則規定，試回答下列問題：
   (1) 健康檢查紀錄應至少保存多少年？
   (2) 雇主使勞工從事高溫作業，游離輻射作業、鉛作業等特別危害健康之作業，所建立健康管理資料庫，共分四級執行健康管理，請說明上述四級之定義。
   【101.03 乙安】

2. (1) 依職業安全衛生法令規定，雇主對於所僱勞工應實施體格檢查、定期健康檢查或特定項目之健康檢查，試分別敘述該三項檢查之意義。
   (2) 如健康檢查發現某位勞工因職業原因導致不能適應原有工作時，雇主應採取哪些適當措施？
   【99.07 乙安】

3. 依據勞工健康保護規則規定，某工廠使員工從事特別危害健康作業。雇主依法應實施健康分級管理。請問：
   (1) 此健康管理共分為幾級？
   (2) 雇主對於二級以上管理者應有何作為？
   【100.07- 甲衛】

4. 某一鑄造工廠有 60 位勞工從事粉塵作業，經特殊健康檢查結果，有 25 位勞工屬第一級管理、20 位勞工屬第二級管理、10 位勞工屬第三級管理、5 位勞工屬第四級管理。若您擔任勞工衛生管理師，如何依勞工健康保護規則之規定及檢查結果，協助雇主採取勞工健康分級管理措施？
   【102.07 甲衛】

5. 依勞工健康保護規則規定，雇主僱用勞工時，應就哪些規定項目實施一般體格檢查？
   【103.03 乙安】

6. 試述事業單位擬定勞工健康管理計畫應包括之內容。
   【99.03 甲衛】

12-3 女性勞工母性健康保護

　　近年來少子化對於各產業發展帶來不少衝擊，依據統計，臺灣 20-44 歲間女性勞參率接近七成，因為臺灣女性平均生育年齡為 29.5 歲，顯示在職女性在母性（maternity / motherhood）中的重要角色。當職場中存在安全健康危害因子時，可能對妊娠有不良影響，對於近二成每日工時超過 12 小時的女性，職場危

害因子的暴露時間也可能因此延長。此外，數據顯示約有 3 成的女性，曾因結婚或於生育第 1 胎時離職，表示當工作與生活無法取得平衡時，會影響婦女的工作意願，造成人才的流失。對此，為有效顧及女性勞工之就業權，並期待能使妊娠、生產、育兒等母性保護功能於職場發揮，協助職場留住人才，政府遂於 103 年「職業安全衛生法」及其附屬規定「女性勞工母性健康保護實施辦法」新增條文規範女性勞工暴露於職業風險危害的母性健康保護，要求雇主應妥為規劃及採取必要之安全衛生措施，訂定母性勞工健康保護計畫，以確保懷孕、產後、哺乳,女性勞工之身心健康，以達到母性勞工健康保護之目的。

一、法令依據

1. 職業安全衛生法第 30 條：

   雇主不得使妊娠中之女性勞工從事下列危險性或有害性工作：

   (1) 礦坑工作：對妊娠中女性勞工，因移動速度、平衡、四肢協調、敏捷度等所影響，易增加意外發生的危險。

   (2) 鉛及其化合物散布場所之工作：因屬生殖毒性物質，會傷害胎兒健康，亦會造成經常性流產與死胎。

   (3) 異常氣壓之工作。

   (4) 處理或暴露於弓形蟲、德國麻疹等影響胎兒健康之工作：懷孕婦女若感染到「弓形蟲」可能造成「先天性弓型蟲病」，將造成流產、早產、死胎、小眼球、腦積水、顱內鈣化等問題;若胎兒感染「德國麻疹」可能造成「先天性德國麻疹症候群」，包含先天性耳聾、青光眼、白內障、小腦症、智能不足及先天性心臟病等問題。為保障母體與胎兒之健康，增訂此項工作限定，若勞工已注射德國麻診之疫苗且檢附醫師證明已具免疫者，不在此限。

   (5) 處理或暴露於二硫化碳、三氯乙烯、環氧乙烷、丙烯醯胺、次乙亞胺、砷及其化合物、汞及其無機化合物等經中央主管機關規定之危害性化學品之工作：以生殖毒性一級或致基因突變性一級或具直接、間接影響哺乳功能之化學品為篩選原則。

   (6) 鑿岩機及其他有顯著振動之工作。

   (7) 一定重量以上之重物處理工作：從事重物處理工作負重之規定，斷續性作業規定值為 10 公斤，持續性作業為 6 公斤。

(8) 有害輻射散布場所之工作。

(9) 已熔礦物或礦渣之處理工作。

(10) 起重機、人字臂起重桿之運轉工作。

(11) 動力捲揚機、動力運搬機及索道之運轉工作。

(12) 橡膠化合物及合成樹脂之滾輾工作。

(13) 處理或暴露於經中央主管機關規定具有致病或致死之微生物感染風險之工作：如 B 肝、C 肝、HIV、肺結核及水痘等處理或暴露感染性微生物之工作，若檢附醫師證明已免疫者或無執行侵入性治療者，排除適用。

(14) 其他經中央主管機關規定之危險性或有害性之工作。

製造或處置抗細胞分裂劑及具細胞毒性藥物之作業：抗細胞分裂及具細胞毒性藥物之藥物（Antimitotic-cytotoxic drug）可藉由呼吸或皮膚進入人體，造成精蟲或卵子基因變形，甚至導致癌症。

雇主不得使分娩後未滿一年之女性勞工從事下列危險性或有害性工作：

(1) 礦坑工作。

(2) 鉛及其化合物散布場所之工作。

(3) 鑿岩機及其他有顯著振動之工作。

(4) 一定重量以上之重物處理工作。

(5) 其他經中央主管機關規定之危險性或有害性之工作。

第一項第 5 款至第 14 款及第 2 項第 3 款至第五款所定之工作，雇主依第 31 條採取母性健康保護措施，經當事人書面同意者，不在此限。

雇主未經當事人告知妊娠或分娩事實而違反第 1 項或第 2 項規定者，得免予處罰。但雇主明知或可得而知者，不在此限。

2. 職業安全衛生法第 31 條：

中央主管機關指定之事業，雇主應對有母性健康危害之虞之工作，採取危害評估、控制及分級管理措施；對於妊娠中或分娩後未滿一年之女性勞工，應依醫師適性評估建議，採取工作調整或更換等健康保護措施，並留存紀錄。

勞工於保護期間，因工作條件、作業程序變更、當事人健康異常或有不適反應，經醫師評估確認不適原有工作者，雇主應依規定重新評估、控制及分級管理。

二、名詞定義

1. 母性健康保護：指對於女性勞工從事有母性健康危害之虞之工作所採取之措施，包括危害評估與控制、醫師面談指導、風險分級管理、工作適性安排及其他相關措施。

2. 母性健康保護期間：指雇主於得知女性勞工妊娠之日起至分娩後一年之期間。

3. 妊娠中之女性勞工：指懷孕之女性勞工，且經當事人告知雇主或雇主由其它管道得知或可得而知妊娠事實者。

4. 分娩後未滿一年之女性勞工：指生產後一年內之女性勞工，且經當事人告知雇主或雇主由其它管道得知或可得而知分娩事實者。

三、適用對象

當事業單位出現以下情形之女性勞工，應啟動母性勞工健康保護計畫：

1. 預期懷孕、妊娠中之女性勞工。

2. 分娩後女性勞工，包括正常生產、妊娠 24 週後死產、分娩後 1 年內哺乳之女性勞工。

另外，為考量部分勞工可能於分娩滿一年後，仍持續哺乳，為維護母體及應、幼兒之健康，勞工分娩滿一年後，仍在哺乳者，得請求雇主採取母性健康保護之規定。

四、適用工作場所

依據「女性勞工母性健康保護實施辦法」規定，下列工作場所為母性健康危害之虞之場所：

1. 事業單位勞工人數在 100 人以上者，其勞工於保護期間，從事可能影響胚胎發育、妊娠或哺乳期間之母體及嬰兒健康之下列工作，應實施母性健康保護：（辦法第 3 條規定）

    (1) 具有依國家標準 CNS15030 分類，屬生殖毒性物質第一級、生殖細胞致突變性物質第一級或其他對哺乳功能有不良影響之化學品。如鉛、汞及其化合物、環氧乙烷、丙烯醯胺及次乙亞胺等。

    (2) 易造成健康危害之工作，包括勞工作業姿勢（久站、久坐等）、人力提舉、搬運、推拉重物、輪班、夜班、單獨工作及工作負荷大（如長工時

或心理壓力大）等。其勞工工作型態可能會造成妊娠或分娩後哺乳期間，母體或嬰兒之健康危害。

(3) 其他經中央主管機關指定公告者。

2. 具有鉛作業之事業中，雇主使女性勞工從事鉛及其化合物散布場所之工作者，應實施母性健康保護。考量鉛屬於生殖毒性物質第一級，會降低生殖能力、影響受精卵著床及具致胎毒性或胚胎致死性，再加上鉛的人體代謝率慢，其在人體內之半衰期估計約有 5-10 年，毒性容易累積於體內。（辦法第 4 條規定）

3. 雇主使保護期間之勞工暴露於職安法第 30 條第 1 項或第 2 項之危險性或有害性工作之作業環境或型態，應實施危害評估。（辦法第 5 條第 1 項規定）

4. 雇主使前項之勞工，從事職安法第 30 條第 1 項第 5 款至第 14 款及第 2 項第 3 款至第 5 款之工作，應實施母性健康保護。經當事人書面同意者，不在此限。（辦法第 5 條第 2 項規定）

例題 01

依職業安全衛生法規定，有些工作屬於 A. 雇主不得使妊娠中之女性勞工從事，但分娩後即可從事；B. 雇主不得使分娩後未滿 1 年之女性勞工從事；C. 雇主不得使未滿 18 歲勞工從事，但妊娠中及分娩後未滿 1 年之女性勞工可從事。下列各工作分別屬於上述何者？請依序回答。（本題各小項均為單選，答題方式如（一）A、（二）B…）。 【104.11 乙安】

（一）處理德國麻疹之工作。

（二）鍋爐之燒火及操作。

（三）處理易燃性物質之工作。

（四）礦坑工作。

（五）異常氣壓之工作。

解答

（一）A、（二）C、（三）C、（四）B、（五）A。

例題 02

試簡要回答下列有關職業安全衛生法規之問題： 【104.11 甲衛】

1. 試列舉 4 項母性健康危害之虞之工作應採取的保護措施的綱要（如危害評估）。

2. 何謂母性健康保護期間？

3. 試列舉 6 項易造成母性健康危害之工作。

解答

1. 母性健康危害之虞之工作應採取的保護措施的綱要包括危害評估與控制、醫師面談指導、風險分級管理、工作適性安排及其他相關措施。

2. 母性健康保護期間係指雇主於得知女性勞工妊娠之日起至分娩後 1 年之期間。

3. 依據「女性勞工母性健康保護實施辦法」第 3 條規定，易造成健康危害之工作，包括勞工作業姿勢（久站、久坐等）、人力提舉、搬運、推拉重物、輪班、夜班、單獨工作及工作負荷大（如長工時或心理壓力大）等。

概念 補帖

1. 事業單位勞工人數在 100 人以上者，其勞工於保護期間，從事可能影響胚胎發育、妊娠或哺乳期間之母體及嬰兒健康之工作，應實施母性健康保護。

2. 具有鉛作業之事業中，雇主使女性勞工從事鉛及其化合物散布場所之工作者，應實施母性健康保護。

3. 妊娠中之女工及分娩未滿一年之保護規定。

第三十條第一項或第二項之危險性或有害性工作之作業環境或形態，應實施危害評估

雇主不得使妊娠中之女性勞工從事下列危險性或有害性工作：
一、礦坑工作。
二、鉛及其化合物散布場所之工作。
三、異常氣壓之工作。
四、處理或暴露於弓形蟲、德國麻疹等影響胎兒健康之工作。

五、處理或暴露於二硫化碳、三氯乙烯、環氧乙烷、丙烯醯胺、次乙亞胺、砷及其化合物、汞及其無機化合物等經中央主管機關規定之危害性化學品之工作。
六、鑿岩機及其他有顯著振動之工作。
七、一定重量以上之重物處理工作。
八、有害輻射散布場所之工作。
九、已熔礦物或礦渣之處理工作。
十、起重機、人字臂起重桿之運轉工作。
十一、動力捲揚機、動力運搬機及索道之運轉工作。
十二、橡膠化合物及合成樹脂之滾輾工作。
十三、處理或暴露於經中央主管機關規定具有致病或致死之微生物感染風險之工作。
十四、其他經中央主管機關規定之危險性或有害性之工作。

雇主不得使分娩後未滿一年之女性勞工從事下列危險性或有害性工作：
一、礦坑工作。
二、鉛及其化合物散布場所之工作。
三、鑿岩機及其他有顯著振動之工作。
四、一定重量以上之重物處理工作。
五、其他經中央主管機關規定之危險性或有害性之工作。

職安法第 30 條第 1 項第 5 款至第 14 款及第 2 項第 3 款至第 5 款之工作**應實施母性健康保護。**經當事人書面同意者，不在此限。

4. 職安法第 29 條、第 30 條不得從事危險性、有害性工作彙整比較

項次	職安法 29 條 （未滿 18 歲童工）	職安法 30 條第 1 項 （妊娠女工）	職安法第 30 條第 2 項 （分娩後未滿一年女工）
1	坑內工作	礦坑工作	礦坑工作
2	鉛、汞、鉻、砷、黃磷、氯氣、氰化氫、苯胺等有害物散布場所之工作	鉛及其化合物散布場所之工作	鉛及其化合物散布場所之工作
3	鑿岩機及其他有顯著振動之工作	鑿岩機及其他有顯著振動之工作	鑿岩機及其他有顯著振動之工作
4	一定重量以上之重物處理工作	一定重量以上之重物處理工作	一定重量以上之重物處理工作
5	其他經中央主管機關規定之危險性或有害性之工作	其他經中央主管機關規定之危險性或有害性之工作	其他經中央主管機關規定之危險性或有害性之工作
6	有害輻射散布場所之工作	有害輻射散布場所之工作	
7	已熔礦物或礦渣之處理	已熔礦物或礦渣之處理工作	
8	起重機、人字臂起重桿之運轉工作	起重機、人字臂起重桿之運轉工作	
9	動力捲揚機、動力運搬機及索道之運轉工作	動力捲揚機、動力運搬機及索道之運轉工作	
10	橡膠化合物及合成樹脂之滾輾工作	橡膠化合物及合成樹脂之滾輾工作	
11	有害粉塵散布場所之工作	異常氣壓之工作	
12	超過二百二十伏特電力線之銜接	處理或暴露於弓形蟲、德國麻疹等影響胎兒健康之工作	
13	處理爆炸性、易燃性等物質之工作	處理或暴露於經中央主管機關規定具有致病或致死之微生物感染風險之工作	
14	運轉中機器或動力傳導裝置危險部分之掃除、上油、檢查、修理或上卸皮帶、繩索等工作	處理或暴露於二硫化碳、三氯乙烯、環氧乙烷、丙烯醯胺、次乙亞胺、砷及其化合物、汞及其無機化合物等經中央主管機關規定之危害性化學品之工作	
15	鍋爐之燒火及操作		

五、規劃與實施

母性勞工健康保護計畫執行流程，依序如下：

(一) 母性勞工健康保護計畫之需求評估

單位部門主管（或勞工個人）提出母性勞工健康保護計畫之需求，包括妊娠中、即將懷孕或預期懷孕之女性勞工、分娩後女性勞工（包括正常生產、妊娠 24 週後死產、分娩後 1 年內），以及哺乳之女性勞工，或保護計畫執行中作業變更或健康狀況變化。

(二) 保護計畫之工作危害評估與個別危害評估

雇主可參考「母性勞工健康工作服務指引」之「女性勞工母性健康風險評估表」建立事業單位專用之母性健康風險評估檢核表，針對所有適用母性勞工健康保護計畫之女性勞工，進行工作危害評估與個別危害評估之風險評估。執行辨識與評估工作場所環境及作業之物理性、化學性、生物性、人因性、工作流程及工作型態等潛在危害。相關育齡期間職場各類危害因子評估重點整理如下表 12.5：

表 12.5　育齡期間職場各類危害因子評估重點

危害因子分類	育齡期			
	懷孕前	妊娠期	生產後一年內	
			哺乳期	非哺乳期
通用性（generic）	是否減少女性成功受孕且有健康胚胎	是否對胎兒或孕婦造成不良影響	● 是否限制親自哺育嬰幼兒或影響期健康 ● 是否影響母體之復舊或造成健康不良影響	● 是否限制親自哺育嬰幼兒或影響期健康 ● 是否影響母體之復舊或造成健康不良影響
物理性（physical）				
化學性（chemical）				
生物性（biological）				
人因工程性（ergonomic）				
工作壓力（stress）				
福祉 (welfare)				

雇主實施母性健康保護時，應使職業安全衛生人員會同從事勞工健康服務醫護人員，辦理下列事項：

1. 辨識與評估工作場所環境及作業之危害，包含物理性、化學性、生物性、人因性、工作流程及工作型態等。
2. 依評估結果區分風險等級，並實施分級管理。
3. 協助雇主實施工作環境改善與危害之預防及管理。
4. 其他經中央主管機關指定公告者。

雇主於執行評估及管理時，應依表12.6填寫作業場所危害評估及採行措施，並使從事勞工健康服務醫護人員告知勞工其評估結果及管理措施。

表 12.6　作業場所危害評估及母性健康保護採行措施表

一、作業場所基本資料		
部門名稱： 作業型態：□常日班　□輪班　□其他：＿＿＿＿＿		
二、作業場所危害類型		
危害特性評估概況： □物理性危害：＿＿＿＿ □化學性危害：＿＿＿＿ □生物性危害：＿＿＿＿ □人因性危害：＿＿＿＿ □工作壓力／職場暴力：＿＿＿＿ □其他：＿＿＿＿		
三、風險等級		
□無（非屬女性勞工母性健康保護實施辦法第3條至第5條適用範圍）		
□第一級管理	□第二級管理	□第三級管理

四、改善及管理措施
1. 工程控制
□製程改善，請敘明：＿＿＿＿＿＿＿＿＿＿＿＿＿
□設置通風換氣設備，請敘明：＿＿＿＿＿＿＿＿＿
□其他，請敘明：＿＿＿＿＿＿＿＿＿＿＿＿＿＿＿
□暫無改善建議
2. 行政管理
□工時調整，請敘明：＿＿＿＿＿＿＿＿＿＿＿＿＿
□職務或工作調整，請敘明：＿＿＿＿＿＿＿＿＿＿
□其他，請敘明：＿＿＿＿＿＿＿＿＿＿＿＿＿＿＿
□暫無管理措施建議
3. 使用防護具，請敘明：＿＿＿＿＿＿＿＿＿＿＿＿
4. 其他採行措施，請敘明：
五、執行人員及日期（僅就當次實際執行者簽名）
□職業安全衛生人員，簽名＿＿＿＿＿
□勞工健康服務醫師，簽名＿＿＿＿＿
□勞工健康服務護理人員，簽名＿＿＿＿＿
□人力資源管理人員，簽名＿＿＿＿＿
□其他，部門名稱＿＿＿＿＿，職稱＿＿＿＿＿，簽名＿＿＿＿＿
執行日期：＿＿＿＿年＿＿＿＿月＿＿＿＿日
備註：本表由職業安全衛生人員主責辦理，勞工健康服務醫護人員提供相關建議。

（三）保護計畫之危害控制、工作調整、改善計畫與分級管理

1. 分級管理：當上述之危險因子評估完成後，無論是否有危害，職業安全衛生人員會同醫護人員應正式告知勞工風險評估結果及管理計畫，告知勞工是否存在危險因子，以及依評估結果區分風險等級，實施分級管理，並將評估結果交付勞工。

   (1) 保護期間之女性勞工從事本辦法第 3 條或第 5 條第 2 項之工作，依下列原則區分風險等級：

表 12.7　分級管理原則一

風險等級 危險因子	第一級管理	第二級管理	第三級管理
作業場所空氣中暴露濃度。	低於容許暴露標準十分之一。	在容許暴露標準十分之一以上未達二分之一。	在容許暴露標準二分之一以上。
第三條或第五條第二項之工作或其他情形。	經醫師評估無害母體、胎兒或嬰兒健康。	經醫師評估可能影響母體、胎兒或嬰兒健康。	經醫師評估有危害母體、胎兒或嬰兒健康。
備註：對於有害輻射散布場所之工作，應依「游離輻射防護安全標準」之規定辦理。			

(2) 保護期間之女性勞工從事鉛及其化合物散布場所之工作，依下列血中鉛濃度區分風險等級，但經醫師評估須調整風險等級者，不在此限：

表 12.8　分級管理原則二

風險等級 危險因子	第一級管理	第二級管理	第三級管理
血中鉛濃度	低於 5 µg / dl 者	在 5 µg/dl 以上未達 10 µg / dl	在 10 µg / dl 以上者

根據健康風險分級結果，依下列規定處置：

(1) 風險等級屬第二級管理者，應使從事勞工健康服務醫師提供勞工個人面談指導，並採取危害預防措施。

(2) 風險等級屬第三級管理者，應即採取工作環境改善及有效控制措施，完成改善後重新評估，並由醫師註明其不適宜從事之作業與其他應處理及注意事項。

(3) 保護期間之女性勞工從事本辦法第 3 條或第 5 條第 2 項之工作者，經採取母性健康保護：

　　A. 風險等級屬第一級或第二級管理者，經醫師評估可繼續從事原工作，並向當事人說明危害資訊，經當事人書面同意者，可繼續從事原工作。

　　B. 風險等級屬第三級管理者，應依醫師適性評估建議，採取變更工作條件、調整工時、調換工作等母性健康保護。

2. 危害控制：依作業場所危害評估及母性健康保護採行措施表之評估結果，當評估有已知的危險因子存在時，應參考「工作場所母性健康保護技術指引」之「母性職場健康風險危害因子、健康影響及控制策略」（如表 12.8）進行

Chapter 12

健康管理與健康促進

危害控制、工作內容調整或更換、工作時間調整,以及作業現場改善措施,以減少或移除危險因子。

3. 工作調整與改善計畫:然經工程管理之危害控制後,仍存在危害風險時,或孕產婦依健康問題報告並提出工作調整申請時,應依序採取工作調整計劃,其原則如下:

行動1:暫時調整工作條件(例如調整業務量)和工作時間。

行動2:提供適合且薪資福利等條件相同之替代性工作。

行動3:有給薪的暫停工作或延長產假,避免對孕婦及其子女之健康與安全造成危害。

在進行工作調整時,需與臨廠健康服務醫護人員、勞工、單位主管等等面談諮商,並將溝通過程及決議建立正式的文件,並正式告知勞工。

(四) 保護計畫之健康指導、教育訓練與健康保護措施

為維護與確保母體、胎兒或嬰兒之健康,及考量醫學專業,辦法中規定雇主於勞工之保護期間,應使從事勞工健康服務醫護人員與該勞工面談,且面談時應填寫辦法中之附表二:妊娠及分娩後未滿一年之勞工健康情形自我評估表。並藉由工作場所環境、工作狀態及勞工個人健康檢查結果瞭解其暴露之狀況,以評估對母體、胎兒或嬰兒之危害影響。相關醫師面談健康指導規定如下:

1. 女性勞工於保護期間,應使從事勞工健康服務醫護人員與其面談,並提供健康指導及管理,面談時勞工應提供孕婦健康手冊予醫護人員,其乃基於危害評估僅有作業環境之資料,尚無身體檢查之資料可供醫護人員整體評估其工作適性之依據。

2. 面談發現勞工健康狀況異常,需追蹤檢查或適性評估者,應轉介婦產科專科醫師或職業醫學科專科醫師評估,並將最近一次之健康檢查、作業環境監測紀錄與危害暴露情形及前述評估結果等資料交予專科醫師。專科醫師則依勞工個人健康狀況,依據「妊娠及分娩後未滿一年勞工之工作適性安排建議表(表12.9)」辦理有關妊娠或分娩後健康危害評估,提供工作適性安排之建議。

3. 保護期間因工作條件改變、作業程序變更、健康異常或有不適反應，經醫師診斷證明不適原有工作或經醫師診斷證明有害健康或不利夜間工作者（如夜間工作不適合哺乳等），雇主應就其危害重新辦理危害評估與控制及醫師面談指導。

當雇主完成作業場所危險因子評估後，無論是否有危害，雇主應實施風險溝通，正式告知勞工及其管理者風險評估結果及管理計畫，並由臨廠健康服務醫護人員執行諮詢衛教。此外勞工需瞭解儘早告知雇主懷孕、近期生產或正在哺乳的重要性，及作業變更或健康狀況之變化，以利雇主進行危害控制、工作內容調整或更換、工作時間調整，以及作業現場改善措施，以減少或移除危險因子，保護母性健康。

為有效達到風險控制的目的，雇主於僱用勞工時，應施行體格檢查；對在職勞工應施行下列健康檢查，以明確掌握女性勞工可能之暴露之母性健康危害，並及早做好風險控制與管理：

(1) 一般健康檢查。

(2) 從事特別危害健康作業者之特殊健康檢查。

(3) 經中央主管機關指定為特定對象及特定項目之健康檢查。

雇主依體格檢查發現應僱勞工不適於從事某種工作，不得僱用其從事該項工作；健康檢查發現勞工有異常情形者，應由醫護人員提供其健康指導；其經醫師健康評估結果，不能適應原有工作者，應參採醫師之建議，變更其作業場所、更換工作或縮短工作時間，並採取健康管理措施。

(五) 保護計畫之績效評估與檢討

母性勞工健康保護計畫之績效評估，在於事業單位內所有母性勞工健康管理之整體性評估，包括接受母性健康風險評估之參與率、危害控制、工作內容調整或更換、工作時間調整，以及作業現場改善措施之達成率。母性勞工健康保護計畫之執行情形與績效，應於職業安全衛生委員會每年定期檢討、修正並公告實施。另外保護計畫採取之危害評估、控制方法、面談指導、適性評估及相關採行措施之執行文件及紀錄至少保存三年，以掌握環境健康危害狀況，及作為後續管理追蹤改善之依據，另考量勞工個人適性評估資料涉及個人隱私，相關資料之保存及管理，應保障勞工隱私權。

表 12.9　妊娠及分娩後未滿一年勞工之工作適性安排建議表

一、基本資料

姓名：	年齡：

□妊娠週數＿＿＿週；預產期＿＿＿年＿＿＿月＿＿＿日

□分娩後（分娩日期＿＿＿年＿＿＿月＿＿＿日）□哺乳□未哺乳

□身高：＿＿＿公分；體重：＿＿＿公斤；BMI：＿＿＿；血壓：＿＿＿mmHg

□工作職稱 / 內容：

二、健康問題及工作適性安排建議

1. 健康問題

□無，大致正常

□有，請敘明診斷或不適症狀

2. 管理分級

□第一級管理（所從事工作或健康問題，無害母體、胎兒或嬰兒健康）

□第二級管理（所從事工作或健康問題，可能影響母體、胎兒或嬰兒健康）

□第三級管理（所從事工作或健康問題，會危害母體、胎兒或嬰兒健康）

3. 工作適性安排建議

□可繼續從事目前工作

□可繼續從事工作，但須考量下列條件限制：

　　□(1) 變更工作場所：

　　□(2) 變更職務：

　　□(3) 縮減職務量：

　　　　□ 縮減工作時間：

　　　　□ 縮減業務量：

　　□(4) 限制加班（不得超過＿＿＿小時／天）

　　□(5) 周末或假日之工作限制（每月＿＿＿＿次）

　　□(6) 出差之限制（每月＿＿＿次）

　　□(7) 夜班工作之限制（輪班工作者）（每月＿＿＿＿次）

□不可繼續工作，宜休養 (休養期間：敘明時間)

□不可繼續工作，需住院觀察

□其他具體之工作調整或生活建議

(包括工作調整或異動、追蹤或職場對應方法、飲食等詳細之建議內容：)

醫師（含醫師字號）：　　　　　　　　　　執行日期：　　年　　月　　日

六、職場母性健康保護工作指引

為兼顧母性保護及就業權益，勞動部訂定「職場母性健康保護工作指引」，提供職場中準備懷孕、懷孕中之準媽媽、或哺乳中之媽媽，更周全的保護。指引中對於所有育齡女性之健康風險評估，建立母性職場健康安全風險評估及管理流程（如圖 12.2），提供職場危害之健康風險評估、管理、配工與復工等之處理建議及相關工作表單，以作為事業單位從事勞工健康服務之醫護人員或安全衛生管理人員，推動職場母性健康保護之重要參據。

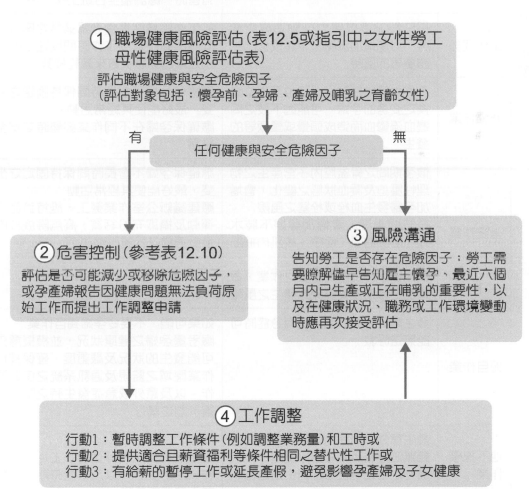

① 職場健康風險評估（表12.5或指引中之女性勞工母性健康風險評估表）
評估職場健康與安全危險因子
（評估對象包括：懷孕前、孕婦、產婦及哺乳之育齡女性）

有　　任何健康與安全危險因子　　無

② 危害控制（參考表12.10）
評估是否可能減少或移除危險因子，或孕產婦報告因健康問題無法負荷原始工作而提出工作調整申請

③ 風險溝通
告知勞工是否存在危險因子；勞工需要瞭解儘早告知雇主懷孕、最近六個月內已生產或正在哺乳的重要性，以及在健康狀況、職務或工作環境變動時應再次接受評估

④ 工作調整
行動1：暫時調整工作條件（例如調整業務量）和工時或
行動2：提供適合且薪資福利等條件相同之替代性工作或
行動3：有給薪的暫停工作或延長產假，避免影響孕產婦及子女健康

圖 12.2　母性職場健康安全風險評估及管理流程圖

表 12.10　母性職場健康風險危害因子、健康影響及控制策略

危害因子（hazards）		風險因子之不良影響	風險控制策略（Risk control/Avoidance Measures）
類別	危害名稱或狀態		
通用性危害	工作時間	超時加班、輪班及夜間工作會增加孕婦、產婦及哺乳女工之心理或體力負荷	必要時應該暫時性的調整工作時間，也可以增加休憩之時間及頻率、或調整輪班方式及班別時間 當夜間工作被認為對個人之健康狀況有害時，應調整至日班工作
	工作姿勢	長時間站姿或體力勞動造成之疲勞，可能增加流產、早產或低出生體重等的風險	於工作區域應提供孕婦適當之座位；同時應藉由減少工作時間或在工作班別之增加休憩次數來減輕疲勞
	站姿作業	工作中經常採站姿或低位至高位變換之姿勢的孕婦，可能因下肢之周邊血流鬱血而造成頭暈或暈厥等的發生	應確保孕婦不會長時間保持固定之站姿，最好能使其經常活動 應確保孕婦在不同作業姿勢時之安全維護
	坐姿作業	懷孕期間之骨盆腔內子宮產生之物理性壓迫及凝血狀態之變化，會增加孕婦發生血栓或栓塞之風險 長時間坐姿，會增加孕婦下肢水腫、靜脈曲張、痔瘡、或肌肉抽筋之發生 長期從事需長時間坐姿之作業，會增加更年期後骨質疏鬆發生之風險	應確保孕婦不會長時間保持固定之坐姿，最好能使其經常活動 應建議辦公室作業勞工，維持適當之運動及攝取充份鈣質，高風險族群應接受適當之骨質密度測定
	獨自作業	發生意外（如跌倒）或有急症時可能無法呼救	如果可能，不要令孕婦獨自作業 應考量孕婦之健康狀況，並模擬意外可能發生的狀況及嚴重度，確保獨自作業區域之監視及通訊系統之良好運作，以及意外或急症發生時之緊急處置計劃之執行
	地下採礦作業	發生意外（如跌倒）或有急症時可能無法呼救及緊急醫療處置 礦物之物化特性可能有生殖危害	同上 雇主應根據法規評估使女工從事此項作業之必要性，以及不同時期之育齡女工之健康風險

危害因子 （hazards）		風險因子之不良影響	風險控制策略 （Risk control/Avoidance Measures）
類別	危害名稱或狀態		
通用性危害	終端機或工作站監視作業	目前沒有充份的證據顯示終端機螢幕釋出的游離輻射或電磁輻射與早產或嬰兒之出生缺陷有關 孕婦因身材、活動能力及速度、靈活度、協調性、或平衡感等之變化，不良的工作台設計可增加肌肉骨骼系統傷害、視覺疲勞、疲勞感及壓力之風險	孕婦不需調離此種作業，但若有相當之焦慮或壓力時，應安排其諮詢適當的專業人員 更換低輻射螢幕（如液晶螢幕） 調整工作站設計（包括空間、照明、電腦桌椅等）以減輕疲勞感、腰背或肩頸腕不適，並減少安全疑慮 應藉由減少工作時間或在工作班別之增加休憩次數，或調整生產線速度等，避免長時間固定坐姿及減少心理壓力

詳細表格請見 QR code

例題 03

試回答下列問題：

（一）說明女性勞工母性健康保護實施辦法所稱分級管理之執行方法。

（二）說明對女性勞工母性健康保護實施辦法第 3 條或第 5 條第 2 項之工作，區分風險等級之原則。

解答

（一）雇主對於母性健康保護，應使職業安全衛生人員會同從事勞工健康服務醫護人員，辦理辨識與評估工作場所環境及作業之危害、依評估結果區分風險等級，採取工作環境改善、危害預防及健康指導等分級管理措施，以落實母性健康保護之相關措施。

（二）雇主使保護期間之勞工從事第 3 條或第 5 條第 2 項之工作，應依下列原則區分風險等級：

1. 符合下列條件之一者，屬第一級管理：

   (1) 作業場所空氣中暴露濃度低於容許暴露標準十分之一。

   (2) 第 3 條或第 5 條第 2 項之工作或其他情形，經醫師評估無害母體、胎兒或嬰兒健康。

2. 符合下列條件之一者，屬第二級管理：

(1) 作業場所空氣中暴露濃度在容許暴露標準十分之一以上未達二分之一。

(2) 第 3 條或第 5 條第 2 項之工作或其他情形，經醫師評估可能影響母體、胎兒或嬰兒健康。

3. 符合下列條件之一者，屬第三級管理：

(1) 作業場所空氣中暴露濃度在容許暴露標準二分之　以上。

(2) 第 3 條或第 5 條第 2 項之工作或其他情形，經醫師評估有危害母體、胎兒或嬰兒健康。

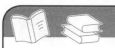 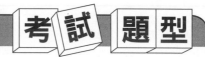

考試題型

1. 某電子業製造工廠女性勞工分娩未滿 1 年，依職業安全衛生法規定，雇主不得使其從事的危險性或有害性工作包括哪些？ 【104.03 乙安】

2. 母性健康保護已納入職業安全衛生法規，以維護女性勞工於保護期間之工作安全及免於罹患職業病，試回答下列問題： 【104.03 甲衛】

(1) 依女性勞工母性健康保護辦法，「母性健康保護期間」之定義為何？

(2) 依據職業安全衛生法規，雇主不得使妊娠中之女性從事某些具生物性危害之作業；然對於其中部分作業，若工作者已具有免疫或不執行侵入性治療，則不再此限，請列舉 3 項符合上述所稱之生物性危害作業，並說明其是否具有「不在此限」之條件限制。

(3) 對於上述作業，若雇主應依法實施母性健康保護措施，且您為該事業單位之職業安全衛生人員，請問您應會同從事勞工健康服務之醫護人員，辦理哪些事項？

12-4 健康服務

一、醫療衛生服務

事業單位勞工總人數 300 人以上或從事特別危害健康作業勞工 50 人以上者，應僱用或特約從事勞工健康服務之醫護人員實施臨廠健康服務。從事勞工健康服務之醫師應具下列資格之一：

1. 職業醫學科專科醫師資格。
2. 具中央衛生福利主管機關所定之專科醫師資格，並訓練合格者。

從事勞工健康服務之護理人員及勞工健康服務相關人員，應依「勞工健康保護規則」應符合下列資格，且具實務工作經驗二年以上，並依規定訓練合格：

1. 護理人員：護理師或護士資格。
2. 勞工健康服務相關人員：心理師、職能治療師或物理治療師資格。

所謂勞工健康服務相關人員係指具備心理師、職能治療師或物理治療師等資格，並經相關訓練合格者。

另外，考量所僱用或特約之醫護人員與勞工健康服務相關人員之在職教育訓練應為雇主責任，規範雇主應使僱用或特約之醫護人員及勞工健康服務相關人員，接受下列課程之在職教育訓練，其訓練時間每三年合計至少十二小時，且每一類課程至少二小時：

1. 職業安全衛生相關法規。
2. 職場健康風險評估。
3. 職場健康管理實務。

從事勞工健康服務之醫師為職業醫學科專科醫師者，雇主應使其接受前項第一款所定課程之在職教育訓練，其訓練時間每三年合計至少二小時，不受前項規定之限制。

前二項訓練得於中央主管機關建置之網路學習，其時數之採計，不超過六小時。

事業單位之同一工作場所，勞工總人數在 300 人以上或從事特別危害健康作業之勞工人數在 50 人以上者，應視該場所之規模及性質，分別依表 12.11 與表 12.12 所定之人力配置及臨場服務頻率，僱用或特約從事勞工健康服務之醫師及僱用從事勞工健康服務之護理人員，辦理臨場健康服務。

　　經醫護人員評估勞工有心理或肌肉骨骼疾病預防需求者，得僱用勞工健康服務相關人員提供服務；其僱用之人員，於勞工人數在三千以上者人以上者，得納入表 12.12 從事勞工健康服務之護理人員人力配置表，但僱用從事勞工健康服務護理人員之比例，應達四分之三以上。

　　基於勞工健康服務相關專業能量，與資源已逐步建置，配合職安法第 22 條分階段公告事業單位勞工人數在 50 人以上者，應僱用或特約醫護人員，辦理勞工健康保護事項之規定。故規範事業單位之同一工作場所，勞工總人數在 50 人至 299 人者，應視其規模及性質，依表 12.12 所定特約醫護人員臨場服務頻率，辦理臨場健康服務。

　　前項所定事業單位，經醫護人員評估勞工有心理或肌肉骨骼疾病預防需求者，得特約勞工健康服務相關人員提供服務；其服務頻率，得納入表 12.12 計算。但各年度由從事勞工健康服務之護理人員之總服務頻率，仍應達二分之一以上。

表 12.11　從事勞工健康服務之醫師人力配置及臨場服務頻率表

專業性質分類	勞工總人數	人力配置或臨場服務頻率	備註
各類	特別危害健康作業 50 ～ 99 人	職業醫學科專科醫師：1 次 /4 個月	一、勞工總人數超過 6,000 人者，每增勞工 1,000 人，應依下列標準增加其從事勞工健康服務之醫師臨場服務頻率： （一）第 1 類：3 次 / 月 （二）第 1 類：2 次 / 月 （三）第 1 類：1 次 / 月 二、每次臨場服務之時間，應至少 3 小時以上
	特別危害健康作業 100 人以上	職業醫學科專科醫師：1 次 / 月	
第一類	300 ～ 999 人	1 次 / 月	
	1,000 ～ 1,999 人	3 次 / 月	
	2,000 ～ 2,999 人	6 次 / 月	
	3,000 ～ 3,999 人	9 次 / 月	
	4,000 ～ 4,999 人	12 次 / 月	
	5,000 ～ 5,999 人	15 次 / 月	
	6,000 人以上	專任職業醫學科專科醫師一人或 18 次 / 月	
第二類	300 ～ 999 人	1 次 /2 個月	
	1,000 ～ 1,999 人	1 次 / 月	
	2,000 ～ 2,999 人	3 次 / 月	
	3,000 ～ 3,999 人	5 次 / 月	
	4,000 ～ 4,999 人	7 次 / 月	
	5,000 ～ 5,999 人	9 次 / 月	
	6,000 人以上	12 次 / 月	

專業性質分類	勞工總人數	人力配置或臨場服務頻率	備註
第三類	300～999 人	1 次 /3 個月	
	1,000～1,999 人	1 次 /2 個月	
	2,000～2,999 人	1 次 / 月	
	3,000～3,999 人	2 次 / 月	
	4,000～4,999 人	3 次 / 月	
	5,000～5,999 人	4 次 / 月	
	6,000 人以上	6 次 / 月	

表 12.12　從事勞工健康服務之護理人員人力配置表

勞工作業別及總人數	特別危害健康作業勞工總人數			備註
	0～99	100～299	300 以上	
勞工總人數 1～299 人		1 人		一、勞工人數超過 6,000 人以上者，每增加 6,000 人，應增加護理人員至少 1 人。 二、事業單位設置護理人員數達 3 人以上者，得置護理主管 1 人。
300～999 人	1 人	1 人	2 人	
1,000～2,999 人	2 人	2 人	2 人	
3,000～5,999 人	3 人	3 人	4 人	
6,000 人以上	4 人	4 人	4 人	

　　另外，事業分散於不同地區，其與所屬各地區事業單位之勞工總人數達 3,000 人以上者，應視其事業之分布、特性及勞工健康需求，僱用或特約醫護人員，綜理事業勞工之健康服務事務，規劃與推動勞工健康服務之政策及計畫，並辦理事業勞工之臨場健康服務，必要時得運用視訊等方式為之。但地區事業單位已依規定辦理臨場健康服務者，其勞工總人數得不併入計算。所定事業僱用或特約醫護人員之人力配置與臨場服務頻率，準用表 12.11 及表 12.12 規定。事業單位經醫護人員評估其勞工有心理或肌肉骨骼疾病預防需求者，得僱用或特約勞工健康服務相關人員提供服務；其僱用之人員，於勞工總人數在 3,000 人以上者，得納入表 12.12 計算。但僱用從事勞工健康服務護理人員之比例，應達四分之三以上。

　　前述事業單位依規定須僱用護理人員或勞工健康服務相關人員辦理者，應依勞工作業環境特性及性質，訂定勞工健康服務計畫，據以執行；而依規定以特約護理人員或勞工健康服務相關人員辦理者，其勞工健康服務計畫得以執行紀錄或文件代替。

表 12.13　勞工總人數 50 人至 299 人之事業單位醫護人員臨場服務頻率表

事業性質分類	勞工總人數	臨場服務頻率		備註
		醫師	護理人員	
各類	50～99 人，並具特別危害健康作業 1～49 人	1 年 / 次	1 次 / 月	一、雇主應使醫護人員會同事業單位之職業安全衛生人員，每年度至少進行現場訪視 1 次，並共同研訂年度勞工健康服務之重點工作事項。 二、每年或每月安排臨場服務期程之間隔，應依事業單位作業特性及勞工健康需求規劃，每次臨場服務之時間應至少 2 小時以上，且每日不得超過 2 場次。 三、事業單位從事特別危害健康作業之勞工人數在 50 人以上者，應另分別依表 12.11 及表 12.12 所定之人力配置及臨場服務頻率，特約職業醫學科專科醫師及僱用從事勞工健康服務之護理人員，辦理勞工健康服務。
第一類	100～199 人	4 次 / 年	4 次 / 月	
	200～299 人	6 次 / 年	6 次 / 月	
第二類	100～199 人	3 次 / 年	3 次 / 月	
	200～299 人	4 次 / 年	4 次 / 月	
第三類	100～199 人	2 次 / 年	2 次 / 月	
	200～299 人	3 次 / 年	3 次 / 月	

　　基於職安法對於健康檢查異常者指導、健檢紀錄保管、新興疾病預防、健康高風險族群之評估與管理、身心健康保護之規定等，於「勞工健康保護規則」第 9 條規定雇主應使醫護人員及勞工健康服務相關人員臨場服務辦理下列事項：

1. 勞工體格（健康）檢查結果之分析與評估、健康管理及資料保存。

2. 協助雇主選配勞工從事適當之工作。

3. 辦理健康檢查結果異常者之追蹤管理及健康指導。

4. 辦理未滿十八歲勞工、有母性健康危害之虞之勞工、職業傷病勞工與職業健康相關高風險勞工之評估及個案管理。

5. 職業衛生或職業健康之相關研究報告及傷害、疾病紀錄之保存。

6. 勞工之健康教育、衛生指導、身心健康保護、健康促進等措施之策劃及實施。

7. 工作相關傷病之預防、健康諮詢與急救及緊急處置。

8. 定期向雇主報告及勞工健康服務之建議。

9. 其他經中央主管機關指定公告者。

二、醫護人員、勞工健康服務相關人員配合職業安全衛生、人力資源管理及相關部門人員辦理事項

　　為使醫護人員及勞工健康服務相關人員有效協助雇主選派勞工從事適當工作及實施工作相關疾病預防與工作環境之改善，雇主應使醫護人員及勞工健康

服務相關人員配合職業安全衛生、人力資源管理及相關部門人員訪視現場，辦理下列事項：

1. 辨識與評估工作場所環境、作業及組織內部影響勞工身心健康之危害因子，並提出改善措施之建議。
2. 提出作業環境安全衛生設施改善規劃之建議。
3. 調查勞工健康情形與作業之關連性，並採取必要之預防及健康促進措施。
4. 提供復工勞工之職能評估、職務再設計或調整之諮詢及建議。
5. 其他經中央主管機關指定公告者。

　　事業單位依據規定僱用勞工健康服務護理人員或勞工健康服務相關人員辦理者，應依勞工作業環境特性及性質，訂定勞工健康服務計畫，據以執行，每年評估成效及檢討；若勞工人數未達 300 人者以特約勞工健康服務護理人員或勞工健康服務相關人員辦理者，其勞工健康服務計畫，得以執行紀錄或文件代替。

二、針對第二類事業及第三類事業之勞工健康管理方案

　　依據勞工保護規則第 13 條，事業單位為第二類事業或第三類事業，使其勞工提供勞務之場所有下列情形之一者，得訂定勞工健康管理方案，據以辦理：

1. 工作場所分布不同地區。
2. 勞工提供勞務之場所，非於雇主設施內或其可支配管理處。

　　勞工健康管理方案之內容，包括下列事項，並應每年評估成效及檢討：

1. 工作環境危害性質。
2. 勞工作業型態及分布。
3. 高風險群勞工健康檢查情形評估。
4. 依評估結果採行之下列勞工健康服務措施：
   (1) 安排醫師面談及健康指導。
   (2) 採取書面或遠端通訊等方式，提供評估、建議或諮詢服務。

　　雇主執行前項規定，應僱用勞工健康服務護理人員或委由中央主管機關認可具勞工健康顧問服務類之職業安全衛生顧問服務機構或其他機構，指派符合資格之醫護人員為之，並實施必要之臨場健康服務，其服務頻率依表 12.14 規定辦理。

表 12.14　第 13 條所定事業單位從事勞工健康服務之醫護
人力配置及臨場服務頻率表

勞工人數	醫師臨場 服務頻率	護理人員臨場 服務頻率	備註
50 ～ 299 人	1 次 / 年	1 次 /3 個月	一、勞工人數 3,000 人以上者，應另僱 用勞工健康服務之護理人員至少一 人，綜理勞工健康服務事務，規劃 與推動勞工健康服務之政策及計畫。
300 ～ 999 人	1 次 /6 個月	1 次 /2 個月	二、臨場服務之工作場所，得依實務需 求規劃，每次服務時間應至少 2 小 時以上。
1,000 ～ 2,999 人	1 次 /3 個月	1 次 /1 個月	三、勞工人數 50 ～ 99 人，且未具特別 危害健康作業者，未適用本表。
3,000 人 以上	1 次 /2 個月	1 次 /1 個月	

四、急救人員設置

　　事業單位應參照工作場所大小、分布、危險狀況與勞工人數，備置足夠急救藥品及器材，並置急救人員辦理急救事宜。但已具有急救功能之醫療保健服務業，不在此限。

　　急救人員應具下列資格之一，且不得有失聰、兩眼裸視或矯正視力後均在零點六以下、失能及健康不良等，足以妨礙急救情形：

1. 醫護人員。
2. 經職業安全衛生教育訓練規則所定急救人員之安全衛生教育訓練合格。
3. 緊急醫療救護法所定救護技術員。

　　所定急救藥品與器材，應置於適當固定處所，至少每 6 個月定期檢查並保持清潔。對於被污染或失效之物品，應隨時予以更換及補充。

　　所定急救人員，每一輪班次應至少置 1 人；其每一輪班次勞工總人數超過 50 人者，每增加 50 人，應再置 1 人。但事業單位每一輪班次僅一人作業，且已建置緊急連線裝置、通報或監視等措施者，不在此限。

例題 04

某未實施輪班制事業單位之勞工人數共 1,055 人，依勞工健康保護規則規定，
請回答下述問題：   【104.07 乙安】

1. 應至少置多少位急救人員？

2. 急救人員不得有哪些健康不良項目，以免妨礙急救事宜？（請列舉 4 項）

3. 需備置哪些急救藥品及器材？（請列舉 4 項）

解答

1. 急救人員每一輪班次應至少置 1 人，其每一輪班次勞工總人數超過 50 人者，
   每增加 50 人，應再置 1 人。

   急救人員設置人數 = 1,055 / 50 = 21…餘 5 人

   依據每增加 50 人再置 1 人，所以該事業單位至少應設置 21 位急救人員。

2. 急救人員不得有、失聰、兩眼裸視或矯正視力後均在 0.6 以下、失能及健康
   不良等，足以妨礙急救情形。

3. 需備置之急救藥品及器材如下列：

   (1) 藥品：優碘棉片或優碘液、酒精棉片或酒精液及經職業醫學科專科醫師，
       依工作場所危害特性建議置備之必需藥品。

   (2) 器材：體溫測量器、血壓計、彈性紗繃或彈性繃帶（大、中、小）、三角巾、
       無菌手套、無齒鑷子、棉棒（大、中、小）、紗布、紙膠、止血帶、剪刀、
       安全別針、壓舌板、咬合器、外科口罩等必需器材。

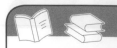

考試題型

1. 為保護勞工健康，事業單位人數 300 人以上或從事特別危害健康作業勞工 100 人以上者，應僱用或特約從事勞工健康服務之醫護人員實施臨廠服務。請依據勞工健康保護規則規定，列舉 5 項醫護人員臨廠服務時應辦理之事項。

   【99.11 乙安】

2. 甲公司員工達 1,200 人，依勞工健康保護規則規定（該公司屬第一類事業，且無特殊危害健康作業），須僱用或特約從事勞工健康服務之醫護人員為其員工辦理臨廠健康服務，試問：

   (1) 醫護人員應具哪些資格？

   (2) 醫師臨廠服務之頻率為何？

   (3) 醫護人員臨廠服務辦理之事項為何？（至少列舉 5 項）　　　【100.3 乙安】

3. 請依勞工健康保護規則規定，回答下列問題：

   (1) 事業單位應如何置急救人員？

   (2) 前項急救人員不得有哪些健康缺失項目，以免妨礙急救事宜。（請至少列出 4 項）

   【102.11 乙安】

概念 補帖

雇主應使醫護人員及勞工健康服務相關人員臨場服務辦理下列事項

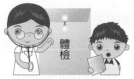

1. 勞工體格(健康)檢查結果之分析與評估、健康管理及資料保存

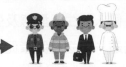

2. 協助雇主選配勞工從事適當之工作

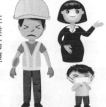

4. 辦理未滿18歲勞工、有母性健康危害之虞之勞工、職業傷病勞工與職業健康相關高風險勞工之評估及個案管理

3. 辦理健康檢查結果異常者之追蹤管理及健康指導

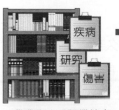

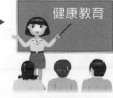

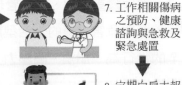

7. 工作相關傷病之預防、健康諮詢與急救及緊急處置

5. 職業衛生或職業健康之相關研究報告及傷害、疾病紀錄之保存

6. 勞工之健康教育、衛生指導、身心健康保護、健康促進等措施之策劃及實施

8. 定期向雇主報告及勞工健康服務之建議

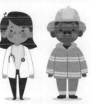

雇主應使醫護人員、勞工健康服務相關人員配合職業安全衛生、人力資源管理及相關部門人員訪視現場，辦理下列事項：

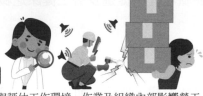

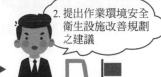

2. 提出作業環境安全衛生設施改善規劃之建議

評估

1. 辨識與評估工作環境、作業及組織內部影響勞工身心健康之危害因子，並提出改善措施之建議

再設計

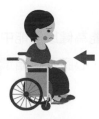

4. 提供復工勞工之職能評估、職務再設計或調整之諮詢及建議

預防

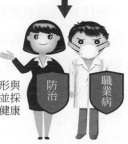

3. 調查勞工健康情形與作業之關聯性，並採取必要之預防及健康促進措施

12-5 健康促進

　　臺灣職場上，輪班、夜間工作、長時間工作等工作型態日益增多，增加許多影響勞工身心健康之問題，流行病學研究指出，個人的健康問題不只是作業環境造成的，個人的生活型態及生活習慣也是影響健康的主要因素之一，為改善勞工健康問題，可透過健康促進、健康體能改善勞工的心理及生理健康。事業單位辦理健康促進活動，可有效增加勞工工作效率、對公司的向心力，以及降低勞工請假率等正面結果。

　　Goetzel andOzminkowski（2008）認為職場健康促進有三個努力的方向：

1. 雇主應提供機會與鼓勵員工從事運動，讓一些不愛運動的員工、身材走樣及有身體疾病危險的員工從事運動，例如：獎勵員工參與運動、提供健康飲食資訊、辦理體重管理、壓力管理課程等。

2. 讓員工避開危害健康的生活型態，例如：抽菸、長期久坐、不當的飲食、不安全的性行為、酗酒、高壓力、高血壓、高膽固醇、高血糖及過重等生活形態危險因子。

3. 為員工進行健康管理，預防及早期發現疾病，如氣喘、糖尿病、心血管疾病、癌症等。而行政院國民健康局（2007）指出職場健康促進是在工作場所中推展促進健康的活動，使員工的身心靈皆達到最合宜的狀態。因此，舉凡在工作場所上推行有益身心的活動或計畫，都可稱為職場健康促進。

　　職場健康促進活動包含健康體能、壓力管理、健康飲食、菸害防治、愛滋病防治等，藉由活動推展，達到擴展職場健康促進及勞工健康之概念。各活動概念茲分述如下：

一、健康體能

　　所謂健康體能是指人的器官組織如心臟、肺臟、肌肉、血管等都能發揮正常運作，而使身體具有勝任日常工作及避免過度疲勞、享受休閒娛樂及應付突發狀況的能力，健康體能包含五個項目：

1. 心肺適能（或稱心肺耐力）：心肺適能為健康體能中的重要一項，心肺為身體氧氣運輸系統的能力，包含肺呼吸、心臟及血循環系統的機能，在人體健康上特別受到重視。

2. 身體組成：身體組成為脂肪和非脂肪重兩種成分模式。現今生活容易飲食過量、缺乏運動的現象過多，而將肥胖視為一種疾病，過多的脂肪容易造成重大疾病的危險因子，因此，體重控制相當重要。

　　理想體指數 BMI = [體重 (kg) / 身高 $^2(m^2)$]；健康與壽命的理想值為 22，±10% 內都是符合理想的範圍，男女皆相同，通常年輕者適用較低的 BMI 值，年長者適用較高的 BMI 值。根據 BMI 值與個人身高，就可以推算個人的理想體重。

表 12.15　成人的體重分級與標準

分級	身體質量指數
體重過輕	BMI < 18.5
正常範圍	18.5 ≦ BMI < 24
過重	24 ≦ BMI < 27
輕度肥胖	27 ≦ BMI < 30
中度肥胖	30 ≦ BMI < 35
重度肥胖	BMI ≧ 35

資料來源：衛生署食品資訊網／肥胖及體重控制

3. 肌力與肌耐力：肌力與肌耐力在日常生活隨時都會運用到的力量，肌力為肌肉的瞬間產生最大力量；肌耐力為肌肉在適當壓力所能持續時間的長短。研究證實脊柱附近肌力過於薄弱容易引起下背痛形成，以及訓練肌肉適能可避免肌肉萎縮鬆弛、動作效率較佳、保護肌肉及關節，避免運動傷害之保護效果、延遲老化、減少慢性病的產生及避免引起職業肌肉骨骼性傷害等功能。

4. 柔軟度：柔軟度為關節活動度，及身體最大可延伸範圍。增加柔軟度可避免關節僵硬及肌肉縮短、避免造成矯形外科疾病、減少運動傷害，較不會拉傷及扭傷以及助於提升運動能力。

5. 平衡、協調與反應能力：良好的平衡與協調能力，有助於人體在各個環境下維持固定姿勢，避免跌倒或撞擊，以及加強反應能力能快速解決緊急事故以避免造成重大職業災害發生。

　　為了有效提升職場的健康體適能，可以設置健身房、舉辦瑜珈課程、每日上班前的早操運動或定期舉辦運動會，不僅增進公司同仁的精神，更可以增進員工的健康體能。

二、壓力管理

2000 年國際勞工組織（International Labor Organization. ILO）的一項職場精神健康調查報告中指出，在英國、美國、德國、芬蘭和波蘭等國，每十名員工中就有一人蒙受憂鬱、焦慮、工作壓力或倦怠的情境之苦；適度的壓力可提高工作效率，但過多的壓力則會造成負面的焦慮、憂慮或恐懼等情緒困擾，以及失眠、心悸、學習效果低下，甚至出現各種身心異常症狀。壓力的來源主要來自於工作環境、作業時間、個人性格、人際關係、企業組織與管理等原因，有效的壓力管理相當重要，了解壓力並能適時的去調適自我，減少心理的問題的產生，不僅減少社會上問題的產生，亦可為公司提昇員工的工作效率與認同感。

(一) 職場壓力來源

職場中的壓力來源可分為組織內與組織外來分析，組織內主要為公司環境與工作條件，而組織外則包含外在環境與人際關係：

1. 組織內的壓力來源：工作上的壓力來源包含不安全的工作環境與工作本身的條件。

    (1) 工作環境：包含噪音、照度、通風、化學品、溫濕條件等環境因素及組織氣氛、組織文化、薪資福利等公司制度因素所導致的壓力。

    (2) 工作本身的條件：包含工作負荷、工作時間、時效性、工作安全、挑戰性、單調重複性、工作責任、角色模糊或角色衝突、遷徙範圍、與上司、同事、部屬或其他單位之互動不良等。

2. 組織外的壓力來源：可分為產業政策、政商經濟局勢等大環境因素及家人的期許、人際關係、經濟壓力、工作與家庭生活無法兼顧等個人因素。

(二) 職業病過勞認定

為保障職業災害勞工的勞保給付及相關補償權益，勞動部修正職業病認定參考指引，大幅放寬過勞死認定標準，增列狹心症、嚴重心律不整、心臟停止及心因性猝死四大目標疾病，同時未來認定不只看加班時數，也會把工作負荷是否過重當作判定標準，另外將「職業引起急性循環系統疾病診斷認定參考指引」修正為「職業促發腦血管及心臟疾病（外傷導致者除外）的認定參考指引」。

1. 職業引起急性循環系統疾病如下：
   (1) 心臟疾病：包括心肌梗塞、急性心臟衰竭、主動脈剝離、狹心症、嚴重心律不整、心臟停止及心因性猝死。
   (2) 腦血管疾病：包括腦出血、腦梗塞、蜘蛛膜下腔出血及高血壓性腦病變。

2. 原有疾病自然過程惡化及促發疾病之潛在危險因子：
   (1) 自然過程惡化之危險因子：「自然過程」係指血管病變在老化、飲食生活、飲酒、抽煙習慣等日常生活中逐漸惡化的過程。
      A. 高齡：血管老化。
      B. 肥胖：肥胖是動脈硬化的促進因子，對本疾病的發生有危險的影響。
      C. 飲食習慣：攝取高鹽分的飲食習慣會促進高血壓。歐美的高脂肪飲食習慣會促進動脈硬化，成為心臟疾病的原因。
      D. 吸菸、飲酒：菸槍（每天約 20 支以上）的心肌梗塞發生的危險是沒有吸菸的人的 3 倍。雖有研究發現適量飲酒能夠降低心臟血管疾病的發生，長期酗酒與血壓上昇及動脈硬化的關係亦被認定。
      E. 藥物作用：如服用避孕丸可能較易發生心血管系統併發症。
   (2) 促發疾病之危險因子：腦血管及心臟疾病易受外在環境因素致超越自然進行過程而明顯惡化；其促發因子包括氣溫、運動及工作過重負荷等。
      A. 氣溫：寒冷、溫度的急遽變化等，亦可能促發本疾病發生。
      B. 運動：運動時耗用更多血氧，原有心臟血管疾病者供應不及，可能促發缺血性心臟疾病。
      C. 工作負荷：與工作有關之重度體力消耗或精神緊張（含高度驚愕或恐怖）等異常事件，以及短期、長期的疲勞累積等過重之工作負荷均可能促發本疾病。工作負荷因子如：(1) 不規則的工作。(2) 工作時間長的工作。(3) 經常出差的工作。(4) 輪班工作或夜班工作。(5) 工作環境（異常溫度環境、噪音、時差）。(6) 伴隨精神緊張的工作。列舉詳如表 12.16。

3. 評估工作負荷情形：主要在證明工作負荷是造成發病的原因。根據醫學上經驗，腦血管及心臟疾病病變之情形被客觀的認定其超越自然進行過程而明顯惡化的情形稱為負荷過重。負荷過重時的認定要件可分為異常事件、短期工作過重、長期工作過重三項。

(1) 異常事件：評估發病當時至發病前一天的期間，是否持續工作或遭遇到天災或火災等嚴重之異常事件，且能明確的指出狀況發生時的時間及場所。當遭遇事件時會引起急遽的血壓波動及血管收縮，導致腦血管及心臟疾病發病，即可證實異常事件、負荷過重之存在，此異常事件造成的腦血管及心臟疾病通常會在承受負荷後 24 小時內發病，該異常事件可分為下述三種：

    A. 精神負荷事件：會引起極度緊張、興奮、恐懼、驚訝等強烈精神上負荷的突發或意料之外的異常事件。其發生於明顯承受與工作相關的重大個人事故時。

    B. 身體負荷事件：迫使身體突然承受強烈負荷的突發或難以預測的緊急強度負荷之異常事件。其可能由於發生事故，協助救助活動及處理事故時，身體明顯承受負荷。

    C. 工作環境變化事件：急遽且明顯的工作環境變動，如於室外作業時，在極為炎熱的工作環境下無法補充足夠水分，或在溫差極大的場所頻繁進出時。

(2) 短期工作過重：評估發病前（包含發病日）約一週內，勞工是否從事特別過重的工作，該過重的工作係指與日常工作相比，客觀的認為造成身體上、精神上負荷過重的工作。評估重點如下：

    A. 評估發病當時至前一天的期間是否特別長時間過度勞動前至前 1 日之間有特別過度且長時間的工作。

    B. 評估發病前約 1 週內是否常態性長時間勞動。

    C. 評估有關工作型態（表 12.16）及伴隨精神緊張之工作負荷要因（表 12.17）。

(3) 長期工作過重：評估發病前（不包含發病日）6 個月內，是否因長時間勞動造成明顯疲勞的累積，而評估長時間勞動之工作時間，係以每週 40 小時工時以外之時數計算加班時數，期評估重點如下：

    A. 發病前 1 個月之加班時數超過 100 小時。

    B. 發病前 2 至 6 個月內之前 2 個月、前 3 個月、前 4 個月、前 5 個月、前 6 個月之任一期間的月平均加班時數超過 80 小時。

C. 發病前 1 個月之加班時數，及發病前 2 個月、前 3 個月、前 4 個月、前 5 個月、前 6 個月之月平均加班時數超過 45 小時。

D. 評估有關工作型態（表 12.16）及伴隨精神緊張之工作負荷要因（表 12.17）。

概念 補帖

腦血管及心臟疾病過勞如何認定：

異常事件	短期工作過重	長期工作過重
1. 突發性或難以預測的極度緊張、恐懼、驚嚇等精神負荷。 2. 對身體造成突發或難以預測的緊張負荷。 3. 急遽且顯著的工作環境變動	1. 發病前一天工作時間過長。 2. 發病前一週有常態性工時過長。 3. 依工作型態評估工作負荷影響。	1. 發病前1個月，加班時數超過100小時。 2. 發病前2-6個月內，月平均加班超過80小時。 3. 發病前1-6個月，月平均加班超過45小時。

1. 過勞認定之基本要件為何？

解：過勞之認定需有「工作負荷過重」事實，可藉由下列要件進行綜合判斷：

(1) 異常的事件：評估發病當時至發病前一天的期間，是否持續工作或遭遇到天災或重大人為事故等嚴重之異常事件，其又可分為精神負荷事件、身體負荷事件及工作環境變化事件。

(2) 短期工作過重：評估發病前（包含發病日）約 1 週內，勞工是否從事特別過重的工作，該過重的工作係指與日常工作相比。

(3) 長期工作過重：評估發病前 1 個月及 6 個月內，是否因長時間勞動及工作負荷造成明顯疲勞的累積。

表 12.16　工作型態之工作負荷評估

工作型態		評估負荷程度應考量事項
不規律的工作		對預定之工作排程的變更頻率及程度、事前的通知狀況、可預估程度、工作內容變更的程度等。
工作時間長的工作		工作時數（包括休憩時數）、實際工作時數、勞動密度（實際作業時間與準備時間的比例）、工作內容、休息或小睡時數、業務 容、休憩及小睡的設施狀況（空間大小、空調或噪音等）。
經常出差的工作		出差的工作內容、出差（特別是有時差的海外出差）的頻率、交通方式、往返兩地的時間及往返中的狀況、是否有住宿、住宿地點的設施狀況、出差時含休憩或休息在內的睡眠狀況、出差後的疲勞恢復狀況等。
輪班工作或夜班工作		輪班（duty shift）變動的狀況、兩班間的時間距離、輪班或夜班工作的頻率等。
作業環境	異常溫度環境	低溫程度、禦寒衣物的穿著情況、連續作業時間的取暖狀況、高溫及低溫間交替暴露的情況、在有明顯溫差之場所間出入的頻率等。
	噪音	超過 80 分貝的噪音暴露程度、時間點及連續時間、聽力防護具的使用狀況等。
	時差	5 小時以上的時差的超過程度、及有時差改變的頻率等。
伴隨精神緊張的工作		1. 伴隨精神緊張的日常工作：業務、開始工作時間、經驗、適應力、公司的支援等。 2. 接近發病前伴隨精神緊張而與工作有關的事件：事件（事故或事件等）的嚴重度、造成損失的程度等。 註：1.、2. 可參考表 10 及「工作相關心理壓力事件引起精神疾病認定參考指引」

表 12.17　伴隨精神緊張的工作負荷程度之評估

（一）日常伴隨精神緊張的工作	
具體的工作	評估觀點
經常負責會威脅自己或他人生命、財產的危險性工作	危險性程度、工作量（勞動時間、勞動密度）、勤務期間、經驗、適應能力、公司的支援、預估的受害程度等
有迴避危險責任的工作	
關乎人命、或可能左右他人一生重大判決的工作	
處理高危險物質的工作	
可能造成社會龐大損失責任的工作	
有過多或過分嚴苛的限時工作	勞動內容、困難度、強制性、有無懲罰
需在一定的期間內（如交期等）完成的困難工作	阻礙因素的嚴重性、達成的困難度、有無懲罰、變更交期的可能性等
負責處理客戶重大衝突或複雜的勞資糾爭	顧客的定位、損害程度、勞資紛爭解決的困難度等
無法獲得周遭理解或孤立無援狀況下的困難工作	工作的困難度、公司內的立場等
負責複雜困難的開發業務、或公司重建等工作	企劃案中所持立場、執行困難度等

工作量（勞動時間、勞動密度）、勤務期間、經驗、適應能力、公司的支援等

（二）接近發病時期所伴隨的精神緊張之工作相關事件	
事件	評估觀點
因職業災害造成嚴重受傷或疾病	職災受害的程度、有無後遺症、回歸社會的困難度等
與發生重大事故及災害直接相關	事故的大小、加害程度等
經歷（目擊）悲慘的事故或災害	事故及受害程度、恐懼感、異常性程度等
被追究重大事故（事件）的責任	事故（事件）的內容、責任歸咎情形、對社會負面影響的程度、有無懲罰等
工作上嚴重失誤	失敗的程度、重大性、損害等的程度、有無懲罰等
未達成限時工作內容	限時工作量的內容、達成的困難度、強制性、達成率的程度、有無懲罰等
工作異動（調職、人員調配、職務轉換、派任等）	工作內容、身份等的變動、異動理由、不利的程度等
與上司、客戶等產生重大紛爭	紛爭發生時的狀況、程度等

(三) 壓力造成的影響

　　每一個人在職場中均會遭遇職場與生活之壓力源，壓力可能引起職業病的健康影響外，對於組織議會帶來負面影響，為避免造成公司的過度的損失，有必要事先預防與改善：

1. 工作壓力常會造成員工的安全與健康影響，包括：

(1) 心臟及心血管疾病。

(2) 藥物及菸酒濫用。

(3) 背部及肌肉骨骼疼痛。

(4) 焦慮及有關的精神疾病。

(5) 免疫力降低。

(6) 人際衝突。

(7) 事故傷害。

(8) 癌症等其他症狀。

2. 職場壓力會給組織帶來如下的負面影響：

(1) 員工對企業組織的認同與投入強度降低。

(2) 員工工作績效及創新能力減弱。

(3) 員工的流動率及離職意願增高。

(4) 員工出勤狀況不佳，請假、曠職率及無生產力的出席等增加。

(5) 員工招募困難與留職意願不佳。

(6) 員工及客戶滿意度減低。

(7) 企業組織的形象與名譽受到損害。

(8) 潛在的可能發生訴訟問題。

(四) 紓解壓力的方法

　　工作者若無法適度排除壓力或持續地處在過度壓力環境下，長期的生理心理警戒壓力，便可能產生導致種種身心疾病的壓力後遺症，此時壓力反應則可能轉化為具永久傷害性的壓力疾病，如高血壓、心血管疾病、慢性疲勞症候群及憂鬱症等。因此有必要透過紓壓的方式適當排除職場壓力。職業壓力的減輕至少需就組織環境改善及從業者個人壓力應對兩層面著手：

1. 組織環境改善：涵蓋範圍包含環境之工程改善、企業管理、組織溝通、健康管理與健康促進推展等。

2. 個人壓力應對：包括個人技巧能力、時間管理、思考方式、態度觀念，以至於情緒管理等多層面的分析與學習改進，必要時可尋求心理諮商輔導的協助。壓力應對能力的養成為工作者面對職業場所壓力時，最迅速有效的改善方法。

為避免勞工因異常工作負荷促發疾病，依據「職業安全衛生設施規則」第324-2 條規定，雇主使勞工從事輪班、夜間工作、長時間工作等作業，應採取下列疾病預防措施，作成執行紀錄並留存三年：

1. 辨識及評估高風險群。

2. 安排醫師面談及健康指導。

3. 調整或縮短工作時間及更換工作內容之措施。

4. 實施健康檢查、管理及促進。

5. 執行成效之評估及改善。

6. 其他有關安全衛生事項。

對於疾病預防措施，事業單位依規定配置有醫護人員從事勞工健康服務者，雇主應依勞工作業環境特性、工作形態及身體狀況，參照中央主管機關公告之相關指引，訂定異常工作負荷促發疾病預防計畫，並據以執行；依規定免配置醫護人員者，得以執行紀錄或文件代替。

概念 補帖

細則第 10 條：預防輪班、夜間工作、長時間工作等異常工作負荷促發疾病之妥為規劃內容。

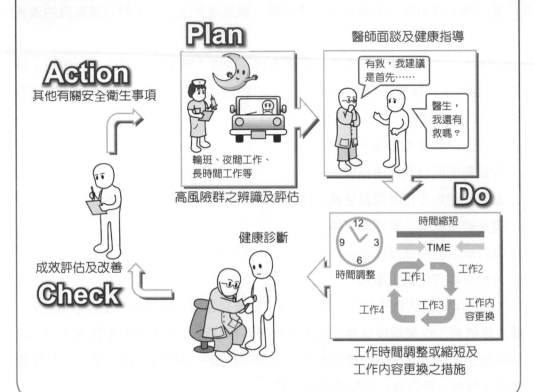

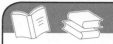 考試題型

1. 某電子工廠之勞工須從事輪班、夜間等工作，為避免異常工作負荷促發疾病，請依職業安全衛生法施行細則，回答下列問題： 【104.03 乙安】

    (1) 請列舉 4 項應採取之疾病預防措施。

    (2) 預防措施之執行紀錄應至少留存多少年？

2. (1) 某公司採購人員因品管爭議遭受供應商毆打，除優先適用刑法等相關法令規定外，為協助雇主預防以後類似情形發生，該公司之職業安全衛生人員依職業安全衛生法施行細則規定，應規劃辦理哪些事項？

    【104.03 甲衛】

    (2) 另採購部門業務繁重，勞工經常加班，為預防異常工作負荷促發疾病，應規畫辦理哪些事項？

3. 試回答下列各題： 【105.03 甲衛】

    (1) 近來國內勞工因工作時間過長造成過勞職業災害，屢見於報章媒體，勞工過勞問題已不容忽視。雇主依職業安全衛生設施規則規定，為預防輪班、夜間工作、長時間工作等異常工作負荷促發疾病應妥為規劃，其規劃內容應包含哪些事項，以避免過勞職業災害之發生？

    (2) 事業單位依規定配置有醫護人員從事勞工健康服務者，雇主應依哪些事項訂定異常工作負荷促發疾病預防計畫？

三、健康飲食

　　國人飲食日益改變，外食人口日漸增加，根據行政院衛生署（2009 年）所發佈的國人十大死亡原因中，癌症蟬聯榜首，然而引發癌症的原因甚多，包括：遺傳、環境、飲食等，其中 35 ～ 50% 是由飲食所引起，因此，改善職場員工的飲食型態是刻不容緩的議題。

　　為能有效改善員工飲食行為、體重及 BMI 可進行營養飲食教育及飲食控制：

1. 每日飲食以植物性為主，大約占三分之二，包含全穀根莖類、蔬菜及水果類。

2. 每日飲食動物性食品占三分之一，包括奶類及蛋、豆、魚、肉類。

3. 每日選擇主食以五穀為主，例如：飯、麵及薯類。

4. 應盡量減少攝取含糖飲料，減少每日熱量攝取。

5. 食物型態以當季、原態食品，減少食用加工製品及殘留農藥。

6. 三低二高：低脂、低糖、低鹽、高鈣、高纖維。

7. 多喝白開水，幫助吸收消化及運送與代謝。

四、菸害防制計畫

　　在工作場所中有些危害因子與抽菸產生相加效應或相乘效應，香菸點燃會釋放出 200 種有害物質 40 多種致癌物，不但危害吸菸者的健康，也會危害到周邊的人吸食二手菸，為了減少勞工暴露在危害物質場所應訂定菸害防制計畫，減少吸菸造成之健康問題及建立安全與衛生之作業場所。菸害防制計畫執行方法內容：

1. 規劃禁菸場所（張貼禁菸標示並告知）。

2. 規劃吸菸場所（規劃獨立空間或空調吸菸室）。

3. 菸害教育宣導方式。

4. 要求高階主管及各部門主管配合執行。

5. 諮詢方式及設置戒菸班。

6. 提供戒菸貼片或戒菸門診之費用。

7. 其他防治之計畫。

五、愛滋病防治

　　愛滋病（後天免疫缺乏症候群，俗稱 AIDS），事由 HIV 病毒所引起的疾病，HIV 病毒會使人失去抵抗疾病的能力，導致病毒、原蟲、細菌、黴菌等容易侵入人體，而產生各種疾病即發生惡性腫瘤等症狀，它有別於其他疾病的病程發展，目前為止也無根治方法及預防疫苗。

　　只要與染上愛滋病的患者，有任何的肢體接觸，就會被傳染？在臺灣，因為許多民眾對於愛滋病的不了解，導致愛滋病患若被社會發現遭到感染的事實，很容易遭到不理性的對待，根據衛生福利部桃園醫院進行的愛滋病患者就業調查報告顯示，高達六成二的患者，離開職場的主要原因，無非是遭到歧視、排擠等，而不得已放棄現有的工作。上班工作是每一位社會成員主要的經濟來源，當勞工感染愛滋病後，在工作容易受到歧視、排擠，只能選擇隱密病情，甚至擔心就醫留下病歷證據而不敢就醫服藥，最後抵抗力變差、影響體力，影響工

作表現而離職，因此，為保障勞工的健康，有效推行愛滋病宣導，建立正確的兩性關係與自我保護，實為重要之一環。

(一) 愛滋病傳染方式

　　愛滋病毒（HIV）它存在於血液、陰道分泌液、精液、前列腺液及母乳中，因此愛滋病可透過性行為、血液及母子垂直感染，一般的握手、擁抱、同桌吃飯、共用設備是不會感染愛滋病。

(二) 愛滋病預防方式

1. 勿與愛滋病患者或不了解者發生任何性行為。
2. 不與他人共用針頭、針筒。
3. 維持單一性伴侶，避免嫖妓。
4. 確實使用保險套。
5. 避免不必要之輸血或器官移植。
6. 感染愛滋病患者應儘速就醫。

12-6 結論

　　規劃完善的健康管理，不但可以做好職業病預防、工程改善、環境管理、也可了解每一員工的身心狀況，安排適當的作業場所及工作內容，不僅保障勞工也可達成良好績效；推動勞工健康促進活動，可增加員工工作效能與士氣、延長工作年數及建立美滿的家庭生活，而事業單位可提振員工士氣與向心力、減少罰款與訴訟之風險提高企業形象、降低勞工病假率及員工流動率等多項益處同時也建立起勞工自尊、自愛、自強和敬業態度。

本章習題

1. 根據「勞工健康保護規則」，實施一般健康檢查的頻率與勞工年齡的關係為何？請試述之。　　　　　　　　　　　　　　　【102 年工礦衛生技師 - 工業安全衛生法規】

2. 根據「勞工健康保護規則」，雇主應使醫護人員會同勞工安全衛生及相關部門人員訪視現場，並辦理哪些事項？　　　　　　　【102 年工礦衛生技師 - 衛生管理實務】

3. 「職業促發腦血管及心臟疾病」（外傷遵致者除外，俗稱過勞）之認定，應依工作型態評估其工作負荷。試列舉 5 項其可能促發疾病之工作負荷型態。

　　　　　　　　　　　　　　　　　　　　　　　　【100.03 甲衛】【102.07 乙安】

4. (1)依據行政院勞工委員會 99 年修訂之「職業促發腦血管及心臟疾病（外傷導致者除外）之認定參考指引」，在評估勞工職場工作狀況是否為促發其腦血管及心臟疾病（如：腦中風、心肌梗塞）之原因時，需考量勞工是否具有該疾病之宿因（如：高血壓），並參酌該疾病的自然過程惡化因子（如：高齡）以及促發疾病之危險因子（如寒冷或溫度的急遽變化）加以研判之。請說明其他自然過程惡化因子以及促發疾病之工作危險因子。

　　(2)落實職場健康促進有助於預防勞工發生腦血管及心臟疾病。請參酌該疾病的惡化與促發原因，列舉 2 項除戒酒課程外之職場健康促進要項。　　【100.11 甲衛】

5. 依職業促發腦血管及心臟疾病（外傷導致者除外）之認定參考指引，評估工作負荷與過勞之相關，應考量勞工於發病前是否有異常的事件、短期工作過重、長期工作過重三要件。請說明此三要件，分別係指勞工發病前多少期間內之工作負荷。

　　　　　　　　　　　　　　　　　　　　　　　　　　　　　　　【101.07 乙安】

6. 推動職場健康促進有許多優點，請依下列對象各提出 3 項益處：
　(1)企業組織
　(2)員工　　　　　　　　　　　　　　　　　　　　　　　　　　【100.11 乙安】

7. 對於職場工作狀況是否為引發勞工出現腦血管及心臟疾病之原因，依據勞動部「職業促發血管及心臟疾病（外傷導致者除外）之認定參考指引」，需評估罹病勞工是否已具有此類疾病之健康異常因子，並參酌疾病的自然過程惡化因子，以及促發疾病之危險因子加以研判，請回答下列問題：　　　　　　　　【103.07 甲衛】

　(1)工作負荷屬於上述健康異常因子、惡化因子及促發疾病之危險因子中之何類因子？
　(2)請舉 1 例健康異常因子及 2 例自然過程之惡化因子。
　(3)試舉 3 項可能引發心血管疾病之工作負荷型態。
　(4)請說明預防工作負荷引發勞工心血管疾病可採行之措施。

Chapter 13 | 重複性肌肉骨骼危害

13-1 前言

人因工程（Human Factors）指為研究人與機器、工具、產品與環境之間的相互作用，利用設計與改善使機器和環境系統適合人的生理及心理等特點，使生產與工作皆可提高效率、安全、健康和舒適之目的。若作業環境或方法的人因設計不良時，對於工作者會有各種直接與間接的影響，包括作業頻頻失誤、生產績效不佳、降低工作生活品質、容易工作疲勞、導致肌肉骨骼傷病等，甚至使工作者發生意外事件，嚴重影響勞工的健康、安全與福祉。

導致肌肉骨骼傷病的原因包含作業負荷、作業姿勢、重複性及作業排程與休息配置等，其中因重複性作業促發肌肉骨骼傷病為最常見的職業性疾病，稱為工作相關之肌肉骨骼傷病（Work-related Musculoskeletal Disorders, WMSD），或累積性肌肉骨骼傷病（Cumulative Trauma Disorders, CTD）。累積性肌肉骨骼傷病是由於重複性的工作過度負荷，造成肌肉骨骼或相關組織疲勞、發炎、損傷，經過長時間的累積所引致的疾病。

西元 1700 年 Bernardino Ramazzini 意識到不能將所有職業病歸咎於化學品或物理因素，常見的職業疾病亦可能源於長期靜止姿勢、非自然姿勢以及重複性動作（例如麵包師、站立的工人、久坐的工人、織布工）或需要劇烈肌肉表現的活動（例如搬運工和木工）；美國國家職業安全衛生研究所（National Institute for Occupational Safety and Health, NIOSH）自 1970 年以來，致力於工作相關的傷害和疾病研究，以及提供預防的建議，因觀察到越來越多工作相關的肌肉骨骼疾病，且依據美、日、歐各國的職災調查統計，累積性肌肉骨骼傷病所造成的損失工作天案件數，佔所有職業傷病案件數的比例相當高，因此，近年來各工業先進國無不戮力以赴，強力推動重複性肌肉骨骼傷病的防制工作。

我國因工作導致重複性肌肉骨骼傷病問題，依民國 90 年至 100 年之統計案件顯示，約佔所有勞工保險給付疾病之 85 ～ 88%，而 107 年全國職業傷病診

治網絡職業疾病通報件數，比率最高者為職業性肌肉骨骼疾病，占 37.7%，為最常見之職業疾病。由於疾病的盛行率高而且病期長，是造成勞工長期「失能」的主要因素，影響勞工、企業及國家社會甚鉅。為預防勞工因長期從事重複性之作業，致促發肌肉骨骼疾病，政府 102 年於職業安全衛生法新增定勞工身心健康保護措施，明訂雇主應採取相關人因性危害預防措施，以避免勞工因作業姿勢不良、過度施力及作業頻率過高等原因，促發肌肉骨骼傷病。

13-2 職業相關之肌肉骨骼疾病

在各產業中為追求工作效率，工作者常需配合現場作業環境、機械或設備長時間重複性作業，由於作業內容大多為反覆性、固定性及單調性，且工作者的姿勢不良、過度施力、組織壓迫、振動衝擊及休息時間不足等原因，常造成工作者在日積月累下使身體產生局部痠痛、刺痛、麻木、無力或肢體活動範圍減少等症狀，工作所累積形成的肌肉骨骼傷害，雖然不會造成生命危險，但由於此類疾病的盛行率高而且病期長，容易導致工作者「失能」，無法有效率的發揮工作效能，因此，許多國家目前皆致力於改善工作環境，避免衍生職業疾病，影響勞工身心健康。列舉導致勞工肌肉骨骼傷害的主要影響因素（或項目）如下：

1. 工作負荷：過度施力容易導致肌肉骨骼或相關組織的疲勞、發炎、損傷等傷害，當肌肉施力增加，會導致血流量減少而使肌肉很快的疲乏，若施力大時，恢復所需的時間往往超過實際工作的時間，若休息的時間不足，肌肉韌帶等軟組織就會受傷。因此「重體力勞動作業勞工保護措施標準」規範雇主使勞工從事重體力勞動作業時，應致力於作業方法之改善、作業頻率之減低、搬運距離之縮短、搬運物體重量之減少及適當搬運速度之調整，並儘量以機械代替人力，以降低勞工之工作負荷。

2. 工作姿勢：造成肌肉骨骼傷害的最關鍵因素即是「不良的工作姿勢」，因為「不良的工作姿勢」會造成頸、肩、腰、腕等關節部位肌肉骨骼的疲勞、酸痛與傷害。正確的工作姿勢是指身體骨架有良好的排列狀態，能使其達到最大的生理和生物力學之功效，並將地心引力對身體的支撐系統所造成的壓力和扭力傷害減到最低。不當的姿勢會對身體組織關節造成壓力，如伸手超過肩高、跪、蹲、前俯或抬舉同時扭轉軀體等發生在任何使關節因不舒服的姿

勢所產生的短暫疲勞及疼痛，若長期暴露在不良姿勢下可能會有潛在的失能傷害，或造成肌肉骨骼柔軟組織與末梢神經疾病。長時間維持這些不良的工作姿勢容易引起肌肉之疲勞。

3. 工作時間：施力作業時間愈長，造成骨骼肌肉發生傷害的機會也愈高，在不同的工作姿勢與負荷大小之下，其時間限制也不同。超時施力的情況會因為沒有適當的休息時間，讓肌肉骨骼無法得到良好的緩衝，養分的回補不及，更嚴重還有可能造成肌肉的拉傷壞死。

4. 作業頻率：施力重複性高的工作就是同一肢體重複執行同樣動作、缺乏休息，使得肌肉骨骼負荷持續累積，造成執行動作的肌肉、肌腱或周圍其他組織過度使用產生發炎的狀況，因而造成累積性肌肉骨骼傷害。這個情形在姿勢不良的情況下會更加嚴重。例如俗稱的「媽媽手」，其正式名稱為「狹窄性肌腱滑膜炎」，大多為平常用力姿勢不正確，或反覆用力過度。如洗衣服、扭毛巾等、抱小嬰兒時，手腕過度彎曲、大拇指過度外展，皆易得此一病症。

5. 工作環境：溫度的高低是手部的感覺與循環機能障礙的因素之一，手部長期處於振動的狀況下手部神經與血管壁的肌肉組織會受到傷害，這種傷害在寒冷的作業環境中尤其容易發生。

   當血管受傷之後血液流量減少，導致手部缺血關係，手部會泛白、冰冷、刺痛、麻木等症狀，此症狀在手指尤其明顯，所以又稱為白指症。

6. 合併作用：造成肌肉骨骼傷害的原因一般是多重交互的，而前述因素是互相關連的，並不是單一因子可以完全解釋。重複性施力過於頻繁、用力負荷過大與施力作業時間過長這三個因素，都還是與工作姿勢有密切的關係。維持正確的工作姿勢，就減少了造成肌肉骨骼傷害一個很大的複合因子。

累積性肌肉骨骼傷害主要發生的部位以腰、肩頸部與腕部等居多，其症狀包括疼痛、刺痛、麻木、僵硬及無力等，嚴重程度可由週期性出現輕微的症狀，至短暫或永久失能的發生，使個人工作能力降低，甚至無法工作，影響日後生活品質。

一般而言，因工作而引起的肌肉骨骼傷害，有可能出現在身體的任何部位，然而較常發生的部位仍以下背部、上肢及肩頸部為主，以下列舉職業相關之腰部、肩頸區域與腕部等數項常見的肌肉骨骼傷害與其症狀。

一、下背部傷害

　　人的脊椎由 33 塊椎骨連接在一起。兩個脊椎骨間，前有「椎間板」，後有「後側面關節」相連，因而可作前彎、後仰、側彎及旋轉諸多運動。33 塊椎骨中頸椎有 7 塊，胸椎 12 塊，接著是最寬厚的腰椎共 5 塊，負擔人體大部份重量、工作最多，因此也是最可能發生背痛之處，尤是下方第 4、5 腰椎處最易產生下背痛。所謂下背痛俗稱腰痛，背部肋骨下緣以下疼痛，皆可歸為下背痛。腰椎因為隨時承受來自各方的壓力，加上人類精神壓力增加、運動、工作傷害、姿勢不良、用力不當、脊椎病態、老化等因素，下背痛為現今社會常見之職業傷害。

　　下背痛的傷害部分可分為軟組織病症（肌肉、韌帶問題）與結構性和神經性病症兩部分，就軟組織傷害而言，當作業人員長時間站立時，腰部必須承擔加壓在其上的體重，如果承受體重的同時，因歪斜而維持不良姿勢，會導致某側肌肉持續施力，另一側肌肉呈現放鬆狀態，長期下來會破壞肌肉大小與肌力的平衡，周圍韌帶與軟骨也會變得比較脆弱，最後甚至有可能需要就醫接受治療。亦或是拉傷的肌肉常有明顯的壓痛點，也有肌肉痙攣的現象，腰部轉動或前側彎常發生誘發性劇痛，及俗稱的「閃到腰」。在結構性和神經性傷害方面，以下就以常見之椎間盤突出症作說明。

(一) 椎間盤突出症

　　椎間盤是一塊軟骨，其構造為纖維環包裹著髓核，纖維環的張力、髓核的避震效果，都能幫助脊椎靈活動作並減輕負擔，當身體彎曲或受壓時，纖維環使椎間盤維持其完整性。當椎間盤受到不正常的使力或扭力時，會使椎間盤受到微傷害；重複的微傷害可使纖維環產生裂痕，進而發生結構上的失常，導致纖維環磨損、出現裂縫，果凍狀的髓核從裂縫被擠壓出來，壓迫到一旁的神經系統，椎間盤突出會造成患處腰背痛，肌肉力量減少，它不只侷限在腰背部，還會傳達到臀部，大腿，以及小腿，同時常伴隨著腳麻和腳無力，也可能會有小便困難，便秘等症狀。具潛在暴露之職業為經常重複搬抬重物或極度彎腰工作的職業（如模板工、搬運工、護理人員等）與暴露於全身垂直振動的職業（如大卡車、起重機、堆高機的駕駛等）。

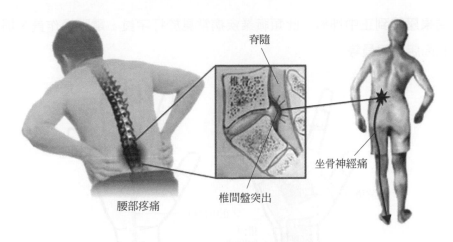

脊隨

椎骨

坐骨神經痛

椎間盤突出

腰部疼痛

圖 13.1　椎間盤突出影響示意圖

二、上肢傷害

　　上肢會因工作而罹患肌肉骨骼傷害的情形，普遍地存在於各行各業中，其中不當的姿勢、過大的施力，與高度的重複性是造成工作上累積性傷害的主要原因。可能受影響的組織包括手腕、肘、肩的肌肉、肌腱、韌帶及神經系統傷害，常見手部肌肉骨骼系統症狀包括腕道症候群（carpal tunnel syndrome，簡稱 CTS）、肌腱炎、腱鞘炎、雷諾氏症、德奎緬氏症（媽媽手）與手部震動症候群（白指症）等，隨著作業上手腕／手部活動之比率上升，肌肉骨骼不舒服的症狀也會增加。而造成腕部的肌腱炎之手部活動，不外乎為手掌以高頻率、不自然的姿勢（手掌屈曲、延伸、尺偏）進行工作。當手的特定部位經常承受外界的壓力（如使用手工具時，手掌承受由握把傳來的壓力）時，血液循環受阻即可能產生局部缺血的現象，此時靠近血管末梢的手指其血液的供應量不足，會產生皮膚泛白、麻木、與刺痛的感覺。

(一) 腕道症候群

　　腕部是個構造相當複雜的關節，三面為骨組織形成通道，上部為韌帶組織，通道內有神經、血管、肌腱組織等通過。正中神經從此通過，然後支配到手指及大姆指內側的肌肉，若手腕經常性的伸展，或出現不自然的施力姿勢，屈曲、尺偏或橈偏，會導致正中神經在腕隧道內受到擠壓而受傷，造成末梢手指麻木、疼痛症狀，嚴重時會出現感覺喪失、肌肉萎縮。職業上長期反覆地作同一個動作或是過度使用手部或腕部的工作者，使得正中神經周圍的組織受到刺激而腫

脹，結果壓迫到正中神經。此類職業疾病常見於打字員、電腦操作員、屠夫、木匠和商店收銀員等。

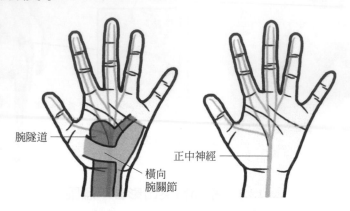

腕隧道

正中神經

橫向
腕關節

圖 13.2　腕道症候群示意圖

(二) 板機指

手指過度使用，導致肌腱和腱鞘過度摩擦而導致發炎及狹窄的現象，使患者在手指運動方面會產生各種限制和不適，如手指無法伸直和不適的狀況。肌腱連結骨骼和肌肉，一旦肌肉發生收縮，將可透過肌腱把張力傳遞給骨頭，如此一來便能帶動骨頭產生運動；而腱鞘就像是山洞一樣，肌腱可以在其中滑動，腱鞘的作用是固定肌腱，使肌腱能夠在固定的軌道上來回運動，而不至於脫位，一旦肌腱滑動的太過頻繁或激烈，就可能導致肌腱發炎，在指頭基部形成結節，使得手指在彎曲而想伸直時，會卡在手指的橫向韌帶，以致指節無法完全伸直，或在伸直時會有阻力產生；手指彎曲無法自由伸展，從僵直彎曲的模樣，學術名稱是手指屈肌腱的狹窄性肌腱鞘炎，手指就像扣了手槍的板機彈不回來。

板機指的盛行率和職業大大相關，經常運用手指的職業或身體因素都可能增加罹患板機指的機會，如機械工人、作業員、電腦族、類風溼性關節炎患者等。

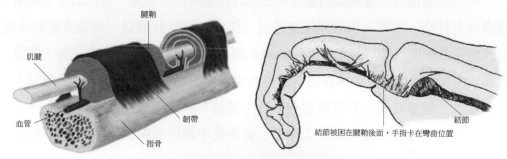

腱鞘

肌腱

血管

韌帶

指骨

結節

結節被困在腱鞘後面，手指卡在彎曲位置

圖 13.3　板機指示意圖

(三) 網球肘

網球肘正式名稱為「肱骨外上髁炎」。網球肘是因為過度使用手腕或手肘造成手肘外側疼痛症狀，因網球選手好發此一症狀，故取其名。網球肘是一種手肘外側肌腱和骨頭交接處附近的發炎或退化的情形，成因可以是一次的受傷或多次傷害的累積，因此即使不打網球也會出現「網球肘」。手腕伸肌肌腱的急性拉挫傷或是慢性過度使用，造成肌腱與骨頭接合處〈肱骨外上髁〉反覆的細微撕裂傷而導致發炎的現象，臨床症狀表現便是以肘關節外側的疼痛為主。針對經常需手臂高舉過頭的職業運動員或工作上需要前臂用力旋轉、反覆敲打或提舉重物的製造業者、家庭主婦等都屬於好發族群。

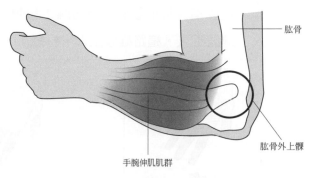

圖 13.4　網球肘示意圖

(四) 高爾夫球肘

高爾夫球肘與網球肘不同，其名稱為「肱骨內上髁炎」，其受傷的機轉主要是因為手腕屈肌、旋前肌的過度使用，導致肌腱源頭的微細撕裂受傷，長期下來會造成肱骨內上髁與肌腱接合處的發炎、退化。高爾夫球肘除了與不正確的運動技巧有關外，從事需要反覆前臂及手腕活動作業的人，如木工、鉛管工及切肉工人，皆是高爾夫球肘的好發對象。其臨床症狀與網球肘相似，但痛點出現在手肘內側，且症狀在手腕用力屈曲、旋前動作或握拳時會加劇。

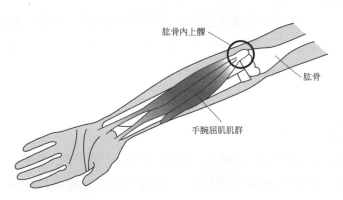

圖 13.5　高爾夫球肘示意圖

(五)白指症

　　又稱為雷諾氏症候群，是一種慢性進行性的手部病變，影響手部的血管、感覺神經及肌肉骨骼系統，和長期使用以手持式的震動性工具有關。當工作者使用震動手工具時，振動的能量會經由手工具傳到手及手臂。振動所引起的末梢循環障礙主要包括皮膚溫度下降，遇寒冷刺激後皮膚溫度不容易恢復，振動亦會引起手指動脈強烈收縮，手指動脈阻力增加及血流減少，嚴重時導致白指症發作，造成指尖甚而整個手指的麻木和刺痛。此類傷害好發於伐木工人、研磨工人、鏈鋸工人、道路維修工人、打蠟工、鑿石工人等。

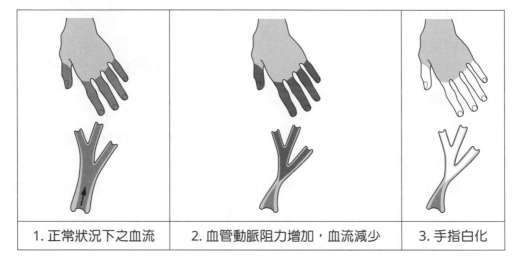

| 1. 正常狀況下之血流 | 2. 血管動脈阻力增加，血流減少 | 3. 手指白化 |

圖 13.6　白指症示意圖

三、肩頸傷害

　　肩膀關節是人體活動最多之部位，手臂能夠抬舉、旋轉、搬運等動作都須依靠肩膀關節才能運作，職場上高於肩膀的作業、提重物及提舉高於頭部、不當靜態姿勢和手臂的震動，造成肩膀關節處的旋轉環帶肌腱水腫、肩膀肌腱炎、肌肉酸痛或疲勞等而造成肩膀的職業傷害。

(一)旋轉肌袖症候群

　　旋轉肌群由四條小肌肉所構成，包含棘上肌、棘下肌、肩胛下肌與小圓肌，旋轉肌群四條小肌肉包覆著肱骨結節，包覆的情況就像短袖的袖子一般，因此稱之為旋轉肌袖。旋轉肌袖症候群泛指旋轉肌群的肌腱病變，包含旋轉肌袖肌腱炎、旋轉肌袖撕裂傷及旋轉肌袖斷裂，主要來自於反覆的肩關節運動，當手臂上舉時，旋轉肌袖包覆結節的地方將會往上頂，然後與肩峰的骨頭產生摩擦

（結節跟肩峰之間還有滑囊做為緩衝），當旋轉肌袖長時間不斷地與肩峰摩擦、夾擠，肌袖的部份就有可能因耗損而破裂，也就是俗稱的旋轉肌撕裂傷。

依據臨床病程發展可分為急性發炎期：可在任何年齡層發生，會有肩痛感或併有功能損傷，可包含輕微的軟組織發炎，如肌腱炎或滑液囊炎，至嚴重的組織完全撕脫；慢性表現通常會在 40 歲以上族群發生，亦有肌腱炎之表現，且症狀隨著時間逐漸嚴重；最後甚至會有肌腱破裂及關節炎的形成。旋轉肌袖症候群主要歸因於長期工作含有反覆或持續手臂上舉的動作，是用手工作者（如老師或是美髮工作者）及運動員（如棒球投手、游泳選手等）最重要且常見的肩痛原因。像營造從業人員、倉儲運輸工作者因搬運貨物，過濾砂石，攪拌水泥等人工作業，皆可能造成旋轉肌袖傷害。

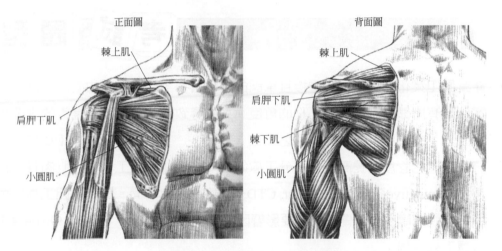

正面圖　　　　　　　　　　　背面圖

棘上肌　　　　　　　　　棘上肌

肩胛下肌　　　　　　　　肩胛下肌

　　　　　　　　　　　　棘下肌

小圓肌　　　　　　　　　小圓肌

圖 13.7　旋轉肌袖示意圖

(二) 肩夾擠症候群

肩膀的肌肉很多，有一條剛好在骨頭間的小縫隙中，容易受到骨頭夾擠而受傷，只要骨頭排列出了點小狀況，例如：長期駝背、肩部肌肉緊繃，碰撞受傷，甚至是先天構造上的狹窄，都會在反覆抬手的動作中夾擠到這條肌腱脊上肌，簡稱為 S 肌，使得手一抬高就痛。S 肌橫躺於肩胛骨上緣，從肩膀後方、靠近脊椎的地方逐漸延伸向外，經過一個「狹小的隧道」後繞至肩部外緣，這個隧道可以分為二個部分，分別是做為「天花板」的肩胛骨，以及做為「地板」的上手臂骨，中間有 S 肌經過。當手臂抬高時，天花板與地板就會互相靠近，正常狀況下頂多只會靠近到非常接近 S 肌，並不會使 S 肌受傷，但這個狹小的隧道，若在 S 肌受傷發炎腫脹時，就會在抬高手時夾擠到 S 肌，而造成疼痛。夾擠症

候群的高危險群常出現在長時間活動肩關節、手高舉過頭的人身上。因為肩胛骨不穩定或圓肩的姿勢，在手往上抬高時，脊上肌會被夾擠壓迫而產生疼痛。

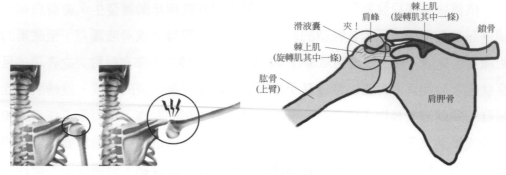

圖 13.8　肩夾擠症候群示意圖

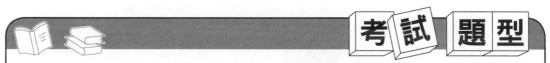

1. 產業界工業化程度愈高，重複且單調的工作增多，作業勞工的肌肉骨骼傷害案例時有所聞。請由人因工程的角度，列舉導致勞工肌肉骨骼傷害的主要影響因素（或項目）並扼要說明之。　　　　　　　　　　【92.7 甲衛】

2. 隨著工業化程度的提高，勞工分工愈細密，導致作業勞工累積性肌肉骨骼傷害（Cumulative Trauma Disorder, CTD）的案例時有所聞。請由人因工程的角度扼要說明導致此類傷害的主要影響因素（或項目）。　　　【99.11 甲衛】

3. 解釋下列名詞：
   (1) 職業性下背痛。　　　　　　　　　　　　　　　　　【106.7 甲衛】
   (2) 腕道症候群。　　　　　　　　　　　　　　　　　　【103.3 甲衛】
   (3) 白指症。　　　　　　　　　　　　　　　　　　　　【107.7 甲衛】

4. 請由人因工程的角度回答下列問題：試列舉導致勞工肌肉骨骼傷害的主要影響因素（或項目）並扼要說明之。　　　　　　　　　　　【98.7 甲衛】

5. 職場中會造成勞工肌肉骨骼傷害的危害因素為何？並請說明若未及時改善而造成重複性之傷害，則其對勞工產生不良之影響有哪些？

【95 年工礦衛生技師－工業衛生概論】

6. 造成人因工程方面肌肉骨骼傷害危害因素種類繁多，請試列舉其中五項。

【107 年工礦衛生技師－工業衛生】

13-3　法令規定

　　我國職業安全衛生法於 102 年 7 月修正通過，並於第 6 條第 2 項規定雇主需針對重複性作業等促發肌肉骨骼疾病應妥為規劃及採取必要之安全衛生措施。依據職業安全衛生設施規則，第 324-1 條規定雇主使勞工從事重複性之作業，為避免勞工因姿勢不良、過度施力及作業頻率過高等原因，促發肌肉骨骼疾病，應採取下列危害預防措施，並將執行紀錄留存 3 年：

1. 分析作業流程、內容及動作。
2. 確認人因性危害因子。
3. 評估、選定改善方法及執行。
4. 執行成效之評估及改善。
5. 其他有關安全衛生事項。

　　前項危害預防措施，事業單位勞工人數達 100 人以上者，雇主應依作業特性及風險，參照中央主管機關公告之相關指引，訂定人因性危害預防計畫，並據以執行；於勞工人數未滿 100 人者，得以執行紀錄或文件代替。

13-4　人因性危害防止計畫

　　為預防勞工因長期從事重複性之作業，致促發肌肉骨骼傷病，雇主應採取相關人因性危害預防措施，訂定適當之計畫，以利推動。人因性危害防止計畫係指事業單位為執行「職業安全衛生法」第 6 條第 2 項以及其施行細則第 10 條第 2 項、職業安全衛生設施規則第 324-1 條等相關法規之規定要項，並參酌職安法第 23 條雇主應依其事業單位之規模、性質，訂定職業安全衛生管理計畫及臺灣職業安全衛生管理系統（TOSHMS）內容訂定。計畫執行流程，依序如下：

一、肌肉骨骼傷害調查方法

　　在工作場所中為了確定造成勞工肌肉骨骼傷病的因子與部位，需要相關部門之團隊合作，透過適當組織或人員的權責分工，調查肌肉骨骼傷害是否存在，以利於整體計畫之運作。肌肉骨骼傷病及危害調查（以下簡稱傷病調查）經由醫護人員及安全衛生管理人員透過被動式的發現問題，包含勞工抱怨、健康檢查或傷病紀錄，及主動的問卷評量與評估工具，早期發現避免危害的發生。

（一）被動式傷病現況調查

1. 健康與差勤監測：醫護人員就既有的健康資料及差勤紀錄，查詢勞工確診的肌肉骨骼傷病案例、通報中的疑似肌肉骨骼傷病案例與就醫情形（諸如經常至醫務室索取痠痛貼布、痠痛藥劑等），及以差勤紀錄查詢異常離職率、缺工或請假的紀錄。這些個案都必須列為優先改善名單，包括職業病案例、通報案例、工時損失、就醫紀錄等。

2. 探詢勞工抱怨：醫護人員針對就醫的勞工個案，詢問身體的疲勞、痠痛與不適的部位與程度，並瞭解其作業內容。必要時向部門主管探詢士氣低落、效率不彰或產能下降的勞工個案。

（二）主動式問卷調查與評估工具

　　醫護人員或職業安全衛生管理人員可應用「肌肉骨骼症狀調查表」（引用 Nordic Musculoskeletal Questionnaire, NMQ，如表 13.1），主動對於全體勞工實施自覺症狀的調查，主要分為三個部分，A：填寫說明、B：基本資料、C：症狀調查，說明如下：

A. 填寫說明：說明酸痛不適與影響關節活動能力。以肩關節為例，以及身體活動容忍尺度，以 0-5 尺度表示：

　　0：不痛，關節可以自由活動；

　　1：微痛，關節活動到極限會酸痛，可以忽略；

　　2：中等疼痛，關節活動超過一半會酸痛，但是可以完成全部活動範圍，可能影響工作；

　　3：劇痛，關節活動只有正常人的一半，會影響工作；

　　4：非常劇痛，關節活動只有正常人的 1/4，影響自主活動能力；

　　5：極度劇痛，身體完全無法自主活動。

B. 基本資料：包含公司廠（場）區、部門、課／組、作業名稱、職稱、員工編號、姓名、性別、年齡、年資、身高、體重及慣用手等。

C. 症狀調查：包含上背、下背、頸、肩、手肘／前臂、手／手腕、臀／大腿、膝及腳踝／腳等左右共 15 個部位的評分，以及其他症狀、病史說明。

表 13.1　肌肉骨骼症狀調查表

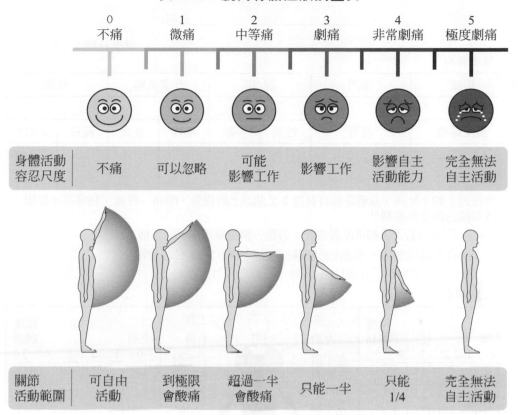

	0 不痛	1 微痛	2 中等痛	3 劇痛	4 非常劇痛	5 極度劇痛
身體活動容忍尺度	不痛	可以忽略	可能影響工作	影響工作	影響自主活動能力	完全無法自主活動
關節活動範圍	可自由活動	到極限會酸痛	超過一半會酸痛	只能一半	只能1/4	完全無法自主活動

Chapter 13　重複性肌肉骨骼危害

肌肉骨骼症狀調查表

_____公司

填表日期： ／ ／

B. 基本資料

廠區	部門	課/組	作業名稱	職稱

員工編號	姓名	性別	年齡	年資	身高	體重	慣用手
		☐男 ☐女					☐左手 ☐右手

1. 您在過去的 1 年內，身體是否有長達 2 星期以上的疲勞、酸痛、發麻、刺痛等不舒服，或關節活動受到限制？

　　☐否　☐是 (若否，結束此調查表；若是，請繼續填寫下列表格。)

2. 下表的身體部位酸痛，不適或影響關節活動之情形持續多久時間？

　　☐1個月　☐3個月　☐6個月　☐1年　☐3年　☐3年以上

C. 症狀調查

背面觀

·其他症狀、病史說明

二、分析作業流程、內容及動作

　　許多工廠對工序動作的安排，往往是產品剛開始生產時即已安排，此後除非出現重大問題，否則很少進行變更，隨著動作的逐漸熟練，勞工對作業動作習以為常，完全在無意識中進行操作，實際上卻潛藏著極大的危害風險。透過

肌肉骨骼傷害調查結果發現需要評估之對象包含工作者、機械設備或作業環境，進行分析作業流程、內容及動作，可使用以下兩種方式進行作業動作分析，並透過人體計測（包含動態及靜態）及荷重量測之數據，了解工作內容及步驟，透過作業分析尋找人因性風險來源。

（一）目視動作觀察法

分析者直接觀測實際的作業過程，並將觀察到的作業流程、作業型態、作業情況及現場環境直接記錄至表格上的一種分析方法。

（二）影像動作觀察法

通過錄像、攝影、錄音帶記錄作業的實施過程，再通過放影、放像的方法觀察和分析工作者之動作。

三、人因性危害因子之確認

肌肉骨骼疾病的傷害因素相當多，可能因為不經意的動作使工作者造成肢體功能喪失、局部部位的麻木、酸痛、腫脹、疼痛、刺痛等不適，所以了解各項有關工作引起的肌肉骨骼相關疾病危害因素以及產生症狀，並透過各種方法進行傷害調查、分析作業流程、內容及動作，找出導致傷害產生的部位，以利選擇適當的評估方法進行評估及改善，下表 13.2 為各部位肌肉骨骼傷害疾病之症狀及危害因素。

表 13.2　各部位肌肉骨骼傷害疾病之症狀及危害因素

部位	疾病	症狀	危害因素
肩頸部	僵頸症候群	頸部產生僵直或酸痛不適感。	頸部長期彎曲或扭動，以及頸部肌肉無法放鬆休息。
	旋轉肌袖症候群	肩膀肌腱及腱鞘發炎、腫脹、疼痛。	反覆的肩關節運動，當手臂上舉時，旋轉肌袖包覆結節的地方將會往上頂，然後與肩峰的骨頭產生摩擦（結節跟肩峰之間還有滑囊做為緩衝）。
	肩夾擠症候群	手臂舉高時側邊產生疼痛。	長時間活動肩關節、手高舉過頭的人身上（例如：過肩投擲的運動員），以及長期駝背肩部肌肉緊繃者。

部位	疾病	症狀	危害因素
手肘	外側部肘腱炎（網球肘）	手肘外側疼痛、發炎、腫脹、或退化。	過度使用手腕或手肘，需經常手臂高舉前、臂用力旋轉、反覆敲打或提舉重物的運動員、製造業者、家庭主婦等。
	內側部肘腱炎（高爾夫球肘）	肱骨內上髁與肌腱接合處發炎、退化，以及手肘內側疼痛。	手腕屈肌、旋前肌的過度使用，導致肌腱源頭的微細撕裂受傷。
背部	下背痛	背部肋骨下緣以下疼痛、肌肉痙攣、腰部轉動或前側彎發生劇痛。	精神壓力增加、運動、工作傷害、姿勢不良、用力不當、脊椎病態、老化等因素。
	椎間盤突出	產生腰背痛，還會傳達到臀部、大腿以及小腿，同時常伴隨著腳麻和腳無力，等症狀。	重複搬抬重物或極度彎腰工作的職業（例如：模板工、搬運工、護理人員等）與暴露於全身垂直振動的職業（例如：大卡車、起重機、以及堆高機的駕駛等）。
腿部	膝蓋骨前滑液囊炎（女僕膝）	滑液囊壁增厚，使膝蓋產生紅腫、發熱、局部疼痛等症狀。	需長時間或頻繁呈現跪姿的工作，如女僕、清潔人員、修車人員、裝修人員。
	行軍性骨折	腳蹠骨再堅硬路面重複大力行走所造成的壓迫性骨折。	機械性壓迫所致，常發生於整天行走的人員，如軍人、護士和業務。
手與手腕	腱鞘炎	手指或手腕會產生疼痛與腫脹。	經常性及反覆性產生手部不自然姿勢及不當施力及抓握。
	腱鞘囊腫	手部的腱鞘或關節囊附近囊狀突起、疼痛。	重複性的手部運動導致肌腱於腱鞘中過度頻繁滑動，造成囊液不正常堆積。
	德奎緬疾病（媽媽手）	大拇指或手腕關節活動受限，拇指以下到手腕部位疼痛、發炎，可延伸至整個上前臂都感到疼痛，以及扭擰、大拇指的反覆伸直或彎曲等動作時產生疼痛。	經常做重複性動作者，以手反覆用力抓握的工作。例如拿鍋鏟、清潔打掃、抱寵物或嬰兒等動作。
	板機指	在指頭基部形成結節，導致手指無法伸直和不適，就像扣了手槍的板機彈不回來。	手指過度使用，導致肌腱和腱鞘過度摩擦而導致發炎及狹窄的現象。
	腕道症候群	末梢手指麻木、疼痛症狀，嚴重時會出現感覺喪失、肌肉萎縮。	長期反覆地作同一個動作或是過度使用手部或腕部的工作者，使正中神經周圍的組織受到刺激而壓迫到正中神經。
	白指症	產生手指麻木和刺痛。	長期使用以手持式的震動性工具引起的末梢循環障礙，好發於伐木工人、研磨工人、鏈鋸工人、道路維修工人、打蠟工、鑿石工人等。

四、評估、選定改善方法及執行

確定人因性危害因子或評估部位後，可參考表 13.3 肌肉骨骼傷病分析工具，選擇適當之評估工具，依據評估方法確認人因性危害風險等級，以擬定後續改善方法與執行。所有的評估過程與結果，應將表單文件化紀錄，以供追蹤考核與持續改善。

表 13.3　肌肉骨骼傷病分析工具

分類	評估工具	評估部位	適用分級
上肢	簡易人因工程檢核表	肩、頸、手肘、腕、軀幹、腿	I，篩選
	Strain Index	手及手腕	II，分析
	ACGIH HAL-TLV	手	II，分析
	OCRA Checklist	上肢，大部分手	II，分析
	KIM-MHO (2012)	上肢	II，分析
	OCRA Index	上肢，大部分手	III，專家
	EAWS	肩、頸、手肘、腕、軀幹、腿	III，專家
下背部	簡易人因工程檢核表	肩、頸、手肘、腕、軀幹、腿	I，篩選
	KIM-LHC	背	I，篩選
	KIM-PP	背	I，篩選
	NIOSH Lifting eq.	背	II，分析
	EAWS	肩、頸、手肘、腕、軀幹、腿	III，專家
全身	RULA,REBA	肩、頸、手肘、腕、軀幹、腿	III，專家
	OWAS	背、上臂和前臂	III，專家
	EAWS	肩、頸、手肘、腕、軀幹、腿	III，專家

註：
I 級可謂篩選：是簡單的評估工具，不要求工作條件的詳細知識，不涉及姿勢或力的定量評估；可以由工人自己使用。
II 級可謂分析：工具需要更長的時間來使用（大約一小時），並需要考慮更多的因素。
III 級可謂專家：工具要複雜許多，需要更長的時間來使用，大多需要錄影分析、測量方法，與生物力學上的特定技能。

評估方法主要考量的評估項目包含：工作姿勢、施力大小、持續時間與頻率等，然而需注意的是，不同的評估方法，因為其設計的背景理論與考量因素略有不同，因此對於不同作業種類、不同肌肉骨骼傷病部位的適用性也有相當的差異，針對不同的作業與不同傷病部位的風險評估應選擇敏感性與準確性較佳的方法，以使評估結果能具有較佳的參考性。以下針對國內外常用的評估方法，如 BRIEF、OWAS、RULA、MSD、KIM、NIOSH$_{1994}$ 分項說明之：

(一) BRIEF 人因基準線風險認定檢核表

BRIEF 檢核表列出一些在工作場所最常見到的人因工程風險狀況，檢核表分為六個檢核段落，每一段落分別探討身體中的某一部位，包括：手與手腕、手肘、肩膀（以上三部位皆分左右手）、頸部、背部、及腿部，另外尚包括身體壓力（例如振動、機械壓力、低溫），BRIEF 檢核表如表 13.4 所示。

BRIEF 檢核表針對上述身體部位各別評估其姿勢、力量、期間、頻率等項目，只要工作者作業方式符合欄位所列，分數採計 1 分，當身體各部位的評量分數總和介於 0 ～ 1，即為低度風險、分數為 2 則為中度風險、分數 3 ～ 4 時則為高度風險。以背部為例，作業姿勢為扭轉和側彎（+1），及處理大於等於 15kg 之負荷（+1），頻率為 5 次 / 分鐘（+1），最後背部評估的總分達到 3 分，表示背部是處於高度風險狀態，應避免或加以修正作業者之動作或作業方法。

表 13.4 　 BRIEF 檢核表

工作者名稱 (Job Name)：＿＿＿＿＿　作業地點 (Site)：＿＿＿＿＿　工作站 (Station)：＿＿＿＿＿
日期 (Date)：＿＿＿＿＿　部門 (Dept)：＿＿＿＿＿　作業時間 (Shift)：＿＿＿＿＿　產品 (Product)：＿＿＿＿＿

	手及手腕		手肘		肩膀		頸部	背部	腿部
	左邊	右邊	左邊	右邊	左邊	右邊			
姿勢	Flexed ≥ 45° 屈曲 ≥ 45° / Ulnar Deviation 尺側偏 / Extended ≥ 45° 延伸 ≥ 45° / Radial Deviation 橈側偏		Rotated Forearm 前臂旋轉 / 135° / Fully Extended 全伸展		Arm Behind body 手臂在身體後面 / Arm Raised ≥ 45° 手臂抬高 ≥ 45° / Shoulders Shrugged 聳肩		Flexed ≥ 30° 彎曲 ≥ 30° / Extended 後彎 / Sideways 側彎 / Twisted ≥ 20° 扭曲 ≥ 20°	Flexed ≥ 20° 彎曲 ≥ 20° / Sideways 側彎 Extended 伸展 / Twisted 扭曲 Unsupported 無支撐	45° / Squat 蹲姿 / Kneel 跪姿 / Unsupported 無支撐
	☐	☐	☐	☐	☐	☐	☐	☐	☐
力量	捏握或指壓 ≥ 2 1b (0.9 kg) 力握 ≥ 10 1b (4.5kg)		> 10 1b (4.5kg)	≥ 10 1b (4.5kg)	≥ 10 1b (4.5kg)	≥ 10 1b (4.5kg)	≥ 2 1b(0.9 kg)	≥ 25 1b (11.3kg)	腳踏板 ≥ 10 1b (4.5kg)
	☐	☐	☐	☐	☐	☐	☐	☐	☐
期間	> 10秒	≥ 10秒	≥ 10秒	≥ 10秒	≥ 10秒	≥ 10秒	≥ 10秒	≥ 10秒	≥ 30%/天
	☐	☐	☐	☐	☐	☐	☐	☐	☐
頻率	≥ 30 次/分	≥ 30 次/分	≥ 30 次/分	≥ 2/min	≥ 2/min	≥ 2/min	≥ 2/min	≥ 2/min	≥ 2/min
	☐	☐	☐	☐	☐	☐	☐	☐	☐
風險評級	H M L	H M L	H M L	H M L	H M L	H M L	H M L	H M L	H M L

分數　　風險評級
3 or 4 → 高度風險 (H)
2　→ 中度風險 (M)
0 or 1 → 低度風險 (L)

識別物理壓力源

勾選物理壓力源：
☐振動 (V)
☐低溫 (L)
☐軟組織壓縮 (S)
☐衝擊應力 (I)
☐手套問題 (G)

使用對應的字母顯示壓力源的位置

| 13-19 |

例題 01

某工廠滑鼠墊裁切作業，滑鼠墊藉由作業人員將待切滑鼠墊鋪平後，由機械進行裁切成 9 小片，後續作業人員將裁切完成之滑鼠墊收整至旁邊等待搬運與包裝。每日作業時間 8 點至 17 點，中午休息 1 小時，機械每日裁切的次數約 1,000 次，人員收整滑鼠墊的作業期間 ≧ 10 秒，作業頻率為 2 次 / 分，每片滑鼠墊重量約 0.1 kg，作業人員收整滑鼠墊時，左右手腕皆有尺側偏現象，作業現場無其他物理壓力源，請針對下圖之背部及手部作業動作使用 BRIEF 檢核表，進行各部位風險評估。

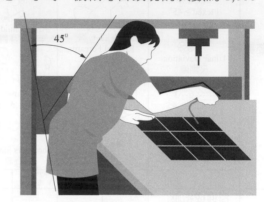

解答

分析作業條件如下：

1. 作業時間為 8 小時；

2. 背部作業分析：由圖中可觀察到，人員背部彎曲 45 度；

3. 手及手腕作業分析：配合裁切機械每日作業次數約 1,000 次，作業期間 ≧ 10 秒，作業頻率為 2 次 / 分；作業人員左右手腕皆出現尺側偏。

BRIEF 檢核表結果如下表所示，顯示手及手腕為中度風險，而背部為高度風險，顯示滑鼠墊裁切作業人員需進行改善，以避免衍生重複性肌肉骨骼傷害。

工作者名稱 (Job Name)：__裁切作業__　作業地點 (Site)：__A廠__　工作站 (Station)：__A裁切機台__
日期 (Date)：2022.02.17　部門 (Dept)：裁切部　作業時間 (Shift)：8:00~17:00　產品 (Product)：__滑鼠墊__

	手及手腕		手肘		肩膀		頸部	背部	腿部
	左邊	右邊	左邊	右邊	左邊	右邊			
姿勢	Flexed ≥ 45° 屈曲 ≥ 45° / Ulnar Deviation 尺側偏 / Extended ≥ 45° 延伸 ≥ 45° / Radial Deviation 橈側偏		Rotated Forearm 前臂旋轉 / 135° / Fully Extended 全伸展		Arm Behind body 手臂在身體後面 / Arm Raised ≥ 45° 手臂抬高 ≥ 45° / Shoulders Shrugged 聳肩		Flexed ≥ 30° 彎曲 ≥ 30° / Extended 後彎 / Sideways 側彎 / Twisted ≥ 20° 扭曲 ≥ 20°	Flexed ≥ 20° 彎曲 ≥ 20° / Sideways 側彎 / Extended 伸展 / Twisted 扭曲 / Unsupported 無支撐	45° / Squat 蹲姿 / Kneel 跪姿 / Unsupported 無支撐
	☑	☑	☐		☐		☐	☑	☐
力量	捏握或指壓 ≥ 2 lb (0.9 kg) 力握 ≥ 10 lb (4.5kg)		≥ 10 lb (4.5kg)	≥ 10 lb (4.5kg)	≥ 10 lb (4.5kg)	≥ 10 lb (4.5kg)	≥ 2 lb (0.9 kg)	≥ > 25 lb (11.3kg)	腳踏板 > 10 lb (4.5kg)
	☐	☐	☐	☐	☐	☐	☐	☐	☐
期間	≥ 10秒	≥ 10秒	≥ 10秒	≥ 10秒	≥ 10秒	≥ 10秒	≥ 10秒	> 10秒	≥ 30%/天
	☑	☑	☐	☐	☐	☐	☐	☑	☐
頻率	≥ 30 次/分	≥ 30 次/分	≥ 30 次/分	≥ 2/min	≥ 2/min	≥ 2/min	≥ 2/min	≥ 2/min	> 2/min
	☐	☐	☐	☐	☐	☐	☐	☑	☐
風險評級	H Ⓜ L	H Ⓜ L	H M L	H M L	H M L	H M L	H M L	Ⓗ M L	H M L

(二) OWAS 姿勢分析

OWAS（Ovako Working Posture Analysis System）係由芬蘭的 OvakoOy 鋼鐵公司於 1973 年所提出，以工作姿勢為主要檢核項目，檢核方式是將背部、上肢、腿部三個部位姿勢及荷重大小分開檢視，再依據各部位及荷重的檢核結果，給予一組編碼（如圖 13.9 所示），之後再對各種身體姿勢及荷重加以統計，並判斷出作業人員的四種行動等級（Action Categories，簡稱 AC），例如：正常姿勢、有輕微危害、顯然的危害及有極端危害等，並根據各行動方案等級對應的處理方案進行危害消除或降低。OWAS 方法可應用於諸多產業的作業動作分析上，例如：鋼鐵業、修車廠、護理人員及超市物品包裝等。

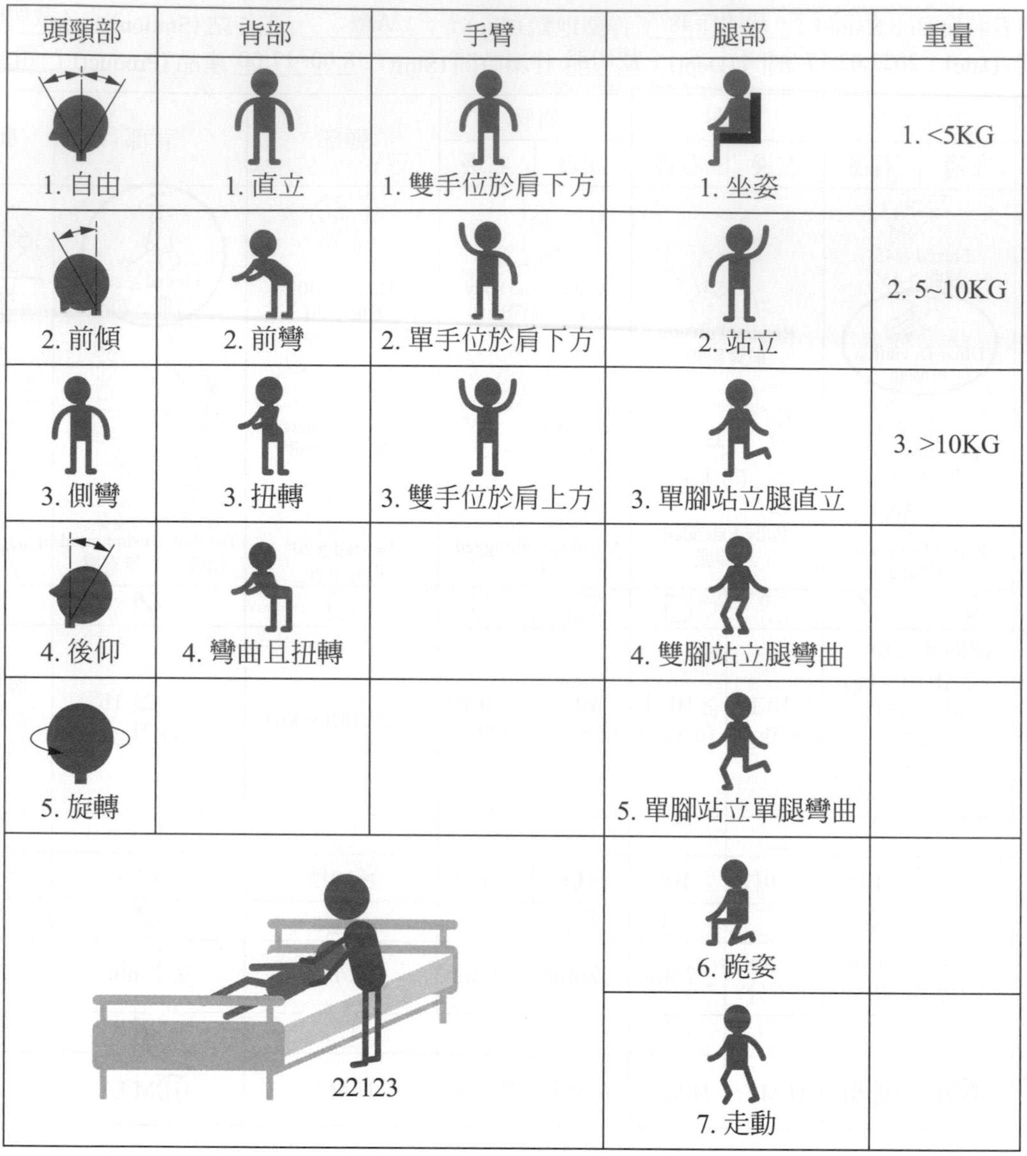

頭頸部	背部	手臂	腿部	重量
1. 自由	1. 直立	1. 雙手位於肩下方	1. 坐姿	1. <5KG
2. 前傾	2. 前彎	2. 單手位於肩下方	2. 站立	2. 5~10KG
3. 側彎	3. 扭轉	3. 雙手位於肩上方	3. 單腳站立腿直立	3. >10KG
4. 後仰	4. 彎曲且扭轉		4. 雙腳站立腿彎曲	
5. 旋轉			5. 單腳站立單腿彎曲	
22123			6. 跪姿	
			7. 走動	

圖 13.9　OWAS 姿勢編碼

※ 詳細完整表格與範例説明請連結 QR code（OWAS 姿勢分析）

(三) RULA 快速上肢評估

RULA 是一種快速觀察並評估身體人因危害的評估工具，依受觀察者的工作姿勢進行評分，特別適用於上肢活動頻繁者。RULA 將身體部位分為 A 與 B 等二個群組（Group），其中 Group A 包括上臂、前臂及手腕，Group B 包括頸部、軀幹及腿。經作業觀察及測量後，依前述各部位最大作業角度予以評分，並依

重複性肌肉骨骼危害

Chapter 13

肌肉施力狀態及施力大小、作業環境中有無振動情形,以數字來表示身體活動姿勢,當數字愈小,表示工作姿勢愈自然,負荷壓力對身體危害風險較小;反之,數字愈大,則表示工作姿勢愈極端,造成身體傷害之風險也較高,最後計算作業的行動水準(Action Level, AL),得知作業風險等級。RULA 使用上快速與容易懂,並且能夠給予職業上的整體評估,提出建議讓作業人員修正身體姿勢,以減少傷害發生的可能性。

※ 詳細完整表格與範例說明請連結 QR code(RULA 快速上肢評估表)

(四) 人因工程檢核表(MSD)

人因工程檢核表(Musculoskeletal Disorder, MSD)是由美國職業安全衛生署(OSHA)發展的肌肉骨骼傷病人因工程檢核表。利用檢核表的方式呈現各項可能引發肌肉骨骼傷害之危害因子,透過檢核及觀察工作者的作業內容是否含有危害因子,而每一項危險因子都有詳細規範評分標準,分數會隨著暴露時間增加而增加,MSD 的設計重點在於辨識工作中發生頻率最高和影響最大之危險因子的組合;檢核表分為三部分:上肢危險因子(檢核表甲)、背部與下肢(檢核表乙),另外檢核表丙為針對人工物料搬運,因搬運之危害主要為背部與下肢,故將檢核表丙之檢核結果分數與檢核表乙共同計算;完成填寫檢核表甲和檢核表乙分別加計其危險因子與暴露時間組合所得的分數,如果任一檢核表的分數超過 5 分,雇主應進行工作現場分析以及工程或管理的控制,使分數低於5 分。

※ 詳細完整表格與範例說明請連結 QR code(MSD 人因工程檢點表)

(五) KIM 關鍵指標法

關鍵指標法 KIM(Key Indicators Method)是最早由德國所發展的檢核表,適用在手部與手工具使用的作業,近年經北歐挪威、丹麥、瑞典等各國驗證後採納使用,而關鍵指標檢核表(KIM)有三種方法,分別為「抬舉、握持、搬運作業關鍵指標法 KIM-LHC」、「推、拉作業關鍵指標法 KIM-PP」及「手工物料作業關鍵指標法 KIM-MHO」,評估對象及方式如表 13-5 所示,而各項方法皆有對應之檢核表內容,依序進行評估量級後代入計算公式,求得風險值後依照風險等級說明進行改善。

表 13.5　KIM 關鍵指標法之評估對象及方式

方法	評估對象	評估內容及方式
KIM-LHC	進行人工物料搬運作業	（荷重量級＋身體姿勢量級＋工作狀況量級）×暴露時間量級＝風險值
KIM-PP	作業含有推、拉之行為	（荷重量級＋定位準確度量級＋身體姿勢量級）×暴露時間量級＝風險值
KIM-MHO	手部操作作業	（施力方式＋抓握條件＋手／臂位置及動作＋工作協調＋工作條件＋作業姿勢）×暴露時間量級＝風險值

※ 詳細完整表格與範例說明請連結 QR code（KIM 關鍵指標法）

(六) NIOSH₁₉₉₄ 人工物料搬運公式

NIOSH_{1994} 抬舉公式是一個綜合考量施力、工作頻率、工作姿勢與工作難易度，進而評估抬舉工作風險程度的評估方法。人工物料搬運過程牽涉的影響因素很多，因此，找出各種作業條件下的「最大可接受抬舉重量」，分析是否具有下背痛分險，為一重要課題。美國國家職業安全衛生署（NIOSH）以生物力學法、心理物理法以及生理衡量法為基礎，於 1991 年修訂 1981 年所制定的「人工抬舉作業的規範」，並於 1994 年重新修訂「人工抬舉作業的規範」，此規範已經被證實有良好的衡量正確性，所以，近年來經常可以見到它被應用在抬舉作業的安全評估。

抬舉作業條件評估需藉由兩種條件數據的提供，一種是根據搬運的起始位置條件，另一種則是根據搬運的目的位置，收集的數據包含：水平距離（H）、垂直距離（V）、垂直位移（D）、搬運頻率（F）、不對稱角度（A）和握持介面的好壞（C）。經過計算轉換成介於 0 到 1 的抬舉乘數，命名為 HM、VM、DM、AM、FM、和 CM，接著計算建議抬舉限度（Recommended Weight Limit, RWL），與抬舉指標（Lifting Index, LI），計算方程式如下：

建議抬舉限度

$$\text{RWL} = \text{LC} \times \text{HM} \times \text{VM} \times \text{DM} \times \text{AM} \times \text{FM} \times \text{CM}$$

$$= 23 \times (25/H) \times (1-0.003 \times |V-75|) \times (0.82+4.5/D) \times (1-0.0032A) \times \text{FM} \times \text{CM}$$

其中，LC：重量常數，NIOSH 設定為 23 kg

HM：水平距離乘數（Multiplier）HM ＝ 25 / H

H：水平距離，兩腳踝中心線至手部，握持處之水平距離

若 H < 25 時，HM = 1；H > 63 時 HM = 0

VM：起始點的垂直高度乘數；VM = 1 – 0.003 | V – 75 |

V：抬舉時手部到地面之高度，V > 175 時，VM = 0

DM：抬舉的垂直移動距離乘數；DM = 0.82 + 4.5/D

D：物料搬運的垂直移動距離

AM：身體扭轉角度乘數；AM = 1 – 0.0032A

A：身體扭轉角度

FM：抬舉頻率乘數（Frequency Multiplier）（如表 13-6 所示）

CM：握持乘數（Coupling Multiplier）（如表 13-7 及表 13-8 所示）

* 距離單位為 cm* 重量單位為 kg

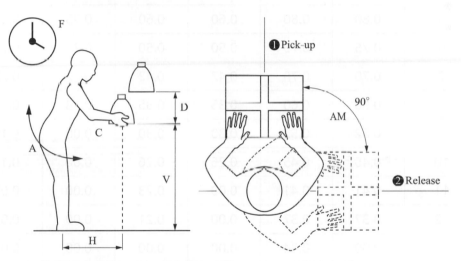

圖 13.10　抬舉作業條件評估參數示意圖

抬舉指標（LI）= 實際抬舉荷重（kg）/ RWL

　　LI 為 NIOSH 作為人工物料抬舉作業是否有下背傷害之風險，判斷方式為當 LI < 1 時，表示該作業並無下背傷害之風險；當 LI > 1 時，表示該作業員有下背痛傷害的潛在風險，應該加以改善。

表 13.6 頻率乘數數值查對表（FM）

工作持續時間（work duration）						
頻率	≤ 1Hour		> 1Hour ≤ 2Hours		> 2Hour ≤ 8Hours	
次 / min	V < 75	V ≥ 75	V < 75	V ≥ 75	V < 75	V ≥ 75
≤ 0.2	1.00	1.00	0.95	0.95	0.85	0.85
0.5	0.97	0.97	0.92	0.92	0.81	0.81
1	0.94	0.94	0.88	0.88	0.75	0.75
2	0.91	0.91	0.84	0.84	0.65	0.65
3	0.88	0.88	0.79	0.79	0.55	0.55
4	0.84	0.84	0.72	0.72	0.45	0.45
5	0.80	0.80	0.60	0.60	0.35	0.35
6	0.75	0.75	0.50	0.50	0.27	0.27
7	0.70	0.70	0.42	0.42	0.22	0.22
8	0.60	0.60	0.35	0.35	0.18	0.18
9	0.52	0.52	0.30	0.30	0.00	0.15
10	0.45	0.45	0.26	0.26	0.00	0.13
11	0.41	0.41	0.00	0.23	0.00	0.00
12	0.37	0.37	0.00	0.21	0.00	0.00
13	0.00	0.34	0.00	0.00	0.00	0.00
14	0.00	0.31	0.00	0.00	0.00	0.00
15	0.00	0.28	0.00	0.00	0.00	0.00
>15	0.00	0.00	0.00	0.00	0.00	0.00

表 13.7 握持乘數（CM）

	V < 75cm	V ≧ 75cm
手部的握持感	握持乘數 CM	
良好	1.00	1.00
普通	0.95	1.00
不良	0.90	0.90

表 13.8　握把乘數表握持狀態之定義

握持狀態	握持良好、普通及不良之定義
握持良好	(1) 容器長度少於 40 公分。 (2) 容器高度不超過 30 公分。 (3) 有良好握把手。 (4) 握持時手可握緊且無過度之手腕橈偏。
握持普通	(1) 容器長度少於 40 公分，容器高度不超過 30 公分，且把手不良。 (2) 容器長度少於 40 公分，容器高度不超過 30 公分，且握時食指無法觸擊拇指。
握持不良	(1) 容器長度超過 40 公分。 (2) 容器高度超過 30 公分。 (3) 無把手及適當抓握位置。 (4) 重量分布不均。 (5) 容器內物體會滑動。 (6) 非剛性容器，或戴手套。

例題 02

某作業員從事包裝時，由 A 輸送帶（高 60 公分）抓取成品 6 公斤重，轉身 90 度放入 B 輸送帶（高 75 公分）上之紙箱中（紙箱高度 25 公分），每分鐘放 4 件，作業員雙腳踝中點連線至手部握持處之水平距離為 35cm，裝箱時其上半身需右轉 90 度，工作時間為 8 小時，試問此一工作是否需改善？

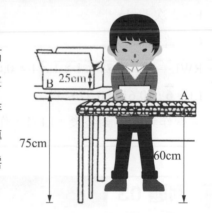

解答

LC = 重量常數，NIOSH 設定為 23 kg

H = 35 cm	HM = 25 / 35 = 0.71
V = 60 cm	VM = 1 − 0.003 | 60 − 75 | = 0.955
D = 40 cm	DM = 0.82 + (4.5 / 40) = 0.93
A = 90 度	AM = 1 − 0.0032 × 90 = 0.71
F = 4 次 / min	FM = 0.45（查表而得）
C = 普通	CM = 0.95（查表而得）

RWL= LC × HM × VM × DM × AM × FM × CM

$$= 23 \times (25/H) \times (1-0.03 \times |V-75|) \times (0.82+(4.5)/D) \times (1-0.0032A) \times FM \times CM$$

$$= 23 \times 0.71 \times 0.955 \times 0.93 \times 0.71 \times 0.45 \times 0.95$$

$$= 4.4 \text{ kg}$$

LI = 實際抬舉荷重 (kg) / RWL = 6kg / 4.4 kg = 1.36 > 1，

該作業具有下背傷害風險，應加以改善。

此作業之改善可由提高 RWL 公式中各項參數著手：

建議可將 A 輸送帶高度調整為 75 cm、B 輸送帶高度降低為 50 cm、輸送帶採用 V 自行配置，以使作業員作業中不需要轉身之動作、並將作業頻率降低為每分鐘 2 件，依上述建議條件，重新評估抬舉指標 LI：

H = 35 cm	HM = 25 / 35 = 0.71
V = 75 cm	VM = 1
D = 0 cm	DM = 1
A = 0 度	AM = 1
F = 2 次 / min	FM = 0.65（查表而得）
C = 普通	CM = 1（查表而得）

RWL = 23 × 0.71 × 1 × 1 × 1 × 0.65 ×1 = 10.61 kg

LI = 6 / 10.61 = 0.57 < 1

經過作業條件調整後，LI<1，作業人員已無下背傷害之風險。

例題 03

一名作業員將鬆散堆放的金屬片（15 kg）從地板搬運至桌子上（高度 115 cm），手部抓持處之水平距離為 30 cm，作業頻率為 12 分鐘搬運 1 次，一天作業 2 小時，試問此一工作是否需改善？

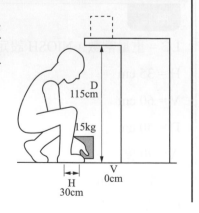

解答

LC = 重量常數，NIOSH 設定為 23kg

H =30 cm　　　　　　　　HM = 25 / 30 = 0.83

V = 0 cm　　　　　　　　VM = 1 − 0.003 | 0 − 75| = 0.78

D = 115 cm　　　　　　　DM = 0.82 + (4.5 / 115) = 0.85

A = 0 度　　　　　　　　AM = 1 − 0.0032 × 0 = 1

F = 0.08 次 / min　　　　FM = 0.95（查表而得）

C = 握持不良　　　　　　CM = 0.90（查表而得）

RWL = LC × HM × VM × DM × AM × FM × CM

$= 23 \times (25/H) \times (1-0.03 \times |V-75|) \times (0.82+(4.5)/D) \times (1-0.0032A) \times FM \times CM$

= 23 × 0.83 × 0.78 × 0.85 × 1 × 0.85 × 0.95

= 10.22 kg

LI = 實際抬舉荷重 (kg) / RWL

LI = 15kg / 10.22kg = 1.47 > 1，故該作業有下背傷害風險，應加以改善。

若將抬舉時的起始高度增加至 75 cm，則垂直搬運距離

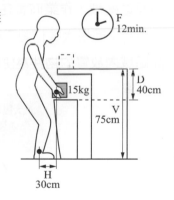

D 減少為 40 cm，依此條件重新計算後，結果如下：

LC = 重量常數，NIOSH 設定為 23 kg

H = 30 cm　　　　　　　HM = 25 / 30 = 0.83

V = 75 cm　　　　　　　VM = 1 − 0.003 | 75 − 75 | = 1

D = 40 cm　　　　　　　DM = 0.82 + (4.5 / 40) = 0.93

A = 0 度　　　　　　　　AM = 1 − 0.0032 × 0 = 1

F = 0.08 次 / min　　　　FM = 0.95（查表而得）

C = 握持不良　　　　　　CM = 0.90（查表而得）

RWL = LC × HM × VM × DM × AM × FM × CM

$= 23 \times (25/H) \times (1-0.03 \times |V-75|) \times (0.82+(4.5)/D) \times (1-0.0032A) \times FM \times CM$

= 23 × 0.83 × 1.0 × 0.93 × 1 × 0.95 × 0.90

= 15.2 kg

LI = 實際抬舉荷重 (kg) / RWL = 15 kg / 15.2 kg = 0.98 < 1，

透過調整，作業人員已無下背傷害之風險。

人因工程的主要目的在設計良好的工作場所、增進人員的績效、減少能力的浪費與疲勞、減少人為錯誤所引發的事故，以降低時間和設備的損失，及改善使用者或操作員的舒適程度。透過具體的改善建議，例如：環境設計、動線布置、工具改良、人機系統介面友善化等，由設計上使環境與設備透過相容性設計，避免人員因操作失誤而受到突然性的撞擊或肌肉拉傷等狀況；再者，透過調整作業平台高度、設計合適的手工具、使用省力裝置（起重機、堆高機、真空吸盤）及輸送裝置（升降台推車、輸送帶）等，皆能增進人員操作的舒適度，降低肌肉骨骼傷害之危害風險。為有效預防重複性作業促發之肌肉骨骼傷病，透過工程改善或行政管理作為，加以控制與預防人因肌肉骨骼危害。

(一) 工程改善

善用人體計測資料，妥善規劃、設計、布置、更換及修改整個工作站的產品、工具、設備與作業環境，才能確保正確工作姿勢、避免傷害。

在設計作業平台雙手作業時，可將作業平台操作範圍分為正常操作範圍與最大操作範圍。正常區域為上臂在體側自然下垂的姿勢下，僅活動下臂時即可觸及之區域，作業時會在此區域內放置最常使用到的物件，以減少拿取時的肌力負荷；而最大操作範圍為以肩膀為軸，將整個手臂延伸，可觸及之最大區域，此區域內放置的物件為使用頻率較低的物件。

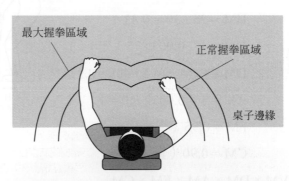

圖 13.11　坐姿工作站規劃與設計

站姿作業可使作業人員的身體有較高的活動性，此時手部的姿勢可因應不同的機能工作姿勢需求而變化，需要常走動或是需要身體較大活動性的作業就採取站姿作業。可將工作種類分成粗重、輕度與精密作業等三種，粗重作業需要較大的施力，通常工作桌面高度設定在低於手肘高度約 15-20 公分；一般輕度作業的工作桌面高度設定在低於手肘 10-15 公分；精密作業時，眼睛負荷較

高，工作桌面高度設定在高於手肘高度約 5-10 公分。依據工作性質，選定適當的立肢工作檯面高度，若無法調整平台，可提供墊子調整工作者之高度。如圖13.12。

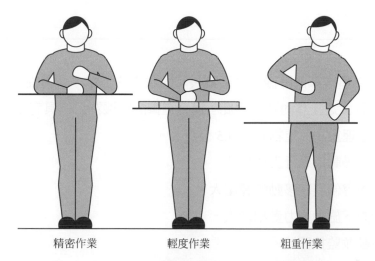

精密作業　　　　　輕度作業　　　　　粗重作業

圖 13.12　不同作業型態下之工作桌面高度

　　坐姿作業適合穩定性需求高或身體活動量較低的作業，大多為文書處理、檢核或電腦工作站的作業。依不同的上身活動能力需求，坐椅高度亦不同，座椅越高，則腰部的壓力負荷較小，身體也相對的會有更大的活動性。

1. 選擇合適的手工具：作業人員需掌取手工具作業，例如：包裝作業員、零件組裝或拆卸、木工或營建人員等，可選擇輕巧、握柄良好易於抓握、可將壓力分散於手掌且用力時可止滑（尤其須穿戴手套時），或增加輔助吊繩（減少收工具之重量），可使工作者維持手腕姿然不彎曲動作以及調整正確的手部姿勢，避免相關手部及腕部之肌肉骨骼相關疾病之產生。

2. 使用省力裝置：經常重複性搬抬重物或彎腰工作，例如：模板工、搬運工、護理人員等，若搬運姿勢不良、過度負重等原因易造成人員下背痛或椎間盤突出等肌肉骨骼之症狀，建議利用動力裝置例如：起重機、堆高機、真空吸盤、升高機、升降台推車、輸送帶等裝置或增加握把、使用滾輪、搬運輔助帶等器具，減少工作者引起肌肉骨骼傷害之相關疾病。

例題 04

請由人因工程的角度回答，適合作業人員以站姿、坐姿及半坐站姿方式從事作業的時機： 【98.7 甲衛】

解答

1. 站姿適合從事作業的時機：站姿為長時間站立的工作，其屬性為活動範圍與作業動作較大之工作內容，因此，適合選擇的時機為工作具有：
   (1) 頻繁處理重物（重物超過 4.5 公斤）。
   (2) 經常性移動以執行工作任務。
   (3) 工作內容伸展和移動的範圍大。
   (4) 手動向下施力的力量相當大。
   (5) 需移動並監控區域。

2. 坐姿適合從事作業的時機：坐姿需要肌肉將軀幹、頸部和肩膀維持在固定位置，活動範圍與動作不大，且作業姿勢維持時間較長，因此其適合選擇的時機為工作具有：
   (1) 良好操縱的手部動作。
   (2) 高度的身體穩定性和平衡。
   (3) 精確的腳踏控制動作。
   (4) 所有材料和工具都應位於座位的工作範圍內。
   (5) 無重物處理任務（處理任務小於 4.5 kg）。
   (6) 身體維持固定姿勢的時間較長。

3. 半坐站姿適合從事作業的時機：半坐站姿主要是工作者需要經常性變化站姿與坐姿的作業姿勢，為減少對於肌肉骨骼傷害，以坐站兩用椅減少起身時所造成的累積性傷害。適合選擇的時機為工作具有：
   (1) 作業姿勢頻繁改變身體的位置。
   (2) 經常轉換身體負荷的作業（用以減少固定姿勢及局部壓力所造成的疲勞）。

例題 05

請依人因工程學，試回答下列問題： 【103.03 甲安】

1. 相容性（Compatibility）包括哪 4 種類型？並說明其意義。
2. 解釋下列名詞：(1) 靜態人體計測。(2) 動態人體計測。(3) 極端設計。
   (4) 平均設計。

解答

1. 所謂相容性是指刺激及反應回饋的關係與人們所預期一致的程度，相容性愈越高，反應時間越短，錯誤率越低。相容性主要可分為四種類型：

   (1) 概念相容性：所使用的編碼和符號與人們的概念相符合的程度，例如：道路交通管理的指示符號，會以碗及刀叉圖案顯示休息站具有餐旅服務。

   (2) 移動相容性：控制器移動方向與顯示器移動回饋的預期符合程度。例如：調整音量旋鈕至聲音變大，可於顯示器上看大音量增大之數字或圖案。

   (3) 空間相容性：控制器與其關聯顯示器在空間上配置的位置符合人們預期的程度。例如：五個顯示器由左至右排列，若由 5 個排列方式相同，且直接對應位置的控制器控制，即顯示空間對應具有良好的相容性。

   (4) 感覺相容性：作業信息有一個較適合的刺激與反應型態。例如：火警的危害警示，以警鈴可較警示燈可得到較佳的反應回饋，適合於災害現場使用，督促人們立即採取行動。

2. 名詞解釋

   (1) 靜態人體計測：指靜止的標準化穩定姿勢下，所測得的人體各部位尺寸、質量、體積、形狀等。

   (2) 動態人體計測：指人體執行各種操作或活動時，處於活動狀態下的各部位角度、活動範圍、施力程度等。

   (3) 極端設計：通常以95百分位數或5百分位數的人體測計值作為設計基準。例如：門的高度、床的長度、握把的寬度等。

   (4) 平均設計：以人體計測相關尺寸的數據平均值作為設計依據，使其能夠適合大多數的人。例如：銀行、超市的櫃檯。

例題 06

人因工程的工作設計需要人體計測（Anthropometry）資料庫，請說明在工作者活動空間設計、工作者可觸及範圍以及安全距離等設計時，尺寸的考量有哪些原則？ 【104 年工礦衛生技師 - 工業衛生】

解答

1. 工作者活動空間設計，在工作場所中主要工作姿勢可分為站姿與坐姿，尺寸考量原則。
   (1) 站姿、坐姿作業面高度：配合作業負荷調整肘高，作業中上臂自然下垂，而下臂在水平面活動之高度即為肘高，肘高是一般作業面建議之高度，精密作業時，作業面高度約高於肘高 15 公分，粗重作業時，則作業面低於肘高約 15 公分。
   (2) 肢體活動：針對肢體活動與器具操作的人體測計尺寸，考量適用對象可分為極端設計、可調設計與平均設計。
      ① 極端設計：就是以兩極端的測計值作為設計的基準，以使母群體的最大部分能適合此一設計。
      ② 可調設計：裝備和設施的人機介面部分最好設計成可調整式，以便適合各種體型的人。
      ③ 平均設計：以各個測計項目尺寸之平均數作為設計依據。
2. 工作者可觸及範圍，指手部在水平工作面上之活動區域，主要係由手部在空間中可及範圍來決定，依據手的觸及區域，尺寸考量可分為正常區域與最大區域。
   (1) 正常區域：人在自然姿勢下僅活動下臂時即可觸及之區域。
   (2) 最大區域：整個手臂延伸時，可觸及之最大區域。
3. 安全距離
   (1) 除了人體靜態測計資料，亦應考慮活動狀態下的各部位尺寸測量，亦即動態測計資料。
   (2) 在尺寸的考量上亦應保留適當程度的安全係數。

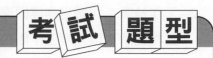

1. 不適合的作業檯面或座椅常會導致作業員背痛、頸痛或肩痛。請說明為預防以坐姿作業從事工作之勞工發生上述不適症狀，在 (一) 作業檯面及 (二) 座椅設計上應注意知識項。　　　　　　　　　　　　　　【 106.03 甲衛 】

2. 依據人因工程的觀點，工作站設計要考慮的面向有哪些？
　　　　　　　　　　　　　　　　　【 103 年工業安全技師 - 人因工程 】

3. 請舉例說明平均設計、極端設計和可調設計在日常生活中之應用。另請說明動態人體計測的應用　　　　　【 107 年工業安全技師 - 人因工程 】

4. 設計大眾化物件之尺寸時，一般會針對該物件發揮功能之需求目的，根據人因工程設計原則，使大部分的勞工達到作業方便進行設計。試回答下列問題：
　　　　　　　　　　　　　　　　　　　　　　　　　【 107.11 甲安 】

   (1) 何謂極端設計？

   (2) 何謂平均設計？

   (3) 請根據人因工程設計原則，針對下列物件尺寸設計，就括號內勞工人體計測資料，分別應該選擇 A、B 或 C 進行設計？其中，A：第 5 百分位（5th percentile）尺寸、B：第 50 百分位（50th percentile）尺寸、C：第 95 百分位（95th percentile）尺寸。（答案請以「1A、2B…」方式回答）
      ① 門的高度（人的高度）。
      ② 辦公桌子的高度（肘部高度）。
      ③ 緊急停止鈕與操作員位置的距離（手臂長度）。
      ④ 人孔直徑（肩膀或髖部寬度）。
      ⑤ 防護柵之間隙（手指寬度）。

(二) 行政改善

　　行政改善主要是可配合工程改善內容改變平常的工作性質及方式後，透過管理手段，降低及預防勞工肌肉骨骼傷害，例如：選配適當之勞工、工作輪調、改變作業方式、改變作業姿勢、調整工作步調等。

1. 選配適當的勞工：依據工作需求，選用適當體型、高度與稜力負荷之勞工。

2. 工作輪調：可透過作業觀察，把肌肉骨骼負荷較重的作業與負荷較輕的工作互相輪調，以減輕工作負擔。

3. 改變作業方式：透過作業方式的改變，減少作業人員的負擔，例如，建議由兩人以上來搬運較粗重的物體；改變作業姿勢方面，建議從地面抬舉重物時，彎屈膝蓋與臀部，保持背部挺直的姿勢，以減少彎腰的傷害。

4. 調整工作步調：針對作業頻率的調整，避免單調重複性的累積性傷害，例如，對肌肉骨骼負荷較重的作業去降低或限定作業時間，亦可增加作業其他作業步驟減少作業單調性以及重複性。

(三) 健康管理與健康促進

1. 定期辦理健康檢查，勞工可透過醫師面談了解肌肉骨骼疾病之預防，相關醫護人員進行適性配工之參考。

2. 辦理肌肉骨骼疾病預防之相關教育訓練，增進勞工相關之認知。

3. 每日作業前、中、後進行健康體操，活動筋骨及放鬆肌肉亦可增進肌耐力。

4. 鼓勵員工長期運動，可以強健體魄外，還可以使員工維持在較佳的生理狀態，使員工在工作時，能減少傷害。

(四) 個人防護具

　　透過各項以上或其他有效之改善方法，若無法改善作業環境、作業內容或設備時，為減少工作者之肌肉骨骼傷害風險或身體不舒適時，建議給予工作者於作業時穿戴個人防護具，例如，工作者使用螺絲起子、板手、槌子等手工具時可戴用防滑手套，操作電動手工具時具有振動危害之虞可使勞工配戴防振手套，作業動作需長期使用腕部時建議作業人員佩戴護腕，防止手腕過度活動及減輕不適感。

　　在肌肉骨骼傷病的改善方法，可使用人因危害改善流程圖（圖 13.13），此流程圖包含四個步驟：「現況說明」、「問題陳述」、「改善方案」與「預估改善績效」，主要是為了發展構想式改善方案的邏輯設計，其中以「改善方案」中，列出許多改善方法，主要針對外力取代人力、改變作業方法及作業姿勢，利用勾選式選擇適當改善方案。

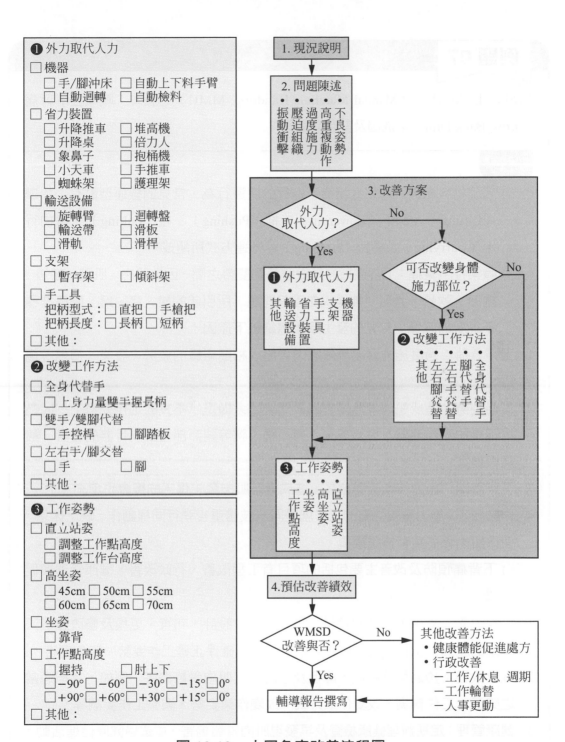

Chapter 13

重複性肌肉骨骼危害

圖 13.13　人因危害改善流程圖

例題 07

試述人工物料搬運（Manual Materials Handling, MMH）之涵義；職業性下背痛（Low-Back Pain）之成因及其預防對策？

解答

（一）人工物料搬運為利用身體徒手進行的搬運行為，常見的搬運型態有：抬舉（Lifting）、卸下（Lowering）、推（Pushing）、拉（Pulling）、攜物行走（Carrying）及握持（Holding）等搬運方式所組成。

（二）職業性下背痛：下背痛指的是從腰部到雙臀之間，因為肌肉、肌腱、韌帶、關節、軟骨、骨骼、神經或血管等問題，所引起的酸、痛、麻、脹等種種不舒服的感覺。常見的發生原因歸納以下原因：

1. 工作負荷：過度施力容易導致肌肉骨骼或相關組織的疲勞、發炎、損傷等傷害。

2. 工作姿勢：造成肌肉骨骼傷害的最關鍵因素即是「不良的工作姿勢」，因為「不良的工作姿勢」會造成頸、肩、腰、腕等關節部位肌肉骨骼的疲勞、酸痛與傷害。

3. 工作時間：施力作業時間愈長，造成骨骼肌肉發生傷害的機會也愈高。

4. 作業頻率：施力重複性高的工作就是同一肢體重複執行同樣動作、缺乏休息，使得肌肉骨骼負荷持續累積。

（三）下背痛預防及改善主要包括的項目有工程改善、行政改善、健康管理與促進

1. 工程改善：善用人體計測資料，妥善規劃、設計、布置、更換及修改整個工作站的產品、工具、設備與作業環境，才能確保正確工作姿勢、避免傷害。

2. 行政改善：透過管理手段，降低及預防勞工肌肉骨骼傷害，例如，選配適當之勞工、工作輪調、改變作業方式、改變作業姿勢、調整工作步調等。

3. 健康管理：定期辦理健康檢查及早發現肌肉骨骼傷害，並透過健康促進活動，員工維持在較佳的生理狀態，使員工在工作時，能減少傷害。

4. 教育訓練：作業人員接受教育訓練，並據以調整個人的工作習慣。

例題 08

長時間從事電腦終端機操作，可能引起 (一) 眼睛疲勞 (二) 腕道症候群 (三) 下背痛 (四) 肩頸酸（疼）痛及其他人因危害。在實施電腦工作站設計規劃及行政管理上，為預防上述 4 類危害，請分別說明應注意或採行之措施。

【104.11 甲衛】

解答

危害	工作站設計規劃	行政管理
(一) 眼睛疲勞：長時間近距離定點凝視，瞳孔用力聚焦，視線長時間集中導致眼球睫狀肌過度疲勞，眨眼次數降低。若不給予適當休息，會引起眼睛疲勞、眼睛酸、乾澀、無法對焦、視力模糊、乾眼症等。	1. 文件架的擺置：眼睛至文件的距離與觀視距離相等，可避免視線來回移動的「眼睛瞬間再對焦」，減少視覺疲勞。 2. 螢幕畫面品質：注意螢幕亮度、色彩對比、閃爍與抖動問題，減少視覺壓力與傷害。 3. 提供適當的輔助光線，避免光線不足與強光造成的炫光。	1. 適當工作負荷量的擬訂。 2. 作業多樣化的採行。 3. 依據「精密作業勞工視機能保護設施標準」，連續作業 2 小時，給予作業勞工至少 15 分鐘之休息。 4. 提供作業人員安全衛生教育訓練。
(二) 腕道症候群：手腕經常性的伸展，或出現不自然的施力姿勢，屈曲、尺偏或橈偏，導致正中神經在腕道內受到擠壓而受傷，造成末梢手指麻木、疼痛等症狀。	1. 作場所的規劃、作業型態及辦公設備的設計，應能讓作業可姿勢自由地改變。 2. 身體作業姿勢設計應使手腕部與前臂保持同一水平位置，避免手腕過度彎曲，造成腕部傷害。	1. 適當工作負荷量的擬訂。 2. 辦理健康管理與健康促進。 3. 作業人員接受教育訓練，並據以調整個人的工作習慣。
(三) 下背痛：下背痛的傷害部分可分為軟組織病症（肌肉、韌帶問題）與結構性和神經性病症兩部分，腰部承擔加壓在其上的體重，因負重、姿勢不良等因素，導致肌肉的累積性傷害或是椎間盤突出壓迫神經系統的影響。	1. 作業場所的規劃、作業型態及辦公設備的設計，讓作業姿勢可自由地調整，減少彎腰、駝背等動作。 2. 電腦螢幕必須在操作者正前方，避免扭轉身軀進行電腦作業。	1. 適當工作負荷量的擬訂。 2. 辦理健康管理與健康促進。 3. 作業人員接受教育訓練，並據以調整個人的工作習慣。
(四) 肩頸酸（疼）痛及其他人因危害：職場上高於肩膀的作業、提重物、圓肩等不當靜態姿勢，造成肩膀關節處的旋轉環帶肌腱水腫、肩膀肌腱炎、肌肉酸痛或疲勞等而造成肩膀的職業傷害。	1. 作業場所的規劃、作業型態及辦公設備的設計，讓作業姿勢可自由地調整，減少圓肩、低頭等動作。	1. 適當工作負荷量的擬訂。 2. 辦理健康管理與健康促進。 3. 作業人員接受教育訓練，並據以調整個人的工作習慣。

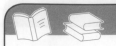

考試題型

1. 請說明電腦作業對於操作人員可能造成的健康危害以及如何預防或改善。

【100年-工礦衛生技師-工業衛生】

2. 目前國內服務業就業人口占總就業人口6成，其中許多行業在工作時都必須長久站立，像是倉儲人員、專櫃小姐、美容美髮人員等，日積月累可能會形成傷害。請問站姿作業可能會導致哪些健康危害？若您的事業單位有站姿作業，為了保護員工健康，該如何從事危害預防管理？

【104年工礦衛生技師-衛生管理實務】

（五）執行成效之評估及改善

人因性危害防止計畫之績效評估，在於事業單位內被動式及主動式調查高風險肌肉骨骼危害族群、危害因子確認以及作業現場改善措施之達成率。人因性危害防止計畫之執行情形與績效，應於職業安全衛生委員會每年定期檢討、修正並公告實施。另外保護計畫採取之危害評估、控制方法、面談指導、適性評估及相關採行措施之執行文件及紀錄至少保存三年，以掌握環境健康危害狀況，及作為後續管理追蹤改善之依據，另考量勞工個人適性評估資料涉及個人隱私，相關資料之保存及管理，應保障勞工隱私權。

例題 09

某55歲從事「泥作作業」30餘年的男子，其工作需搬運30公斤重的磁磚、砂石、水泥原料，每天最重達到2.5公噸，且常需以彎腰姿勢進行工作，後經職業傷病防治中心認定，具顯著「人因性危害」，請由以上案例回答下列問題。

【107.11 甲衛】

1. 何謂累積性肌肉骨骼傷病（Cumulative Trauma Disorders, CTD）？
2. 依法令規定，事業單位勞工人數達多少人以上者，為避免勞工促發肌肉骨骼疾病，雇主應依作業特性及風險，參照中央主管機關公告之相關指引，訂定人因性危害預防計畫並據以執行？又執行紀錄應留存多少年？

3. 承上題，事業單位訂定完整之人因性危害預防計畫宜遵循 PDCA 循環之架構來管理，以確保管理目標之達成。請分別就 P（Plan）、D（Do）、C（Check）、A（Act）分述其內容。

解答

1. 累積性肌肉骨骼傷病（Cumulative Trauma Disorders, CTD），是由於重複性的工作過度負荷，造成肌肉骨骼或相關組織疲勞、發炎、損傷，經過長時間的累積所引致的疾病。就上述例子而言，男子從事泥作作業 30 年，重複性搬運重物並以彎腰姿勢進行，容易導致下背痛、椎間盤突出等累積性肌肉骨骼傷病。

2. 依據職業安全衛生設施規則第 324-1 條，事業單位勞工人數達 100 人以上者，雇主應依作業特性及風險，參照中央主管機關公告之相關指引，訂定人因性危害預防計畫；執行紀錄留存三年。

3. 依據人因性危害預防計畫指引訂定完整之人因性危害預防計畫，其遵循 PDCA 循環之架構來管理，以確保管理目標之達成。分述其內容如下：

   (1) Plan：包含政策、目標、範圍對象、期程、計畫項目、實施方法、績效考核、資源需求。

   (2) Do：包含肌肉骨骼傷病調查、人因性危害評估、改善方案之實施。

   (3) Check：評估改善績效。

   (4) Act：管控追蹤、績效考核。

13-5 結論

　　人因危害導致的肌肉骨骼傷病是值得重視與關注的問題，設計完善的作業方法符合人因工程，不但可以做好職業病預防、工程改善、環境管理、也可了解每一員工的身心狀況，安排適當的作業場所及工作內容，不僅守護勞工也可達成良好績效；亦可增加員工工作效能與士氣、延長工作年數及建立美滿的家庭生活，而事業單位可提振員工士氣與向心力、降低勞工病假率及員工流動率，且落實人因預防策略，亦能達到消除或降低災害事故，達到人為防災，及減輕職業傷病的發生及影響。

1. (1)請列舉 3 項從事電腦終端機操作可能引起之人因危害。
   (2)請説明預防上述人因危害之方法。 【100.11 甲衛】

2. 從事工作空間設計規劃時，請由人因工程的角度，列舉 6 項應考量事項並説明之。
   【101.07 甲衛】

3. 試詳述何謂臂手振動症候群（Hand-arm vibration syndrome, HAVS），其狀況及誘發源為何？應如何預防？試詳細説明之。 【100 年工業安全技師 - 人因工程】

4. 有關工作引起之累積性肌肉骨骼傷害，試回答下列問題：
   (1)請列舉 4 項造成累積性職業傷害之主要原因。
   (2)試分別就工程改善及行政管理方面，各提出 3 種改善對策。 【102.07 甲衛】

5. 重複性工作傷害之預防可從工程與管理兩個層面來著手，請詳述這兩個層面分別可以採用的手法有哪些？ 【102 年工業安全技師 - 人因工程】

6. 某一造紙工廠之勞工每天重複執行搬運工作，雇主依職業安全衛生法施行細則規定，為避免該勞工執行重複性作業而促發肌肉骨骼傷害，應妥為規劃哪些事項？
   【103.11 乙安】

7. 雇主為預防勞工從事重複性作業促發肌肉骨骼疾病，需規畫訂定人因性危害預防計畫，內容應包括哪些？並請在常見之肌肉骨骼疾病分析工具中，試就「上肢」、「下背部」及「全身」之分類，分別列舉 2 種較適當之評估工具。 【103.03 甲衛】

8. 請説明職業重複性工作肌肉骨骼傷害的成因與預防之道。
   【103 年工業安全技師 - 人因工程】

9. 名詞解釋：人因工程之關健指標法（Key Indicator Method, KIM） 【105.11 甲衛】

10. 請試述因重複性工作造成之肌肉骨骼傷害常見的原因為何？常發生的部位？並舉例説明三種常見之重複性工作傷害之症狀。 【106 年工業安全技師 - 人因工程】

11. 參考職業安全衛生署「人因性危害預防計畫指引」，請列舉 5 個常見（或常用）肌肉骨骼傷病之人因工程分析工具，並説明主要評估部位 【108.03 甲衛】

12. 某工廠物料混合作業區的作業人員近日提及常發生腰薦部不適感。若今日你為該公司的職業衛生管理師，該人員之相關資訊如下表： 【110.03 甲衛】

作業人員	男性，身高約 175cm，體重約 75kg，工作年資為 12 年
作業流程	將 A 原料（12 kg/ 包）及 B 原料（15 kg/ 包），由擺放物料的棧板抬起，放入混料機進行物料混合作業，每日重複此搬運動作在 200 ～ 250 次
工作環境	於室溫下作業，站立時姿勢穩定，物料投入口為 85 公分高，物料棧板固定擺放於距離混料機機台 60 公分之地面且高度為 15 公分

試回答下列問題：

(1)請依據關鍵指標法（Key Indicators Method, KIM），評估該名現場作業人員人因危害風險等級，需説明各項量級並列出計算式。

(2)依據上述評估結果提出你認為可行的改善建議，和改善後的成效評估。

　　提示：風險值 = (荷重 + 姿勢 + 工作狀況) × 暴露時間

　　KIM 檢核表請參閱 Page 13-24

Append A | 職業安全衛生法及其施行細則

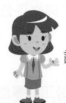 請連結職業安全衛生法及施行細則

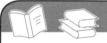 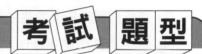

考試題型

1. 請依職業安全衛生法令規定，回答下列問題：　　　　【103.7 乙安】

   工作者包括哪 3 種身分之人員？

   何謂共同作業

2. 試解釋下列名詞：　　　　【103.11 甲衛】

   (1) 勞動場所

   (2) 優先管理化學品

   (3) 管制性化學品

3. 特定對象及特定項目之健康檢查

4. 商店老闆為預防店員被顧客辱罵等行為造成身體或精神上之不法侵害，應依

   法採取哪些暴力預防措施？（至少列舉 5 項）　　　　【103.11 乙安】

5. 某事業單位勞工人數合計 300 人，試回答下列問題：　　　　【103.11 甲衛】

   雇主為預防勞工於執行職務，因他人行為致遭受身體或精神上不法侵害，應

   訂定預防計畫採取哪些暴力預防措施？

   雇主為預防勞工從事重複性作業促發肌肉骨骼疾病，需規畫訂定人因性危害

   預防計畫，內容應包括哪些？並請在常見之肌肉骨骼疾病分析工具中，試就

   「上肢」、「下背部」及「全身」之分類，分別列舉 2 種較適當之評估工具。

6. 某甲是服務於需要夜間輪班及會因為重複性作業而造成肌肉骨骼型態疾病之

   事業單位工作者。請依據「職業安全衛生法」之規定，提出此事業單位對某

甲執行例行工作時安全衛生工作的法令依據，並說明應妥為規劃及採取必要安全衛生措施之內容。　　　　　　　　　【103 年工礦衛生技師 - 工業安全衛生法規】

7. 某研究機構最近招募一批工讀生，部分年齡尚未達 18 歲，依據職業安全衛生法規定，對於未滿 18 歲者，雇主不得使其從事的危險性或有害性工作包括哪些？（至少列舉 5 項）。　　　　　　　　　　　　　　　　【103.11 乙安】

8. 「勞工安全衛生法」於 102 年 7 月 3 日經修正公布為「職業安全衛生法」試回答下列問題：　　　　　　　　　　　　　　　　　　　　　　　【103.7 甲衛】

　　(1) 工作者之定義為何？

　　(2) 雇主不得使分娩後未滿一年之女性勞工從事危險性或有害性之工作為何？

　　(3) 請概述職業安全衛生法新增化學品源頭管理制度之主要內容。

　　(4) 雇主為預防重複性作業促發肌肉骨骼疾病，應規劃及採取之必要措施為何？

9. 依據「職業安全衛生法」之規定，請說明雇主應不得使十八歲以下人員從事之工作種類？　　　　　　　　　　　【103 年公務人員高考 - 工業安全衛生法規】

10.依民國 102 年 7 月 3 日公布之「職業安全衛生法」立法要旨，職業安全衛生專業工作所要保護之「工作者」、「勞工」及「職業災害」之具體內容為何？
　　　　　　　　　　　　　　　　　　　　　【103 年公務人員高考 - 工業衛生概論】

11.職業安全衛生法及其施行細則所稱「有立即發生危險之虞而需採取緊急應變或立即避難之措施」的情況中，與環境無關而與原物料有關的有哪些？
　　　　　　　　　　　　　　　　　　　　　【103 年工業安全技師 - 勞工安全衛生法規】

12.請依職業安全衛生法及職業安全衛生法施行細則規定，回答下列問題：
　　　　　　　　　　　　　　　　　　　　　　　　　　　　　　　【103.11 甲安】

雇主使勞工從事工作，應在合理可行範圍內，採取必要之預防設備或措施，使勞工免於發生職業災害。試說明何謂合理可行範圍。

雇主對於經中央主管機關指定具有危險性之機械或設備，非經勞動檢查機構或中央主管機關指定之代行檢查機構檢查合格，不得使用。試列舉 6 種前述所稱具有危險性之機械。

勞工執行職務發現有立即發生危險之虞時，得在不危及其他工作者安全情形下，自行停止作業及退避至安全場所，並立即向直屬主管報告。試列舉 5 項有立即發生危險之虞需採取緊急應變或立即避難之情形。

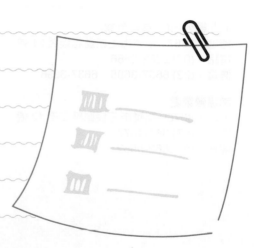

國家圖書館出版品預行編目資料

職業衛生 / 侯宏誼、吳煜蓁編著.--四版. --新北
市：全華圖書, 2022.04
　　面　；　公分
參考書目：面
ISBN 978-626-328-145-5(平裝)
1.CST: 職業衛生

412.53　　　　　　　　　　111005109

職業衛生（第四版）

作者 / 侯宏誼、吳煜蓁

發行人 / 陳本源

執行編輯 / 楊軒竺

封面設計 / 盧怡瑄

出版者 / 全華圖書股份有限公司

郵政帳號 / 0100836-1 號

印刷者 / 宏懋打字印刷股份有限公司

圖書編號 / 0819703

四版二刷 / 2023 年 8 月

定價 / 新台幣 650 元

ISBN / 978-626-328-145-5

全華圖書 / www.chwa.com.tw

全華網路書店 Open Tech / www.opentech.com.tw

若您對本書有任何問題，歡迎來信指導 book@chwa.com.tw

臺北總公司(北區營業處)
地址：23671 新北市土城區忠義路 21 號
電話：(02) 2262-5666
傳真：(02) 6637-3695、6637-3696

南區營業處
地址：80769 高雄市三民區應安街 12 號
電話：(07) 381-1377
傳真：(07) 862-5562

中區營業處
地址：40256 臺中市南區樹義一巷 26 號
電話：(04) 2261-8485
傳真：(04) 3600-9806(高中職)
　　　(04) 3601-8600(大專)

得　分

職業衛生

CH1 職業衛生與職業病預防概論

班級：＿＿＿＿＿＿＿＿

學號：＿＿＿＿＿＿＿＿

姓名：＿＿＿＿＿＿＿＿

（　　）1. 對於經常使用手部從事劇烈局部振動作業時，易造成下列何種職業病？ (A)白指症　(B)皮膚病　(C)高血壓　(D)中風。

（　　）2. 以不適當的姿勢做重複性的動作，爲下列何種危害因子？　(A)化學性 (B)物理性　(C)生物性　(D)人因工程。

（　　）3. 人體墜落是屬於何種危害因子？　(A)物理性　(B)化學性　(C)生物性 (D)人因性。

（　　）4. 由於勞動者的「勞心」與「勞力」，造就成有形或無形的功業，改善了 人類的生活，所以勞動環境的本質是以下列何者爲中心？　(A)人　(B)事 (C)時　(D)地。

（　　）5. 氯乙烯單體屬下列何種物質？　(A)致肝癌物質　(B)腐蝕性物質　(C)惰性 物質　(D)致肺纖維化物質。

（　　）6. 四氯化碳可能危害下列何者？　(A)呼吸系統　(B)血液系統　(C)骨骼 (D)肝腎。

（　　）7. 氯痤瘡是因暴露於下列何種危害因子而造成？　(A)過氯酸　(B)氯乙烯 (C)氯苯　(D)多氯聯苯。

（　　）8. 下列何者會造成過敏性氣喘？　(A)甲烷　(B)氯乙烯　(C)硫化氫　(D)二 異氰酸甲苯。

（　　）9. 二異氰酸甲苯對人體會造成危害，它屬於何種物質？　(A)窒息性物質 (B)致過敏性物質　(C)麻醉性物質　(D)致癌性物質。

（　　）10. 刺激性危害物質具高溶解度者，主要會作用於暴露者之何部位？　(A)上 呼吸道　(B)上、下呼吸道　(C)下呼吸道　(D)下呼吸道及呼吸道末端。

（　　）11. 國內錳作業工廠曾發生下列何種職業病？　(A)鼻中膈穿孔　(B)痛痛病 (C)巴金森氏症候群　(D)水俣症。

（　　）12. 下列何者不爲判定職業性癌症之要件？　(A)有害物確實存在　(B)曾暴露 於有害環境　(C)具備有害物暴露與發病時間之時序性　(D)符合暴露季節 之特性。

( ) 13. 勞工從事石綿作業且有抽菸習慣易造成肺癌，其暴露化學物質間之反應屬下列何種效應？　(A)獨立　(B)相乘　(C)相減　(D)相加。

( ) 14. 下列何者為可影響神經系統之危害因子？　(A)石綿　(B)汞　(C)二氧化碳　(D)鉻酸。

( ) 15. 一氧化碳中毒時，不宜採取下列何種措施？　(A)保持患者呼吸道通暢　(B)給予患者保暖　(C)頻詢問患者　(D)儘早給予吸入氧氣。

( ) 16. 對於食入性中毒患者，下列何種狀況宜給予催吐？　(A)已昏迷　(B)口腔或咽喉部有疼痛或灼熱感　(C)誤食大量安眠藥　(D)誤食腐蝕性物質。

( ) 17. 危害辨識係指下列何者？　(A)辨識工作場所的潛在危害　(B)考量危害後果的嚴重度與發生的可能性　(C)評估其風險等級　(D)採取降低風險的控制設施。

( ) 18. 光源的位置在作業者前面，會有何影響？　(A)在螢幕產生眩光　(B)產生較大的對比　(C)產生直接眩光　(D)無影響。

( ) 19. 下列何種輻射線的穿透力最強？　(A) α 粒子　(B) β 粒子　(C) γ 射線　(D)紅外線。

( ) 20. 一般而言，下列何者不屬於極低頻磁場的高暴露職業族群？　(A)電焊工人　(B)變電所工作者　(C)水電工人　(D)計程車司機。

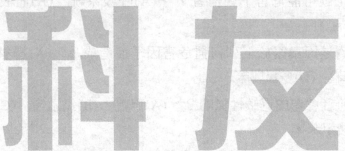

得　分　**全華圖書**（版權所有，翻印必究）

職業衛生

CH2 有機溶劑中毒危害預防

班級：＿＿＿＿＿＿＿＿＿

學號：＿＿＿＿＿＿＿＿＿

姓名：＿＿＿＿＿＿＿＿＿

(　) 1. 依有機溶劑中毒預防規則之立法精神，下列何種有機溶劑對勞工之健康危害最大？　(A)第一種　(B)第二種　(C)第三種　(D)第四種。

(　) 2. 下列何者為有機溶劑中毒預防規則所列之第一種有機溶劑？　(A)四氯化碳　(B)甲苯　(C)異丙醇　(D)丙酮。

(　) 3. 下列何者為有機溶劑中毒預防規則所列之第二種有機溶劑？　(A)三氯甲烷　(B)乙醚　(C)松節油　(D)二硫化碳。

(　) 4. 下列何者非為有機溶劑中毒預防規則所列之第二種有機溶劑？　(A)苯乙烯　(B)乙酸甲酯　(C)石油精　(D)四氯乙烯。

(　) 5. 依有機溶劑中毒預防規則規定，僱主使勞工以噴布方式於室內作業場所，使用第2種有機溶劑從事為粘接之塗敷作業，應於該作業場所設置何種控制設備？　(A)只限密閉設備　(B)密閉設備或局部排氣裝置　(C)只限整體換氣裝置　(D)不用設置控制設備。

(　) 6. 依有機溶劑中毒預防規則規定，僱主使勞工於儲槽之內部從事有機溶劑作業時，應送入或吸出幾倍於儲槽容積之空氣？　(A) 1　(B) 2　(C) 3　(D) 4。

(　) 7. 依有機溶劑中毒預防規則規定，勞工戴用輸氣管面罩之連續作業時間，每次不得超過多少小時？　(A) 0.5　(B) 1　(C) 2　(D) 3。

(　) 8. 礦油精為有機溶劑中毒預防規則所列管之第幾種有機溶劑？　(A)第一種　(B)第二種　(C)第三種　(D)未列管。

(　) 9. 依有機溶劑中毒預防規則規定，有機溶劑混存物係指有機溶劑與其他物質混合時，其所含有機溶劑佔多少比率以上？　(A)容積3%　(B)重量3%　(C)容積5%　(D)重量5%。

(　) 10. 依有機溶劑中毒預防規則規定，第二種有機溶劑或其混存物的容許消費量為該作業場所之氣積乘以下列何者？　(A) 1/5　(B) 2/5　(C) 3/5　(D)沒限制。

（　）11. 依有機溶劑中毒預防規則規定，整體換氣裝置之換氣能力以下列何者表示？　(A) Q (m3/min)　(B) v (m/s)　(C)每分鐘換氣次數　(D)每小時換氣次數。

（　）12. 依有機溶劑中毒預防規則規定，使勞工每日從事有害物作業時間在1小時之內之作業為下列何者？　(A)臨時性作業　(B)作業時間短暫　(C)作業期間短暫　(D)非正常作業。

（　）13. 依有機溶劑中毒預防規則的分類，下列何種有機溶劑對勞工之健康危害最大？　(A)第一種　(B)第二種　(C)第三種　(D)第四種。

（　）14. 某有機溶劑作業場所每小時甲苯消費量為3公斤，依有機溶劑中毒預防規則規定，其需要之換氣量為每分鐘多少立方公尺？　(A) 24　(B) 120　(C) 180　(D) 600。

（　）15. 甲苯作業場所設置之整體換氣裝置每分鐘所需之換氣量（立方公尺/分鐘）為其一小時之消費量（克/小時）乘以下列何值？　(A) 0.03　(B) 0.04　(C) 0.3　(D) 0.4。

（　）16. 某公司廠房長20公尺，寬10公尺，高6公尺，每日每小時平均使用第三種有機溶劑石油醚30公克，依有機溶劑中毒預防規則規定，其每小時需提供多少立方公尺之換氣量？　(A) 0.3　(B) 9　(C) 18　(D) 72。

（　）17. 某公司有作業員工300人，廠房長30公尺，寬15公尺，高5公尺，每日需使用第一種有機溶劑三氯甲烷，依有機溶劑中毒預防規則規定，其容許消費量為每小時多少公克？　(A) 10　(B) 60　(C) 120　(D) 150。

（　）18. 會引起多發性神經病變的有機溶劑為下列何者？　(A)正己烷　(B)苯　(C)環己烷　(D)氯乙烷。

（　）19. 有害污染物進入人體的途徑，不包含以下哪一項？　(A)呼吸（inhalation）　(B)皮膚吸收（skin absorption）　(C)食入、攝取（ingestion）　(D)轉移（transfer）。

（　）20. 有機溶劑作業採取控制設施，如不計算成本，下列何者應優先考量？　(A)密閉設備　(B)局部排氣裝置　(C)整體換氣裝置　(D)吹吸型換氣裝置。

得　分

職業衛生

CH3 特定化學物質之危害預防

班級：＿＿＿＿＿＿＿＿
學號：＿＿＿＿＿＿＿＿
姓名：＿＿＿＿＿＿＿＿

( )1. 依特定化學物質危害預防標準規定，下列何者為非？ (A)多氯聯苯屬於甲類物質 (B)甲基汞化合物屬於乙類物質 (C)雇主應於作業場所指定現場主管擔任特定化學物質監督作業 (D)局部排氣裝置，應盡量縮短導管長度。

( )2. 依特定化學物質危害預防標準規定，甲醛係屬下列何種特定化學物質？ (A)甲類物質 (B)乙類物質 (C)丙類第1種物質 (D)丁類物質。

( )3. 依特定化學物質危害預防標準規定，氯乙烯係屬下列何種特定化學物質？ (A)甲類物質 (B)乙類物質 (C)丙類第1種物質 (D)丁類物質。

( )4. 下列何者屬特定化學物質中之甲類物質？ (A)氯 (B)甲苯 (C)多氯聯苯 (D)硫酸。

( )5. 雇主不得使勞工從事製造、處置、使用之特定化學物質為下列何者？ (A)甲類物質 (B)乙類物質 (C)丙類物質 (D)丁類物質。

( )6. 依特定化學物質危害預防標準規定，雇主不得使勞工從事製造或使用何種物質？ (A)甲類物質 (B)乙類物質 (C)丙類物質 (D)丁類物質。

( )7. 下列何者屬特定化學物質危害預防標準中所稱之乙類特定化學物質？ (A)苯 (B)鈹及其化合物 (C)含苯膠糊 (D)鉻酸及其鹽類。

( )8. 使勞工從事製造下列何種特定化學物質時，應報請勞動檢查機構核定？ (A)甲類 (B)乙類 (C)丙類 (D)丁類。

( )9. 特定化學物質危害預防標準中所稱之特定化學管理設備，係指可能因下列何種異常致漏洩丙類第一種物質及丁類物質之特定化學設備？ (A)吸熱反應 (B)放熱反應 (C)低壓 (D)低溫。

( )10. 依特定化學物質危害預防標準規定，下列何者不屬於對特定管理設備為早期掌握其異常化學反應之發生，應設置之適當計測裝置？ (A)溫度計 (B)流量計 (C)壓力計 (D)液位計。

( )11. 指定之乙、丙類特定化學物質之作業環境監測，其紀錄依勞工作業環境監測實施辦法規定，保存3年者為下列何種物質？ (A)氯乙烯 (B)石綿 (C)鈹 (D)氯。

( ) 12. 依特定化學物質危害預防標準規定，使勞工處置丙類第一種或丁類特定化學物質合計在多少公升以上時，應置備該物質等漏洩時能迅速告知有關人員之警報用器具及除卻危害必要藥劑、器具等設施？　(A) 10　(B) 50　(C) 100　(D) 300。

( ) 13. 下列何種特定化學物質之作業場所應設置緊急沖淋設備？　(A)乙類　(B)丙類第二種　(C)丙類第三種　(D)丁類。

( ) 14. 特定化學設備中進行放熱反應之反應槽等，因有異常化學反應，致漏洩丙類第一種物質混合物、丁類物質或丁類物質混合物之虞者為下列何者？　(A)特定化學設備　(B)密閉設備　(C)特定管理設備　(D)固定式製造處置設備。

( ) 15. 下列何種特定化學物質具腐蝕特性，應特別注意防蝕、防漏設施？　(A)甲類物質　(B)乙類物質　(C)丙類第二種物質　(D)丁類物質。

( ) 16. 含硫酸、硝酸之廢液收集桶不得與下列何種廢液混合？　(A)鹽酸　(B)磷酸　(C)硫化物　(D)水。

( ) 17. 指定之乙、丙類特定化學物質之作業環境測定，其記錄依勞工作業環境測定實施辦法，保存三年者為下列何種物質？　(A)氯乙烯　(B)石綿　(C)鈹　(D)氯。

( ) 18. 苯屬勞工安全衛生法規所規定之何種物質？　(A)第一種有機溶劑　(B)第二種有機溶劑　(C)丙類第一種特定化學物質　(D)丙類第三種特定化學物質。

( ) 19. 依職業安全衛生管理辦法規定，特定化學設備或附屬設備多久定期實施自動檢查？　(A)每六個月　(B)每年　(C)每二年　(D)每三年。

( ) 20. 下列何種特定化學物質之作業場所應設置緊急沖淋設備？　(A)乙類　(B)丙類第二種　(C)丙類第三種　(D)丁類。

得　分

職業衛生

CH4 危害性化學品標示及通識規則

班級：＿＿＿＿＿＿＿＿＿
學號：＿＿＿＿＿＿＿＿＿
姓名：＿＿＿＿＿＿＿＿＿

（　　）1. 依國家標準CNS15030，針對引起致癌、生殖細胞、致突變和生殖毒性化學品（Carcinogenic, Mutagenic, or Toxic for Reproduction, CMR）等第一級的化學品較可能具有何種危害？　(A)神經毒性物質第一級　(B)生殖毒性物質第一級　(C)水環境之危害物質第一級　(D)腐蝕刺激皮膚物質第一級。

（　　）2. 危害性化學品屬「禁水性物質」者，一般會發生何種危害？　(A)遇水放出冷凍氣體　(B)遇水放出易燃氣體　(C)遇水放出易燃固體　(D)遇水放出冷凍氣膠。

（　　）3. 下列何種危害性化學品一般會使用如右圖示？　(A)易燃液體　(B)易燃氣膠　(C)氧化性液體　(D)金屬腐蝕物。

（　　）4. 下列何種危害性化學品一般不會使用如右圖示？　(A)急毒性物質：吞食　(B)急毒性物質：皮膚　(C)急毒性物質：吸入　(D)致癌物質。

（　　）5. 下列何種危害性化學品一般不會使用如右圖示？　(A)生殖毒性物質　(B)腐蝕／刺激皮膚物質　(C)急毒性物質：吸入　(D)致癌物質。

（　　）6. 下列何種危害性化學品一般不會使用如右圖示？　(A)腐蝕／刺激皮膚物質　(B)皮膚過敏物質　(C)急毒性物質：吸入　(D)爆炸物。

（　　）7. 下列何種危害性化學品一般不會使用如右圖示？　(A)易燃氣體　(B)易燃液體　(C)金屬腐蝕物　(D)易燃氣膠。

（　　）8. 下列何種危害性化學品一般不會使用如右圖示？　(A)腐蝕／刺激皮膚物質　(B)致癌物質　(C)嚴重損傷／刺激眼睛物質　(D)金屬腐蝕物。

（　　）9. 當處置使用具有如右圖示之危害性化學品時，不宜採取何措施？　(A)以鐵器敲打攪拌　(B)遠離熱源　(C)避免震動　(D)操作時穿著防易產生靜電之衣服鞋具。

（　　）10. 當處置使用具有如右圖示之危害性化學品時，不宜採取何措施？　(A)廢液倒入廢液桶中　(B)操作時穿戴合適之個人防護具　(C)用剩之化學品以水稀釋後直接倒入排水溝　(D)依SOP操作。

（請沿虛線撕下）

(　　) 11. 下列何者非屬於危害性化學品標示及通識規則規範雇主應辦理之項目？
(A)危害物質之清單製作　(B)危害通識計畫之擬定　(C)危害物質容器標示
(D)危害物質容器自動檢查。

(　　) 12. 依危害性化學品標示及通識規則規定，下列何者屬爆炸性物質？　(A)硝
化纖維　(B)硝酸鉀　(C)氯酸鉀　(D)黃磷。

(　　) 13. 依危害性化學品標示及通識規則規定，裝有危害物質之容器，於下列何種
條件可免標示？　(A)依法令規定，容器體積在500毫升以下者　(B)內部
容器已進行標示之外部容器　(C)外部容器已有標示之內部容器　(D)危害
物質取自有標示之容器，並僅供實驗室自行做研究之用者。

(　　) 14. 危害性化學品標示及通識規則規定，容器標示之圖示形狀為直立幾度之正
方形？　(A) 30°　(B) 45°　(C) 60°　(D) 75°。

(　　) 15. 依危害性化學品標示及通識規則規定，安全資料表應具有幾項內容？
(A) 2　(B) 4　(C) 8　(D) 16。

(　　) 16. 依危害性化學品標示及通識規則規定，致癌物標示之圖示，其背景為何種
顏色？　(A)紅色　(B)黃色　(C)藍色　(D)白色。

(　　) 17. 我國配合聯合國推動GHS期程，行政院勞工委員會第一階段公告適用之
1,062種化學物質（及其混合物），於何時開始推動GHS？　(A) 96年10月
19日　(B) 97年12月31日　(C) 99年1月1日　(D)尚未實施。

(　　) 18. 有關危害物質容器標示之敘述，依規定，下列何者有誤？　(A)圖示形狀
為直立45度角之正方形　(B)小型容器僅標示圖示即可　(C)小型容器得
依比率縮小標示之圖示至能辨識清楚為度　(D)容器容積在一百毫升以下
者，得僅標示危害物質名稱及圖示。

(　　) 19. 下列裝有危害物質之容器，何者不得以於明顯之處，設置危害性化學品
標示及通識規則規定事項之公告板以代替容器標示？　(A)裝有不同種類
危害物質之數個容器，置放於同一處所　(B)導管或配管系統　(C)冷卻裝
置、攪拌裝置、壓縮裝置等設備　(D)輸送裝置。

(　　) 20. 下列何者非聯合國GHS紫皮書及我國危害性化學品標示及通識規則所稱之
標示要項？　(A)名稱　(B)危害圖示　(C)警示語　(D)危害警示訊息。

得　分

職業衛生

CH5 危害性化學品管理

班級：＿＿＿＿＿＿＿＿

學號：＿＿＿＿＿＿＿＿

姓名：＿＿＿＿＿＿＿＿

（　　）1. 化學品分級管理（Chemical Control Banding, CCB）在劃分危害群組時將符合GHS健康危害分類為急毒性物質，任何暴露途徑第1、2級之物質多歸屬於下列何群組？　(A) D　(B) C　(C) S　(D) B。

（　　）2. 下列對於生物危害管理之敘述，哪一項有誤？　(A)標準微生物操作程序禁止飲食、抽煙、處理隱形眼鏡、化妝，但在實驗室內可以喝水　(B)生物危害管理二級防範措施，包含保護實驗室外環境（含社區環境），工作人員需免疫接種與定期檢驗，但無關動物管制　(C)生物安全等級第三級：臨床診斷教學研究生產等單位使用本土或外來物質時，可造成嚴重或致命疾病者，如漢他病毒　(D)生物安全操作櫃III級：為人員、外界環境與操作物的最高保護，適用生物安全第三、四級。

（　　）3. 何項化學品經製造者、輸入者、供應者或雇主將相關運作資料報請中央主管機關備查即可運作？　(A)優先管理化學品　(B)管制性化學品　(C)新化學品　(D)汽油。

（　　）4. 具有下列何種危害之化學品需進行危害評估及分級管理？　(A)具有火災爆炸危害者　(B)具有健康危害者　(C)具有環境危害者　(D)具有感電危害者。

（　　）5. 依管制性化學品之指定及運作許可管理辦法規定，中央主管機關得邀請專家學者組成技術諮議會，辦理下列何事項之諮詢或建議？　(A)管制性化學品之篩選及指定　(B)優先化學品申請許可之審查　(C)限制性化學品申請許可之審查　(D)限制性化學品申請指定之審查。

（　　）6. 依管制性化學品之指定及運作許可管理辦法規定，管制性化學品許可文件之有效期限為幾年？　(A) 2　(B) 3　(C) 4　(D) 5。

（　　）7. 依管制性化學品之指定及運作許可管理辦法規定，運作者名稱或負責人異動，運作者應於異動後幾日內向指定之資訊網站申請變更？　(A) 20　(B) 30　(C) 40　(D) 50。

（　　）8. 依管制性化學品之指定及運作許可管理辦法規定，運作者於許可有效期限內，有下列何種情形應重新提出申請？　(A)運作行為或用途變更　(B)運作場所名稱變更　(C)運作場所地址變更　(D)運作者變更。

（請沿虛線撕下）

( ) 9. 依優先管理化學品之指定及運作管理辦法規定,下列何者為優先管理化學品? (A)氯氣 (B)鐵 (C)銀 (D)硫化氫。

( ) 10. 依優先管理化學品之指定及運作管理辦法規定,第1級急毒性物質之最大運作總量達多少噸即為優先管理化學品? (A) 3 (B) 4 (C) 5 (D) 6。

( ) 11. 依優先管理化學品之指定及運作管理辦法規定,對於優先管理化學品之製造、輸入、供應或供工作者處置、使用行為之製造者、輸入者,稱為? (A)管理者 (B)運作者 (C)供應者 (D)批發者。

( ) 12. 依優先管理化學品之指定及運作管理辦法規定,優先管理化學品之運作者,須將下列何項資料報請中央主管機關備查,並每年定期更新? (A)運作者基本資料 (B)化學品安全資料表 (C)化學物質標示 (D)爆炸上下限。

( ) 13. 依優先管理化學品之指定及運作管理辦法規定,優先管理化學品運作者勞工人數達幾人以上者,應於中央主管機關公告日起6個月內報請備查? (A) 50 (B) 100 (C) 150 (D) 200。

( ) 14. 依優先管理化學品之指定及運作管理辦法規定,如有新增或取消運作優先管理化學品,運作者應於變更後幾日內辦理變更,並將更新資料登錄於指定之資訊網站? (A) 30 (B) 40 (C) 50 (D) 60。

( ) 15. 依新化學物質登記管理辦法規定,自然狀態或經製造過程所得之化學元素或化合物,屬下列何種物質? (A)化學物質 (B)物理物質 (C)混合物質 (D)礦物質。

( ) 16. 依新化學物質登記管理辦法規定,製造者或輸入者對於公告清單以外之新化學物質,應向中央主管機關繳交下列何種報告方得製造或輸入? (A)物理物質安全評估 (B)化學物質安全評估 (C)暴露評估 (D)風險評估。

( ) 17. 依新化學物質登記管理辦法規定,製造者或輸入者年製造或輸入量達1噸以上之新化學物質申請核准登記,下列登記類型何者正確? (A)標準登記 (B)簡易登記 (C)無須登記 (D)少量登記。

( ) 18. 依新化學物質登記管理辦法規定,申請人使用申請登記工具所檢附之文件及核准登記文件,應保存幾年? (A) 1 (B) 2 (C) 3 (D) 5。

( ) 19. 依新化學物質登記管理辦法規定,中央主管機關核發簡易登記類型之核准登記文件之有效期間為幾年? (A) 2 (B) 3 (C) 5。

( ) 20. 下列何項化學品非屬於未滿十八歲及妊娠或分娩後未滿一年女性勞工具危害性指定之優先管理化學品? (A)鉛及其無機化合物 (B)硫酸 (C)三氯乙烯 (D)六價鉻化合物。

得　分　全華圖書（版權所有，翻印必究）

職業衛生

CH6 勞工作業環境監測及作業場所
　　　 容許暴露標準

班級：_____
學號：_____
姓名：_____

（　　）1. 某一作業場所在NTP下勞工暴露於三氯乙烯及三氯乙烷之全程工作日八小時平均濃度分別為25 ppm及175 ppm，如三氯乙烯及三氯乙烷之八小時日時量平均容許濃度分別為50 ppm及350 ppm，則該勞工之暴露下列敘述何者為誤？　(A)無法判定是否符合法令規定　(B)以相加效應計算是否超過容許濃度　(C)以相乘效應計算是否超過容許濃度　(D)應再進一步測定再據以評估。

（　　）2. ppm之意義為下列何者？　(A) 25℃，1 atm下每公克空氣中有害物之毫克數　(B) 4℃時每公升水中有害物之毫克數　(C) 4℃時每公升水中有害物之毫升數　(D) 25℃，1 atm下每立方公尺空氣中氣態有害物之立方公分數。

（　　）3. 勞工作業場所容許暴露標準中之空氣中有害物容許濃度表，下列哪一註記表示該物質經證實或疑似對人類會引發腫瘤？　(A)瘤　(B)皮　(C)瘤　(D)高。

（　　）4. 二氯甲烷之8小時日時量平均容許濃度為50 ppm或174 mg/m^2，則其短時間時量平均容許濃度為下列何者？　(A) 50 ppm或174 mg/m^2　(B) 62.5 ppm或217.5 mg/m^2　(C) 75 ppm或261 mg/m^2　(D) 100 ppm或348 mg/m^2。

（　　）5. 二氯甲烷之容許濃度為50 ppm，其分子量為85，其容許濃度相當於多少mg/m^2？　(A) 11.3　(B) 12.3　(C) 174　(D) 221。

（　　）6. TiO_2在勞工作業環境空氣中有害物容許濃度表中備註欄未加註可呼吸性粉塵，則其容許濃度係指下列何種粉塵？　(A)可呼吸性粉塵　(B)總粉塵　(C)第一種粉塵　(D)可吸入性粉塵。

（　　）7. 可呼吸性粉塵係指能通過人體氣管而到達氣體之交換區域者，其50%截取粒徑為多少微米？　(A) 4　(B) 10　(C) 25　(D) 100。

（　　）8. 濾材對粒狀物之收集機制，不包含以下何項機制？　(A)擴散（diffusion）　(B)攔截（interception）　(C)慣性衝擊（inertial impaction）　(D)順磁性（paramagnetic）。

（　　）9. 油性物質產生之微粒，懸浮於空氣中形成油性氣膠（oil aerosol），不包含以下哪一項？　(A)油煙　(B)噴霧作業之水性農藥微粒　(C)機械用油形成之氣膠　(D)煉焦爐之空氣逸散物。

（　　）10. 下列何者不屬於勞工作業場所容許暴露標準所稱容許濃度？　(A)最高容許濃度　(B)短時間時量平均容許濃度　(C)八小時日時量平均容許濃度　(D)半數致死濃度（LC50）。

（請沿虛線撕下）

（　）11. 對於「短時間暴露容許濃度（Short-Term Exposure Limit, STEL）」的定義與精神中，下列答案何者爲非？　(A) 15分鐘內連續暴露之最高暴露值　(B)在符合STEL下，工作人員仍不會有不能忍受之刺激　(C)在符合STEL下，工作人員仍不會有急性或可逆性的細胞組織病變　(D)在符合STEL下，工作人員仍不會有嚴重頭暈以至於降低工作效率或增高發生意外事故的可能性。

（　）12. 對於「粉塵」的相關敘述中，下列何者正確？　(A)所謂可吸入性粉塵係指能穿越咽、喉而進入人體胸腔─即可達氣管與支氣管及氣體交換區域之粒狀污染物　(B)可呼吸性粉塵係指能通過人體氣管而到達氣體交換區域者　(C)石綿粉塵係指纖維長度在3微米以上且長寬比在5以上之粉塵　(D)可呼吸性粉塵其特性爲在氣動直徑爲10 μm大小的粒狀污染物，約有50%的粉塵量可達氣體交換區域。

（　）13. 依勞工作業環境監測實施辦法規定，下列何者不得擔任作業環境監測評估小組之成員？　(A)雇主　(B)工作場所負責人　(C)依職業安全衛生管理辦法設置之職業安全衛生人員　(D)受委託的執業之職業（工礦）衛生技師。

（　）14. 依勞工作業環境監測實施辦法規定，雇主應於採樣或測定後多少日內完成監測結果報告，通報至中央主管機關指定之資訊系統？　(A) 15　(B) 30　(C) 45　(D) 60。

（　）15. 作業環境監測品質的最終責任應由何者來負責？　(A)雇主　(B)職業安全衛生人員　(C)領班　(D)勞動者。

（　）16. 依勞工作業環境監測實施辦法規定，下列何者不屬於作業環境監測之行爲？　(A)規劃　(B)採樣　(C)分析　(D)諮詢。

（　）17. 依勞工作業環境監測實施辦法規定，作業環境監測計畫未涵蓋下列何者？　(A)危害辨識及資料收集　(B)採樣策略之規劃及執行　(C)經費之編列　(D)數據分析及評估。

（　）18. 依勞工作業環境監測實施辦法規定，特定粉塵作業場所應每多久實施作業環境監測1次以上？　(A)半個月　(B) 1個月　(C) 3個月　(D)半年。

（　）19. 設置中央管理方式之空氣調節設備之建築物室內作業場所，應每6個月監測二氧化碳濃度1次以上，雇主實施前述作業環境監測時，應僱用下列何種人員辦理？　(A)乙級化學性因子以上之作業環境監測人員　(B)乙級物理性因子以上之作業環境監測人員　(C)職業安全衛生管理員　(D)職業衛生管理師。

（　）20. 依勞工作業環境監測實施辦法規定，鉛作業場所應多久實施作業環境監測1次以上？　(A)每日　(B)每月　(C)每半年　(D)每年。

得　分

職業衛生

CH7 高溫作業危害預防

班級：_____

學號：_____

姓名：_____

(　) 1. 用以計算WBGT（室外有日曬）的公式為下列何者？
　　　(A) WBGT = 0.7(WBT) + 0.3(GBT)
　　　(B) WBGT = 0.7(WBT) + 0.2(GBT) + 0.1(DBT)
　　　(C) WBGT = 0.6(WBT) + 0.2(GBT) + 0.2(DBT)
　　　(D) WBGT = 0.7(WBT) + 0.1(GBT) + 0.2(DBT)
　　　（WBT：自然濕球溫度，GBT：黑球溫度，DBT：乾球溫度）。

(　) 2. 依高溫作業勞工作息時間標準規定，黑球溫度代表下列何者之效應？
　　　(A)空氣溫度　(B)空氣溼度　(C)輻射熱　(D)空氣流動。

(　) 3. 依高溫作業勞工作息時間標準規定，勞工於工作時須接近黑球溫度達多
　　　少℃以上高溫灼熱物體者，雇主應供給身體熱防護設備並使勞工確實使
　　　用？　(A) 35　(B) 40　(C) 50　(D) 60。

(　) 4. 依高溫作業勞工作息時間標準規定，暴露時量平均綜合溫度熱指數值達
　　　32℃，若為輕工作時則其分配作業及休息時間為何？　(A)連續作業　(B)
　　　25％休息、75％作業　(C) 50％休息、50％作業　(D) 75％休息、25％作
　　　業。

(　) 5. 高溫爐前作業，為防止輻射熱及保護手部，宜使用下列何者？　(A)棉紗
　　　手套　(B)隔熱手套　(C)橡膠手套　(D)塑膠手套。

(　) 6. 高溫作業勞工休息區之溫度，建議不宜低於多少℃？　(A) 18　(B) 20
　　　(C) 22　(D) 24。

(　) 7. 在舒適溫濕條件下，正常人之體表溫度約為多少℃？　(A) 33～34　(B)
　　　35～37　(C) 36～38　(D) 37～39。

(　) 8. 下列何者有助於減少工作代謝熱？　(A)減少勞力　(B)增加氣流　(C)增加
　　　輻射熱　(D)降低濕度。

(　) 9. 監測自然濕球溫度計覆蓋溫度計球部所使用布為　(A)全脂紗布　(B)脫脂
　　　紗布　(C)不織布　(D)潑水布。

(　)10. 坑內作業場所溫濕作業環境溫度在多少℃以上，雇主即應充分供應勞工清
　　　潔之飲水及食鹽？　(A) 37　(B) 30　(C) 27　(D) 35。

（請沿虛線撕下）

( ) 11. 下列何者為體內電解質不平衡所致？　(A)熱濕疹　(B)熱衰竭　(C)中暑　(D)熱痙攣。

( ) 12. 測量黑球溫度時，黑球溫度計於架設約幾分鐘後才達熱平衡？　(A) 12分　(B) 10分　(C) 5分　(D) 25分。

( ) 13. 依法每三個月監測綜合溫度熱指數主要考量？　(A)勞工體力　(B)氣候　(C)勞工薪資　(D)氣壓。

( ) 14. 黑球溫度計其傳統標準黑球之直徑為多少公分？　(A) 15　(B) 20　(C) 10　(D) 5。

( ) 15 下列何者為勞工健康保護規則所稱特別危害健康作業？　(A)營造作業　(B)缺氧作業　(C)高壓氣體作業　(D)高溫作業。

( ) 16. 間歇暴露之高溫作業勞工，應以多少時間來計算其暴露時量平均綜合溫度熱指數？　(A)二小時　(B)三小時　(C)半小時　(D)一小時。

( ) 17. 受濕度影響最大的溫度計是？　(A)自然濕球　(B)乾球　(C)卡達　(D)黑球。

( ) 18. 職業安全衛生設施規則規定雇主對坑內之溫度在攝氏多少度以上時，應使勞工停止作業　(A) 36　(B) 36.5　(C) 37　(D) 35。

( ) 19. 監測綜合溫度熱指數時，其乾球溫度計之監測範圍為？　(A) 5℃～150℃　(B) 10℃～50℃　(C) 0℃～100℃　(D) -5℃～50℃。

( ) 20. 室外日曬作業場所其綜合溫度熱指數為29.3℃，黑球溫度為42.0℃，乾球溫度為27.0℃，則自然濕球溫度應為多少℃？　(A) 26.0　(B) 28.0　(C) 25.0　(D) 27.0。

得　分

職業衛生

CH8 局限空間（含缺氧）危害及預防

班級：＿＿＿＿＿＿＿＿

學號：＿＿＿＿＿＿＿＿

姓名：＿＿＿＿＿＿＿＿

（　　）1. 從事局限空間作業如有危害勞工之虞，應於作業場所顯而易見處公告注意事項，公告內容不包括下列何者？　(A)現場監視人員電話　(B)緊急應變措施　(C)進入該場所應採取之措施　(D)應經許可始得進入。

（　　）2. 有危害勞工之虞之局限空間作業前，應指派專人確認換氣裝置無異常，該檢點結果紀錄應保存多少年？　(A) 1　(B) 2　(C) 3　(D) 5。

（　　）3. 有危害勞工之虞之局限空間作業，應經雇主、工作場所負責人或現場作業主管簽署後始得進入，該紀錄應保存多少年？　(A) 1　(B) 2　(C) 3　(D) 5。

（　　）4. 有危害勞工之虞之局限空間作業，應經雇主、工作場所負責人或現場作業主管簽署後始得進入，前項進入許可不包括下列哪一事項？　(A)防護設備　(B)救援設備　(C)許可進入人員之住址　(D)現場監視人員及其簽名。

（　　）5. 有危害勞工之虞之局限空間作業，下列敘述何者有誤？　(A)應經雇主、工作場所負責人或現場作業主管簽署後始得進入　(B)作業區域超出監視人員目視範圍者，應使勞工佩戴符合國家標準CNS14253-1同等以上規定之全身背負式安全帶及可偵測人員活動情形之裝置　(C)置備可以動力或機械輔助吊升之緊急救援設備　(D)人員許可進入之簽署紀錄應保存1年。

（　　）6. 硫化氫為可燃性氣體、無色，具有哪種特殊味道？　(A)腐卵臭味　(B)芳香味　(C)水果香味　(D)杏仁香味。

（　　）7. 依缺氧症預防規則規定，有關缺氧作業主管應監督事項不包括下列何者？　(A)決定作業方法並指揮勞工作業　(B)確認作業場所空氣中氧氣、硫化氫濃度　(C)監視勞工施工進度　(D)監督勞工對防護器具之使用狀況。

（　　）8. 下列敘述何者非屬職業安全衛生設施規則所稱局限空間認定之條件？　(A)非供勞工在其內部從事經常性作業　(B)勞工進出方法受限制　(C)無法以自然通風來維持充分、清淨空氣之空間　(D)狹小之內部空間。

（　　）9. 下列何者非屬職業安全衛生設施規則規定，局限空間從事作業應公告之事項？　(A)作業有可能引起缺氧等危害時，應經許可始得進入之重要性　(B)進入該場所時應採取之措施　(C)事故發生時之緊急措施及緊急聯絡方式　(D)職業安全衛生人員姓名。

( ) 10. 進入缺氧危險場所，因作業性質上不能實施換氣時，宜使勞工確實戴用下列何種防護具？ (A)供氣式呼吸防護具 (B)防塵面罩 (C)防毒面罩 (D)防護面罩。

( ) 11. 下列何者較不致造成局限空間缺氧？ (A)金屬的氧化 (B)管件的組裝 (C)有機物的腐敗 (D)木屑的儲存。

( ) 12. 缺氧作業主管應隨時確認有缺氧危險作業場所空氣中氧氣之濃度，惟不包括下列何者？ (A)鄰接缺氧危險作業場所無勞工進入作業之場所 (B)當日作業開始前 (C)所有勞工離開作業場所再次開始作業前 (D)換氣裝置有異常時。

( ) 13 有關缺氧危險作業場所防護具之敘述，下列何者有誤？ (A)勞工有因缺氧致墜落之虞，應供給勞工使用梯子、安全帶、救生索 (B)於救援人員擔任救援作業期間，提供其使用之空氣呼吸器等呼吸防護具 (C)每次作業開始前確認規定防護設備之數量及性能 (D)置備防毒口罩為呼吸防護具，並使勞工確實戴用。

( ) 14. 空氣中氧氣低於多少%以下時，其氧氣的分壓即在60 mmHg以下，處於此狀況時，勞工在5～7分鐘內即可能因缺氧而死亡？ (A) 6 (B) 10 (C) 16 (D) 18。

( ) 15. 空間狹小之缺氧危險作業場所，不宜使用下列何種呼吸防護具？ (A)使用壓縮空氣為氣源之輸氣管面罩 (B)自攜式呼吸防護器 (C)使用氣瓶為氣源之輸氣管面罩 (D)定流量輸氣管面罩。

( ) 16. 下列何場所無缺氧？ (A)使用乾冰從事冷凍、冷藏之冷凍庫、冷凍貨櫃內部 (B)紙漿廢液儲槽內部 (C)穀物、麵粉儲存槽內部 (D)氧氣濃度19.5%地下坑。

( ) 17. 依缺氧症預防規則規定，下列敘述何者有誤？ (A)貫通腐泥層之地層之隧道內部非屬缺氧危險作業場所 (B)曾放置氮之儲槽內部屬缺氧危險場所 (C)應採取隨時可確認空氣中氧氣濃度之措施 (D)雇主使勞工從事缺氧危險作業時，應置備梯子，供勞工緊急避難或救援人員使用。

( ) 18. 依缺氧症預防規則規定，下列何者不屬於缺氧危險場所？ (A)長期間未使用之沉箱內部 (B)曾置放酵母之釀造設備內部 (C)曾滯留雨水之坑井內部 (D)密閉相當期間之鋼製鍋爐內部，其內壁為不鏽鋼製品。

( ) 19. 依缺氧症預防規則規定，勞工有因缺氧致墜落之虞時，應供給適合之設備，下列何者為非？ (A)梯子 (B)安全帶 (C)救生索 (D)手套。

( ) 20. 如果發現某勞工昏倒於一曾置放醬油之儲槽中，下列何措施不適當？ (A)未穿戴防護具，迅速進入搶救 (B)打119電話 (C)準備量測氧氣濃度 (D)準備救援設備。

得　分

全華圖書（版權所有，翻印必究）

職業衛生

CH9 通風與換氣

班級：_____

學號：_____

姓名：_____

(　) 1. 有機溶劑作業採取控制設施，如不計算成本，下列何者應優先考量？ (A)密閉設備　(B)局部排氣裝置　(C)整體換氣裝置　(D)吹吸型換氣裝置。

(　) 2. 設置之局部排氣裝置依有機溶劑中毒預防規則或職業安全衛生管理辦法之規定，應實施之自動檢查不包括下列何種？　(A)每年之定期自動檢查　(B)開始使用、拆卸、改裝或修理時之重點檢查　(C)作業勞工就其作業有關事項實施之作業檢點　(D)輸液設備之作業檢點。

(　) 3. 非以濕式作業方法從事鉛、鉛混存物等之研磨、混合或篩選之室內作業場所設置之局部排氣裝置，其氣罩應採用下列何種型式效果最佳？　(A)包圍型　(B)外裝型　(C)吹吸型　(D)崗亭型。

(　) 4. 有害物作業場所控制危害之最優先考慮方法為下列何者？　(A)自然換氣　(B)局部排氣裝置　(C)整體換氣裝置　(D)密閉設備。

(　) 5. 某公司有作業員工300人，廠房長30公尺，寬15公尺，高5公尺，每日需使用第一種有機溶劑三氯甲烷，依有機溶劑中毒預防規則規定，其容許消費量為每小時多少公克？　(A) 10　(B) 60　(C) 120　(D) 150。

(　) 6. 某公司廠房長20公尺，寬10公尺，高6公尺，每日每小時平均使用第三種有機溶劑石油醚30公克，依有機溶劑中毒預防規則規定，其每小時需提供多少立方公尺之換氣量？　(A) 0.3　(B) 9　(C) 18　(D) 72。

(　) 7. 利用廠內熱空氣上升，並由屋頂排出，同時新鮮冷空氣會由門窗等開口補充進入廠房中，如此可達到排除熱有害空氣及補充新鮮空氣之換氣目的請問此為何種換氣法？　(A)分子擴散法　(B)慣性力排除法　(C)溫度差換氣法　(D)機械換氣法。

(　) 8. 整體換氣設置原則不包括下列哪一項？　(A)整體換氣通常用於低危害性物質，且用量少之環境　(B)局部較具毒性或高污染性作業場所時，最好與其他作業環境隔離，或併用局部排氣裝置　(C)有害物發生源遠離勞工呼吸區，且有害物濃度及排放量需較低，使勞工不致暴露在有害物之八小時日時量平均容許濃度值之上　(D)作業環境空氣中有害物濃度較高，必須使用整體換氣以符合經濟效益。

(　) 9. 理想之整體換氣裝置設計方式不包括下列哪一項？　(A)在最短的時間內稀釋污染物濃度　(B)污染物以最短的時間或最短的路徑排出　(C)污染物排出路徑不經過人員活動區域　(D)已排出的污染物應設計使其重回進氣口。

(　) 10. 整體換氣裝置通常不用在粉塵或燻煙之作業場所，其原因不包括下列哪一項？　(A)粉塵或燻煙產生速度及量大，不易稀釋排除　(B)粉塵或燻煙危害小，且容許濃度高　(C)粉塵或燻煙產生率及產生量皆難以估計　(D)整體換氣裝置較適合於使用在污染物毒性小之氣體或蒸氣產生場所。

( ) 11. 下列哪些項目對於管道內壓力之敘述有誤？ (A)動壓：由於空氣移動所造成，僅受氣流方向影響且一定為正值 (B)靜壓：方向是四面八方均勻分佈，若是正壓則管道會有凹陷的趨勢，若是負壓則會有管道膨脹的趨勢 (C)靜壓和動壓之總和為定值（大氣密度過小而忽略），是根據伯努利定律所推導而得 (D)全壓有可能為正值，也有可能為負值。

( ) 12. 氣罩開口設置凸緣（Flange），最多可增加多少%之抽氣效率？ (A) 25 (B) 50 (C) 60 (D) 75。

( ) 13. 在一管徑20cm的通風管道內，量測到風速為30 cm/s，在20℃時，標準大氣情況下，經計算雷諾數（Reynold number, Re）約為3,960，請問下列有關Re或流場之敘述何者為正確？ (A)為過渡區流場 (B)為紊流流場 (C)為層流流場 (D)流場與雷諾數無關。

( ) 14. 包圍型氣罩捕捉風速係指下列何者？ (A)氣罩開口面之平均風速 (B)氣罩開口面之最大風速 (C)氣罩開口面之最低風速 (D)氣罩與導管連接處之平均風速。

( ) 15. 關於排氣機之敘述，下列哪一項不正確？ (A)是局部排氣裝置之動力來源 (B)其功能在使導管內外產生不同壓力以帶動氣流 (C)軸心式排氣機之排氣量小、靜壓高、形體較大，可置於導管內，適於高靜壓局部排氣裝置 (D)排氣機出口處緊鄰彎管（elbow），容易因出口處的紊流而降低排氣性能。

( ) 16. 局部排氣裝置之設計與使用時機，下列哪一項敘述不正確？ (A)從有害物發生源附近即可移除有害物，其所需要的排氣量及排氣機動力會比整體換氣大 (B)在使用局部排氣裝置前，應優先考慮能減少有害物發散量的方法 (C)作業環境監測或員工抱怨顯示空氣中存在有害物，其濃度會危害健康、有爆炸之虞 (D)法規有規定需設置，例如四烷基鉛中毒預防規則。

( ) 17. 關於包圍式氣罩之敘述，下列哪一項不正確？ (A)將污染源密閉防止氣流干擾污染源擴散，觀察口及檢修點越大越好 (B)氣罩內應保持一定均勻之負壓，以避免污染物外洩 (C)氣罩吸氣氣流不宜鄰近物料集中地點或飛濺區內 (D)對於毒性大或放射物質應將排氣機設於室外。

( ) 18. 關於外裝式氣罩之敘述，下列哪一項不正確？ (A)氣罩口加裝凸緣以提高控制效果 (B)頂蓬式氣罩可在罩口四周加裝檔板，以減少橫向氣流干擾 (C)頂蓬式氣罩擴張角度應大於60°，以確保吸氣速度均勻 (D)在使用上及操作上，較包圍式氣罩更易於被員工接受。

( ) 19. 請問下列何項氣罩較不適合使用在生產設備本身散發熱氣流，如爐頂熱煙，或高溫表面對流散熱之情況？ (A)高吊式氣罩 (B)向下吸引式氣罩 (C)接收式氣罩 (D)低吊式氣罩。

( ) 20. 局部排氣裝置之導管裝設，下列何者有誤？ (A)應儘量縮短導管長度 (B)減少彎曲數目 (C)支管需90度與主管相接 (D)應於適當位置設置清潔口與測定孔。

得　分

職業衛生

CH10 噪音危害預防

班級：＿＿＿＿＿＿＿＿

學號：＿＿＿＿＿＿＿＿

姓名：＿＿＿＿＿＿＿＿

（　　）1. 噪音儀器上有A.B.D.F四個權衡電網供做選擇，若要評估噪音之物理量以做為作業環境改善時，應使用何種權衡電網？　(A) A　(B) B　(C) D　(D) F。

（　　）2. 某勞工每日作業時間8小時暴露於穩定性噪音，戴用劑量計監測2小時，其劑量為25%，則該勞工工作8小時日時量平均音壓級為多少分貝？　(A) 86　(B) 90　(C) 94　(D) 98。

（　　）3. 若欲降低工作者實際暴露噪音量5分貝，在考量50%安全係數下，應選用NRR值多少分貝的耳塞？　(A) 5　(B) 10　(C) 12　(D) 17。

（　　）4. 距某機械4公尺處測得噪音為90分貝，若另有一噪音量相同之機械併置一起，於原測量處測量噪音量約為多少分貝？　(A) 90　(B) 92　(C) 93　(D) 180。

（　　）5. 依職業安全衛生設施規則規定，勞工暴露之噪音音壓級增加多少分貝時，其工作日容許暴露時間減半？　(A) 2　(B) 3　(C) 5　(D) 7。

（　　）6. 依職業安全衛生設施規則規定，勞工暴露衝擊性噪音峰值不得超過多少分貝？　(A) 85　(B) 90　(C) 115　(D) 140。

（　　）7. 與噪音源（線音源）之距離每增加1倍時，其噪音音壓級衰減多少分貝？　(A) 3　(B) 6　(C) 9　(D) 12。

（　　）8. 依職業安全衛生設施規則規定，下列有關噪音暴露標準規定之敘述何者錯誤？　(A)勞工8小時日時量平均音壓級暴露不得超過90分貝　(B)工作日任何時間不得暴露於峰值超過140分貝之衝擊性噪音　(C)工作日任何時間不得暴露於超過115分貝之連續性噪音　(D)測定8小時日時量平均音壓級時應將75分貝以上噪音納入計算。

（　　）9. 評估勞工8小時日時量平均音壓級時，依職業安全衛生設施規則規定應將多少分貝以上之噪音納入計算？　(A) 75　(B) 80　(C) 85　(D) 90。

（　　）10. 噪音計微音器採擦磨入射回應設計時，微音器圓柱體中心軸與聲波入射角度為　(A) 120°　(B) 90°　(C) 0°　(D) 45°。

（　　）11. 勞工聽力檢測可由下列哪一個頻率先測？　(A) 2,000　(B) 500　(C) 4,000　(D) 1,000　赫。

（　） 12. 強大的衝擊性噪音或爆炸聲音造成鼓膜破裂，屬於下列何種聽力損失？
(A)永久性　(B)間歇性　(C)年老性　(D)傳音性。

（　） 13. 噪音劑量計監測暴露劑量時，使用何種時間特性及權衡電網？　(A) S, A
(B) F, C　(C) I, C　(D) F, A。

（　） 14. 分貝的定義是噪音物理量與基準噪音物理量比值取對數值再乘以下列何者？　(A) 20　(B) 15　(C) 10　(D) 5。

（　） 15. 勞工噪音暴露工作日總劑量為100%，則其八小時日時量平均音壓級為
(A) 82　(B) 90　(C) 95　(D) 85　分貝。

（　） 16. 一般人耳較不易被噪音損傷之部位為？　(A)基底膜　(B)內耳　(C)柯氏器
(D)中耳。

（　） 17. 有一聲音其音壓為20 Pa，求其音壓級為多少分貝？　(A) 120　(B) 130
(C) 110　(D) 140。

（　） 18. 依法令規定作業場所之噪音監測紀錄至少要保存多少年？(A) 2 年　(B) 3 年
(C) 1 年　(D) 0.5 年。

（　） 19. 高頻率噪音監測，使用噪音計之微音器，其直徑大小為採用下列何者為宜
(A)大小皆不可　(B)大小皆可　(C)大者　(D)小者。

（　） 20. 1,000赫純音以下列音壓級校正噪音計，何者較為實用　(A) 160　(B) 70
(C) 94　(D) 50　分貝。

得　分

職業衛生
CH11 個人防護具

班級：＿＿＿＿＿＿＿＿
學號：＿＿＿＿＿＿＿＿
姓名：＿＿＿＿＿＿＿＿

（　　）1. 呼吸防護具的濾清口罩防護係數為20，表示該口罩能適用於空氣中有害物濃度在幾倍容許濃度值以下之作業環境？　(A) 10　(B) 15　(C) 20　(D) 100。

（　　）2. 使用防毒口罩目的為下列何者？　(A)預防缺氧　(B)預防中毒　(C)保暖　(D)美觀。

（　　）3. 口罩濕了就該換，下列何者為其主要理由？　(A)口罩外表層黏住粉塵　(B)口罩變重而佩戴不牢　(C)導致更多空氣從側邊進入口罩內　(D)口罩會溶解而破掉。

（　　）4. 下列何者非為選用防毒口罩應留意事項？　(A)須經檢定合格　(B)面體完整密合度　(C)面罩有廣闊視野　(D)氣候因素。

（　　）5. 自攜式呼吸防護具中，空氣呼吸器、氧氣呼吸器為下列何種型式？　(A)循環式　(B)壓縮式　(C)開放式　(D)氧氣發生式。

（　　）6. 進入含3%氫氣之室內作業場所，宜佩戴下列何種呼吸防護具？　(A)有機溶劑吸收罐防毒面具　(B)供氣式呼吸防護具　(C)防塵用呼吸防護具　(D)酸性氣體吸收罐防毒面具。

（　　）7. 使用防塵眼鏡應優先確認下列何者？　(A)鏡片有否裂傷、破損　(B)遮光度是否適當　(C)可否防止氣體侵入　(D)可否遮斷輻射熱。

（　　）8. 安全帽受過大衝擊，雖外觀良好，應採下列何種處理方式？　(A)廢棄　(B)繼續使用　(C)送修　(D)油漆保護。

（　　）9. 一般作業勞工戴用之安全帽多採用何種材質？　(A)鋼鐵　(B)輕金屬　(C)合成樹脂　(D)橡膠。

（　　）10. 呼吸防護具密合度測試時機，不包含下列哪一項？　(A)佩戴者裝置假牙或失去牙齒　(B)佩戴者的體重變化達百分之五以上時　(C)重新選用呼吸防護具後　(D)每一年至少進行一次。

（　　）11. 呼吸防護具中，哪一項構造能夠捕集粒狀污染物？　(A)面體　(B)不織布濾材　(C)排氣閥　(D)濾罐。

（請沿虛線撕下）

( )12. 使用防護係數PF = 50之防毒面具，防護對象為甲苯（TLV = 100 ppm）則可適用之工作環境濃度上限為多少ppm？ (A) 250 (B) 500 (C) 2,500 (D) 5,000。

( )13. 有關防護衣物，下列敘述何者錯誤？ (A)未有一種材質可以防護所有的化學物質及混合化學物質，且現行之材質中亦未有有效的防護層可防護長時間的化學暴露 (B)防護衣塗佈層又稱為阻隔層（barrier），為防護衣之主要部分，防止有害物之功能端賴阻隔層，其材質、厚度及層數與防護功能息息相關 (C)美國環保署把危害B級定義為：當氧氣濃度低於18%或存有之物質會對人體呼吸系統造成立即性傷害 (D)醫用手套多為乳膠手套，使用時應選擇無粉與低蛋白質的乳膠手套以減低過敏的危險性。

( )14. 通風式護目鏡不具下列何種功能？ (A)避免起霧 (B)大顆粒粉塵不易進入 (C)防止化學品飛濺 (D)氣密性佳。

( )15. 缺氧環境下，不建議使用以下哪種防護具？ (A)正壓式全面罩 (B)拋棄式半面口罩 (C)自攜式呼吸防護具 (D)供氣式呼吸防護具。

( )16. 呼吸防護具之美國NIOSH標準，100等級之最低過濾效率係指下列何者？ (A) ≧95% (B) ≧99.97% (C) ≧99.9995% (D) 100%。

( )17. 呼吸防護具之美國NIOSH標準，N系列代表可用來防護下列何種類型之物質？ (A)非油性及油性懸浮微粒 (B)含油性懸浮微粒 (C)非油性懸浮微粒 (D)有機溶劑。

( )18. 呼吸防護具之面體中，包含四分之一面罩、半面罩、全面罩，前面敘述中半面罩面體之包覆範圍係指下列何項？ (A)穿戴者臉型範圍從鼻根到下顎處 (B)穿戴者臉型範圍從鼻根到下嘴唇處 (C)穿戴者臉型範圍從額頭到下顎處 (D)穿戴者臉型範圍從眼睛下緣到鼻根。

( )19. 下列何者非為影響防護手套選用之主要因素？ (A)美觀 (B)尺寸 (C)暴露形式 (D)耐久性。

( )20. 下列何者不是工作時佩戴手套的目的？ (A)避免病人的血液或體液接觸皮膚 (B)降低針扎發生的機率 (C)防止皮膚老化 (D)避免皮膚直接接觸藥品。

得　分

職業衛生

CH12 健康管理與健康促進

班級：＿＿＿＿＿＿＿＿

學號：＿＿＿＿＿＿＿＿

姓名：＿＿＿＿＿＿＿＿

（　　）1. 世界衛生組織所提之健康促進行動綱領有幾大項？　(A) 2　(B) 3　(C) 4　(D) 5。

（　　）2. 目前成人身體質量指數（BMI）正常範圍之上限為何？　(A) 24　(B) 27　(C) 30　(D) 35。

（　　）3. 下列何者非屬職場健康促進與推廣之相關活動？　(A)辦理業務創新研討　(B)辦理登山郊遊　(C)辦理電影欣賞　(D)辦理烤肉聯誼。

（　　）4. 下列何者非屬職場健康促進與推廣之項目？　(A)指認呼喚運動　(B)壓力紓解　(C)戒菸計畫　(D)下背痛預防。

（　　）5. 有關職場菸害防制，下列何項措施較能產生戒菸誘因？　(A)透過健康風險評估提高勞工健康認知　(B)門診戒菸轉介　(C)無於職場宣導　(D)開菸課程或戒菸班。

（　　）6. 有一半導體製造之事業單位僱用勞工5,000人，其健康服務醫師臨場服務頻率每月應至少多少次？　(A) 1　(B) 3　(C) 6　(D) 15。

（　　）7. 勞工從事氯乙烯單體作業，其特殊健康檢查結果，部分或全部項目異常，經醫師綜合判定為異常，且可能與職業原因有關者為第幾級管理？　(A) 1　(B) 2　(C) 3　(D) 4。

（　　）8. 依勞工健康保護規則規定，雇主對粉塵作業勞工特殊健康檢查及管理，下列敘述何者錯誤？　(A)每年應定期實施健康檢查　(B)第二級管理者應提供個人健康指導　(C)第三級管理者應進一步請職業醫學科專科醫師評估　(D)第四級管理者應予退休。

（　　）9. 依勞工健康保護規則規定，粉塵作業勞工特殊健康檢查之X光照片，有明顯的圓形或不規則陰影，且有大陰影者屬於哪一型？　(A) 1　(B) 2　(C) 3　(D) 4。

（　　）10. 從事高溫作業勞工作息時間標準所稱高溫作業之勞工，依勞工健康保護規則之規定，下列何者非屬應實施特殊健康檢查項目之一？　(A)作業經歷之調查　(B)胸部X光攝影檢查　(C)肺功能檢查　(D)心電圖檢查。

（請沿虛線撕下）

( ) 11. 依勞工健康保護規則規定，勞工一般或特殊體格檢查、健康檢查均應實施下列何項目？ (A)肺功能檢查 (B)作業經歷調查 (C)心電圖檢查 (D)肝功能檢查。

( ) 12. 某化學品製造業僱用勞工人數為350人，依勞工健康保護規則規定，應至少僱用或特約醫師臨場服務每月幾次？ (A) 1 (B) 2 (C) 3 (D) 4。

( ) 13. 游離輻射及處置石綿作業勞工，其特殊健康檢查紀錄依勞工健康保護規則規定應至少保存多少年？ (A) 10 (B) 20 (C) 30 (D)永久。

( ) 14. 依勞工健康保護規則規定，事業單位同一場所之勞工，常日班有105人，另小夜、大夜班各有10人輪班作業，應置幾位合格之急救人員？ (A) 3 (B) 4 (C) 5 (D) 6。

( ) 15. 下列何者與職場母性健康保護不相關？ (A)職業安全衛生法 (B)妊娠與分娩後女性及未滿十八歲勞工禁止從事危險性或有害性工作認定標準 (C)性別工作平等法 (D)動力堆高機型式驗證。

( ) 16. 勞工若面臨長期工作負荷壓力及工作疲勞累積，如果沒有獲得適當休息及充足睡眠，便可能影響體能及精神狀態，甚而易促發下列何種疾病？ (A)皮膚癌 (B)腦心血管疾病 (C)多發性神經病變 (D)肺水腫。

( ) 17. 流行病學實證研究顯示，輪班、夜間及長時間工作與心肌梗塞、高血壓、睡眠障礙、憂鬱等的罹病風險之相關性一般為何？ (A)無 (B)負 (C)正 (D)可正可負。

( ) 18. 急救的主要目的為何？ (A)預防疾病 (B)維持生命 (C)避免感染 (D)促使早日康復。

( ) 19. 當工作壓力長期增大時，下列何種荷爾蒙不增反減？ (A)腎上腺促進素 (B)胰島素 (C)腎上腺素 (D)生長激素。

( ) 20. 勞工服務對象若屬特殊高風險族群，如酗酒、藥癮、心理疾患或家暴者，則此勞工易遭受下列何種危害？ (A)身體或心理不法侵害 (B)中樞神經系統退化 (C)聽力損失 (D)白指症。

得　分

職業衛生
CH13 重複性肌肉骨骼危害

班級：＿＿＿＿＿＿＿＿
學號：＿＿＿＿＿＿＿＿
姓名：＿＿＿＿＿＿＿＿

(　) 1. 肌肉收縮主要能源來自於下列何者？　(A) AMP　(B)乳酸　(C)醣、脂肪　(D)蛋白質。

(　) 2. 負責人體視覺、語言者為哪個中樞神經系統？　(A)大腦　(B)小腦　(C)脊髓　(D)腦幹。

(　) 3. 不當抬舉導致肌肉骨骼傷害，或工作臺/椅高度不適導致肌肉疲勞之現象，可稱之為下列何者？　(A)感電事件　(B)不當動作　(C)不安全環境　(D)被撞事件。

(　) 4. 腕道症候群是屬於下列何種疾病？　(A)中樞神經系統　(B)周邊神經系統　(C)心臟循環系統　(D)聽力損失。

(　) 5. 下列何者較不為中高齡勞工於搬運作業中常見的災害？　(A)跌倒滑倒　(B)肌肉骨骼傷害　(C)下背痛　(D)過敏。

(　) 6. 以不適當的姿勢做重複性的動作，為下列何種危害因子？　(A)化學性　(B)物理性　(C)生物性　(D)人因工程。

(　) 7. 以人力自地面抬舉物品時應儘量利用人體之何部位？　(A)腿肌　(B)手肌　(C)腳肌　(D)肩肌。

(　) 8. 某廠牌手機控制音量的裝置，是設計在手機左方的兩個小按鈕。當使用者想要音量增大時，就按手機左方有▲符號的按鈕；想要音量降低時則按手機左方有▼符號的按鈕。設計該款手機的人並沒有運用到下列何種概念？　(A)空間相容（spatial compatibility）　(B)移動相容（movement compatibility）　(C)模式相容（modality compatibility）　(D)概念相容（conceptual compatibility）。

(　) 9. 光源的位置在作業者後面，會有何影響？　(A)在螢幕產生眩光　(B)產生較大的對比　(C)產生直接眩光　(D)無影響。

(　) 10. 在工程上，控制器應採用下列何種人為失誤危害防制規劃？　(A)合適的時間　(B)防呆安全設計　(C)合適的工作　(D)合適的制度。

(　) 11. 電腦座椅必須考量到不同身高的人都能使用，椅面的高度必須採用何種設計原則？　(A)極端設計　(B)可調設計　(C)平均設計　(D)重點設計。

（請沿虛線撕下）

( ) 12. 在方法時間衡量（MTM）系統中，影響搬運時間的因素除了搬運距離和重量等條件外，還應考慮下列何種因素？ (A)搬運物品之外觀 (B)搬運物的材質 (C)搬運的角度 (D)動作之形態。

( ) 13. 某族群身高第5百分位數為158公分，該族群有百分之多少的人身高矮於158公分？ (A) 1 (B) 5 (C) 50 (D) 95。

( ) 14. 顏色管理常被運用於倉儲檢貨作業中，不同分類貨品會使用不同顏色，讓作業人員在挑貨時反應較快，目的是在提高符碼（codes）的哪一項特性？ (A)可偵測度 (B)可分辨度 (C)意義 (D)標準化。

( ) 15. 下列何者不屬職業災害間接原因的不安全動作或行為？ (A)未使用個人防護具 (B)不正確的提舉 (C)工作場所不整潔 (D)作業中飲用含酒精性飲料。

( ) 16. 重複性傷害預防有五大步驟：(a)工程改善 (b)確定改善目標 (c)行政管理 (d)改善績效評估 (e)尋找累積性傷害的潛在危險因子；其預防步驟依序為下列何者？ (A) a→d→b→c→e (B) b→e→a→c→d (C) b→c→e→a→d (D) e→b→c→a→d。

( ) 17. 從人因之角度，下列何種工作空間設計，屬於較適合站姿作業？ (A)所有零件、工具能就近取得之作業 (B)作業時雙手抬起不超過15公分 (C)處理物品重量大於4.5公斤 (D)以精密組裝或書寫為主的作業。

( ) 18. 電腦為現代作業場所不可或缺的工具，但長時間的使用電腦，易使工作者產生何種傷害？ (A)腕隧道症候群 (B)腱鞘炎 (C)白指症 (D)網球肘。

( ) 19. 人力搬運時應儘量利用人體之何部位？ (A)腿肌 (B)手肌 (C)腳肌 (D)肩肌。

( ) 20. 利用人類感官來設計安全警告裝置，其優先順序下列何者為正確？ (A)聽覺、視覺、嗅覺 (B)視覺、聽覺、嗅覺 (C)嗅覺、聽覺、視覺 (D)視覺、嗅覺、聽覺。

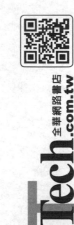

讀者回函卡

掃 QRcode 線上填寫 ▶▶▶

姓名：　　　　　　　　　　　　生日：西元　　　　年　　　月　　　日　性別：□男 □女

電話：(　　　)　　　　　　　　　　手機：

e-mail：(必填)

註：數字零，請用 φ 表示，數字 1 與英文 L 請另註明並書寫端正，謝謝。

通訊處：□□□□□

學歷：□高中・職　□專科　□大學　□碩士　□博士

職業：□工程師　□教師　□學生　□軍・公　□其他

學校/公司：　　　　　　　　　　　科系/部門：

需求書類：

□A. 電子 □B. 電機 □C. 資訊 □D. 機械 □E. 汽車 □F. 工管 □G. 土木 □H. 化工 □I. 設計

□J. 商管 □K. 日文 □L. 美容 □M. 休閒 □N. 餐飲 □O. 其他

本次購買圖書為：　　　　　　　　　　　　　　　　　書號：

您對本書的評價：

封面設計：□非常滿意 □滿意 □尚可 □需改善，請說明

內容表達：□非常滿意 □滿意 □尚可 □需改善，請說明

版面編排：□非常滿意 □滿意 □尚可 □需改善，請說明

印刷品質：□非常滿意 □滿意 □尚可 □需改善，請說明

書籍定價：□非常滿意 □滿意 □尚可 □需改善，請說明

整體評價：請說明

您在何處購買本書？

□書局　□網路書店　□書展　□團購　□其他

您購買本書的原因？(可複選)

□個人需要　□公司採購　□親友推薦　□老師指定用書　□其他

您希望全華以何種方式提供出版訊息及特惠活動？

□電子報　□DM　□廣告 (媒體名稱　　　　　　　　　　　　　)

您是否上過全華網路書店？(www.opentech.com.tw)

□是　□否　您的建議

您希望全華出版哪方面書籍？

您希望全華加強哪些服務？

感謝您提供寶貴意見，全華將秉持服務的熱忱，出版更多好書，以饗讀者。

填寫日期：　　　/　　　/

2020.09 修訂

親愛的讀者：

感謝您對全華圖書的支持與愛護，雖然我們很慎重的處理每一本書，但恐仍有疏漏之處，若您發現本書有任何錯誤，請填寫於勘誤表內寄回，我們將於再版時修正，您的批評與指教是我們進步的原動力，謝謝！

全華圖書 敬上

勘　誤　表

書　號		書　名		作　者
頁　數	行　數	錯誤或不當之詞句		建議修改之詞句

我有話要說：(其它之批評與建議，如封面、編排、內容、印刷品質等‥‥)